高职高专护理专业工学结合规划教材

护理实务 临床处置

主　编　张玲芝　周彩华
主　审　李津津
副主编　李光兰　金静芬　保颖怡

CLINICAL TREATMENT OF NURSING PRACTICE

ZHEJIANG UNIVERSITY PRESS
浙江大学出版社

图书在版编目（CIP）数据

护理实务临床处置／张玲芝，周彩华主编．—杭州：浙江大学出版社，2010.1(2019.2重印)

ISBN 978-7-308-07350-9

Ⅰ.①护… Ⅱ.①张… ②周… Ⅲ.①护理学－高等学校：技术学校－教材 Ⅳ.①R47

中国版本图书馆CIP数据核字（2010）第015125号

护理实务临床处置

张玲芝　周彩华　主编

丛书策划　孙秀丽
责任编辑　阮海潮
封面设计　联合视务
出版发行　浙江大学出版社
（杭州市天目山路148号　邮政编码310007）
（网址：http://www.zjupress.com）
排　　版　杭州大漠照排印刷有限公司
印　　刷　杭州杭新印务有限公司
开　　本　787mm×1092mm　1/16
印　　张　23.5
字　　数　572千
版 印 次　2010年3月第1版　2019年2月第5次印刷
书　　号　ISBN 978-7-308-07350-9
定　　价　59.00元

INTRODUCTION

内容简介

本教材由正文和附录组成，其中正文包括五个项目，每个项目包含数量不等的任务，共40个。每个任务下，有明确的学习目标（包括技能、知识目标）、条理清晰的临床处置过程（接诊、评估、判断、组织、救护或护理、健康教育等），并且用图表法（护理流程图）简单明了的表述出来，以激发学生的学习兴趣，同时采用ABCD评分等级及分值的评分标准对临床处置过程进行系统评价；知识拓展能体现本专业的最新动态；能力训练能体现素质教育和创新能力的培养；练习题则不断巩固学生的专业知识。附录则包含了29项临床常用护理技术。

本书主要可用于高职高专护理专业的学生教学使用，也适用于临床新护士的培训。

本书编写人员名单

主　　编　张玲芝　周彩华
主　　审　李津津
副 主 编　李光兰　金静芬　保颖怡
编　　者　（以姓氏笔画为序）
王　飞（浙江医学高等专科学校）
孙　丽（浙江医学高等专科学校）
叶家薇（湖州市第一人民医院）
李光兰（浙江医学高等专科学校）
朱修文（浙江医学高等专科学校）
邬维娜（浙江医学高等专科学校）
张玲芝（浙江医学高等专科学校）
张凤云（浙江医学高等专科学校）
何路明（浙江医学高等专科学校）
赵　晔（浙江医学高等专科学校）
金静芬（浙江大学医学院附属第二医院）
周彩华（浙江医学高等专科学校）
饶　艳（浙江医学高等专科学校）
保颖怡（佛山科技学院）
盛　蕾（浙江医学高等专科学校）

前　言

教育部《关于全面提高高等职业教育教学质量的若干意见》(教高〔2006〕16号)明确指出:“高等职业教育要以服务为宗旨,以就业为导向,走产学结合发展道路,为社会主义现代化建设培养千百万高素质技能型专门人才。”这一纲领性文件明确了我们职业教育人才培养的目标,即培养有职业能力的专门人才,这就对高等职业教育的课程体系、教材提出了新的要求,即以工学结合、项目引领、任务驱动的教学理念为指导,以服务于临床护理岗位为宗旨,以促进学生就业所需要的职业能力为导向,确定课程体系和相应的教材。

本教材正是为了培养护理专业学生的临床处置能力,提高她们的执业能力而编写的。编写内容经岗位分析形成:首先组建由临床护理专家和专业教师组成的教材开发团队,并根据对近几年护理专业人才需求及毕业生岗位的调研分析,确定了护理专业的5种典型岗位:内科护士、外科护士、妇产科护士、儿科护士、急诊科护士。其次,由临床护理专家将专业岗位工作过程临床处置的任务一一列举出来,并和护士执业资格考试的大纲相结合,确定岗位的典型工作任务,将5个典型岗位的临床处置任务按照由简单到复杂、遵循循序渐进的规律组成项目。

本书由两部分组成,第一部分包括5个项目40个任务,第二部分包含29项临床常用护理技术。每个任务编写都包括学习目标、临床处置过程、任务实施的流程图、任务完成的评价标准、背景知识、知识拓展和能力训练以及练习题。

本教材的特色与创新之处是:

1. 典型任务的选取体现工学结合。通过与临床护理专家、毕业学生的座谈和研讨,完全从临床护理岗位处置能力的需要出发,设置典型任务。

2. 临床处置过程的编写体现工学结合。编写典型任务的临床处置过程,使同医院的临床护士在对各种疾病进行处置的过程保持一致。

3. 编写目的符合职业教育人才培养的目标。该教材的编写目的是通过学习培养学生的思维能力和临床处置能力,从而提高学生的可持续能力与职业迁移能力。

4. 编写方式独特,有文字的叙述,还有简洁明了的图表,使内容充实而不臃肿,简洁而不失精华,读者容易接受。

本教材的编写人员由临床护理专家和中青年教师组成。其中包括两名临床护理专家,她们有丰富的临床经验以及很强的临床处置能力；教师均有临床一线的工作经历，给教材编写打下了扎实的保证。

本教材适用于高职高专护理专业学生的临床处置能力的培养，也适用于临床新护士的培训。建议采用本教材的教师应用教、学、做一体化教学，护生在模拟临床情景中，自己发现问题并寻求答案，教师给予适当的引导，进行以学生为主、教师为辅的情境性教学。

作为探索，本教材在许多方面还不尽完善，敬请各位读者提出宝贵意见。

编　者

2010 年 3 月 9 日

目　录

项目一　内科疾病的临床处置

项目二　外科疾病的临床处置

项目一　内科疾病的临床处置

任务一　支气管哮喘患者的临床处置

学习目标

技能目标

1. 熟练进行支气管哮喘患者的资料收集。
2. 根据收集到的具体资料初步判断所患疾病、病情状况以及存在的护理问题。
3. 根据所做的判断熟练进行相应处置。
4. 会喷雾剂的使用、动脉血气分析以及痰培养标本的采集。

知识目标

1. 掌握支气管哮喘的主要护理诊断及护理要点。
2. 熟悉支气管哮喘的临床表现和治疗原则。

任务描述

患者，男，28岁，因持续反复发作性喘憋10年，加重2天，由急诊室收住入院。作为接诊护士，请对该患者进行接诊和临床处置。

任务实施

一、接诊及评估

1. 接诊及时，态度热情。
2. 收集资料。

(1) 病史。患者10年前开始出现喘憋，每于感冒后加重，久治不愈，反复发作。2天前到公园游玩后再次出现喘憋，不能平卧，自行用药治疗，效果欠佳。急诊室以“重症哮喘”收住入院。患者无吸烟史，不喜油腻，平时生活自理；大便正常，小便量少；失眠；既往无其他病史。

(2) 体格检查。体温36.8℃，脉搏120次/分，呼吸30次/分，血压130/80mmHg。青年男性，神志清醒，痛苦貌。端坐位，呼吸急促，吸气相三凹征明显。桶状胸，双肺布满哮鸣音及少许湿啰音；心音遥远，心律齐；腹软，肝脾未触及；双下肢无水肿。

(3) 心理—社会状态。患者高中文化，自由职业，性格开朗，对疾病知识有一定了解，担心预后；未婚，父母健在，家庭支持好，享有职工医疗保险。

(4) 实验室及辅助检查。白细胞(WBC)$11.6\times10^9/L$，中性粒细胞(N)$9.08\times10^9/L$；呼气峰值流速(PEF)变异率>20%(昼夜)；血气分析：PaO_2 57mmHg，$PaCO_2$ 47mmHg，pH 7.46。

二、判断

1. 初步评估该患者的临床诊断及其依据，发病原因是什么？

初步评估该患者所患的疾病：哮喘。

依据：

(1) 反复发作喘息、气急、胸闷，感冒后加重。

(2) 端坐呼吸，三凹征。

(3) 接触变应原(花粉)后发作。

(4) 发作时两肺可闻及散在呼气相为主的哮鸣音。

(5) 昼夜 PEF 变异率≥20%。

发病原因：患者为过敏体质，在接触过敏原后，多种炎症细胞如嗜酸细胞、肥大细胞、T细胞等释放炎症介质和细胞因子，使支气管平滑肌痉挛，气道黏膜水肿，腺体分泌增多，引起支气管广泛狭窄和阻塞，导致哮喘发作。重症哮喘指严重哮喘发作 24 小时以上，经一般支气管舒张剂治疗不能缓解者。

2. 目前患者主要存在哪些护理问题？

(1) 气体交换受损。与患者气道痉挛，通气功能障碍有关。

(2) 清理呼吸道无效。与支气管痉挛，痰液分泌增加、气道阻塞有关。

(3) 睡眠型态紊乱。与患者呼吸困难，不能取自然的卧姿有关。

(4) 自理缺陷。与患者活动后喘憋加重有关。

(5) 焦虑。与呼吸困难、哮喘发作伴濒死感有关。

(6) 潜在并发症。呼吸衰竭。

三、组织

立即通知医生进行处置。

四、护理

1. 休息与体位。限制患者活动，半卧位或床上端坐卧位；避免接触过敏原。

2. 吸氧。鼻导管吸氧，2～4L/min，湿化液用温水，以防寒冷刺激气道，加重痉挛。

3. 开通 2 条静脉通道补液及用药，若无心、肾功能不全，每日补 2500～3000ml。

4. 采集血标本，做动脉血气分析，根据结果调整吸氧浓度及方式；留取血或痰标本做培养。

5. 支气管舒张剂的应用。遵医嘱应用氨茶碱、β_2受体激动剂、抗胆碱能药物以减轻支气管平滑肌的痉挛，缓解症状。

（1）氨茶碱稀释后缓慢静脉注射，浓度不宜过高，注射时间应在10分钟以上，否则可引起恶心、呕吐、心律失常、血压下降，甚至抽搐、死亡，必要时监测血药浓度。茶碱缓释片不能嚼服，必须整片吞服。

（2）β_2受体激动剂及抗胆碱酯能药物常以吸入为主，观察有无骨骼肌震颤、低血钾、心律紊乱、口干、视物模糊、排尿困难等不良反应发生。教会患者使用喷雾剂：一呼二吸三屏气。每次使用前摇匀药液，用力深呼气末张开口腔，以慢而深的方式经口吸气，在吸气开始时以手指按压喷药，只吸气末屏气10秒，使较小的雾粒沉降在气道远端（肺内），然后缓慢呼气，休息3～5分钟后可再使用一次。吸入4小时后可重复使用。教会患者清洗、保存和更换吸入器等的常规方法。

6．控制感染。

（1）根据患者的细菌培养及药敏试验结果选择敏感的抗生素，并合理安排输液顺序，不与氨茶碱同一静脉通道进入。

（2）激素的应用。对重症哮喘患者是首选，要足量应用。给药途径可选吸入或静脉给药。吸入给药全身不良反应少，用药后应漱口，以防口咽部真菌感染。全身用药应注意肥胖、糖尿病、高血压、骨质疏松、消化性溃疡等不良反应。嘱患者勿自行减量或停药，以防加重病情。

7．患者痰液多不能自行咳出，帮助患者做胸部物理疗法（CPT），协助咳痰或吸痰。

8．饮食。宜清淡、易消化、高热量高纤维素饮食，多饮水。

9．吸入器的正确使用。哮喘治疗中强调吸入治疗，因其易于在气道形成有效药物浓度，较小部分的药物入血后迅速被肝脏灭活，全身副作用小。正确使用吸入器是保证治疗成功的关键：① 取下保护盖，将喷雾器摇匀；② 彻底呼气；③ 将喷雾器喷口端向张大的嘴巴或将喷口含在嘴内，然后开始慢慢吸气，同时立刻按下喷雾器，再继续深吸气，彻底地吸入药物；④ 吸入极量后，屏住呼吸10秒，再慢慢呼气；⑤ 吸入剂通常需用两次，可于半分钟至一分钟后重复第1～4步。

使用时应注意：① 应在吸气的同时按下喷雾器，以便药物进入肺的深部；② 如为糖皮质激素类气雾剂，每次用药后应漱口；③ 定期拆下药瓶，用温水清洗塑料外壳（至少每周一次），干燥后，装上药瓶；④ 可将药瓶置于一碗清水中检测药液残留量。

10．心理护理，消除患者焦虑情绪。

五、观察

1．监测生命体征及氧饱和度。

2．重点观察呼吸频率、节律、深浅，听诊呼吸音，关注哮鸣音的变化。

3．监测动脉血气分析，根据结果调整患者吸氧浓度及方式。

4．观察药物作用及其不良反应。

六、健康教育

1．健康指导。告知患者哮喘诱发因素，尽量避免；教会患者熟悉哮喘发作的先兆表现，在哮喘发作时进行简单的自我处理。

2．告知患者所用药物的注意事项；教会患者正确使用雾化吸入器及清洗、保存方法。

3．指导患者制订适宜的锻炼计划，增强机体的抗病能力。

【任务实施流程图】

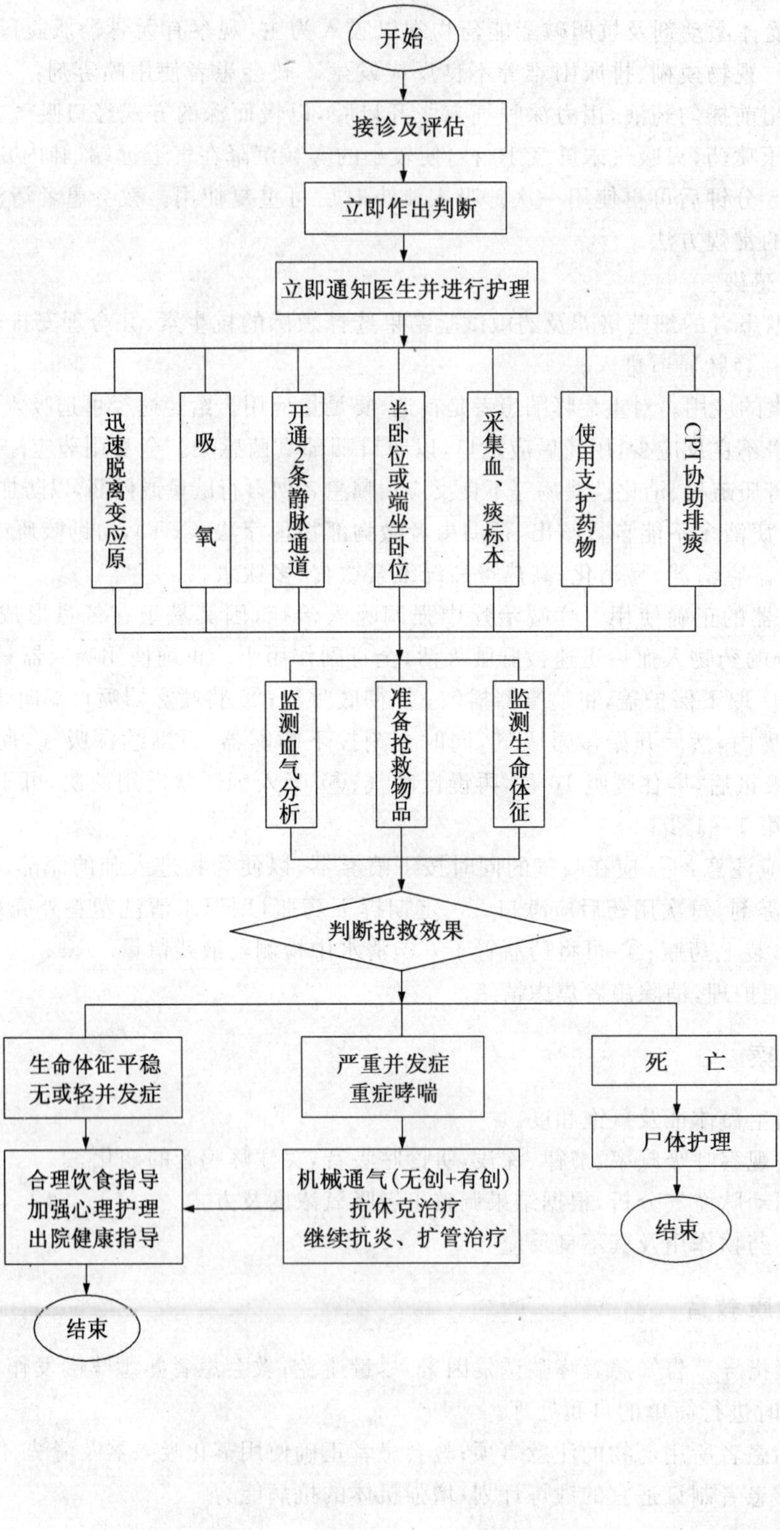
开始
接诊及评估
立即作出判断
立即通知医生并进行护理
迅速脱离变应原
吸氧
开通2条静脉通道
半卧位或端坐卧位
采集血、痰标本
使用支扩药物
CPT协助排痰
监测血气分析
准备抢救物品
监测生命体征
判断抢救效果
生命体征平稳
无或轻并发症
严重并发症
重症哮喘
死亡
合理饮食指导
加强心理护理
出院健康指导
机械通气(无创+有创)
抗休克治疗
继续抗炎、扩管治疗
尸体护理
结束
结束

【评价标准】

项目		项目总分	要求	评分等级及分值 A	B	C	D	实际得分
护理过程	接诊	5	接诊及时,态度热情	5	4	3	2—0	
	评估	5	评估及时,判断正确	5	4	3	2—0	
	组织	5	立即通知医生进行处置	5	4	3	2—0	
	护理	55	取合适体位	5	4	3	2—0	
			吸氧迅速有效,浓度方式正确	5	4	3	2—0	
			开通静脉通道,补液	5	4	3	2—0	
			正确采集动静脉血标本及痰培养	5	4	3	2—0	
			血气分析判断正确	5	4	3	2—0	
			遵医嘱用药,用药安全有效	5	4	3	2—0	
			喷雾剂使用宣教正确到位	5	4	3	2—0	
			协助患者做CPT,利于痰液咳出	5	4	3	2—0	
			协助患者做口腔护理,保持口腔清洁	5	4	3	2—0	
			饮食宣教到位	5	4	3	2—0	
			心理护理到位	5	4	3	2—0	
	观察	15	监测生命体征、血氧饱和度、血气分析	5	4	3	2—0	
			观察呼吸节律、频率、深浅、异常呼吸,听诊呼吸音	5	4	3	2—0	
			药物作用及副作用	5	4	3	2—0	
质量控制		15	护理处置程序正确	5	4	3	2—0	
			操作熟练,配合到位	5	4	3	2—0	
			记录准确、及时	5	4	3	2—0	
总计		100						

BEI JING ZHI SHI

背景知识

一、概述

支气管哮喘是以嗜酸性粒细胞、肥大细胞、T 淋巴细胞等多种炎性细胞和细胞组分参与的气道慢性炎症性疾病，是以气道变应性炎症和气道高反应性为特征的疾病，呈现广泛多变的可逆性气流，并引发反复发作性的喘息、气急、胸闷或咳嗽等症状。哮喘是全球性疾病，为常见病，发病率有增高趋势。

二、病因

本病确切病因不清。目前认为哮喘是多基因遗传病，受遗传因素和环境因素双重影响。

1. 遗传因素。哮喘发病具有明显的家族集聚现象。

2. 环境因素。主要包括：① 吸入性变应原：如尘螨、花粉、真菌、动物毛屑等；② 感染：感染常为哮喘急性发作诱因；③ 食物：如鱼、虾、蟹、蛋类、牛奶等；④ 药物性哮喘：阿司匹林、β受体阻滞剂、碘制剂等可诱发哮喘；⑤ 其他：气候改变、运动、妊娠等都可诱发哮喘。

3. 精神、神经因素。心理因素、自主神经功能紊乱（迷走神经功能亢进）等也可成为哮喘发作的诱因。

4. 其他。职业性哮喘、运动性哮喘等。

三、临床表现

1. 症状。先兆症状表现为干咳、打喷嚏、流泪等；典型发作表现为发作性呼气性呼吸困难（呼气时间延长）或发作性胸闷，可伴咳嗽、咳痰；严重者端坐呼吸及出现发绀；发作时间不等，短则数分钟，长则数小时至数日，用支气管扩张剂或自行缓解。

2. 体征。广泛哮鸣音、呼气时间延长、肺过度充气体征。严重者心率增快、奇脉、胸腹反常呼吸（示膈肌疲劳）、发绀。

3. 并发症。自发性气胸、肺不张、肺炎、慢性支气管炎、肺气肿及肺源性心脏病、呼吸衰竭。

四、辅助检查

1. 肺功能检查。可了解病情程度和观察治疗效果。发作时呈阻塞性通气功能障碍，呼气流速指标显著下降，第一秒用力呼气容积（FEV_1）、第一秒用力呼气容积占用力肺活量比值（FEV_1/FEV）、最大呼气中期流速（MMEF）以及呼气峰值流速（PEF）均下降。其中以 FEV_1/FEV 的下降（低于 70%或低于正常预计值的 80%）为判断气道阻塞的重要指标。必要时作气道激发试验。

2. 血气分析。低氧血症，若同时有二氧化碳分压增高提示病情严重。

3. 胸部 X 线检查。呈过度充气状态，判断有无并发气胸。

4. 特异性变应原检测。测定变应原指标，有助于对病因的诊断，以尽可能避免对该致敏因素的接触。

5. 其他。如血嗜酸性粒细胞计数、痰液检查等。

ZHI SHI TUO ZHAN

知识拓展

峰流速仪的使用方法

哮喘患者是否会自我监测病情，对于预防和及早治疗哮喘均有较大的意义。教会患者利用峰流速仪来监测最大呼气峰流速(PEFR)，以识别哮喘发作及加重的早期情况。峰流速仪是一种可随身携带，能测量 PEFR 的一种小型仪器。利用该仪器对 PEFR 进行监测，教会患者做好哮喘日记，可为疾病预防和治疗提供很好的参考资料。

峰流速仪正确的使用方法是：取站立位，尽可能深吸一口气，然后用唇齿部分包住口含器后，以最快的速度，用一次最有力的呼气吹动游标滑动。游标最终停止的刻度，就是此次峰流速值。峰流速测定是发现早期哮喘最简便易行的方法，在没有出现症状之前，PEFR 下降，提示早期哮喘的发生。

临床试验观察证实，每日测量的 PEFR 与标准的 PEFR 进行比较，不仅能早期发现哮喘发作，还能判断哮喘控制的程度和选择治疗措施。如果 PEFR 经常有规律地保持在 80％～100％，为安全区，说明哮喘控制理想；如果为 50％～80％，为警告区，说明哮喘加重，需及时调整治疗方案；如果 PEFR＜50％，为危险区，说明哮喘严重，需要立即到医院就诊。

【小结】

完成该任务必须了解哮喘的病因、临床表现、特异性的辅助检查，能针对性收集资料，并作出正确的疾病和护理判断，按照轻重缓急和护理先后次序进行相应的处置。

能力训练

张女士，46 岁，反复咳嗽、喘息近 40 年，近半年时有咳嗽、气促，夜间有轻度喘息，可耐受。近一个月因感冒症状加重，日夜均有喘息发作，活动后明显，可平卧，吸入沙丁胺醇气雾剂(ventolin)可缓解。3 小时前喘息明显加重，不能平卧，端坐前弓位，大汗淋漓，口唇发绀，由家人送至急诊室。

作为急诊室护士，应从哪些方面对张女士进行护理评估？患者现存的主要护理问题是什么？如何配合医生进行救护？说出主要的护理措施。

【练习题】

1. 哮喘患者常见的护理问题有哪些？
2. 重症哮喘的抢救措施有哪些？如何配合医生进行救护？
3. 如何正确使用喷雾剂？
4. 如何对哮喘患者进行保健指导？

任务二　慢性阻塞性肺部疾病(COPD)患者的临床处置

学习目标

技能目标

1. 熟练收集COPD患者的资料。
2. 根据收集到的具体资料初步判断疾病和存在的护理问题。
3. 根据所做的判断熟练进行相应处置。
4. 学会系统评估、胸部物理疗法(CPT)、氧疗护理、动脉血标本的正确采集。

知识目标

1. 掌握COPD的主要护理问题、护理要点及健康指导；掌握呼吸衰竭的分类、临床表现、护理要点及健康指导。
2. 熟悉COPD和呼吸衰竭的病因、发病机制、治疗原则；熟悉无创辅助通气的原理及护理要点；熟悉血气分析报告正常值范围和异常的临床意义。
3. 了解COPD、呼吸衰竭的流行病学特征、治疗新进展。

任务描述

徐某，男，71岁，反复咳嗽咳痰20年，活动后气急3年，加重6天，由门诊收治入院。作为接诊护士，请对徐某进行接诊和临床处置。

任务实施

一、接诊及评估

1. 接诊及时，态度热情。

2. 收集资料。

(1) 病史。患者自20年前起，反复咳嗽、咳白色泡沫黏痰，以清晨及夜间为多。每年发作连续3个月以上，秋冬季气候变化或受凉感冒后加重，近3年来，快步行走或登楼时感气急，休息后缓解，无心悸、胸痛。6天前受凉后鼻塞流涕，发热(体温未测)，咳嗽，呈阵发性，痰黄而黏稠，稍动即感胸闷气急，但能平卧。既往无潮热、盗汗史，无咯血及心悸、心前区疼痛、夜间阵发性呼吸困难史，无少尿浮肿史，无高血压史。嗜烟30余年。发病时睡眠严重受影响。

(2) 体格检查。体温38.4℃，脉搏104次/分，呼吸28次/分，血压140/80 mmHg。老年男性，神志清，平卧位，唇稍发绀，气管居中，颈静脉无怒张。桶状胸，两肺呼吸运动及语颤减弱，叩诊过清音，呼吸音减弱，可闻散在湿性啰音，心尖搏动未触及，心界缩小，心音减弱，

P_2无亢进及分裂，心律齐，无杂音，肝脾触诊未及，肝颈静脉反流征(一)。两下肢无水肿，无杵状指(趾)。

(3) 心理—社会状况。无相关家族病史。因有胃出血病史故不饮酒，吸烟10支/天，日常生活尚能自理，易沟通，对疾病知识有一定了解，但对诱发因素不够重视。家庭支持系统尚可，自费医疗。

(4) 辅助检查。

1) 实验室检查：WBC 8.1×10^9/L，其中N占0.93，L占0.07。

2) 动脉血气分析示：pH 7.25，PaO_2 60mmHg，$PaCO_2$ 76mmHg，HCO_3^- 33.8mmol/L，SaO_2 86%。

3) 肺功能：用力肺活量FVC 42L、第一秒用力呼气量FEV_1 31%、残气容积占肺总量RV/TLC 39%，提示肺功能严重损害。

4) X线胸片：两肺透亮度增高，肺纹理增粗紊乱，两肺下野可见散在小片状密度增高阴影，沿肺纹理分布，边界不清，两膈下降，肋间隙增宽，纵隔变窄，心脏垂位。X线片诊断慢性支气管炎、肺气肿。

5) 心电图：窦性心律，心动过速。

二、判断

1. 初步评估该患者的临床诊断及其依据，发病原因是什么？

初步评估患者所患的疾病：COPD合并呼吸衰竭。

依据：① 老年男性，病程长，反复发作起病；② 反复咳嗽咳痰20余年，加重伴活动后气促3年；③ 嗜烟30余年，吸烟10支/天；④ 体检：桶状胸，两肺呼吸运动及语颤减弱，叩诊呈过清音，呼吸音减弱，可闻散在湿性啰音；⑤ X线片诊断：慢性支气管炎、肺气肿；⑥ 动脉血气分析示：低氧血症、高碳酸血症；⑦ 肺功能提示严重损害。

发病原因：患者目前是COPD急性加重期。其依据是：近一周咳黄痰，且胸闷，气急加重；肺功能提示肺通气功能严重损害，动脉血气分析提示低氧血症、CO_2潴留，表明患者存在Ⅱ型呼吸衰竭、呼吸性酸中毒。

2. 目前患者主要存在哪些护理问题？

(1) 气体交换受损。与肺组织弹性下降、残气量增加、肺部感染使肺泡内液体渗出影响肺换气等因素有关。

(2) 清理呼吸道无效。与呼吸道感染，患者无力咳嗽有关。

(3) 体温过高。与肺部感染有关。

(4) 知识缺乏。缺乏有关疾病的防治知识、无创呼吸机佩戴的体验及相关知识。

(5) 恐惧。与初次接触呼吸机害怕带来伤害有关。

(6) 睡眠形态紊乱。与发病时呼吸困难有关。

(7) 潜在并发症。肺性脑病，肺源性心脏病，面部压伤，胃胀气，吸入性肺部感染，刺激性结膜炎。

三、组织

立即通知医生并进行处理。

四、处理

1. 体位。卧床休息，协助患者选择舒适的体位，如半卧位，注意保暖。

2. 吸氧。患者有 CO_2 潴留，给予持续低流量吸氧，保持呼吸道通畅。

氧疗是改善低氧血症的主要手段，慢性呼吸衰竭患者通常存在高碳酸血症，呼吸中枢对 CO_2 刺激不敏感，主要靠缺氧刺激颈动脉窦、主动脉体的化学感受器，而反射性刺激呼吸中枢。若吸入高浓度氧，PaO_2 迅速上升，使外周化学感受器失去低氧血症的刺激，呼吸变慢而浅，$PaCO_2$ 随之上升，严重时可陷入 CO_2 麻醉状态。通常调节吸氧浓度，使 PaO_2 在 60mmHg 以上或 SaO_2 在 90%以上。因此该患者应采取持续低流量鼻导管或鼻塞吸氧，吸氧浓度 $<35\%$，无创通气面罩吸氧浓度 $<40\%\sim45\%$。同时可根据病情变化适当调整吸氧浓度。

3. 及时抽取动脉血作血气分析，要立即送检，以免影响结果。

4. 多参数监护。监测患者心率、心律、呼吸、血压、体温、血氧饱和度变化。掌握患者生命体征及机体组织缺氧状况。

5. 开通静脉，遵医嘱用抗生素。呼吸道感染是呼吸衰竭最常见的原因。根据药敏试验选择抗生素，保证准确及时用药，注意观察药物副作用。遵医嘱用茶碱类、β_2 受体激动剂松弛支气管平滑肌、祛痰药，减少气道阻力，改善通气功能，缓解呼吸困难。禁用对呼吸有抑制作用的镇静安眠药物。

6. 实施胸部物理疗法。

(1) 指导患者及家属。告知有效排痰的重要性。教会患者有效咳嗽排痰的方法，咳嗽前先缓慢深吸气，吸气后稍屏气片刻，躯干略向前倾，然后两侧手臂屈曲，平放在两侧胸壁下部，内收并稍加压。咳嗽时腹肌用力收缩，腹壁内陷，一次吸气，可连续咳嗽 3 声。停止咳嗽并缩唇将余气尽量呼出。再缓慢吸气或平静呼吸片刻，准备再次咳嗽动作。

(2) 缩唇腹式呼吸。指导患者闭嘴经鼻吸气，然后通过缩唇缓慢呼气。吸气时挺起腹部，呼气时收腹，吸气与呼气时间比为 1∶2 或 1∶3。缩唇腹式呼吸可增加气道压力，延缓气道塌陷；可增加膈肌运动，促进肺部气体排出。

(3) 多饮水，每日大于 2000ml。以免痰液黏稠，影响排出。

(4) 翻身拍背。每 2 小时 1 次，拍背的顺序：由下而上，由外向内，双手五指并拢，手掌空心成杯状，掌指关节自然呈 120°～150°。用力适中、均匀。振动支气管内分泌物，使痰液易于咳出。

(5) 雾化吸入。生理盐水 20ml、沐舒坦 15mg 雾化吸入每日 2 次，可稀释痰液，促进痰液排出。

(6) 保持室内空气新鲜，温度 18～22℃，湿度 60%～70%。

(7) 有需要行体位引流。

(8) 备好吸痰器及气管插管用物。

7. 饮食指导。清淡易消化饮食，多吃新鲜蔬菜和水果，保持大便通畅。

8. 应用呼吸机及护理。严重的通气和(或)换气功能障碍经常规治疗无效时积极采用呼吸机辅助通气。因无创辅助通气简单易行，无需建立有创气道，与机械通气相关的严重并发症的发生率低，一般先行无创辅助通气。无创辅助通气方法及护理详见知识拓展。行无创通气无效时积极进行机械通气。

五、观察

1. 评估面部皮肤的变化，出现潮红、淤血时，及时检查气垫压力，必要时换药或间断应用呼吸机；观察面罩是否漏气，有无腹胀、口干、眼痛、排痰情况及人机对抗等；定时检查呼吸机的设定，以确保呼吸机参数没有被意外的改动。

2. 观察患者的呼吸频率、节律和深度，使用辅助呼吸肌的情况，呼吸困难的程度。如患者呼吸浅快、叹息样、点头样呼吸，应及时建立人工气道，行机械通气。

3. 监测生命体征、SaO_2 及意识状况，观察缺氧及 CO_2 潴留的症状和体征，注意有无肺性脑病的表现，如患者神志淡漠、白天嗜睡或睡眠颠倒、烦躁、肌肉震颤，应及时采取措施。

4. 观察有无心力衰竭的症状与体征，尿量及水肿情况。

5. 及时了解血气分析、尿常规、血电解质等检查结果。

6. 观察患者的咳嗽、咳痰情况。患者痰液不多、呼吸困难症状加重，说明痰液阻塞呼吸道；若患者突然烦躁、大汗、面色苍白、极度呼吸困难，可能是痰液阻塞引起的窒息，要及时吸出痰液，开放气道。

六、健康教育

1. 继续进行呼吸训练。建议病情缓解期在家时行长期家庭低浓度氧疗，改善缺氧。

2. 生活指导。合理饮食，保证能量和膳食纤维摄入，少量多餐，避免过饱；疾病稳定期教育和劝导患者戒烟，减少危险因素。

3. 教育患者及家属明确服药的种类、剂量、方法、有关药物的作用及副作用。

4. 预防发作。

(1) 避免暴露在危险因素中，如烟雾、干冷空气、尘埃、空气污染等。

(2) 预防上呼吸道感染，勿进出有感染源的公共场所及接触有感染的患者。

(3) 增强抵抗力，科学锻炼，适当休息。

5. 鼓励患者独立完成日常生活活动，如衣食住行等，减少对家属的依赖。

6. 识别感染或病情加重的早期症状，尽早就医。如发热、痰量增多、上呼吸道感染、呼吸困难、对氧需求增加、活动耐力降低等。

【任务实施流程图】

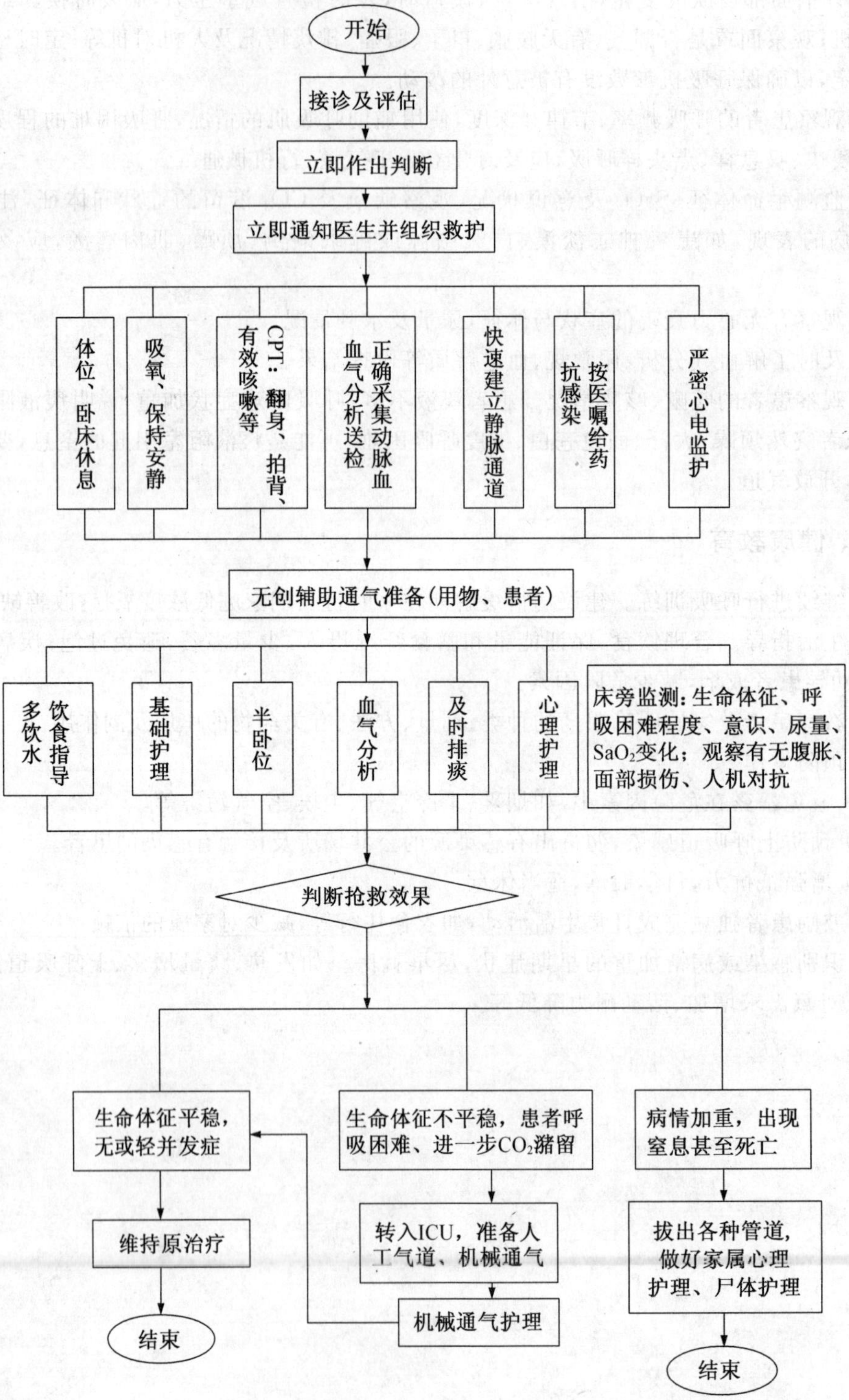
开始
接诊及评估
立即作出判断
立即通知医生并组织救护
体位、卧床休息
吸氧、保持安静
CPT：翻身、拍背、有效咳嗽等
正确采集动脉血血气分析送检
快速建立静脉通道
按医嘱给药抗感染
严密心电监护
无创辅助通气准备（用物、患者）
饮食指导多饮水
基础护理
半卧位
血气分析
及时排痰
心理护理
床旁监测：生命体征、呼吸困难程度、意识、尿量、SaO_2变化；观察有无腹胀、面部损伤、人机对抗
判断抢救效果
生命体征平稳，无或轻并发症
维持原治疗
结束
生命体征不平稳，患者呼吸困难、进一步CO_2潴留
转入ICU，准备人工气道、机械通气
机械通气护理
病情加重，出现窒息甚至死亡
拔出各种管道，做好家属心理护理、尸体护理
结束

【评价标准】

项目		项目总分	要求	评分等级及分值 A	B	C	D	实际得分
护理过程	接诊	5	接诊及时，态度热情	5	4	3	2—0	
	评估	5	评估及时，判断正确	5	4	3	2—0	
	组织	5	立即通知医生进行处置	5	4	3	2—0	
	救护	55	取合适体位	5	4	3	2—0	
			吸氧迅速有效	5	4	3	2—0	
			饮食宣教及时有效	5	4	3	2—0	
			开通静脉，按医嘱用药及时有效	5	4	3	2—0	
			动脉采取血标本一次成功，送检及时	5	4	3	2—0	
			胸部物理疗法方法正确、到位	5	4	3	2—0	
			无创辅助通气前准备充分	5	4	3	2—0	
			无创通气护理到位，无并发症发生	5	4	3	2—0	
			心理护理到位	5	4	3	2—0	
			严格执行无菌操作	5	4	3	2—0	
			基础护理措施到位、有效沟通、宣教到位	5	4	3	2—0	
	观察	15	评估面部皮肤有无损伤，面罩是否漏气，呼吸频率变化，有无腹胀、口干、眼痛、排痰情况及人机对抗等	5	4	3	2—0	
			监测生命体征、神志及呼吸困难情况，观察血气分析变化判断有无缺氧、CO_2 潴留，注意 SaO_2 的变化及有无肺性脑病的表现，如患者神志淡漠	5	4	3	2—0	
			观察患者的咳嗽、咳痰情况，是否有痰液阻塞呼吸道；若患者突然烦躁、大汗、面色苍白、极度呼吸困难，可能是痰液阻塞引起的窒息，要及时吸出痰液，开放气道	5	4	3	2—0	
质量控制		15	救护程序正确	5	4	3	2—0	
			操作熟练，配合到位	5	4	3	2—0	
			记录准确、及时	5	4	3	2—0	
总计		100						

BEI JING ZHI SHI

背景知识

一、概述

COPD是一种具有气流受限特征的可预防和治疗的肺部疾病。气流受限不完全可逆，呈进行性发展，并伴有肺组织对香烟烟雾等有毒颗粒或气体的异常炎症反应。COPD主要累及肺脏，但也可引起全身(或称肺外)的不良反应。

由于大气污染和吸烟人数的增多，COPD的患病率和死亡率均高，并有逐年上升趋势；其致残率也高，给患者和家庭带来巨大的痛苦，还造成巨大的社会和经济负担。

COPD病因尚未完全清楚，可能与下列因素有关。

1. 吸烟。吸烟是重要的因素。吸烟时间愈长，烟量愈大，患病率也愈高。戒烟后可使症状减轻或消失，病情缓解，甚至痊愈。

2. 感染因素。呼吸道感染是COPD发病和加剧的另一个重要因素，肺炎链球菌和流感嗜血杆菌可能为COPD急性发作的主要病原菌。病毒也对COPD的发生和发展起作用。

3. 理化因素。如刺激性烟雾、粉尘、大气污染(如二氧化硫、二氧化氮、氯气、臭氧等)的慢性刺激。

4. 气候。寒冷常为COPD发生的重要原因和诱因。COPD发病及急性加重常见于寒冷季节，尤其是气候突然变化时。

5. 过敏因素。在患者痰液中嗜酸粒细胞数量与组胺含量都有增高倾向，说明部分患者与过敏因素有关。主要的过敏原有尘埃、尘螨、细菌、真菌、寄生虫、花粉以及化学气体等。

6. 遗传因素。蛋白酶对组织有损伤和破坏作用，抗胰蛋白酶具有对弹性蛋白酶的一致功能。α_1-抗胰蛋白酶缺乏可导致组织结构破坏，产生肺气肿。

7. 其他。呼吸道局部防御及免疫功能降低、自主神经功能失调、营养等都可能参与COPD的发生、发展。

二、临床表现

1. 症状。多呈慢性过程，反复急性发作，症状具不典型性和普遍性，呈进行性加重。

(1) 慢性咳嗽。通常为首发症状。初起咳嗽呈间歇性，早晨较重，以后早晚或整日均有咳嗽，但夜间咳嗽并不显著。少数病例咳嗽不伴咳痰。

(2) 咳痰。咳嗽后通常咳少量黏液性痰，部分患者在清晨较多；合并感染时痰量增多，常有脓性痰。

(3) 气短或呼吸困难。这是COPD的标志性症状，是使患者焦虑不安的主要原因。早期仅于劳力时出现，后逐渐加重，以致日常活动甚至休息时也感气短。

(4) 喘息和胸闷。重度患者或急性加重时喘息明显。

(5) 全身性症状。晚期患者可能有体重下降、食欲减退、精神抑郁和(或)焦虑等全身性症状。

2. 体征。肺气肿体征。早期体征不明显。随着病情的发展，可出现桶状胸，呼吸运动减弱，触诊语颤减弱或消失；叩诊呈过清音，心浊音界缩小或不易叩出，肺下界和肝浊音界下降；听诊心音遥远，呼吸音普遍减弱，呼气延长，并发感染的肺部可有湿啰音。如剑突下出现心脏搏动及其心音较心尖部位明显增强时，提示并发早期肺心病。

3. COPD病程分期。① 急性加重期：短期内出现咳、痰、喘或气短加重，痰量增多，呈脓性或黏液脓性，可伴有发热；② 稳定期：咳嗽、咳痰、气短等症状稳定或症状轻微。

4. 并发症。常见有慢性呼吸衰竭、自发性气胸、慢性肺源性心脏病等。

呼吸衰竭是各种原因引起的肺通气和(或)换气功能严重障碍，以致在静息状态下不能维持足够的气体交换，导致缺氧伴(或不伴有)CO_2潴留，从而引起一系列生理功能和代谢紊乱的临床综合征。明确呼吸衰竭诊断有赖于血气分析，即在海平面正常大气压下，于静息状态呼吸室内空气，并排除心内解剖分流和原发于心排出量降低因素，$PaO_2<60mmHg$，或伴$PaCO_2>50mmHg$，称呼吸衰竭(简称呼衰)。

呼吸衰竭为COPD常见的严重并发症，其病因、分类、临床表现及辅助检查如下：

(1) 引起呼吸衰竭的常见病因。气道阻塞性病变、肺组织病变、肺血管病变、胸廓与胸膜病变、神经肌肉病变。

(2) 呼吸衰竭分类。

1) 按动脉血气分。

Ⅰ型呼衰(缺氧型)：$PaO_2<60mmHg$，$PaCO_2$正常或降低，见于换气功能障碍。

Ⅱ型呼衰(高碳酸型)：$PaO_2<60mmHg$，$PaCO_2>50mmHg$，见于肺泡通气不足。

2) 按病程可分为急性和慢性。

3) 按病理生理可分成泵衰竭，神经肌肉、呼吸肌及胸廓病变引起(通气障碍Ⅱ型)；肺衰竭，肺组织、气道、肺血管病变引起(多为换气障碍Ⅰ型)。

(3) 呼吸衰竭的临床表现。以慢性呼吸衰竭为例，主要是缺O_2和CO_2潴留所致的多脏器功能紊乱的表现。

1) 呼吸困难。最早、最突出的表现，表现为浅快呼吸，出现“三凹征”，严重者有呼吸节律的改变。呼吸中枢受损时，可出现潮式呼吸。

2) 发绀。是缺氧的典型症状。可见口唇、指甲出现发绀；另应注意红细胞增多者发绀更明显，贫血者则发绀不明显或不出现；严重休克、末梢循环差的患者，即使动脉血氧分压正常，也可出现发绀。

3) 精神神经症状。急性缺氧可出现精神错乱、狂躁、昏迷、抽搐等症状。慢性缺氧多有智力或定向功能障碍。CO_2潴留出现中枢抑制之前的兴奋症状，如失眠、烦躁、躁动，但此时切忌用镇静或安眠药，以免加重CO_2潴留，发生肺性脑病，表现为神志淡漠、肌肉震颤、间歇抽搐、昏睡甚至昏迷等。

4) 血液循环系统。早期外周体表静脉充盈、皮肤红润、湿暖多汗、血压升高；晚期血压下降、心律失常、心跳停搏。

5) 消化和泌尿系统症状。严重呼吸衰竭可出现肝、肾功能异常。因胃肠道黏膜充血水肿、糜烂渗血或应激性溃疡引起上消化道出血。

三、辅助检查

1. 肺功能检查。呈现通气功能障碍，在诊断、病情严重程度评估和疗效判断中占重要地位。当气道狭窄或有阻塞时，就有阻塞性通气功能障碍的肺功能表现，如 FEV_1/FVC 减少，<70%；最大通气量减少，<预计值的 80%，说明有气流受限。气流受限不可逆是诊断 COPD 的金标准。

2. X线检查。缺乏特异性。早期无异常，随病情反复发作，引起支气管管壁增厚，可见肺纹理增粗、紊乱。并发肺气肿时，可见两肺透亮度增高，两膈下降，肋间隙增宽，纵隔变窄，心脏垂位，心影狭长。

3. 血气分析。用于判断缺氧情况、有无呼吸衰竭、呼吸衰竭类型和酸碱失衡。

(1) 步骤。① 患者及用物准备：1ml 无菌注射器，每毫升含 1500U 肝素液一支，软木塞，治疗盘；② 空针肝素化：无菌注射器来回推动针芯后，针尖朝上，排空空气及吸入肝素液；③ 选动脉：股、桡或肱动脉，手指摸清动脉搏动、深度、走向；④ 穿刺：常规消毒后，用左手的食指和中指固定动脉，右手持注射器以一定角度刺入，采血 1ml；⑤ 隔绝空气：拔针后立即将针头斜面刺入软木塞，旋转注射器充分混匀血液肝素液。

(2) 注意事项。动脉采血时应注意，患者躺 5 分钟以上抽血佳；若医嘱给氧，需给氧 15 分钟以上再抽血；用肝素液湿润的注射器采血后，针头刺入软木塞与空气隔离，立即混匀、无气泡；拔针的同时，用消毒棉签按压穿刺点 2～5 分钟；详细填化验单，注明 Hb、氧浓度、体温、采血时间；抽血后立即测定，愈快愈好，冷藏送检为佳。

4. 痰液检测。涂片或培养可见肺炎球菌、流感嗜血杆菌、甲型链球菌及奈瑟球菌等。涂片中可见大量中性粒细胞、已破坏的杯状细胞，喘息型者常见较多的嗜酸粒细胞。

ZHI SHI TUO ZHAN

知识拓展

无创辅助通气护理

无创辅助通气(NIPPV)采用鼻或口鼻罩双正压呼吸机(BiPAP)，是机械通气治疗的突破性进展。该通气模式是在吸气相施加一个较低的恒定压力，以达到辅助通气和增加气体交换的目的，从而在短期内改善患者缺氧和 CO_2 潴留的状态。

一、无创辅助通气的上机指征和禁忌证

1. 上机指征。Ⅱ型呼吸衰竭 $PaO_2<60mmHg$，$PaCO_2>60mmHg$，或 $pH<7.25$；神志清，能配合和耐受机械通气治疗；痰量少，无恶心、呕吐，无面部外伤；血流动力学稳定。

对于 COPD 合并呼吸衰竭的上机指证相对放宽，一般而言，宜早上机。很难有一个截然的标准或“点”来决定是否需使用机械通气，主要依据是病情的动态变化，即患者近期通气功能及肺部感染的变化趋势来判断。若经一般积极治疗后病情仍不缓解甚至进一步加重，则应及时行包括机械通气在内的有效手段，阻断和纠正通气不良、呼吸肌疲劳和痰液引流不畅等关键的病理生理环节，迅速使病情进入相对缓解状态。

2. 禁忌证。绝对禁忌证：呼吸停止，自主呼吸微弱，误吸可能性高；合并其他器官功能衰竭(血流动力学不稳定)；完全不合作；面型与面罩无法密闭者。

相对禁忌证：昏迷；气道分泌物多；极度紧张；严重低氧血症/严重酸中毒；近期上腹部手术后；严重肥胖。

二、使用方法

患者取半卧舒适体位，认真检查机器性能，按次序连接好呼吸机、管道和患者。通常吸气压（IPAP）从 8～12cmH_2O，呼气压（EPAP）从 0～2cmH_2O 开始逐渐上调，经过 5～10 分钟调至合适的水平。氧浓度一般为 35%～50%，根据血气分析，使 PaO_2 维持在 60～70mmHg。观察 30 分钟后，患者自觉舒服，人机同步后改为正常持续通气。

三、无创辅助通气期间护理

1．记录。上机时间、潮气量，心电、血氧饱和度的变化；观察有无漏气、通气效果。

2．监测。

（1）心电、血氧饱和度监测。采用无创辅助通气措施的早期应配合使用心电、血氧饱和度监测，及时观察记录动态变化。病情稳定后继续观察 24 小时，无异常撤机。

（2）血气分析。一般上机前抽血作血气分析，上机后每 12 小时抽取一次，记录并通知医生处理。稳定后每 48 小时抽血一次，以监测持续通气效果。

（3）并发症观察及处理。有无面部压伤、漏气、腹胀、人机对抗、口干、眼痛以及排痰情况等。

1）评估面部皮肤的变化，出现潮红、淤血、水泡甚至坏死时，及时检查气垫压力，帮助患者选择合适的面罩，教会其正确佩戴；必要时换药或间断应用呼吸机。

2）观察是否胃肠胀气，教会患者尽量闭口，经鼻深而缓慢呼吸，通气过程中尽量使患者保持安静，避免呼吸频率加快。

3）观察呼吸频率变化、排痰情况，出现呼吸困难、人机对抗、痰多且黏，通气效果差者行有创通气。

3．基础护理。在合理应用抗生素控制感染的基础上，指导正确排痰，畅通呼吸道，每1～2小时翻身、拍背，协助排痰；对人机配合不良，痰多不易排出，通气效果差的患者据实进行有创通气。

4．患者指导及心理护理。

（1）简单介绍 NIPPV 的工作原理、使用的必要性和安全性、使用后对身体的益处及可能会出现的不适和解决办法。

（2）指导患者正确取戴鼻或鼻面罩。要求鼻面罩死腔＜50～70ml，组织相容性、可塑性较好，佩戴后密闭良好，感觉舒适。密闭不严使有效通气量减少，造成人机不配合，舒适度差，可降低患者依从性。佩戴过程中避免生硬操作而造成面罩损坏，如拽、扯等。教会患者快速取下面罩的方法，指导饮水、吃饭、咳痰等具体细节，使用间隙期应改用单纯吸氧。尽量避免频繁取戴，以免影响通气效果。

（3）指导患者采用鼻吸气、闭口、深而缓慢的呼吸方式，消除紧张情绪，避免发生人机对抗，造成呼吸肌疲劳或其他不良反应。当呼吸频率＞30 次/分时，会导致机器频繁送气，患者舒适度下降，甚至出现人机对抗，造成 NIPPV 不能实施。

（4）教会患者或家属检查机器是否正在送气的方法。掌心放于前额的前上方可感觉到每次送气的气流即为机器运行正常，否则为送气停止，应及时与护士联系。

（5）识别报警的原因，如面罩漏气等。告诉患者勿随便移动面罩位置，必要时予以更换。

(6) 指导患者多饮水，＞2000ml/d，稀释痰液。通气过程中及时拍背、翻身，促排痰。

(7) 及时检查并添加呼吸机内的湿化液。

(8) 患者自觉症状恢复，血气分析正常后停用，改用单纯吸氧。

5. 饮食护理。少量多餐，易消化清淡饮食，多吃蔬菜和水果。避免过饱、腹胀、便秘饮食，多饮水。

6. 撤机后指导。

【小结】

完成该任务必须了解COPD和呼吸衰竭的病因、临床表现、特异性的辅助检查，能针对性收集资料，并作出正确的疾病和护理问题的判断，按照轻重缓急和护理先后次序进行相应的处置。

能力训练

刘先生，66岁，有反复咳嗽、咳痰史20年，活动后气喘史5年。有长期吸烟史。近3天因受凉后出现咳嗽、咳痰、气喘加重来院就诊。入院体查：神志清楚，发绀，呼吸急促，桶状胸，肺部叩诊为过清音，双肺闻及散在哮鸣音，双肺底少许湿啰音，心率110次/分，律齐，P_2亢进，无杂音；双下肢轻度凹陷性水肿。

值班护士已从哪些方面对刘先生进行了护理评估，根据目前的评估资料说明患者存在哪些护理问题，还应从哪些方面进行护理评估。

【练习题】

1. 什么是慢性阻塞性肺疾病？
2. 慢性阻塞性肺疾病的主要病因有哪些？有哪些主要的并发症？
3. COPD患者的常见护理问题有哪些？
4. COPD患者的饮食护理原则是什么？
5. 如何对COPD患者进行保健指导？
6. 简述呼吸衰竭的概念，Ⅰ型和Ⅱ型呼吸衰竭分别指什么？

任务三　慢性充血性心力衰竭患者的临床处置

学习目标

技能目标

1. 熟练收集慢性充血性心力衰竭患者的资料。
2. 根据收集到的具体资料初步判断疾病和存在的护理问题。
3. 根据所做的判断熟练进行相应处置。
4. 学会心电监护、心电图机的使用方法及异常心电图的识别。

知识目标

1. 掌握慢性充血性心力衰竭的主要护理诊断及护理要点。
2. 掌握洋地黄的用药原则及注意事项。
3. 熟悉心力衰竭的临床表现和治疗原则。

任务描述

患者，男，65岁，因胸闷、气急伴心悸5个月加重，伴双下肢水肿10天门诊收入院。作为接诊护士，请对新患者进行接诊和临床处置。

任务实施

一、接诊及评估

1. 接诊及时，态度热情。

2. 收集资料。

（1）病史。患者，男，65岁，5个月前因感冒后出现胸闷、气急，伴心悸，并逐渐加重，曾3次以“风湿性心脏病，二尖瓣狭窄伴关闭不全，心力衰竭”住院治疗，均好转出院。间断服用地高辛、双氢克尿噻、螺内酯等药物。10天前上述症状再次加重，喘憋明显，伴双下肢水肿，休息后无好转，尿少入院。患者无烟酒嗜好，平素活动较少，稍微活动后就感气急，卧床休息后稍好转。入院后食欲不振，每日有效睡眠时间5～6小时，大便2～3天1次，每日尿量500～800ml，因病情反复发作，患者有焦虑情绪。

（2）体格检查。体温36.8℃，脉搏106次/分，呼吸23次/分，血压90/60mmHg。老年男性，神志清，喘憋貌，半坐卧位。颈静脉怒张，双肺散在湿啰音，心尖搏动弥散，心界向下扩大。心率96次/分，律不齐，心间区可闻及4/6级收缩期和舒张期杂音。腹平软，肝肋下5cm，剑突下7cm，边缘钝，表面光滑，肝颈静脉反流征阳性，脾肋下未及，腹部无移动性浊音，两下肢及腰骶部有明显凹陷性水肿。

(3) 心理—社会状态。患者小学文化,退休;对疾病有所了解,担心预后;已婚,育有2儿1女,妻儿均体健,家庭支持尚可,享有职工医疗保险。

(4) 辅助检查。

1) 血钾3.94mmol/L,血钠135mmol/L,血氯88mmol/L,WBC 15.3×10^{9}/L,其中N占0.642。

2) ECG示:房颤,频发室性早搏。

3) 心脏彩超示:二尖瓣狭窄伴关闭不全;Doppler MV反流,AV探及双向血流。

二、判断

1. 初步评估该患者的临床诊断及其依据,发病原因是什么?

初步评估该患者所患的疾病:风湿性心脏病,二尖瓣狭窄伴关闭不全,房颤,慢性充血性心力衰竭,心功能Ⅲ级。

依据:① 反复发作的胸闷、气急、心悸,感冒后加重;② 颈静脉怒张、肝肿大、肝颈静脉回流征阳性、双下肢凹陷性水肿、尿量减少;③ 双肺湿啰音;④ 血压降低、脉搏细速、心律不齐、心脏杂音;⑤ 心电图、心超结果。

发病原因:慢性充血性心力衰竭指各种慢性心血管病变引起的心功能不全,由多种病因引起。该患者患有风湿性心瓣膜病,二尖瓣狭窄伴关闭不全,心室收缩时,部分血液反流到左心房,致左心房容量负荷增加,左心房扩大,压力进一步增高,导致肺静脉和肺动脉压力增高,从而引起右心负荷增加,导致右心功能不全,继而发展为全心功能不全。

2. 目前患者主要存在哪些护理问题?

(1) 气体交换受损。与肺淤血有关。

(2) 心排出量减少。与瓣膜关闭不全,血液反流,心肌收缩力减弱有关。

(3) 体液过多。与体循环淤血,水钠潴留,肾血流量减少有关。

(4) 焦虑。与疾病反复发作及担心预后有关。

(5) 自理缺陷。与呼吸困难,限制性卧床有关。

(6) 活动无耐力。与心排出量减少有关。

(7) 知识缺乏。与信息来源受限有关。

(8) 有便秘的危险。与进食少,纤维素摄入不足,活动少,肠蠕动缓慢有关。

(9) 有皮肤完整性受损的危险。与长期卧床和皮肤水肿有关。

(10) 有洋地黄中毒的可能。与心肌对洋地黄耐受性降低有关。

(11) 潜在并发症。栓塞,猝死。

三、组织

立即通知医生进行处置。

四、护理

1. 休息与体位。绝对卧床休息,包括帮助患者在床上大小便。根据患者气促情况给予半卧位、端坐位或设置跨床小桌伏桌休息,以患者感觉舒适为准。严重时双腿下垂,以减轻静脉回流；保持病室温度在18～24℃、湿度在50%～60%，定时通风换气，保持室内空气新鲜。

2. 吸氧。予2～4L/min吸氧，必要时面罩给氧，保持呼吸道通畅。

3. 心电监护，采集血标本并及时送检，深静脉置管，监测中心静脉压(CVP)。

4. 遵医嘱用药，严格控制输液量和速度，滴速一般20～40滴/分，可根据CVP调节输液速度。

(1) 应用利尿剂。保钾利尿剂如螺内酯、氨苯喋啶，排钾利尿剂如氢氯噻嗪、呋塞米。用药期间监测24小时出入量，测量体重、监测血钾浓度，如发现脱水、电解质紊乱应通知医生；指导用药期间膳食和水钠摄入。

(2) 应用血管扩张剂。如硝酸甘油、卡托普利、硝普钠等。用药时应密切观察血压和心律的变化，当血压下降超过原来血压的20%或心率增加20次/分，应停药，并告知医生。患者用药期间，起床动作要缓慢，以防直立性低血压；硝酸甘油应避光，硝普钠应用5%葡萄糖为溶剂现配现用，避光输注，用药时间一般不超过72小时。

(3) 应用洋地黄类药物。常用药物有中效类药物地高辛、速效药物西地兰等。注意：① 遵从个体化原则给药，肾功能不全、老年患者、甲状腺功能减退、低钾、冠心病、心肌炎、心肌病、肺心病等患者应减量。② 给药前，评估患者有无胃肠道和神经系统症状，并测量脉搏，若<60次/分，应停药观察是否洋地黄过量，及时进行心电监测，通知医生，并协助进行相应处理，如停用洋地黄制剂和排钾利尿剂，补钾并纠正心律失常。快速性心律失常首选苯妥英钠或利多卡因；心率缓慢者可用阿托品静脉注射或应用临时起搏器。③ 静脉用药时，应稀释后缓慢静脉注射，严格控制速度。洋地黄药物不宜与奎尼丁、心律平、维拉帕米、钙剂、胺碘酮、抗甲状腺药物等合用，以免增加药物毒性。④ 用药后应观察心率增快、呼吸困难、发绀、肝大、少尿、水肿、食欲减低、肺部湿啰音等症状和体征有无好转，体重有无减轻；有无洋地黄中毒症状，主要表现为胃肠道反应(如厌食、恶心、呕吐、腹泻等)、心脏反应(如心力衰竭加重及室早三联率、房室传导阻滞等)、神经系统症状(如头痛、头晕、幻觉)和视觉障碍(如黄视、绿视)等；监测心电图、血钾浓度及血地高辛浓度等。

5. 活动指导。按照心功能分级安排适当的休息和活动。该患者心功能Ⅲ级，严格限制一般的体力活动，每天有充足的休息时间，日常生活可以自理或在他人协助下自理。随病情好转，调整活动原则：Ⅰ级不限制一般体力活动，适当参加体育锻炼，但避免剧烈运动和重体力劳动；Ⅱ级适当限制体力活动，增加休息时间，可从事轻体力工作和家务劳动；若为Ⅳ级，绝对卧床休息，取舒适体位，生活由他人照顾，限制探视，在床上做肢体被动运动。

6. 饮食指导。给予高蛋白、高维生素、易咀嚼、易消化、清淡饮食，限制总热量的摄入，少量多餐，避免过饱；指导患者适当控制液体摄入量；限制钠盐摄入量，一般<5g/d，中度心衰<3g/d，重度心衰<1g/d，同时限制含钠高的食品；应用利尿剂者可适当放宽钠盐摄入量，使用排钾利尿剂时应适当补充含钾丰富的食物，如绿色蔬菜、瓜果、红枣等。

7. 保持排便通畅。用力排便可增加心脏负担，因此应预防便秘，多摄入高纤维素的食物，避免腹压增高的动作，如屏气、过度用力，可采用更换体位、腹部按摩、应用缓泻剂等，但勿使用大量液体灌肠。

8. 促进下肢血液循环。为预防下肢深静脉血栓形成，要指导和帮助患者在床上做下肢的主动或被动运动，并经常用温水泡脚，进行下肢按摩。

9. 水肿的护理。经常更换体位，防止皮肤破损、压疮，注意下垂部位水肿情况，衣物宽松干洁，注射应提高穿刺成功率，防止液体外渗。

10. 积极治疗原发病，避免感染，尤其是呼吸道感染，避免过度劳累、情绪激动等心力衰竭诱发因素。

11. 重视心理护理。患者及家属均有焦虑心理，应向患者及家属解释病情，让患者了解疾病的治疗、护理和预后，减轻心理压力，避免情绪激动，保持心情舒畅。

五、观察

1. 监测生命体征，心电监护，CVP 监测。
2. 24 小时出入量，有条件每日测体重。
3. 水肿区皮肤有无压疮。
4. 药物作用及副作用，尤其是洋地黄中毒表现的监测。
5. 血药浓度(地高辛)。

六、健康教育

1. 疾病知识指导。给患者讲解心力衰竭的诱发因素，如感染、心律失常、过度劳累、情绪激动、饮食不当等。注意保暖，防止受凉感冒，保持乐观情绪，避免激动、紧张。

2. 活动指导。合理休息与活动，活动应循序渐进，活动量以不出现心悸、气急为原则。保证充足的睡眠。

3. 饮食指导。坚持合理饮食，进食低盐、低脂、低热量、高蛋白、高维生素、清淡易消化的饮食；少量多餐，避免过饱；戒烟、酒；避免浓茶、咖啡及辛辣刺激性食物。

4. 自我监测指导。教会患者及家属自我监测脉搏，观察病情变化。若足踝部出现水肿，突然气急加重、夜尿增多、体重增加，有厌食饱胀感，提示心衰复发。

5. 用药指导。告诉患者及家属强心剂、利尿剂等药物的名称、服用方法、剂量、副作用及注意事项。定期复查，如有不适，及时复诊。

【任务实施流程图】

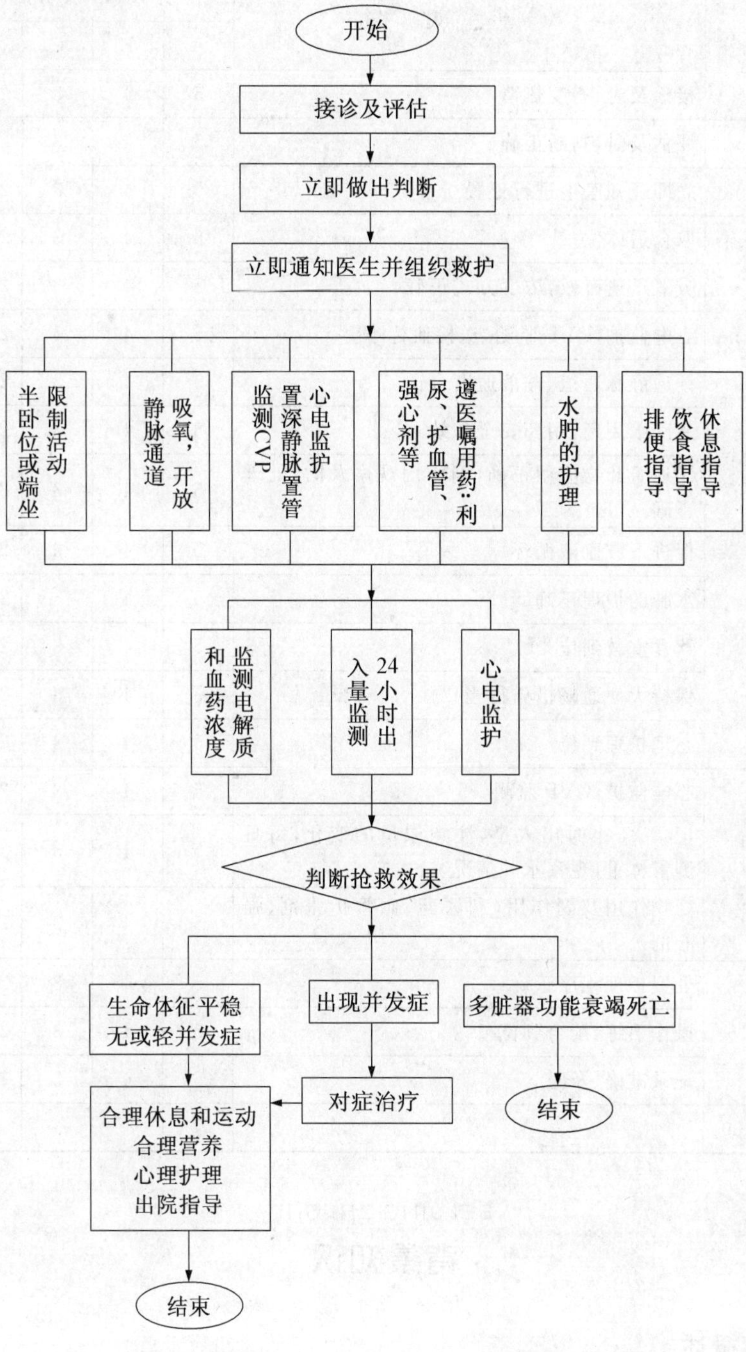
开始
接诊及评估
立即做出判断
立即通知医生并组织救护
限制活动半卧位或端坐
吸氧，开放静脉通道
心电监护置深静脉置管监测CVP
遵医嘱用药：利尿、扩血管、强心剂等
水肿的护理
休息指导饮食指导排便指导
监测电解质和血药浓度
24小时出入量监测
心电监护
判断抢救效果
生命体征平稳无或轻并发症
出现并发症
多脏器功能衰竭死亡
对症治疗
结束
合理休息和运动
合理营养
心理护理
出院指导
结束

【评价标准】

项目		项目总分	要求	评分等级及分值				实际得分
				A	B	C	D	
护理过程	接诊	5	接诊及时，态度热情	5	4	3	2—0	
	评估	5	评估及时，判断正确	5	4	3	2—0	
	组织	5	立即通知医生进行处置	5	4	3	2—0	
	护理	55	取合适体位	5	4	3	2—0	
			吸氧迅速有效，浓度方式正确	5	4	3	2—0	
			心电监护，CVP 监测，送检血标本	5	4	3	2—0	
			开通静脉通道，输液速度合适	5	4	3	2—0	
			遵医嘱用药，用药安全有效	5	4	3	2—0	
			洋地黄药物应用正确，副作用观察及时，处理正确	5	4	3	2—0	
			促进下肢血液循环	5	4	3	2—0	
			水肿的护理正确	5	4	3	2—0	
			饮食宣教到位	5	4	3	2—0	
			保持大便通畅措施得当	5	4	3	2—0	
			心理护理到位	5	4	3	2—0	
	观察	15	心电监护，CVP 监测	5	4	3	2—0	
			记录 24 小时出入量，注意尿量的变化，每日测量体重，观察水肿情况	5	4	3	2—0	
			药物作用及副作用（利尿药、血管扩张剂、强心剂）	5	4	3	2—0	
质量控制		15	处置护理程序正确	5	4	3	2—0	
			操作熟练，配合到位	5	4	3	2—0	
			记录准确、及时	5	4	3	2—0	
总计		100						

BEI JING ZHI SHI

背景知识

一、疾病概述

心力衰竭，简称心衰，是各种心脏疾病导致心功能不全的一种综合征。绝大多数情况下是指各种心脏疾病引起心肌收缩力下降，使心排血量不能满足机体代谢需要，器官、组织血流灌注减少，出现肺循环和（或）体循环静脉淤血的临床综合征，也称为收缩性心力衰竭。少数情况是心肌收缩力正常，但异常增高的左心室充盈压使肺静脉回流受阻，导致肺循环淤血，常见于冠心病和高血压心脏病心功能不全的早期或原发性肥厚型心脏病，称为舒张性心力衰竭。由于心力衰竭常伴有肺循环和（或）体循环的被动性充血，因此又称为充血性心力衰竭。按其发病的缓急，可分为慢性心力衰竭和急性心力衰竭。

二、基本病因

1. 原发性心肌损害。

（1）缺血性心肌损害。由于冠状动脉粥样硬化所引起的心肌缺血或坏死是最常见的原因。

（2）心肌炎或心肌病。各种原因的心肌炎（病毒性、免疫性、中毒性、细菌性），原因不明的心肌病，严重的贫血性心脏病及甲状腺功能亢进性心脏病等，心肌收缩力均可有明显减弱，导致心力衰竭。尤以病毒性心肌炎及原发性扩张型心肌病最多见。

（3）心肌代谢障碍性疾病。最常见于糖尿病心肌病。

2. 心脏负荷过重。

（1）压力负荷过重。如高血压、主动脉瓣狭窄或左心室流出道梗阻，使左心室收缩期负荷加重，可导致左心衰竭。肺动脉高压，右心室流出道梗阻，使右心室收缩期负荷加重，可导致右心衰竭。

（2）容量负荷过重。

1）瓣膜关闭不全：如主动脉瓣或二尖瓣关闭不全、室间隔缺损、动脉导管未闭等均可使左心室舒张期负荷过重，导致左心衰竭。

2）分流性先心病：先天性房间隔缺损可使右心室舒张期负荷过重，导致右心衰竭。

3）贫血、甲状腺功能亢进等高心排血量疾病：由于回心血量增多，加重左、右心室的舒张期负荷，而导致全心衰竭。

三、诱因

1. 感染。肺部感染是诱发心力衰竭的常见诱因。感染除可直接损害心肌外，发热使心率增快也会加重心脏的负荷。

2. 心律失常。尤其是快速性心律失常，如阵发性心动过速、心房颤动等，可使心脏负荷增加，心排血量减低，加重心力衰竭。

3. 血容量增多。摄盐、补液量过多，使心脏容量负荷增加而诱发心力衰竭。严重贫血或大出血，使心肌缺血缺氧，心率增快，心脏负荷加重。

4. 过度劳累或情绪激动。妊娠期孕妇血容量增加，分娩时由于子宫收缩，回心血量明显增多，加上分娩时用力，均可加重心脏负荷。

另外，因治疗不当，如不恰当停用洋地黄类药物或降压药，及原有原发病加重等，也可成为心力衰竭的诱因。

四、临床表现

1. 左心衰竭。最主要表现为肺循环淤血和心排出量降低。

（1）症状。① 呼吸困难：是左心衰竭最主要和最常见的症状。主要由于急性或慢性肺淤血和肺活量降低所引起。轻者为劳力性呼吸困难，严重者为端坐呼吸，甚至出现急性肺水肿。② 咳嗽、咳痰、咯血：是左心衰竭的常见症状。由肺泡和支气管黏膜淤血所引起，多与呼吸困难并存，咯血色泡沫样或血样痰。③ 头昏乏力、疲倦、心悸，严重脑缺氧时可出现潮式呼吸、嗜睡、眩晕、意识丧失、抽搐等。④ 少尿及肾功能损害。

(2) 体征。除原有心脏病体征外，心尖区可有舒张期奔马律，肺动脉瓣听诊区第二心音亢进，两肺底部可听到散在湿性啰音，重症者两肺满布湿啰音并伴有哮鸣音，常出现交替脉。

2. 右心衰竭。主要表现为体循环淤血。

(1) 症状。① 消化道症状：是右心衰竭较早的症状。常伴有食欲不振、恶心、呕吐及上腹部胀痛，多由于肝、脾及胃肠道充血所引起。② 劳力性呼吸困难。

(2) 体征。① 水肿：心源性水肿多起于下肢，卧床患者常见腰、背及骶部等低垂部位明显，呈凹陷性水肿，重症者可波及全身，少数患者可有胸水和腹水。② 颈静脉征：是右心衰竭的一个较明显征象。压迫充血肿大的肝脏时，颈静脉怒张更加明显，此称肝—颈静脉回流征阳性。③ 肝大和压痛：长期慢性肝淤血缺氧，可引起肝细胞变性、坏死，最终发展为心源性肝硬化，肝功能不正常或出现黄疸、腹水。④ 心脏体征：右心室扩大引起三尖瓣关闭不全时，在三尖瓣听诊区可听到收缩期吹风样杂音。

3. 全心衰竭。可同时存在左、右心衰竭的临床表现，也可单以左或右心衰竭的临床表现为主。由左心衰竭引起的肺淤血症状和肺动脉瓣区第二心音亢进，可因右心衰竭的出现而减轻。

五、辅助检查

1. X线。左心衰竭可显示心影扩大，上叶肺野内血管纹理增粗，下叶肺野血管纹理细，有肺静脉内血液重新分布的表现，肺门阴影增大，肺间质水肿引起肺小叶间隔变粗，在两肺下野可见水平位的Kerley B线。急性肺水肿，肺门充血显著，呈蝶形云雾状阴影。右心衰竭时可见上腔静脉扩张。

2. 心电图。可出现左心室、右心室或左、右心室肥厚的心电图图形。

3. 血流动力学监测。除二尖瓣狭窄外，肺毛细血管楔嵌压的测定能间接反映左心房压或左心室充盈压，肺毛细血管楔嵌压的平均压，正常值为0.8～1.6kPa(6～12mmHg)，高于2kPa(15mmHg)者常提示有左心衰竭，高于4.8kPa(36mmHg)者，提示有即将发生急性肺水肿可能。中心静脉压正常值为0.588～1.176kPa(6～12cmH_2O)，右心衰竭时，中心静脉压可增高。

ZHI SHI TUO ZHAN

知识拓展

心脏再同步化治疗的围手术期护理

慢性心力衰竭(CHF)为各种器质性心脏病的终末阶段。尽管多种药物的应用已经使得CHF患者的症状和生活质量有了较大的改善，但CHF患者尤其是心功能NYHA Ⅰ～Ⅳ级患者的预后仍然很差。心脏再同步化治疗(cardiac resynchronization therapy，CRT)纠正了因室内传导延迟导致的左心室充盈时间缩短，收缩不同步以及二尖瓣反流，从而改善了心功能，提高了患者的生活质量和活动耐力，延长了患者的生命，成为心力衰竭非药物治疗的新途径。良好的围手术期护理是治疗成功、减少并发症、促进术后康复和提高生活质量的重要保证。

CRT 患者的围手术期护理：

一、术前准备

1. 心理准备。准备行 CRT 术的均为难治性心力衰竭患者，病程长，生活质量低下，长期服药效果差，使患者产生悲观和绝望的心理。而 CRT 作为介入治疗的新技术，费用昂贵，患者知之甚少，常担心其费用与效果。因此，术前应多与患者及其家属沟通，介绍 CRT 治疗的最新进展、手术基本过程、所需时间、安全性和效果及手术前后的注意事项等，以增强其接受治疗的信心。

2. 身体准备。包括常规准备与特殊准备。常规准备与常规起搏器植入术相同，要全面了解患者病史，掌握全身情况。做好术前备皮、碘过敏试验、普鲁卡因试验、抗生素试验，了解心、肝、肾功能，凝血功能，签订手术同意书。练习床上排尿、排便，为保证睡眠，必要时术前一天晚上给予地西泮口服。特殊准备指评估患者心功能状态、生活质量。

二、术中护理

1. 手术准备。患者取仰卧位，连接 12 导联心电图，呼吸、血压、氧饱和度监测并建立静脉通道，此后按普通起搏器常规完成操作手术视野的消毒、铺巾。

2. 提供手术中所需的各种导管及用物，准备好相关抢救药物和必须急救器械。

3. 病情观察。手术中注意观察患者的意识与生命体征，特别是心率和心律的变化。行冠状静脉窦口充气造影时，如冠状静脉窦堵塞时间过长或再次注入造影剂可诱发急性左心衰，此时密切观察心律、心率、呼吸变化，重视患者主诉。安放冠状静脉窦时，嘱患者咳嗽或深呼吸，以观察冠状静脉窦电极的稳定性。

4. 记录资料。手术中应详细记录所有电生理刺激时腔内电图、12 导联心电图，室颤发生至除颤应全程记录心电图。

三、术后护理

1. 切口护理。手术后患者入住心血管监护病房（CCU），注意观察切口情况，手术侧上肢制动 24 小时，沙袋压迫切口 8 小时，5 天内避免肩关节过度活动；每天换药，严格无菌操作，注意观察切口有无出血、渗血，是否有红肿、张力增大等，对糖尿病患者更应注意切口愈合情况。遵医嘱应用抗生素，以防感染，1 周后拆线。

2. 心电监护。持续心电监护 24～48 小时，检测中注意观察 P 波、QRS 波群的起搏与时限。严密观察血压变化，血压过低或脉压减小应警惕有无心包压塞，血压过高易出现皮下血肿影响伤口愈合。观察呼吸频率，注意有无心功能不全，如呼吸加快、呼吸困难或不能平卧、端坐呼吸，表示急性左心衰竭发作的可能，应立即通知医生处理。手术后每 30 分钟测血压 1 次，连续 4 次，以后每 4 小时测量 1 次至手术后 24 小时。

3. 起搏功能的监护。注意观察：① 心率、心律变化；② 起搏后 QRS 波群的宽度；③ 起搏器感知功能和起搏功能，起搏器功能工作是否正常，左右心室是否同步起搏，有无漏搏，并监测起搏各项参数；④ 患者手术后心功能改善情况，包括尿量增多、胸闷气喘症状改善等；⑤ 手术后 1 周复查超声心电图，了解左心室射血分数数值变化。

4. 运动指导。为防止手术后患肢出现僵直或疼痛，鼓励患者做患肢早期功能锻炼。手术后当天抬高患肢，1 周后能触及对侧耳垂。手术后 48 小时患者可坐起、下床活动。但由于心功能差异不同，应根据医嘱指导患者下床活动时间。坐起时，为防止体位性低血压发生，床头应逐渐抬高 2～3 次后方可坐起。下床时应有家人或护士搀扶，每日递增活动量。

5. 排便、排尿的观察与护理。为防止手术后因卧床不习惯排尿、排便，手术前 2 天开始训练患者在床上排尿、排便。

四、健康教育

告知患者起搏器知识及随访须知。教会患者测量、记录脉搏的方法；保持起搏器部位皮肤干燥，衣服宽松，防止摩擦，洗澡时勿用力揉搓。遵医嘱按时服用抗心律失常的药物，注意药物的不良反应，避免感冒、劳累、情绪激动等诱发 CHF 的因素。建议患者每天适当活动，逐渐增加运动量，以感觉舒适为宜；食用易消化、高蛋白、高纤维、低脂肪食物，预防便秘。按随访须知，指导患者 1、3、6 个月定期到医院检测起搏器功能，以后每 6 个月随访一次，如患者自觉不适、晕厥、脉搏缓慢等，应及时到医院检查。

【小结】

完成该任务必须了解心力衰竭的病因、临床表现、特异性的辅助检查，能针对性收集资料，并作出正确的疾病和护理问题的判断，按照轻重缓急和护理先后次序进行相应的处置。

能力训练

患者，男性，76 岁，患有房颤 20 余年，5 年前出现双下肢水肿，晨起时较轻，下午晚上加重，活动无影响；2 年前出现爬楼梯气急，每上 2 层楼需休息数分钟；3 天前因感冒，气急加重，晚上不能平卧，生活自理困难。遂由门诊收住入院。

作为心内科责任护士应从哪些方面对该患者进行护理评估，患者现存的主要护理问题是什么，如何配合医生进行救护，说出主要的护理措施。

【练习题】

1. 慢性充血性心力衰竭患者常见的护理问题有哪些？

2. 急性肺水肿的抢救措施有哪些？如何配合医生进行救护？

3. 如何正确指导患者服用洋地黄类药物？

4. 如何对心力衰竭患者进行保健指导？

任务四　急性心肌梗死患者的临床处置

学习目标

技能目标

1. 熟练收集急性心肌梗死患者的资料。
2. 根据收集到的具体资料初步判断疾病和护理问题。
3. 根据所做的判断熟练进行相应处置。
4. 学会心电监护、微泵使用。

知识目标

1. 掌握急性心肌梗死的病因、诱因、主要护理问题。
2. 熟悉急性心肌梗死的临床表现、特异性的辅助检查、心电图图形。
3. 掌握急性心肌梗死患者溶栓的护理。
4. 了解急性心肌梗死的诊断及依据。

任务描述

患者，女，59岁。晨起跑步途中突然出现胸骨后疼痛伴大汗，持续2小时不缓解而急诊就诊。

作为接诊护士，请对新患者进行接诊和临床处置。

任务实施

一、接诊及评估

1. 接诊及时，态度热情。
2. 收集资料。

(1) 病史。既往有高血压史6年，心绞痛史2年。今晨起跑步途中突然出现胸骨后疼痛伴大汗淋漓，经2小时未缓解。

(2) 体格检查。T：37℃，P：45次/分，R：16次/分，BP：90/60mmHg，大汗淋漓、面色苍白，痛苦表情。口唇轻度发绀，胸廓对称，双肺呼吸音清。

(3) 心理—社会状态。患者对该病的病因等有一定了解，因剧烈疼痛害怕死亡而感到恐惧，对疾病的预后非常担忧，享有职工医疗保险，家属非常支持治疗。

(4) 心电图检查。窦性心律，V_3、V_4、V_5导联出现病理性Q波，ST段抬高，T波倒置。

二、判断

1. 初步判断该患者所患的疾病及其依据，发病原因是什么？

初步判断患者所患的疾病为急性心肌梗死。

依据：① 典型的临床表现：出现胸骨后疼痛，伴大汗，持续 2 小时不缓解；② 特征性的心电图改变：出现病理性 Q 波，ST 段抬高，T 波倒置。

发病原因：患者因长期的高血压，动脉粥样硬化。早上血管紧张素浓度最高，冠状动脉收缩；心肌的供血相对不足，再加上跑步，心肌的耗氧增加，对冠状动脉的供血要求增加，导致相对或绝对的心肌供血不足，引发心律失常。

2. 目前患者主要存在哪些护理问题？

(1) 疼痛。与心肌缺血、缺氧有关。

(2) 活动无耐力。与氧的供需失调、虚弱疲劳有关。

(3) 知识缺乏。与缺乏指导有关。

三、组织

立即通知医生并组织救护。

四、救护

1. 休息与体位。第一周绝对卧床休息，取平卧位，一切日常生活由护理人员帮助进行，尽量减少患者的体力活动；进食不宜过饱，保持大便通畅。第二周帮助患者逐步离床活动和在室内缓步走动。第三周可在走廊走动，第四周可在室外走动。

2. 吸氧。给予中等浓度流量吸氧 2～3 天，吸氧浓度为 40%～60%，也可以用面罩给氧，吸氧浓度为 6L/min。增加心肌血氧的供应。

3. 尽快解除疼痛。按医嘱注射止痛药如哌替啶、吗啡，血管扩张剂硝酸甘油等，注意药物的副作用。

4. 心电监护。监测 5～7 天，监测心电图、血压、呼吸等。

5. 准确留取血生化标本。血清心肌酶、血肌红蛋白、血常规、出凝血时间、血型。

6. 两路静脉通路。治疗前建立 2～3 个静脉通道，其中一路溶栓治疗，另一路心血管活性药物的使用。应注意：① 避免在不容易压迫止血的部位进行穿刺（如锁骨下，颈内）；② 由于暂时凝血机制的改变，任何损伤血管完整性的操作都能导致出血，避免不必要的动、静脉穿刺或肌注；③ 必须进行时，延长穿刺部位按压时间；④ 留置套管针，使用肝素帽，避免静脉取血时反复穿刺；⑤ 在溶栓期间及溶栓后 24 小时内避免中断动静脉通道。

7. 抢救药物准备。常规备好除颤器、起搏器、利多卡因、多巴胺、阿托品等抢救用药。

8. 按医嘱给予溶栓和心血管活性药物。溶栓药物如尿激酶、链激酶等；心血管活性药物升压药多巴胺，血管扩张剂硝普钠、硝酸甘油等。

五、观察

1. 观察心电图的变化，有无严重心律失常。如发现频发室性期前收缩>5 次/分，或有二联律、多源性、成对的 RonT 现象的室性期前收缩或严重的房室传导阻滞。如有，警惕室颤或心脏停搏的发生。

2. 观察止痛药物的作用和副作用。观察疼痛有无缓解，应用吗啡注意呼吸功能的抑制，应用硝酸甘油注意心律增快和血压降低。

3. 观察溶栓治疗的效果。下列指标提示溶栓有效：2 小时内胸痛基本缓解；2 小时内抬高的 ST 段回降>50%；2 小时内出现再灌注性心率失常；心肌酶峰值提前。

六、健康教育

1. 减少病因，避免诱因。该患者的病因是高血压，动脉粥样硬化。指导患者按医嘱定时定量服药，避免晨起运动，维持血压在目标范围。该病的诱因是晨起运动，所以指导患者正确把握运动时间和运动量；运动时间宜在下午进行，运动量以运动后稍出汗，呼吸轻度加快，但不影响对话，全天无持续性疲劳感，原有疾病无加重或出现，饮食、睡眠良好为宜。

2. 饮食指导。根据患者的体重、血脂情况在营养师的指导下进食适当热量、低脂、低盐、高膳食纤维的饮食，保持大便通畅。

3. 随身携带急救药物，如有胸闷、心悸、胸痛应及时就诊。

【任务实施流程图】

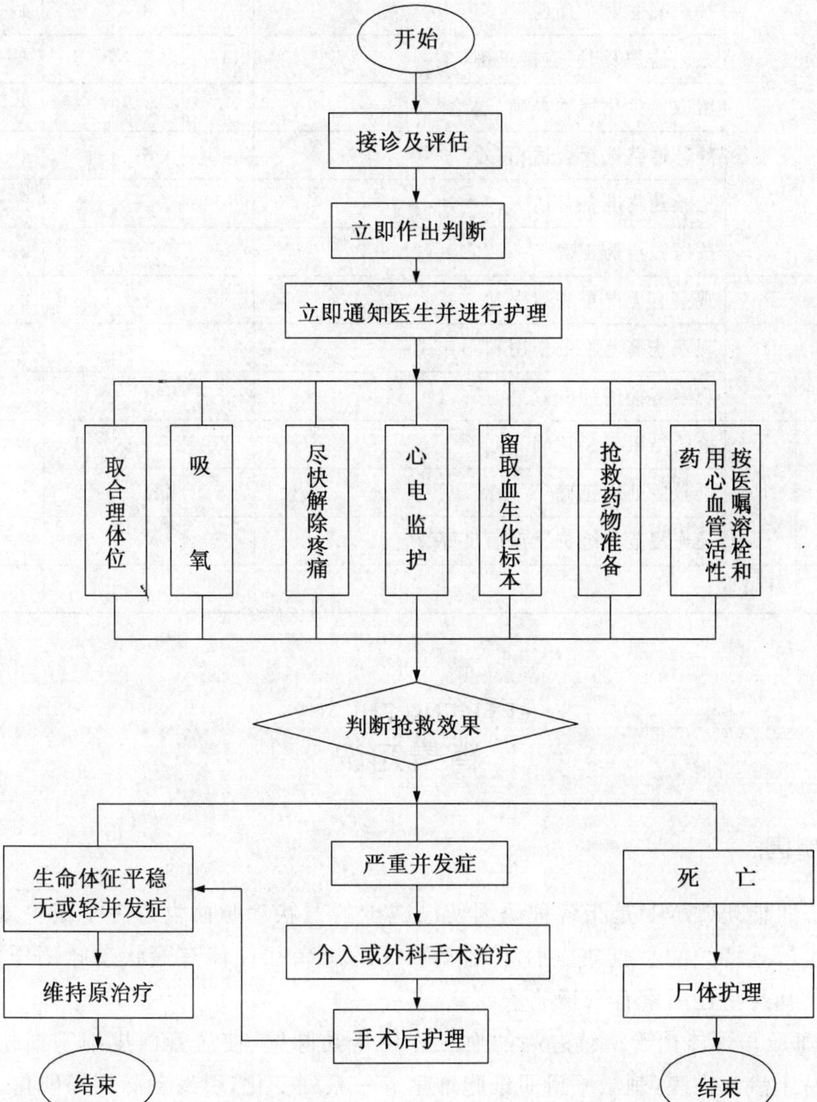

【评价标准】

项目		项目总分	要求	评分等级及分值				实际得分
				A	B	C	D	
护理过程	接诊	5	接诊及时,态度热情	5	4	3	2—0	
	评估	5	评估及时,判断正确	5	4	3	2—0	
	组织	5	立即通知医生进行处置	5	4	3	2—0	
	救护	55	取合适体位	5	4	3	2—0	
			吸氧方法正确,及时熟练	10	8	6	4—0	
			按医嘱注射止痛药	5	8	6	4—0	
			心电监护及时、连接正确	10	8	6	4—0	
			留取血生化标本准确、送检及时	5	4	3	2—0	
			静脉通路选择合适、有效	10	8	6	4—0	
			抢救药物准备合适	5	4	3	2—0	
			按医嘱给药正确	5	4	3	2—0	
	观察	15	观察有无严重心律失常	5	4	3	2—0	
			观察止痛药物的作用和副作用	5	4	3	2—0	
			观察溶栓治疗的效果	5	4	3	2—0	
质量控制		15	抢救结果判断正确	5	4	3	2—0	
			抢救后处理正确	5	4	3	2—0	
			操作规范熟练护患沟通良好	5	4	3	2—0	
总计		100						

BEI JING ZHI SHI

背景知识

一、病因

急性心肌梗死(AMI)是指各种诱因使已减少的冠状动脉血供进一步减少或中断,使相应心肌发生严重持久的心肌缺血而坏死。AMI 的患者往往伴有冠状动脉粥样硬化。动脉粥样硬化已知与下述因素有密切关系:

1. 高血压。可能由于持续过高的血压作用于动脉壁,使血管内皮细胞损伤,导致低密度脂蛋白易于渗入内膜,刺激平滑肌细胞增生等一系列变化,引发动脉粥样硬化。

2. 高血脂症。大量流行病学调查证明,血浆低密度脂蛋白(LDL)、极低密度脂蛋白(VLDL)水平持续升高与动脉粥样硬化的发病率呈正相关。已知高甘油三酯是本病的独立危险因素。相反，高密度脂蛋白(HDL)可通过胆固醇逆向转运机制清除动脉壁的胆固醇，将其转运至肝代谢并排出体外。

3. 吸烟。吸烟使血中还原血红蛋白浓度升高，动脉壁内氧合不足，从而造成血管内皮缺氧性损伤。此外，吸烟还可使血中高密度脂蛋白的原蛋白量降低，血清胆固醇含量增高，以致易患动脉粥样硬化。此外，烟雾中所含的尼古丁可直接作用于心脏和冠状动脉，引起动脉痉挛和心肌受损。

4. 糖尿病。糖尿病者多伴有较低 HDL 水平较高的甘油三酯血症或胆固醇，所以动脉粥样硬化的发病率明显增高。糖尿病者还常有第Ⅷ因子增高及血小板活动性增强。第Ⅷ因子由动脉壁内的细胞产生，该因子的增高表示内膜的病变，血小板活动增加使其易在动脉壁上集聚，加速动脉粥样硬化血栓形成和引起动脉管腔的闭塞。

5. 肥胖。也是动脉粥样硬化的易患因素。肥胖常伴血甘油三酯及胆固醇水平的增高，肥胖者也常伴发高血压或糖尿病。近年研究认为肥胖者常有胰岛素抵抗，因而动脉粥样硬化的发病率明显增高。

二、最常见的诱因

1. 过重的体力劳动。过重劳动导致心脏超负荷，心脏负担加重引起心肌供血不足，而心肌缺血缺氧，导致心肌梗死。

2. 过度运动。过度运动可使心脏的负担明显加重，心肌耗氧量增加。冠心病患者冠状动脉已经发生硬化及狭窄，不能充分扩张，心脏负担加重引起心肌供血不足，而心肌缺血缺氧，导致心肌梗死。另外，据临床观察报道，急性心肌梗死发作具有显著的昼夜周期性，即病发高峰在上午 6～11 时。这与交感神经活动周期有关，因此这段时间有冠心病的患者最好不要做剧烈运动。

3. 精神紧张。激动、紧张、生气、争吵等情绪剧烈变化最易诱发急性心肌梗死，甚至猝死。冠心病患者本身血管已有狭窄病变，情绪激动促使人体的肾上腺系统紧张度上升，血中儿茶酚胺分泌增多，儿茶酚胺直接作用于心脏，使心跳加快，心肌耗氧量增加，从而使血管收缩、闭塞，引发心绞痛，甚至心肌梗死。

4. 强冷刺激。如在寒冷大风季节滞留户外，易引起交感神经兴奋，血管收缩，从而减少了心肌供血，导致心肌梗死。

5. 重度创伤及一氧化碳中毒等。

三、临床表现

1. 梗死前驱症状。多数患者于发病前数日可有前驱症状，如原有的心绞痛发作频繁，程度加重，持续时间延长，发作规律变化，休息或应用硝酸甘油不能缓解。

2. 症状。

(1) 疼痛。是最先出现和最突出的症状。发作多无明显诱因，多常发作于安静时如清晨，疼痛部位和性质与心绞痛相同，但疼痛程度较重较持久，可长达数小时甚至数天，经休息或用硝酸甘油无效。患者常伴烦躁不安、出汗、恐惧或有濒死感。少数患者可无疼痛，一开始即表现休克或急性肺水肿。有些患者疼痛部位不在心前区而在上腹部，且伴有恶心、呕吐，多见于年老患者；部分患者疼痛可放射至下颌、颈项及背部上方。

(2) 全身症状。有发热、心动过速、白细胞增高和红细胞沉降增快等。此主要由于组织坏死吸收所引起，一般在梗死后 1～2 天内出现，体温一般在 38℃左右，很少超过 39℃，持续一周左右。

(3) 心律失常。多见于起病 1～2 周内，而以 24 小时内为最多见，约 75%～95%的患者伴有心律失常。心律失常中以室性心律失常最多，尤其是室性早搏最为常见，部分患者可出现室性心动过速或心室颤动。房室传导阻滞、束支传导阻滞也不少见，室上性心律失常较少发生。

(4) 心力衰竭。在发病最初几天易发生急性左心衰竭，主要是因为梗死后心脏收缩力显著减弱且运动不协调，对左心的影响更为明显，表现为呼吸困难、咳嗽、烦躁、不能平卧，严重者可有发绀及咯大量粉红色泡沫样痰。后期可有右心衰竭，右心室心肌梗死者在开始即可出现右心衰竭。

(5) 低血压或休克。多在起病后数小时至 1 周内发生，若患者只有血压降低而无其他表现者称为低血压状态，20%的患者可伴有休克，表现为患者面色苍白、烦躁不安、皮肤湿冷，脉搏细弱，收缩压<80mmHg，甚至昏厥。休克主要由于心肌大面积的梗死引起左心室排出量急剧降低，剧烈胸痛引起神经反射性周围血管扩张为次要原因。此外，有些患者有呕吐、大汗、摄入不足所致血容量不足的因素参与。

四、特异性的辅助检查

1. 心电图。心内膜下心肌梗死无病理性 Q 波，其他有 Q 波心肌梗死者有下列特征性改变：

(1) 宽而深的 Q 波出现在面向透壁心肌坏死区的导联上。

(2) ST 段抬高呈弓背向上型出现在面向坏死区周围心肌损伤区的导联上。

(3) T 波倒置出现在面向损伤区周围心肌缺血区的导联上。

2. 血清心肌酶谱。血清心肌酶升高，常进行三种酶测定：

(1) 肌酸磷酸激酶(CPK)。此酶特异性较强，其异构酶 CPK-MB 更具有特异性敏感性，其峰值常可反映梗死的范围，其峰值出现时间是否提前有助于判断溶栓治疗是否成功，在 6～8 小时开始升高，24 小时达最高峰，2～3 日下降至正常。

(2) 乳酸脱氢酶(LDH)。其同工酶 LDH_1 特异性高。该酶在梗死后 8～10 小时逐渐升高，2～3 日达最高峰，约持续 1～2 周方恢复正常。

(3) 谷草转氨酶(SGOT)。该酶特异性较差。在发病 6～12 小时开始升高，20～48 小时达最高峰，3～5 日恢复正常。

ZHI SHI TUO ZHAN

知识拓展

心肌梗死患者溶栓的护理

一、溶栓治疗的适应证和禁忌证

1. 适应证(同时具备)。① 胸痛持续半小时以上，含服硝酸甘油未缓解；② 持续胸痛发生在 12 小时内；③ 心电图 2 个相邻导联≥0.1mV(肢导)0.2～1mV(胸导)或者伴随胸痛新出现束支传导阻滞。

2. 禁忌证(具备 1 条)。① 2 周内有活动性内脏出血,脑血管意外或中风病史;② 2 个月内有中枢神经系统手术;③ 未能控制的高血压,血压≥180/120mmHg;④ 有出血性疾病,或有出血倾向者。

二、静脉溶栓治疗护理

1. 溶栓治疗前护理。

(1) 急性心肌梗死患者必须住在安静且抢救设备齐全的监护病房,需绝对卧床休息,给予持续心电监护。

(2) 采用溶栓治疗前应详细询问病史,了解有无禁忌证。无禁忌证者应做好血常规、血型、配血、凝血、心肌酶的检测。

(3) 迅速建立静脉通道。选择前臂较粗、易固定的血管,准备溶栓药物。

2. 溶栓期护理。

(1) 争取在发病后 6 小时内用药,用药愈早,预后愈好。用药过程中应注意患者神志,注意穿刺部位、皮肤黏膜、内脏有无出血。若发现鼻黏膜出血、牙龈出血、穿刺点出血等,应及时报告医生中止溶栓。

(2) 溶栓期间进行连续心电监护,溶栓前记录心电图作为基础值,溶栓后每 10～15 分钟记录心电图,每 30 分钟打印全导联心电图,次日打印全导联心电图 4 次。第 3 天每天 3 次,以后每天 1 次,详细记录做心电图的确切日期、时间、ST－T 改变,以判断溶栓效果和及时发现再灌注心律失常。

(3) 掌握血管再通判断指标,凡溶栓后出现下列情况应视为再通:① 2 小时内胸痛显著减轻或消失;② ST 段 2 小时内下降大于 50%;③ 血清肌酸磷酸激酶峰提前,在发病 14 小时以内;④ 出现再灌注心律失常。

(4) 溶栓期间应专人护理,耐心听取患者主诉,评估胸痛的程度,随时与医生联系。

3. 溶栓后康复指导。因急性心肌梗死发病急、病情重,患者易产生紧张、焦虑、恐惧等心理压力而加剧病情,因此要做好心理护理。对待患者要耐心,关心体贴,以取得患者的信任,增加治疗信心,适时适量进行适当的活动,使患者安全度过急性期进入康复期。

【小结】

完成该任务必须了解急性心肌梗死的病因、临床表现、特异性的辅助检查,能针对性收集资料,并作出正确的疾病和护理问题的判断,按照轻重缓急护理先后次序进行相应的处置。

能力训练

患者,男,63 岁。晨起跑步途中突然出现胸骨后疼痛伴大汗,持续 2 小时不缓解而急诊就诊。

值班护士应从哪些方面对患者进行护理评估并进行处置。

【练习题】

1. 急性心肌梗死的常见病因和诱因有哪些？
2. 急性心肌梗死患者特征性的心电图变化有哪些？
3. 怎样配合医生抢救急性心肌梗死患者？
4. 如何对急性心肌梗死患者进行溶栓期间的护理？

任务五　高血压急症患者的临床处置

学习目标

技能目标

1. 熟练收集高血压急症患者的资料。
2. 学会根据收集到的具体资料初步判断疾病和护理问题。
3. 根据所做的判断熟练进行相应处置。
4. 学会监测血压、吸氧。

知识目标

1. 掌握高血压的病因、主要护理问题、护理要点(尤其是用药护理)、高血压急症的临床表现、现场急救、健康教育。
2. 熟悉高血压的临床表现、分型、特异性辅助检查、治疗原则。
3. 了解体位性低血压的原因，高血压的发病机制。

任务描述

患者，男，45 岁，因劳累后出现头晕、头痛、视物模糊，呈逐渐加重 3 天，来院就诊。作为接诊护士，请对新患者进行接诊和临床处置。

任务实施

一、接诊及评估

1. 接诊及时，态度热情。

2. 收集资料。

(1) 病史。于 1 年前体格检查时发现血压升高，血压 150/90mmHg，无胸痛、胸闷、心悸、头晕、头痛等不适，未曾接受正规治疗。父亲 5 年前因脑卒中去世，姐姐患有高血压病。

(2) 体格检查。体温 35.5℃，脉搏 100 次/分，呼吸 26 次/分，血压 260/150mmHg，身高 175cm，体重 85kg，心肺检查无明显异常，腹部检查未发现阳性体征。

(3) 心理—社会状况。患者大学文化,会计职业,经常加班,睡眠不深。饮食口味偏重,常饮酒。性格内向,自信心强,忍耐性好。无医疗费用顾虑,但担心疾病复发与出院后工作活动受限。三口之家,家庭关系和睦,同事关系融洽。享受职工医疗保险。

(4) 辅助检查。

1) 实验室检查:尿素氮 9.2mmol/L,肌酐 136μmol/L,尿酸 0.719mmol/L,血清总胆固醇 6.70mmol/L,低密度脂蛋白胆固醇(LDL-C)5.55mmol/L。尿液检查:蛋白尿(+++)。

2) 眼底检查:双侧眼底有多处絮状渗出,视神经乳头水肿,眼底动脉细。

3) 心电图检查:正常心电图。

4) 腹部 X 线检查、B 超检查等其他检查正常。

二、判断

1. 初步评估该患者的临床诊断及其依据、发病原因是什么?

(1) 初步评估该患者存在:高血压急症、高脂血症。患者短期内血压升到 260/150mmHg,伴视乳头水肿、肾功能损害等,系病情危重的征兆,应首先采取一切有效措施控制血压。

该患者存在以下危险因素:① 摄盐量过多;② 饮酒;③ 肥胖(BMI=27.76);④ 高脂血症(总胆固醇>6.5mmol/L,低密度脂蛋白胆固醇>2.0mmol/L);⑤ 职业因素;⑥ 家族倾向。

(2) 患者属于原发性高血压,高血压病 3 级(极高危组),急进型高血压。

依据如下:① 中年男性;② 有高血压病史 1 年;③ 劳累后出现头晕、头痛、视物模糊 3 天,血压高达 260/150mmHg;④ 有高血压病家族史;⑤ 眼底渗出、视神经乳头水肿;⑥ 血尿素氮、肌酐、尿酸增高;⑦ 总胆固醇、低密度脂蛋白胆固醇增高。

2. 目前该患者主要存在哪些护理问题?

(1) 舒适的改变(视力模糊、头痛)。与血压急剧增高有关。

(2) 活动无耐力。与血压增高有关。

(3) 知识缺乏。与平时症状轻微患者不重视疾病有关。

(4) 潜在并发症(脑血管意外,心、肾功能衰竭)。与血压急剧增高有关。

(5) 有受伤的危险。与高血压头晕、眼底病变(视力改变)、降压药致血压过低有关。

(6) 焦虑。与担心疾病的预后有关。

三、组织

立即通知医生并组织抢救。

四、抢救

1. 体位。绝对卧床休息,抬高床头,提供一个安静的环境。避免不良刺激和不必要的活动,协助生活护理。

2. 吸氧。给予持续低流量吸氧,保持呼吸道通畅。

3. 心理护理。稳定患者情绪,必要时用镇静剂。

4. 快速降压。迅速建立静脉通道,遵医嘱尽早准确给予降压药,一般药物用乌拉地尔、硝普纳。用硝普钠时应避光,以 5% 的 GS 现配现用,有效期 4 小时。根据血压水平仔细调整给药速度，开始以每分钟 10～25μg 速率静脉点滴，严密监测血压；应用脱水剂滴速宜快，250ml 甘露醇 30 分钟内滴完。

5. 心电、血压、呼吸监护。严密监测血压，每 5～10 分钟监测血压一次。

6. 饮食指导。低盐、低脂饮食。

五、观察

1. 密切观察病情变化。监测生命体征，定期检测血压，观察有无呼吸困难、咳嗽、咳泡沫痰、突然胸骨后疼痛等心脏受损的表现；观察头痛性质、精神状态、视力、语言能力、肢体活动障碍等急性脑血管疾病的表现；注意有无尿量变化、有无水肿以及肾功能检查结果是否异常，及早发现肾功能衰竭。发现血压急剧升高、剧烈头痛、呕吐、大汗、视力模糊、面色及神志改变、肢体运动障碍等症状，立即通知医生。

2. 正确记录血压改变。评估降压效果。

3. 注意观察降压效果，观察药物副作用。

(1) 患者在住院期间，若出现起床时突然出现眩晕、心悸、恶心、心率增快，测量血压为 100/60mmHg，则可能发生了直立性低血压。护士应协助患者平卧，并取头低足高位。监测患者生命体征变化，指导患者离床时要缓慢改变体位(3 个“半分钟”)，防止血压骤降引起晕厥而发生意外。床边备椅凳及其他协助患者站立的辅助设备。

(2) 卡托普利为 ACEI 类药物，其不良反应主要为干咳，若患者抱怨因干咳影响晚上不能入睡，要建议医生换药。

(3) 应用 β_2 受体阻滞剂，会加重心衰、引起低血压、心动过缓、传导阻滞、糖代谢异常，诱发哮喘。应指导患者定期测量脉搏，监测 EKG、血糖，注意是否出现药物不良反应；叮嘱患者按医嘱从小剂量开始服药，不可擅自加量，以免突然停药发生“停药综合征”。

六、健康教育

1. 该患者现存情况，护士应进行出院前健康教育，指导其高血压急症院外急救知识。如血压突然升高，不要慌忙送医院，应卧床休息，可舌下含服 1 片硝苯地平，稍觉缓解后即到医院就诊；如出现心前区疼痛或一侧肢体麻木、无力、口角歪斜、夜尿增多、少尿等均应及时就诊。

2. 保持健康的生活方式与行为。预防和控制高血压的危险因素。控制体重指数(BMI)小于或等于 24；合理膳食结构(每日食盐摄入小于 6g，脂肪占总热量 25%以下，蔬菜、水果、鲜奶补充钾和钙)；限制饮酒(乙醇量每日小于 20～30g)并戒烟；增加体力活动和运动。

3. 坚持定时、定量服用降压药。明确高血压对心、脑、肾的危害，积极降压治疗，让患者及家属对其治疗及不遵从治疗的危害性有充分了解，不能以本人的感觉来决定是否继续服药，使患者重视并担负起自我照护的责任，保护靶器官免受损害。

4. 教会患者及家属测量血压，定期、定时监测血压。

5. 了解药物的作用和副作用及药物使用注意事项，如为避免直立性低血压，服药后要卧床或坐位休息 30 分钟。服药过程中出现任何不适都应咨询医务人员或及时就医。

6. 高血压患者要有充分的心理准备，接受需要长期治疗的事实。

【任务实施流程图】

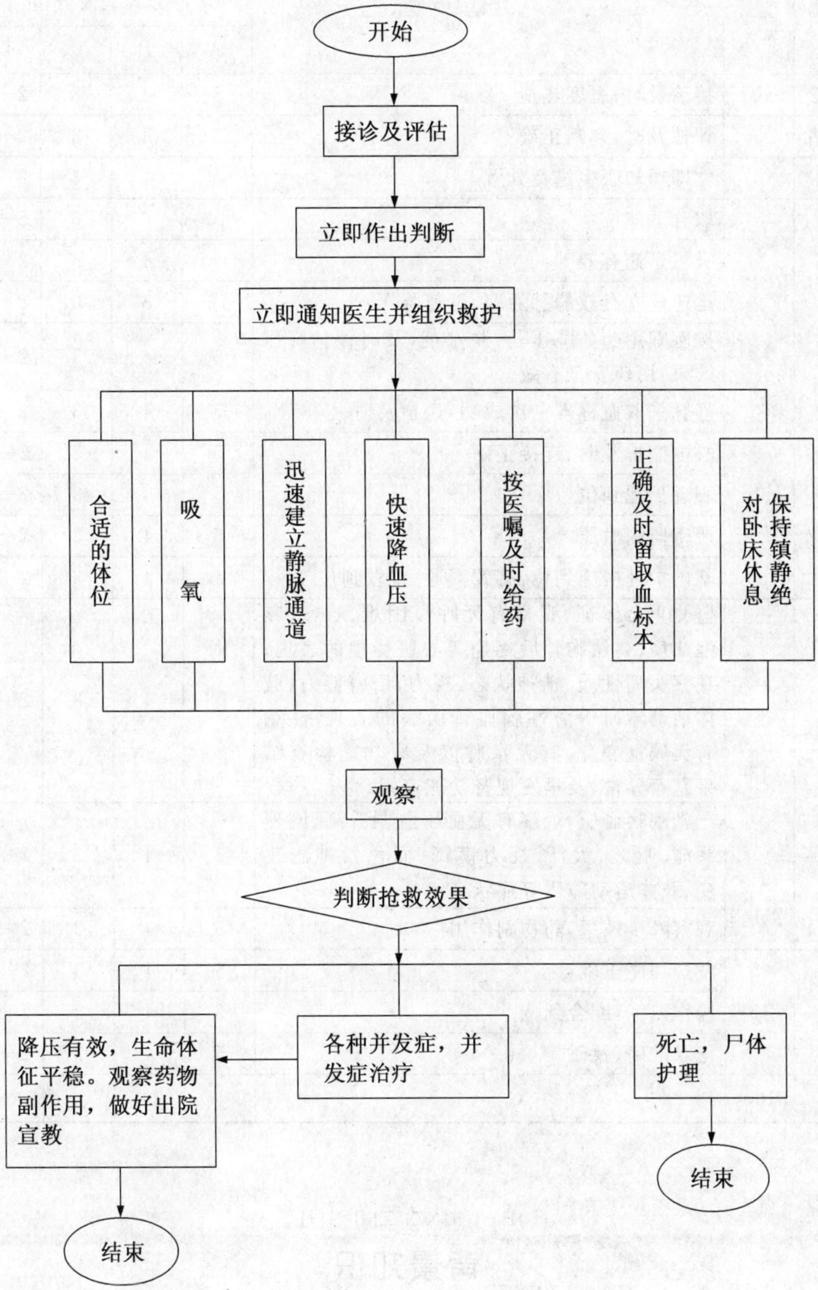
开始
接诊及评估
立即作出判断
立即通知医生并组织救护
合适的体位
吸氧
迅速建立静脉通道
快速降血压
按医嘱及时给药
正确及时留取血标本
保持镇静绝对卧床休息
观察
判断抢救效果
降压有效，生命体征平稳。观察药物副作用，做好出院宣教
各种并发症，并发症治疗
死亡，尸体护理
结束
结束

【评价标准】

项目		项目总分	要求	评分等级及分值				实际得分
				A	B	C	D	
护理过程	接诊	5	接诊及时，态度热情	5	4	3	2—0	
	评估	5	评估及时，判断正确	5	4	3	2—0	
	组织	5	立即通知医生进行处置	5	4	3	2—0	
	救护	55	取合适体位	10	8	6	5—0	
			吸氧迅速有效	5	4	3	2—0	
			迅速建立有效静脉通路，迅速降压	10	8	6	5—0	
			按医嘱用药如降压药、脱水剂，及时评估降压效果，用药安全有效	5	4	3	2—0	
			静脉采取血标本一次成功，送检及时	5	4	3	2—0	
			心电监护及时、连接正确	5	4	3	2—0	
			心理护理到位	5	4	3	2—0	
			严密监测血压	5	4	3	2—0	
			基础护理措施到位，有效沟通、宣教到位	5	4	3	2—0	
	观察	15	监测生命体征，观察有无呼吸困难、咳嗽、咳泡沫痰、突然胸骨后疼痛等心脏受损的表现；观察头痛性质、精神状态、视力、语言能力、肢体活动障碍等急性脑血管疾病的表现；注意有无尿量变化，有无水肿以及肾功能检查结果是否异常，及早发现肾功能衰竭。	5	4	3	2—0	
			严密观察血压，观察有无血压急剧升高、剧烈头痛、呕吐、大汗、视力模糊、面色及神志改变、肢体运动障碍等症状	5	4	3	2—0	
			观察降压效果，药物副作用	5	4	3	2—0	
质量控制		15	救护程序正确	5	4	3	2—0	
			操作熟练，配合到位	5	4	3	2—0	
			记录准确、及时	5	4	3	2—0	
总计		100						

BEI JING ZHI SHI

背景知识

一、病因

高血压是一种以体循环动脉收缩压(SBP)和(或)舒张压(DBP)升高为特征的临床综合征。它是目前最常见的心血管疾病，不仅患病率高，且可引起严重的心脑肾并发症，是冠心病和脑血管疾病的主要危险因素。1999 年世界卫生组织和高血压联盟(WHO/ISH)将高血压定义为：未服用抗高血压药情况下，正常成人高血压：SBP≥140mmHg，DBP≥90mmHg。

原发性高血压病因不明，流行病学研究发现与发病有关的因素有：

1. 年龄。发病率有随年龄增长而增高的趋势，40 岁以上者发病率高。

2. 膳食因素。膳食因素在高血压发病机制上起着十分重要的作用。食物成分中不仅有升压的因素，也有对抗升压的因素。目前研究中比较肯定的结果是，高盐摄入、大量饮酒、膳食中过多的饱和脂肪酸、不饱和脂肪酸与饱和脂肪酸的比值低均可使血压升高，而膳食中充足的钾、钙、优质蛋白可对抗血压升高。

3. 体重。体重是发生高血压的独立危险因素。肥胖与高血压的关系不仅仅取决于总体重，还与脂肪分布有很大的关系。向心性肥胖者高血压患病率高。

4. 遗传因素和家族聚集性。父母均为血压正常者，其子女患高血压的概率明显低于父母均有高血压者子女患高血压的概率。

5. 社会—心理因素。不同社会结构、不同经济条件、职业分工及各种社会生活事件的影响与高血压的发生有关。城市脑力劳动者高血压患病率超过体力劳动者，从事精神紧张度高的职业者发生高血压的可能性较大，长期生活在噪声环境中听力敏感性减退者患高血压也较多。高血压患者经休息后往往症状和血压可获得一定改善。此外，与人的性格特征也有关系。

二、临床表现

高血压患者的临床表现由轻到重，临床表现与血压增高程度可不一致。

1. 早期常无症状，也可出现头痛、眩晕、气急、疲劳、心悸、耳鸣等症状。

2. 并发症。

(1) 心。左心室肥厚、扩大，最终导致充血性心力衰竭。

(2) 脑。长期血压升高使血管硬化，可发生脑动脉血栓形成和小动脉的微动脉瘤，血压骤然升高可引起破裂而致脑出血。在我国脑卒中是高血压最常见的并发症。

(3) 肾。可致进行性肾硬化，并加速肾动脉粥样硬化的发生，可出现蛋白尿、肾功能损害。

(4) 血管。严重高血压可促使形成主动脉夹层并破裂。

(5) 眼底。病变可反映高血压严重程度。Ⅰ级，视网膜动脉变细；Ⅱ级，视网膜动脉狭窄动脉交叉压迫；Ⅲ级，眼底出血，棉絮状渗出；Ⅳ级，出血或渗出物伴视乳头水肿。

3. 高血压急症的临床表现。

(1) 高血压危象。因紧张、疲劳、寒冷、突然停服降压药物等诱因，小动脉发生强烈收缩，血压急剧上升，SBP 可达 260mmHg，出现头痛、烦躁、眩晕、恶心、呕吐、心悸、气急及视力模糊等症状。

(2) 高血压脑病。发生于重症高血压患者，由于过高血压突破脑血管的自身调节机制，导致脑灌注过多，临床表现有严重头痛、呕吐、神志改变，较轻者可仅有烦躁、意识模糊，严重者可发生抽搐、昏迷。

(3) 恶性高血压。① 发病较急骤，多见于中、青年；② 血压显著升高，舒张压持续＞130mmHg；③ 头痛、视力模糊、眼底出血、渗出和视乳头水肿（Ⅳ级）；④ 肾脏损害突出，表现为持续蛋白尿、血尿及管型尿，并可伴肾功能不全；⑤ 进展迅速，如不给予及时治疗，预后不佳，可死于肾衰竭、脑卒中或心力衰竭；⑥ 有上述表现，但无视乳头水肿（Ⅲ级）时，称急进高血压。

三、高血压病分期

1. 第一期。血压达确诊高血压水平，临床无心、脑、肾损害征象。

2. 第二期。血压达确诊高血压水平，并有下列一项者：① 体检、X线、心电图或超声心动图示左心室扩大；② 眼底检查，眼底动脉普遍或局部狭窄；③ 蛋白尿或血肌酐浓度轻度增高。

3. 第三期。血压达确诊高血压水平，并有下列一项者：① 脑出血或高血压脑病；② 心力衰竭；③ 肾功能衰竭；④ 眼底出血或渗出，伴或不伴有视神经乳头水肿；⑤ 心绞痛，心肌梗死，脑血栓形成。

四、辅助检查

1. 血压的测量。测量血压是诊断高血压和评估其严重程度的主要依据。目前评价血压水平的方法有以下 3 种：诊所偶测血压、自测血压、动态血压监测。

2. 常规检查。常规检查项目是尿常规、血糖、血胆固醇、血甘油三酯、肾功能、血尿酸和心电图。部分患者可根据需要和条件进一步检查眼底、超声心动图、血电解质等。① 眼底检查：了解小动脉病损情况，以便对高血压病患者分级。高血压性视网膜病变能反映高血压的严重程度并客观反映周身小血管病变的损伤程度，眼底检查对临床诊断、治疗及估计预后都有帮助。② 尿常规检查：了解有无早期肾脏损害，高血压是否由肾脏疾患引起，以及是否伴有糖尿病等。伴糖尿病或慢性肾病者每年至少查一次尿蛋白。③ 血液生化检查：帮助明确高血压是否由肾脏疾病引起，判断高血压对肾脏的影响程度，是否存在某些危险因素及合并症，如高脂血症、糖尿病、高尿酸血症等。④ 心电图：可诊断高血压患者是否合并左心室肥厚、左心房负荷过重以及心律失常。⑤ 超声心动图(UCG)：UCG 能更为可靠地诊断左心室肥厚，其敏感性较心电图高 7～10 倍。UCG 还可评估高血压患者的心脏功能。

ZHI SHI TUO ZHAN

知识拓展

高血压诊疗新进展

中国高血压防治指南 2005 修订版要点如下：

1. 血压水平分类和高血压定义。正常血压，收缩压＜120mmHg 和舒张压＜80mmHg；正常高值，收缩压 120～139mmHg 和舒张压 80～89mmHg；高血压，收缩压≥140mmHg 或舒张压≥90mmHg；1 级高血压（轻度），收缩压 140～159mmHg 或舒张压 90～99mmHg；2 级高血压（中度），收缩压 160～179mmHg 或舒张压 100～109mmHg；3 级高血压（重度），收缩压≥180mmHg 或舒张压≥110mmHg；单纯收缩期高血压，收缩压≥140mmHg 和舒张压＜90mmHg；亚组：临界高血压，收缩压 140～149mmHg 和舒张压＜90mmHg。

2. 心血管危险性分层。采用心血管危险因素靶器官损害和有关的心、脑、肾、血管并发症情况联合对高血压患者进行绝对危险性水平分层，分为低危、中危、高危、极高危 4 种，分别表示不同的预后状况和降压治疗获得的绝对益处。高危与极高危患者的预后虽然较差，但降压治疗的获益却较大。

3. 治疗策略。根据病史、体格检查和实验室指标首先确立患者的心血管绝对危险性水平，然后按危险性水平决定治疗措施，制订治疗计划。所有患者都应该改善生活行为。高危和极高危患者应实施降压药物治疗。中危患者3～6个月内或低危患者6～12个月内血压未获控制，也应实施降压药物治疗。血压控制目标值：中、青年患者或合并糖尿病患者，小于130/85mmHg，甚至小于120/80mmHg；老年患者，小于140/90mmHg。

4. 健康的生活方式与行为。控制体重指数(BMI)小于或等于24；合理的膳食结构(每日食盐摄入小于6g，脂肪占总热量的25%以下，蔬菜、水果、鲜奶补充钾和钙)；限制饮酒(乙醇量每日小于20～30g)和戒烟；增加体力活动和运动。

5. 降压药物治疗原则。开始时使用小剂量以减少不良反应；采用合理的药物联合达到最大的降压效果；初始治疗方案无效或不能耐受，改用另一种不同类型降压药；尽可能使用长效降压药改善治疗依从性和减低血压变异性。目前用作一线治疗的降压药物，包括利尿剂、β_2受体阻滞剂、钙拮抗剂、转换酶抑制剂和血管紧张素Ⅱ拮抗剂。

6. 长期治疗和随访。高血压患者应该长期有效控制血压并保持对治疗的依从性。

【小结】

完成该任务必须了解高血压的病因、临床表现、特异性的辅助检查，能针对性收集资料，并作出正确的疾病和护理问题判断，按照轻重缓急护理先后次序进行相应的处置。

能力训练

患者，女，55岁，因与家人吵架后出现头晕、头痛、视物模糊，呈逐渐加重2天，来院就诊。值班护士应从哪些方面对患者进行护理评估并进行处置。

【练习题】

1. 高血压的常见病因有哪些？
2. 中国高血压防治指南2005修订版如何将血压分类及定义？
3. 怎样配合医生抢救高血压急症患者？
4. 降压药主要分哪几类？使用降压药要注意哪些事项？

任务六　原发性肝癌患者的临床处置

学习目标

技能目标

1. 熟练收集原发性肝癌患者的资料。
2. 根据收集到的具体资料初步判断疾病和存在的护理问题。
3. 根据所做的判断熟练进行相应处置。

知识目标

1. 掌握原发性肝癌的病因、诱因、主要护理问题。
2. 熟悉原发性肝癌的临床表现、辅助检查、常用治疗方案。
3. 熟悉肝动脉灌注化疗栓塞(TACE)方法和并发症的护理。
4. 了解原发性肝癌的诊断、依据。

任务描述

患者,男,44岁,因肝区疼痛、消瘦、右上腹饱胀感1个月,由门诊收治入院。

作为接诊护士,请对新患者进行接诊和临床处置。

任务实施

一、接诊及评估

1. 接诊及时,态度热情。

2. 收集资料。

(1) 病史。患者原有乙型肝炎"大三阳"病史10年,2007年3月在无明显的诱因下出现右上腹饱胀感,当时症状不重,未引起重视,亦未做任何处理,1个月后症状加重,出现肝区疼痛、进行性肝大,在当地医院检查血AFP>500μg/L持续4周,来本院就诊。

(2) 体格检查。体温36.5℃,呼吸22次/分,脉搏92次/分,血压147/80mmHg。神志清,消瘦,精神欠佳,纳差、腹胀,睡眠及大小便正常。查体:腹平坦,未见肠型及蠕动波,腹柔软,全腹无压痛及反跳痛,未触及包块及条索状物,肝、脾肋下未触及,肝、肾区无叩击痛,移动性浊音阴性。

(3) 心理—社会状态。患者对该病的病因等一无所知,对疾病的预后非常担忧,享有职工医疗保险。

(4) 辅助检查。

1) B超检查:肝右后叶图像所见实性占位性病变。

2) CT检查:上腹部示肝硬化并肝癌、脾大、门静脉高压。

二、判断

1. 初步判断该患者所患的疾病及其依据,发病原因是什么?

初步判断患者所患的疾病:原发性肝癌。

依据:该患者是有肝病史10年的中年人,男性,有不明原因的肝区疼痛、消瘦、进行性肝大,在排除活动性肝病、妊娠、生殖腺胚胎瘤的情况下,AFP>500μg/L持续4周,或AFP>200μg/L持续8周,则可诊断为原发性肝癌。

发病原因:患者原有乙型肝炎"大三阳"病史10年。

2. 目前患者主要存在哪些护理问题？

(1) 肝区痛。与肿瘤增长迅速，肝包膜被牵拉或肝动脉栓塞术后产生栓塞后综合征有关。

(2) 营养失调，低于机体需要量。与恶性肿瘤对机体的慢性消耗、化疗所致胃肠道反应有关。

(3) 有感染的危险。与长期消耗及化疗、放疗而致白细胞减少、抵抗力减弱有关。

(4) 潜在并发症。上消化道出血、肝性脑病、癌结节破裂出血。

(5) 恐惧。与腹部剧烈疼痛或担心预后有关。

三、组织

立即通知医生并组织处理。

四、护理

1. 卧床休息。减少活动量，以减轻肝脏负荷。

2. 正确留取血标本。协助做好进一步检查。

3. 饮食护理。饮食以高蛋白、适当热量、高维生素为宜，避免摄入高脂、高热量和刺激性食物，使肝脏负担加重。

4. 心理支持。护士应同情患者，给予安慰，鼓励患者积极接受治疗，以免耽误病情，并强调心理对病情的作用。鼓励患者以积极的心态接受治疗，必要时做好保护性措施。

5. 疼痛的护理。注意经常评估患者疼痛的程度、性质、部位及伴随症状，及时发现和处理异常情况。指导并教会患者松弛疗法等自我缓解疼痛的方法。按医嘱正确使用止痛药并及时观察药物不良反应。

6. 预防感染。病房应减少探视，定期行空气、衣物消毒，保持室内空气新鲜。严格遵循无菌原则进行各项操作，防止交叉感染。指导并协助患者做好皮肤、口腔护理，注意会阴部及肛门的清洁，减少感染的机会。

7. 做好对症护理和各种并发症的护理。

8. 手术治疗。是目前根治原发性肝癌最好的方法，及时做好术前准备。

9. 放疗护理。放疗损伤局部皮肤可出现红、痒、痛感，禁用肥皂清洗和用手搔抓，可用温水局部湿敷或轻拭，必要时涂薄荷淀粉、炉甘石洗剂或酚剂止痒。

10. 化疗护理。根据医嘱给患者应用抗肿瘤的化学药物治疗，注意药物疗效及不良反应，鼓励患者保持积极心态，坚持完成化疗。化疗药物一般对血管均有刺激，使用时应注意对血管的保护，防止药液漏出血管，造成局部组织的疼痛或坏死。放疗、化疗期间患者均可出现恶心、呕吐和食欲不振等反应，可适当给镇静止吐剂，鼓励进清淡饮食，多饮水。观察血象变化，若白细胞明显下降，要加强保护隔离措施。

11. 经皮肝动脉灌注化疗栓塞(TACE)护理。利用介入放射学进行肝动脉灌注化疗药物和血管栓塞，以达到临床治疗肝癌的目的。常规消毒铺巾后，右腹股沟区麻醉，用Seldinger技术经皮经股动脉穿刺插管，在X线监视下从右侧股动脉引入导管，由腹腔动脉至肝固有动脉及其分支注入化疗药物和血管栓塞。

术前准备：

(1) 心理护理。术前给患者解释有关治疗的方法、步骤及效果，使患者心中有数，减轻对手术的疑虑。

(2) 术前 2 天训练床上排便。

(3) 完善各项常规检查。如出凝血时间、血常规、肝肾功能、心电图、胸透检查等。

(4) 做好局麻药物、造影剂及抗生素过敏试验。

(5) 腹股沟区备皮。

(6) 禁食禁水 4 小时。

(7) 参加术前讨论，了解病情及手术过程，备好各种药物和急救物品。

术中的配合：术中由于肝动脉供血量突然减少，可产生栓塞后综合征，即出现腹痛、发热、恶心、呕吐、血清清蛋白减低、肝功能异常等改变，应做好相应护理。

术后护理：

(1) 术后禁食 2～3 天，逐渐过渡到流质饮食，并注意少量多餐，以减轻恶心、呕吐。

(2) 穿刺部位压迫止血 15 分钟。再加压包扎；沙袋压迫 6 小时，保持穿刺侧肢体伸直 24 小时，并观察穿刺部位有无血肿及渗血。观察穿刺侧动脉血液循环，在手术过程中由于导管管径粗或在血管内停留时间长，表面不光滑，促使血管内膜受损伤，加之化疗药物刺激血管壁，栓塞剂应用不妥，血液黏稠性改变致血流缓慢而形成血栓，因此要每 2 小时测患者的足背动脉，看搏动是否良好，观察有无下肢疼痛、麻木、肢体变冷、肤色苍白，一旦发生应高度警惕是否有血栓倾向，嘱患者卧床休息，下肢抬高，局部保暖，热水袋热敷。

(3) 密切观察病情变化。多数患者于术后 4～8 小时体温升高，持续 1 周左右，是机体对坏死肿瘤组织重吸收的反应。高热者应采取降温措施，避免机体大量消耗。注意有无肝性脑病前驱症状，一旦发现异常，及时配合医生进行处理。

(4) 鼓励患者深呼吸、有效排痰，必要时吸氧，以提高血氧分压，利于肝细胞的代谢。

(5) 栓塞术 1 周后，常因肝缺血影响肝糖原储存和蛋白质合成，应根据医嘱静脉输注清蛋白，适量补充葡萄糖液。准确记录出入量，以作为补液的依据。

五、观察

1. 观察生命体征变化和意识状态，以及时发现病情变化及并发症的发生，如肝性脑病、上消化道出血、肝癌结节破裂出血、继发感染等。

2. 观察肝区疼痛的性质、持续时间、有无放射等。

3. 肝介入治疗术后，观察患者足背动脉搏动及伤口有无渗血，观察血压变化。

4. 观察化疗药物的疗效和不良反应。

六、健康教育

1. 生活指导。保持生活规律，注意劳逸结合，避免情绪激动和劳累，以减少肝糖原分解，减少乳酸和血氨的产生。指导患者合理进食，增强机体抵抗力。戒烟、酒，减少对肝的损害。注意饮食和饮水卫生。按医嘱服药，忌服损肝药物。

2. 疾病知识指导。为患者和家属介绍肝癌的有关知识和并发症的预防和识别，以便随时发现病情变化，及时就诊，调整治疗方案。积极宣传和普及肝癌的预防知识，定期对肝癌高发区人群进行普查，以预防肝癌发生和早期诊治肝癌。

3. 心理指导。指导患者保持乐观情绪，建立积极的生活方式，有条件者可参加社会性抗癌组织活动，增加精神支持，以提高机体抗癌功能。

【任务实施流程图】

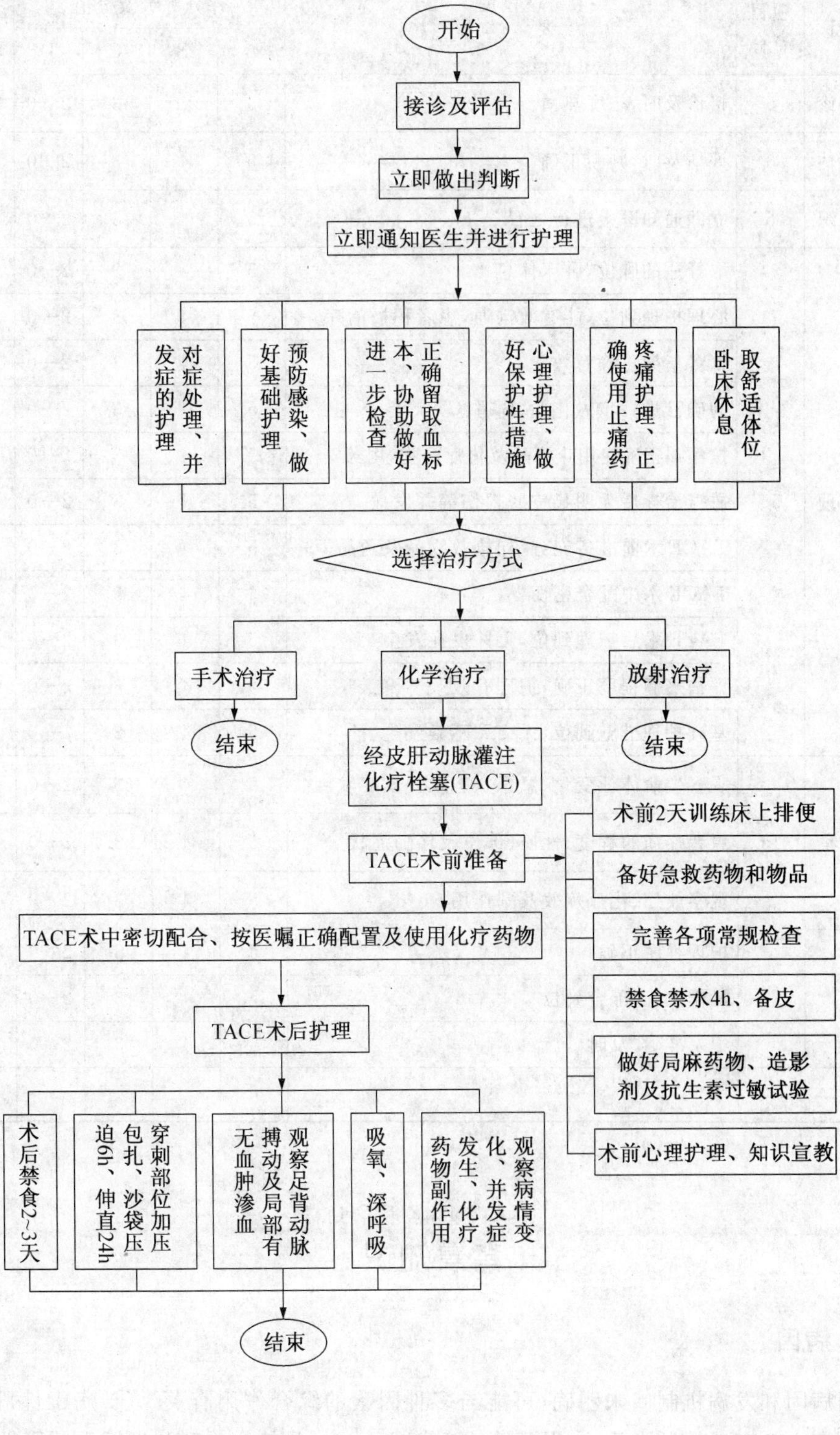
开始
接诊及评估
立即做出判断
立即通知医生并进行护理
对症处理、并发症的护理
预防感染、做好基础护理
正确留取血标本、协助做好进一步检查
心理护理、做好保护性措施
疼痛护理、正确使用止痛药
取舒适体位卧床休息
选择治疗方式
手术治疗
化学治疗
放射治疗
结束
经皮肝动脉灌注化疗栓塞(TACE)
结束
TACE术前准备
术前2天训练床上排便
备好急救药物和物品
完善各项常规检查
禁食禁水4h、备皮
做好局麻药物、造影剂及抗生素过敏试验
术前心理护理、知识宣教
TACE术中密切配合、按医嘱正确配置及使用化疗药物
TACE术后护理
术后禁食2~3天
穿刺部位加压包扎、沙袋压迫6h、伸直24h
观察足背动脉搏动及局部有无血肿渗血
吸氧、深呼吸
观察病情变化、并发症发生、化疗药物副作用
结束

【评价标准】

<table>
<tr><th colspan="2" rowspan="2">项　目</th><th rowspan="2">项目总分</th><th rowspan="2">要　求</th><th colspan="4">评分等级及分值</th><th rowspan="2">实际得分</th></tr>
<tr><th>A</th><th>B</th><th>C</th><th>D</th></tr>
<tr><td rowspan="17">护理过程</td><td>接诊</td><td>5</td><td>接诊及时，态度热情</td><td>5</td><td>4</td><td>3</td><td>2—0</td><td></td></tr>
<tr><td>评估</td><td>5</td><td>评估及时，判断正确</td><td>5</td><td>4</td><td>3</td><td>2—0</td><td></td></tr>
<tr><td>组织</td><td>5</td><td>立即通知医生进行处置</td><td>5</td><td>4</td><td>3</td><td>2—0</td><td></td></tr>
<tr><td rowspan="11">护理</td><td rowspan="11">55</td><td>取舒适的卧位，卧床休息</td><td>5</td><td>4</td><td>3</td><td>2—0</td><td></td></tr>
<tr><td>心理护理到位，能有效沟通，患者积极治疗</td><td>5</td><td>4</td><td>3</td><td>2—0</td><td></td></tr>
<tr><td>饮食指导正确有效</td><td>5</td><td>4</td><td>3</td><td>2—0</td><td></td></tr>
<tr><td>为确诊进一步做化验、B超、CT等检查</td><td>5</td><td>4</td><td>3</td><td>2—0</td><td></td></tr>
<tr><td>按医嘱正确使用止痛药及化疗药物，用药安全</td><td>5</td><td>4</td><td>3</td><td>2—0</td><td></td></tr>
<tr><td>放疗治疗后无明显皮肤损伤等并发症</td><td>5</td><td>4</td><td>3</td><td>2—0</td><td></td></tr>
<tr><td>TACE术前准备充分(如抢救物品及药品等)</td><td>5</td><td>4</td><td>3</td><td>2—0</td><td></td></tr>
<tr><td>TACE术中配合密切</td><td>5</td><td>4</td><td>3</td><td>2—0</td><td></td></tr>
<tr><td>TACE术后护理到位，无并发症发生</td><td>5</td><td>4</td><td>3</td><td>2—0</td><td></td></tr>
<tr><td>评估疼痛程度正确，护理有效</td><td>5</td><td>4</td><td>3</td><td>2—0</td><td></td></tr>
<tr><td>基础护理措施到位，无交叉感染发生</td><td>5</td><td>4</td><td>3</td><td>2—0</td><td></td></tr>
<tr><td rowspan="3">观察</td><td rowspan="3">15</td><td>观察生命体征变化、意识状态及并发症发生</td><td>5</td><td>4</td><td>3</td><td>2—0</td><td></td></tr>
<tr><td>患者疼痛的程度、性质、部位及伴随症状</td><td>5</td><td>4</td><td>3</td><td>2—0</td><td></td></tr>
<tr><td>观察放疗、化疗疗效及副作用</td><td>5</td><td>4</td><td>3</td><td>2—0</td><td></td></tr>
<tr><td colspan="2" rowspan="3">质量控制</td><td rowspan="3">15</td><td>护理程序正确</td><td>5</td><td>4</td><td>3</td><td>2—0</td><td></td></tr>
<tr><td>操作熟练，配合到位</td><td>5</td><td>4</td><td>3</td><td>2—0</td><td></td></tr>
<tr><td>记录准确、及时</td><td>5</td><td>4</td><td>3</td><td>2—0</td><td></td></tr>
<tr><td colspan="2">总计</td><td>100</td><td></td><td></td><td></td><td></td><td></td><td></td></tr>
</table>

BEI JING ZHI SHI

背景知识

一、病因

肝癌病因和发病机制尚未明确，可能与多种因素的综合作用有关。① 病毒性肝炎：肝癌患者中有1/3有慢性肝炎病史，肝癌患者血清HBsAg及其他乙型肝炎标志的阳性率可达

90%，明显高于健康人群。免疫学方法显示肝癌细胞中有 HBsAg 存在，提示乙型肝炎病毒与肝癌发病有关。目前肯定乙型肝炎与丙型肝炎病毒是促癌因素之一。② 肝硬化：肝癌合并肝硬化者占 50%～90%，病理学检查发现肝癌合并肝硬化多为乙型肝炎后的大结节性肝硬化。考虑细胞恶变可能在细胞再生过程中发生。③ 黄曲霉毒素：动物实验证明由黄曲霉素污染的霉玉米、霉花生能通过其代谢产物黄曲霉素 B_1 致癌；流行病学调查结果表明食物受黄曲霉素污染严重的地区，肝癌发病率较高。④ 其他：饮用被有机致癌物（六氯苯、多氯联苯、氯仿）、一些强致癌植物污染的地面水可致肝癌。

二、临床表现

起病常隐匿，多在肝病随访中或体检普查中应用 AFP 及 B 超检查偶然发现肝癌，此时患者既无症状，体格检查亦缺乏肿瘤体征，此期称之为亚临床肝癌。一旦出现症状而来就诊者其病程大多已进入中晚期。不同阶段的肝癌，其临床表现有明显差异。

1. 肝癌的症状。肝痛、乏力、纳差、消瘦是最具特征性的临床症状。

(1) 肝区疼痛。最常见，间歇持续性，钝痛或胀痛，因癌迅速生长使肝包膜绷紧所致。肿瘤侵犯膈肌，疼痛可放射至右肩或右背。向右后生长的肿瘤可致右腰疼痛。突然发生剧烈腹痛和腹膜刺激征提示癌结节包膜下出血或向腹腔破溃。

(2) 消化道症状。食欲减退、消化不良、恶心、呕吐和腹泻等，因缺乏性特异性而易被忽视。

(3) 乏力、消瘦、全身衰弱。晚期少数患者可呈恶病质状。

(4) 发热。一般为低热，偶达 39℃以上，呈持续或午后低热或弛张型高热。发热与癌肿坏死产物吸收有关。癌肿压迫或侵犯胆管可并发胆管感染。

(5) 转移灶症状。肿瘤转移之处有相应症状，有时成为发现肝癌的初现症状。如转移至肺可引起咳嗽咯血，胸膜转移可引起胸痛和血性胸水。癌栓栓塞肺动脉或分支可引起肺梗死，可突然发生严重呼吸困难和胸痛。癌栓阻塞下腔静脉，可出现下肢严重水肿，甚至血压下降。阻塞肝静脉可出现 Budd-Chiari 综合征，亦可出现下肢水肿。转移至骨可引起局部疼痛，或病理性骨折。转移到脊柱或压迫脊髓神经可引起局部疼痛和截瘫等。颅内转移可出现相应的定位症状和体征，颅内高压可导致脑疝而突然死亡。

2. 肝癌的体征。

(1) 肝大。进行性肝大为最常见的特征性体征之一。肝质地坚硬，表面及边缘不规则，常呈结节状，少数肿瘤深埋于肝实质内者则肝表面光滑，伴或不伴明显压痛。肝右叶膈面癌肿可使右侧膈肌明显抬高。

(2) 脾肿大。多见于合并肝硬化与门静脉高压病例。门静脉或脾静脉内癌栓或肝癌压迫门静脉或脾静脉也能引起充血性脾肿大。

(3) 腹水。草黄色或血性，多因合并肝硬化、门静脉高压、门静脉或肝静脉癌栓所致。向肝表面浸润的癌肿局部破溃糜烂或肝脏凝血功能障碍可致血性腹水。

(4) 黄疸。当癌肿广泛浸润可引起肝细胞性黄疸；当侵犯肝内胆管或肝门淋巴结肿大压迫胆管时，可出现阻塞性黄疸。有时肿瘤坏死组织和血块脱落入胆管，引起胆管阻塞可出现梗阻性黄疸。

(5) 肝区血管杂音。由肿瘤压迫肝内大血管或肿瘤本身血管丰富所产生。

(6) 肝区摩擦音。于肝区表面偶可闻及，提示肝包膜为肿瘤所侵犯。

(7) 转移灶相应体征。可有锁骨上淋巴结肿大，胸膜淋巴可出现胸腔积液或血胸。骨转移可见骨骼表面向外突出，有时可出现病理性骨折。脊柱转移压迫脊髓神经可表现截瘫，颅内转移可出现偏瘫等神经病理性体征。

三、辅助检查

甲胎蛋白(AFP)的检测是肝癌早期诊断的重要方法之一，特异性较高。

ZHI SHI TUO ZHAN

知识拓展

原发性肝癌的生物治疗

生物治疗不仅起配合手术、化疗、放疗以减轻对免疫的抑制，消灭残余肿瘤细胞的作用，而且由于基因重组技术的发展，使获得大量免疫活性因子或细胞因子成为可能。应用重组淋巴因子和细胞因子等生物反应调节因子(BRM)对肿瘤生物治疗已引起医学界普遍关注，已被认为是第四种抗肿瘤治疗，目前临床已普遍应用 α 和 γ 干扰素(IFN)进行治疗，天然和重组 IL－2、肿瘤坏死因子(TNF)业已问世，此外，淋巴因子激活的杀伤细胞－LAK 细胞肿瘤浸润淋巴细胞(TIL)等已开始试用。各种生物治疗剂的疗效仍有待更多的实践和总结。基因治疗为肝癌的生物治疗提供了新的前景。

【小结】

完成该任务必须了解原发性肝癌的病因、临床表现、辅助检查、诊断要点，能针对性收集资料，并作出正确的疾病和护理问题判断，按照轻重缓急护理先后次序进行相应的处置。

能力训练

患者，男性，56 岁，一个月前无明显诱因出现右上腹疼痛，为持续性钝痛，伴恶心、食欲不振，无肩、背部放射痛，病程中无反酸，无发热、呕吐、腹胀。一个月来体重下降 10kg。既往有乙肝病史十余年，平时未定期复查肝功能及 B 超。

值班护士应从哪些方面对患者进行护理评估并进行临床处置。

【练习题】

1. 简述原发性肝癌的诊断要点。
2. 简述原发性肝癌与活动性肝病的鉴别要点。
3. 简述原发性肝癌的综合治疗方案。

任务七　急性胰腺炎患者的临床处置

学习目标

技能目标

1. 熟练收集急性胰腺炎患者的资料。
2. 根据收集到的具体资料初步判断疾病和存在的护理问题。
3. 根据所做的判断熟练进行相应处置。
4. 学会鼻肠管的护理。

知识目标

1. 掌握急性胰腺炎的病因、诱因、主要护理问题。
2. 熟悉急性胰腺炎的临床表现、特异性的辅助检查、治疗原则。
3. 熟悉禁食、禁饮、胃肠减压的临床意义。
4. 了解连续性血液净化(CBP)治疗重症急性胰腺炎的原理及护理要点。

任务描述

李某,男,42 岁,因上腹部持续性疼痛,呈阵发性加重 2 天,由门诊收治入院。

作为接诊护士,请对新患者进行接诊和临床处置。

任务实施

一、接诊及评估

1. 接诊及时,态度热情。

2. 收集资料。

(1) 病史。既往有胆结石病史 10 余年,1 年前行胆囊切除术。患者发病当日进油腻食物较多,餐后即感到上腹部疼痛,呈持续性并进行性加重,伴恶心、呕吐数次,呕吐物为胃内容物。次日上腹疼痛加剧,并放射到腰背部,呈束带状,伴发热,体温最高 38.6℃。

(2) 体格检查。体温 37.6℃,心率 150 次/分,律齐,呼吸 28 次/分,血压 120/57mmHg。双肺呼吸音粗,未闻及干湿性啰音。痛苦面容,屈膝卧位,体形肥胖,右侧腹股沟皮肤有一处蓝棕色淤斑。腹部膨隆,未见肠蠕动波,肠鸣音消失。全腹有压痛、反跳痛,移动性浊音(+)。

(3) 心理—社会状态。患者对该病的病因等一无所知,对疾病的预后非常担忧,妻子非常关心照顾丈夫,对丈夫的疾病十分担忧。享有职工医疗保险。

(4) 辅助检查。

1) 实验室检查：WBC 14.5×10^9/L，N 0.94，血淀粉酶 1020U/L(苏氏单位)，尿淀粉酶 921U/L(苏氏单位)，血钙 1.90mmol/L，动脉血气分析提示低氧血症。

2) 心电图检查：窦性心动过速。

3) 腹部 CT：急性胰腺炎伴周围渗出，少量腹水；胆总管扩张。

二、判断

1. 初步判断该患者所患的疾病及其依据，发病原因是什么。

初步判断患者所患的疾病：重症急性胰腺炎。

依据：① 发病前有高脂饮食；② 血、尿淀粉酶升高；③ 上腹部剧烈疼痛，伴反跳痛及肌紧张，疼痛向腰背部放射，呈束带状；④ 腹部膨隆，肠鸣音消失，提示有麻痹性肠梗阻；⑤ 右侧腹股沟皮肤有蓝棕色淤斑；⑥ CT 提示急性胰腺炎伴周围渗出；⑦ 有胆石症病史，曾行胆囊切除术，CT 提示胆总管扩张。

发病原因：可能与胆道微小结石经 Oddi 括约肌排出障碍，使胆汁引流不畅，反流入胰管，使胰管内压力增高，胰小管和腺泡破裂并激活胰酶，引起胰腺组织的自身消化。

2. 目前患者主要存在哪些护理问题？

(1) 疼痛。与胰腺及其周围组织炎症反应有关。

(2) 有体液不足的危险。与呕吐、禁食、胃肠减压或出血有关。

(3) 体温过高。与胰腺炎症、坏死和继发感染有关。

(4) 营养失调(低于机体需要量)。与恶心、呕吐、禁食和应激消耗、消化道功能紊乱有关。

(5) 恐惧。与腹痛剧烈及病情进展急骤有关。

(6) 知识缺乏。与缺乏有关疾病防治及康复知识有关。

(7) 潜在并发症。休克，急性肾功能衰竭，心功能不全，弥散性血管内凝血(DIC)，急性呼吸窘迫综合征(ARDS)。

三、组织

立即通知医生并组织救护。

四、救护

1. 体位。绝对卧床休息，以降低机体代谢率，增加脏器血流量，促进组织修复和体力恢复。协助患者取弯腰、屈膝侧卧位，以减轻疼痛，并鼓励和帮助患者翻身。因剧痛辗转不安者应防止坠床，周围不要有危险物，以保证安全，同时注意保暖。

2. 改善组织细胞缺氧。吸氧 3L/min，保持呼吸道通畅，协助患者拍背，鼓励患者深呼吸、咳嗽、咳痰，痰液较多或不易咳出时，给予雾化吸入。

3. 多参数监护。监测患者心率、心律、呼吸、血压、体温、血氧饱和度变化。掌握患者生命体征及机体组织缺氧和循环系统的功能状况。

4. 准确留取血、尿标本。快速进行动脉、静脉采血(血气分析，血常规，C 反应蛋白，血电解质，肝肾功能，血糖，血、尿淀粉酶，血脂肪酶，DIC 指标)，做好酸碱平衡的测定。

5. 静脉输液或深静脉置管。防治休克，纠正水、电解质酸碱平衡紊乱。应积极补充液体和电解质，维持有效循环血容量，每日补液 2000～3000ml 以上，必要时给予血浆、清蛋白、静脉高营养，及时补充钾、钙等，按医嘱根据脱水程度、年龄大小和心肺功能调节输液速度。定时测量患者体温、脉搏、呼吸，特别是血压、神志及尿量的变化。如出现神志改变、血压下降、尿量减少、皮肤黏膜苍白、冷汗等低血容量性休克的表现，应配合医生进行抢救。

6. 抑制胰腺分泌和胰酶活性。

(1) 禁食及胃肠减压。向患者解释禁食、禁饮的意义，让患者严格禁食、禁饮1～3天，并进行有效胃肠减压，以防止食物刺激胃酸分泌，进而刺激胰腺分泌消化酶，加重胰腺炎症。口渴者可含漱或湿润口唇，做好口腔护理。

(2) 应用生长抑素类药物。如施他宁、善得定等药物静脉滴注能有效抑制胰腺分泌。

(3) 应用抗胆碱能药物。如阿托品、山莨菪碱(654-2)等肌内注射。

(4) 应用 H_2 受体拮抗剂、质子泵抑制剂。如甲氰咪呱、法莫替丁及奥美拉唑静脉滴注，可以减少胃酸分泌。对所有的质子泵抑制剂如奥美拉唑，每天一次早晨给药比晚上给药对胃内酸度尤其是白天胃酸分泌效果更好，早晨用药有更好的生物利用度。

(5) 抑制胰酶活性。如抑肽酶20万～50万U/日，分2次葡萄糖液静滴，加贝酯100～300mg+5%葡萄糖生理盐水500～1000ml静滴。

7. 解痉止痛。如阿托品、山莨菪碱，既能抑制腺体分泌，又能解除胃、胆管及胰管道痉挛，减轻疼痛，但持续应用时应注意有无心动过速等不良反应。疼痛剧烈时遵医嘱可给予哌替啶50～100mg肌内注射，必要时6～8小时重复一次肌内注射，但禁用吗啡，以防引起Oddi括约肌痉挛，加重疼痛。同时，及时做好疼痛评估，如采用《五指评估法》进行疼痛评估，即以拇指表达剧痛、小指为无痛、食指为重度疼痛、中指为中度疼痛、无名指为轻度疼痛为评估方法。

8. 营养支持。包括肠外营养(parenteral nutrition，PN)和肠内营养(enteral nutrition，EN)。

PN采用置PICC管或中心静脉置管，早期给予PN，PN治疗所带来的诸多并发症，已被临床所重视，近年来主张如无肠梗阻，宜尽早转为空肠内插管(鼻肠管)EN。EN可有助于保持肠黏膜结构和功能的完整，减少细菌移位，减少胰腺坏死组织继发感染的机会，同时还可以减少患者痛苦和减轻经济负担。实施肠内营养之前，应详细解释肠内营养的意义、重要性及实施方法，说明置鼻肠管是实施早期肠内营养的重要保证。鼻肠管放置方法：① 患者取右侧卧位，置管前肌注胃复安10mg，常规方法将鼻肠管置入胃内，借助胃肠道蠕动自行下降，一般24小时可降至十二指肠。24小时后透视确定具体部位，适用于危重患者及胃蠕动功能较差者。② 在内镜引导下通过幽门置入鼻肠管，这需要有经验的胃镜室医师配合完成。③ 在介入透视下将鼻肠管置入。营养液输注方式：① 一次性输注：200ml/h，6～8次/d，用注射器缓慢推入，但这种方法易致腹胀、腹痛、腹泻，以及恶心、呕吐。② 间隙性重力滴注：将营养液用输液管连接，借重力缓慢滴入，4～6次/d，250～500ml/次，速度2～3ml/min，多数患者可耐受，且患者有更多活动时间，并类似正常膳食时间间隔。③ 连续滴注：通过输液泵调速，24小时连续输注，速度由慢到快，浓度由低到高，可维持恒定滴速，保证液体准确滴入，减少护士的工作量。④ 输注方式选择：最初给予EN时可选用连续输液泵输注，此法胃肠道不良反应小，营养支持效果出现较早。一旦患者能够耐受就应将连续输注逐渐调整为间歇滴注和一次性输注，保证胃肠道间断休息(6～8小时)，有助于恢复胃液酸碱状态及维持正常的上消化道菌群。夜间患者入睡时最好停用EN。

9. 鼻肠管护理。

(1) 管道护理。肠内营养开始后，警惕由于管道移位至胃等原因诱发胰腺炎复发或加重，应妥善固定营养管，防止滑脱移动、盘绕扭曲。同时，要保证管道通畅，在每日输注前后，均以温开水冲洗管道，防止营养液残留堵塞管腔，及时处理故障以保证输入营养液的管道通畅，管道堵塞再留置势必增加患者的痛苦，为防止管道阻塞，临床护理中应禁止经鼻肠管输入有渣溶液或药物。若导管一旦堵塞，用注射器试行向外(而不是向内)负压抽取内容物。也可尝试反复低压冲洗，切勿加压冲洗导管。

(2) 防止肠内营养过程中的细菌污染。由于肠内营养液内含蛋白质和糖类等营养成分，是细菌生长繁殖的良好培养基，而且空肠内无胃酸的杀菌作用，因而对营养液的细菌污染要特别注意，要求按静脉输液标准无菌操作，输液管 24 小时更换 1 次；每瓶营养液(500ml)悬挂输注时间不超过 8 小时，营养液开启后立即使用，如暂不输注，需置于冰箱内保存，并在 24 小时内使用。

(3) 控制好输注液体的温度、速度及浓度。实践表明，肠内营养液温度的高低直接影响治疗效果，过高容易损伤胃黏膜，过低会导致肠蠕动加快或肠痉挛，患者出现腹痛、腹泻，一般认为营养液温度以 37～40℃为宜。夏季室温下直接输入，冬季可用热水袋置于管周，通过增温器加温使管头温度恒定在 37～40℃。为避免高渗肠内营养液所致的容量和渗透作用引起的急性肠扩张、“倾倒”综合征和腹泻，最好应用专用的营养泵控制滴速，初速 20～50ml/h，适应后常用滴速为 100～200ml/h。当每次鼻饲前鼻腔肠管内回抽物大于 100ml 时，应停止鼻饲或减慢滴速。输注时根据患者自身情况随时调整速度。调配好的标准肠内营养液的热量密度一般 4.18kJ/ml(1kcal/ml)，应用时宜从低浓度向高浓度过渡，在增加浓度时，不宜同时增加量，一般先增加量，后增加浓度。

(4) 肠内营养实施的监测。胰腺炎患者肠内营养后，腹部体征的变化更应得到关注，每日进行腹部查体，监测肠鸣音，并注意患者不适主诉，若患者出现腹痛、腹胀、腹泻、恶心、呕吐、营养液反流等情况时应立即停止肠内营养，护士应及时向医生提供患者相关病情记录，协助医生迅速查找原因并处理。观察大便的颜色、性状及量，腹泻者留标本作常规检查及培养。每次输注前观察回抽液的性状，异常时及时送检。严密监测患者的水、电解质、血糖、血胆固醇、甘油三酯及其他营养指标变化尤其血、尿淀粉酶变化，有异常升高应立即停用肠内营养。准确记录 24 小时出入量，留 24 小时尿测定氮平衡以评价肠内营养效果，同时观察体重与皮肤弹性，及时发现并纠正内稳态失衡。

(5) 心理护理。急性重症胰腺炎患者在治疗期间要求禁食禁水，许多患者可以理解禁食，但不能接受肠内营养，担心引起腹痛，加重病情，所以在实施肠内营养之前，护士应详细解释肠内营养的意义、重要性及实施方法，说明置鼻肠管是实施肠内营养的重要保证，告知患者配合要点，并经常与患者沟通，使其乐观积极地配合治疗和护理。

(6) 其他。鼻饲时体位以半坐卧位为佳，或床头抬高 30°～45°。保持口腔清洁，每天用 3%的双氧水口腔护理 3 次。肠内营养过程中如发生咽部炎症，可给予雾化吸入或给予草珊瑚含片治疗。

10. 防治感染。严格消毒隔离制度，减少探视；加强生活护理，勤翻身，拍背，咳痰，防口腔、会阴、泌尿系统等感染；遵医嘱使用抗生素，如头孢菌素、喹诺酮、甲硝唑等。护士应正确掌握给药时间、剂量，使用时现配现用，同时观察药物不良反应。

11. 配合医生做好内镜治疗。如内镜下 Oddi 括约肌切开术(EST)、内镜下放置鼻胆管引流(ERBD),目的可用于胆管紧急减压、引流和去除胆石梗阻。

12. 腹膜透析或腹腔灌洗。用于重症胰腺炎早期。① 腹腔灌洗方法:在脐上两指置入腹透管达胰腺水平,于脐下插入流出管达腹腔最低位,在 15 分钟内经输入管灌入腹透液 1000ml,夹管 30 分钟后,开放流出管,1 次/小时,至腹腔灌洗液无混浊、淀粉酶测定正常为止。② 腹膜透析:指以腹膜作为半透膜,向腹膜灌入透析液,借助毛细血管内血液及腹腔内透析液中的溶质浓度梯度,通过弥散和渗透作用清除机体代谢废物和多余的水分,达到清除毒素、脱水、纠正酸中毒和电解质紊乱的治疗目的。注意严格无菌操作,正确记录灌洗液出入量,保持腹透管通畅。

13. 并发症的护理。① 出现 ARDS 先兆时,及时使用人工呼吸机,如无创呼吸机 BIPAP,掌握正确使用方法和参数的调节;② 发生急性肾衰竭,配合进行血液透析治疗,进行无肝素透析,防止加重出血,并发症出现糖尿病时及时用胰岛素治疗,心力衰竭时协助医生抗心力衰竭处理。多脏器功能衰竭时,则进行连续性血液净化(CBP)。

14. 心理护理。安慰患者,减轻患者紧张、恐惧。指导患者减轻腹痛的方法,如松弛疗法、皮肤刺激疗法。满足患者的需求,协助做好生活护理。

15. 手术治疗。及时做好术前准备、术后护理。

(1) 诊断不明与其他急腹症难以鉴别时。

(2) 出血坏死型胰腺炎内科治疗无效时。

(3) 胰腺炎并发脓肿、假性囊肿、弥漫性腹膜炎、肠麻痹坏死时。

(4) 胆源性胰腺炎需外科手术解除梗阻时。

五、观察

1. 密切观察病情变化。监测生命体征,包括呼吸的频率、深浅度和呼吸形态及心律的变化,观察神志及肢端血运情况,观察尿量、尿比重,测定电解质,肾功能,血糖,血、尿淀粉酶等变化。出现并发症如多脏器功能衰竭,则进行 CBP——连续性肾脏替代治疗(CRRT),按连续性肾脏替代治疗进行护理。

2. 正确记录 24 小时出入量。注意呕吐物的量及性质,观察皮肤黏膜色泽弹性有无变化。

3. 注意观察止痛效果,观察疼痛有无减轻,其性质和特点有无改变。如疼痛持续存在,则应考虑胰腺脓肿、假性囊肿的形成;如腹痛剧烈,腹肌紧张、压痛、反跳痛明显,提示并发腹膜炎,应报告医生及时处理。

六、健康教育

1. 疾病知识指导。待胰腺炎恢复后,积极治疗胆管疾病,择期手术处理。

2. 生活指导。养成良好饮食习惯,避免暴饮暴食;腹痛缓解后,饮食从少量低脂、低糖饮食逐渐过渡;避免高脂肪、高蛋白食物;戒烟戒酒。

【任务实施流程图】

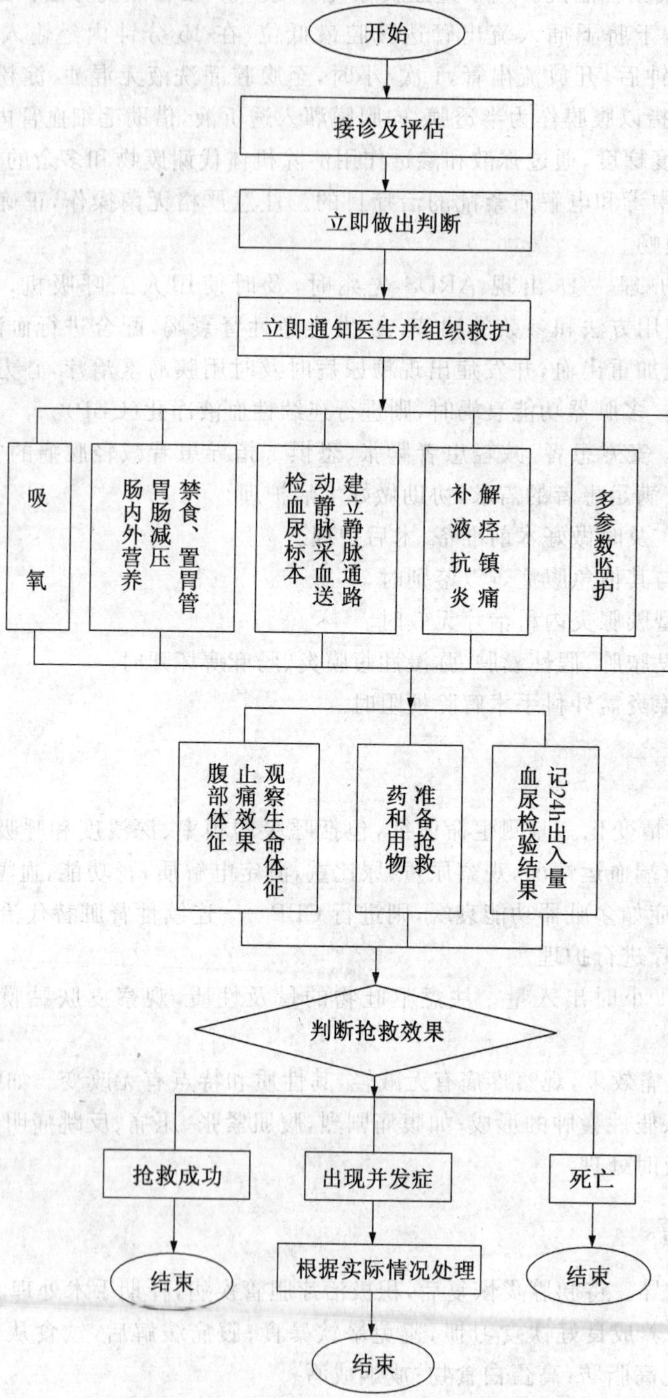
开始
接诊及评估
立即做出判断
立即通知医生并组织救护
吸氧
禁食、置胃管胃肠减压肠内外营养
建立静脉通路动静脉采血送检血尿标本
解痉镇痛补液抗炎
多参数监护
取舒适的体位
观察生命体征止痛效果腹部体征
准备抢救药和用物
记24h出入量血尿检验结果
判断抢救效果
抢救成功
出现并发症
死亡
根据实际情况处理
结束
结束
结束

【评价标准】

项目		项目总分	要求	评分等级及分值				实际得分
				A	B	C	D	
护理过程	接诊	5	接诊及时，态度热情	5	4	3	2—0	
	评估	5	评估及时，判断正确	5	4	3	2—0	
	组织	5	立即通知医生进行处置	5	4	3	2—0	
	救护	55	取合适体位	5	4	3	2—0	
			吸氧迅速有效、禁食宣教及时	5	4	3	2—0	
			插胃管方法正确，胃肠减压方法正确	5	4	3	2—0	
			迅速建立有效静脉通路，补充血容量，纠正水、电解质和酸碱失衡，输液速度合理	5	4	3	2—0	
			按医嘱用药如解痉镇痛、抗生素、抑制胰腺分泌药使用，及时做好疼痛评估，用药安全有效	5	4	3	2—0	
			动脉抽血气分析、静脉采取血标本一次成功，送检及时	5	4	3	2—0	
			进行连续性血液净化(CBP)治疗及时，无并发症发生	5	4	3	2—0	
			心电监护及时、连接正确	5	4	3	2—0	
			心理护理到位	5	4	3	2—0	
			严格执行无菌操作	5	4	3	2—0	
			基础护理措施到位、有效沟通宣教到位	5	4	3	2—0	
	观察	15	监测电解质，肾功能，血糖，血、尿淀粉酶及24小时出入量，呕吐物的量及性质	5	4	3	2—0	
			监测生命体征，包括呼吸的频率、深浅度和呼吸形态及心律的变化观察神志及肢端血运情况，血流动力学	5	4	3	2—0	
			观察止痛效果，观察疼痛有无减轻，其性质和特点有无改变	5	4	3	2—0	
质量控制		15	救护程序正确	5	4	3	2—0	
			操作熟练，配合到位	5	4	3	2—0	
			记录准确、及时	5	4	3	2—0	
总计		100						

BEI JING ZHI SHI

背景知识

一、病因

急性胰腺炎是常见的急腹症之一，它不仅是胰腺的局部炎症，而且常涉及多个脏器的全身性疾病。胰腺急性炎症较轻者有充血、水肿的改变；重者有出血和(或)坏死，而且常引起休克等并发症，危及患者生命。

本病的病因有多种，主要与胆管疾病或过量饮酒有关，常见的发病原因如下：

1. 梗阻。本病最常见的原因。由于胆总管与主胰管有共同通路，当局部因素引起胆、胰管共同开口梗阻，胆汁可逆流入胰管，使胰酶活化；梗阻又可使胰管内压力增高，胰小管和胰腺泡破裂，胰液外溢，引起胰腺组织损害。梗阻最常见的原因为胆管疾病，如胆总管下端结石、胆管蛔虫病、十二指肠乳头水肿、Oddi 括约肌痉挛、壶腹部狭窄等，以上原因引起的胰腺炎，又称为胆源性胰腺炎；其次是胰管梗阻，胰管结石、肿瘤或十二指肠梗阻等。

2. 酒精中毒。酒精刺激胃酸分泌增多，胃酸在十二指肠又刺激促胰液素和胆囊收缩素的分泌，促使胰液分泌增多。酒精又可引起 Oddi 括约肌痉挛、水肿，使胰管引流不畅，胰管内压增高，破坏胰腺腺泡。此外，酒精对胰腺还有直接毒性作用。

3. 暴饮暴食。尤其过食高蛋白、高脂肪食物，加之饮酒，可刺激胰腺过量分泌，在伴有胰管部分梗阻时，可发生急性胰腺炎。

4. 高脂血症。

5. 高钙血症。常发生于甲状旁腺功能亢进的患者。钙能诱导胰蛋白酶原激活，使胰腺自身破坏；高钙可产生胰管结石，造成胰管梗阻，还可刺激胰液分泌增多。

6. 外伤和手术。胃、胆管手术或胰腺外伤引起胰管破裂，使胰液外溢，再加上血运障碍和感染等导致胰腺炎；内镜逆行性胰胆管造影术后，也可并发胰腺炎。

7. 其他。某些药物，如雌激素、口服避孕药、硫唑嘌呤和维生素 A 等可引起胰腺炎；病毒感染也可引起急性胰腺炎。临床上还有一部分病例未能找出明显的病因，称为特发性胰腺炎。

二、临床表现

由于病理变化的性质和程度不同，故临床表现轻重不一。出血坏死型胰腺炎临床表现比水肿型严重，常伴有休克及多种并发症。

1. 症状。

(1) 腹痛。为本病的主要症状，大多为突然发作，常于饱餐和饮酒后 1～2 小时发病，疼痛为持续性，有阵发性加剧，呈钝痛、刀割样痛或绞痛，常位于上腹或左上腹，亦有偏右者，可向腰背部放射，仰卧位时加剧，坐位或前屈位时减轻。当有腹膜炎时，疼痛弥漫全腹。少数老年体弱患者可无腹痛或疼痛极轻微。

(2) 发热。大部分患者有中度发热。急性水肿型的发热在 3～5 天内可自退；出血坏死型呈高热或持续不退，多表示胰腺或腹腔有继发感染。

(3) 恶心、呕吐与腹胀。起病时有恶心、呕吐，有时较频繁，呕吐物为当日所进食物，剧烈者可吐出胆汁或咖啡渣样液，多同时伴有腹胀。出血坏死型伴麻痹性肠梗阻则腹胀显著。

(4) 黄疸。较少见，于发病后第 2～3 天可出现轻度黄疸，数天后即消退，此系胰头部水肿压迫胆总管引起，亦可因并发胆管结石或感染所致。

(5) 休克。仅见于急性出血坏死型胰腺炎。休克可逐渐发生或突然出现。休克的原因除呕吐使大量的消化液丧失，或麻痹性肠梗阻时大量消化液积于肠腔、腹腔及胰腺后间隙造成低血容量外，血管通透性增加，周围血管扩张，大量的渗血、出血可使循环血容量更为不足。此外胰腺分泌的一种抑制心肌的多肽亦与休克有关。

2. 体征。急性水肿型患者体征较轻，可有腹胀及上腹部压痛，无腹肌紧张及反跳痛，压痛往往与腹痛程度不相称。出血坏死型患者上腹压痛显著，出现腹膜炎时，压痛可遍及全腹，并有肌紧张及反跳痛；并发肠麻痹时则明显腹胀，肠鸣音减少而弱。胰液渗入腹腔或经腹膜后途径进入胸导管时，可出现胸腹水，呈血性或紫褐色，淀粉酶浓度显著增高。严重病例渗出物透过腹膜后途径渗入腹壁，可见胁腹皮肤呈灰紫斑(Grey-Turner 征)或脐周皮肤青紫(Cullen 征)。患者如有低血钙，可引起手足抽搐。低血钙的发生是由于脂肪坏死时分解的脂肪酸与钙形成脂肪酸钙所致，此外与胰腺炎可使胰高糖素释放，刺激甲状腺分泌降钙素有关。

3. 临床经过。取决于病变程度及并发症的有无。水肿型一般一周左右症状可消失，病愈后，胰腺结构和功能恢复正常。出血坏死型病情重，常需 2～3 周症状始消退，部分患者病情迅速恶化而死亡。极少数病例起病急骤，突然进入休克而猝死。

三、辅助检查

1. 血、尿淀粉酶测定。具有重要的诊断意义。正常值：血清，8～64 温氏(Winslow)单位，或 40～180 苏氏(Somogyi)单位；尿，4～32 温氏单位。急性胰腺炎患者胰淀粉酶溢出胰腺外，迅速吸收入血，由尿排出，故血、尿淀粉酶大为增加，是诊断本病的重要化验检查。血清淀粉酶在发病后 1～2 小时即开始增高，8～12 小时标本最有价值，至 24 小时达最高峰，为 500～3000 苏氏单位，并持续 24～72 小时，2～5 日逐渐降至正常，而尿淀粉酶在发病后 12～24小时开始增高，48 小时达高峰，维持 5～7 天，下降缓慢。

2. 血清钙测定。正常值不低于 2.12mmol/L。在发病后两天血钙开始下降，以第 4～5 天后为显著，重型者可降至 1.75mmol/L 以下，提示病情严重，预后不良。

ZHI SHI TUO ZHAN

知识拓展

重症急性胰腺炎(SAP)治疗新策略

重症急性胰腺炎的早期就可发生多器官功能障碍综合征(MODS)，其症状酷似感染，故又称为全身炎症反应综合征(SIRS)。该炎症反应过程与促炎性细胞因子 IL-1、IL-6、TNF-α等有关，继而导致多器官损伤。对于 SAP 引起多器官损伤来讲，胰腺切除、坏死灶的清除等措施曾认为是外科的治疗原则。实践证明，手术处理难以解除上述由化学性炎症及其产物所造成的种种改变，相反会加重机体的损伤和负担，且可能引起和加重细菌感染，因而并未带来所期望的并发症减少和病死率的下降。连续性血液净化(CBP)能从体外循环中通过弥散、对流、吸附 TNF-α 和 IL-1 等炎症介质，清除血中内毒素，具有免疫调节效应，重建机体免疫系统内稳状态，显著改善预后，已成为 SAP 治疗的新策略，可防止 SAP 发展导致 MODS。SAP 是常见的急腹症，其发病急、并发症多、病死率高，但近几年降低死亡率没有突破性进展。CBP 是近 20 年来血液净化领域的新成就之一，也是近年来急救医学的重要进展。其不但应用在急慢性肾功能衰竭患者的治疗中，而且已被广泛地应用于非肾脏疾患，特别是在一些危重病领域的应用越来越受到人们的关注，正逐渐成为抢救危重患者的一种有效手段。

【小结】

完成该任务必须了解急性胰腺炎的病因、临床表现、特异性的辅助检查，能针对性收集资料，并作出正确的疾病和护理问题的判断，按照轻重缓急护理先后次序进行相应的处置。

能力训练

吴先生，33岁，农民。于19日晚家庭聚餐，次日凌晨2时左右开始上腹偏左持续性剧烈疼痛，呈刀割样，向腰背部放射，同时伴恶心、呕吐4次，入院检查，疑为急性胰腺炎。

值班护士已从哪些方面对急诊入院的吴先生进行了护理评估，根据目前的评估资料说明患者存在哪些护理问题，还应从哪些方面进行护理评估。

【练习题】

1. 急性胰腺炎的常见护理问题有哪些？
2. 急性胰腺炎患者为什么要禁食？
3. 怎样配合医生抢救急性出血坏死型胰腺炎患者？
4. 如何对急性胰腺炎患者进行保健指导？

任务八　上消化道出血患者的临床处置

学习目标

技能目标

1. 熟练收集上消化道出血患者的资料。
2. 根据收集到的具体资料初步判断疾病和护理问题。
3. 根据所做的判断熟练进行相应处置。
4. 学会三腔二囊管压迫止血及护理。

知识目标

1. 掌握上消化道出血的主要护理问题、护理要点(能判断是否再出血，出血量的评估)。
2. 熟悉上消化道出血的病因、发病机制、临床表现、治疗原则。
3. 了解上消化道出血的诊断、流行病学特征。

任务描述

患者，男，57岁，今晨起无明显诱因饱餐后出现呕血、黑便，共呕血3次，量约200ml，为鲜红色血，解柏油样便7次，量约800g，伴头晕、乏力，拟“上消化道出血”收入急诊。

作为接诊护士，请对新患者进行接诊和临床处置。

任务实施

一、接诊及评估

1. 接诊及时，态度热情。

2. 收集资料。

(1) 病史。既往有肝病史20余年。20年前，因患无黄疸性乙型肝炎曾住市传染病医院。经护肝、对症、支持治疗，3个月后病愈出院。之后反复出现乏力、食欲不振、腹胀，消化不良。10年前因消瘦，体重下降约5kg，鼻出血，腹胀逐日加重，尿少，住院治疗诊断为"肝硬化失代偿期"。6年前因呕血、黑便再次入院治疗，诊断为"肝硬化并食管胃底静脉曲张破裂出血"，经治疗后出血停止，6年来反复出现呕血、黑便。即往：否认心脏病及溃疡病、胆管病病史。

(2) 体格检查。体温37.3℃，脉搏108次/分，呼吸20次/分，血压90/50mmHg。神志清楚，查体合作，精神差。皮肤干枯，面色黝黯无光泽，贫血貌。眼结膜苍白，巩膜轻度黄染，面部及颈部各见一个蜘蛛痣，心肺检查正常，腹部平软，肝肺相对浊音界于右锁骨中线第6肋间，肝肋下未触及，脾肋下3.0cm，移动性浊音(可疑阳性)，肠鸣音亢进，12次/分，未听到气过水音。

(3) 心理—社会状况。患者对该病的病因等有一定了解，因反复出血害怕死亡而感到恐惧，对疾病的预后非常担忧，公费医疗，家属非常支持治疗。

(4) 实验室检查。血常规：WBC 3.2×10^9/L，Hb 58g/L，血小板 92×10^9/L。HBsAg阳性，HBsAb阴性，HBeAg阳性，HBeAb阳性。

二、判断

1. 初步评估该患者的疾病诊断及其依据，发病原因是什么？

初步评估患者所患的疾病：乙型肝炎后肝硬化失代偿期并发上消化道大出血(食管胃底静脉曲张破裂出血)。

依据：① 病因：20年前患乙型肝炎；② 10年前肝硬化失代偿期：有消瘦、出血倾向、牙龈出血、鼻出血，腹胀逐日加重，进食后上腹不适，恶心伴尿少；③ 6年来反复出现呕血、黑便；④ 今晨饱餐后因腹压增高，致贲门食管黏膜联合撕裂，使曲张静脉破裂出血；⑤ 呕血3次，量约200ml，为鲜红色血，解柏油样便7次，量约800g；⑥ 有周围循环衰竭表现：面色苍白，脉搏108次/分，血压90/50mmHg，失血量约1000ml伴头晕、乏力；⑦ 查体巩膜轻度黄染，肝肋下未触及，提示脏脏缩小，脾大肋下3cm，移动性浊音(±)，血常规提示脾功能亢进。

发病原因：该患者20年肝病史，肝硬化失代偿导致门静脉高压症，首先导致侧支食管胃底静脉曲张。该处曲张静脉因食物机械刺激、腹压增高、情绪激动等易反复破裂出血，并且出血来势凶猛。

2. 目前患者主要存在哪些护理问题?

(1) 组织灌注不足。与大量出血及低蛋白血症致血容量减少有关。

(2) 恐惧。与出血量大及疾病预后差有关。

(3) 有感染的危险。与低蛋白血症引起机体抵抗力下降有关。

(4) 营养失调(低于机体需要量)。与肝硬化长期消耗、蛋白合成减少有关。

(5) 潜在并发症。急性肾功能衰竭,休克,肝性脑病。

三、组织

立即通知医生并组织救护。

四、救护

1. 体位。嘱患者卧床休息,患者应平卧位并将下肢抬高、头侧位,注意保暖。

2. 吸氧。保持呼吸道通畅。

3. 心理护理,消除紧张恐惧情绪。嘱患者卧床休息,安慰患者,及时清理床旁血迹和倾倒引流物,避免不良刺激而加重焦虑和恐惧情绪。

4. 准确留取血生化标本,交叉配血、备血。

5. 心电监护。

6. 静脉输液。迅速补充血容量,遵医嘱给予输液、输血,以补充血容量,防止低血容量性休克。

7. 三腔二囊管的护理。利用柔软的气囊压力,直接压迫胃底和食管下段曲张静脉,以达到止血。

(1) 插管前准备。① 用物准备:三腔二囊管、听诊器、血压计、50ml 注射器、血管钳、剪刀、石蜡油、牵引架、牵引物(0.5kg)等。② 环境准备:病房应安静、清洁;吸引装置处于功能状态。③ 使用前检查三腔二囊管性能。④ 患者准备:有针对性地向患者及家属作解释,以消除恐惧,说明插管目的,并指导患者作深呼吸和吞咽示范动作。

(2) 插管期间护理。① 定时监测压力:每 4～6 小时检查气囊压力 1 次,胃囊压力 40～50mmHg,食管囊压力 20～30mmHg。② 定时从胃管中抽吸:观察出血是否停止。亦可注入每 100ml 内含 8mg 去甲肾上腺素的冰盐水等。③ 定时放气:上管后每隔 12 小时放气 15～30分钟。④ 严密观察病情变化,加强基础护理,防止并发症。⑤ 并发症护理:机械性压迫损伤(胃底、食管及鼻黏膜溃疡、坏死、呼吸困难甚至窒息)、管道故障(气囊漏气及气囊破裂、管道滑出及拔管困难)、吸入性肺炎。

(3) 拔管护理。① 气囊压迫一般以 3～5 天为妥。出血停止 24 小时后,可放气再观察 24 小时,仍无出血时可拔管。若出血仍可用三腔管止血。② 拔管前应口服液体石蜡 20～30ml。③ 拔管时先松牵引,放气顺序与注气顺序相反:先食管囊,后胃囊。

8. 治疗护理。遵医嘱使用止血剂,如垂体后叶素或善得定等。

9. 饮食护理。出血期应禁食,一般需 3～5 天或更长时间。出血停止后逐渐给予米汤、菜汁、稀粥等。避免高蛋白饮食,避免诱发肝性脑病和加重腹水,酌情限制钠盐摄入,避免粗糙、坚硬、刺激性食物。

10. 严密观察病情变化,评估出血量。

五、观察

1. 严密观察病情变化。监测生命体征，有无继续出血，密切观察呕血、黑便的次数、量、颜色、形状及时间，并详细记录之。监测血压、脉搏、呼吸、神志每小时1次，监测血红蛋白、血细胞比容等指标。观察神志及肢端血运情况，观察尿量、肾功能，动态观察RBC、Hb、BUN变化。输液开始宜快，可加压，必要时测定中心静脉压来调整输液量和速度，避免因输液输血过快而引起的急性肺水肿，对老年患者尤应注意。

2. 正确记录24小时出入量。注意出血的量、性质、次数，观察皮肤黏膜色泽弹性有无变化。

3. 正确评估出血量并记录(见表9-1)。

表9-1　评估出血量

体征、症状	出血量(ml)
大便隐血试验(+)	>5
黑便	50～70
呕血	250～300
无全身症状	<400
急性周围循环衰竭	≥1000

4. 判断出血是否停止。患者血压、脉搏稳定在正常水平，大便转黄色，提示出血停止。出现以下情况提示继续出血或再出血：① 反复呕血，甚至呕吐物由咖啡色转为鲜红色，黑便次数增多，粪质稀薄，色泽转为暗红色或鲜红色，伴肠鸣音亢进；② 周围循环衰竭的表现经足量补液、输血后未见明显改善或好转后又恶化，血压波动，中心静脉压不稳定；③ 红细胞计数与比容、Hb测定不断下降，网织红细胞计数持续增高；④ 足量补液、尿量正常情况下，血尿素氮持续或再次增高；⑤ 门静脉高压的患者，在出血后应暂时缩小，如不见脾恢复肿大亦提示出血未止。

5. 出血时间长的患者，随着血氨的增加，护士应警惕肝性脑病的发生，尤其肝昏迷发生前常有一些异常表现如出现轻度性格改变和行为异常。

六、健康教育

1. 饮食指导。食管胃底静脉曲张破裂出血者出血停止24小时后进食高热量、高维生素冷流质饮食，限制钠和蛋白质的摄入，避免诱发和加重腹水和肝性脑病，避免进食硬食和刺激性食物(如花生、苹果、瓜子、核桃、笋、鱼和鸡、排骨等)，应细嚼慢咽，避免损伤食管黏膜再次出血。

2. 保持良好的心境。慢性肝病病程长，易反复发作，患者心理问题较多，指导其正确对待疾病。

3. 养成良好的生活指导，保持大便通畅，戒烟忌酒。适当锻炼身体，避免过度劳累。

4. 出院带药遵医嘱服用。

5. 定期复查，学会早期识别出血征象及应急措施，如出现呕血、黑便，立即到医院就诊。解释大便隐血试验意义，大便隐血实验阳性，应高度重视，是疾病复发的先兆，应立即就诊。

【任务实施流程图】

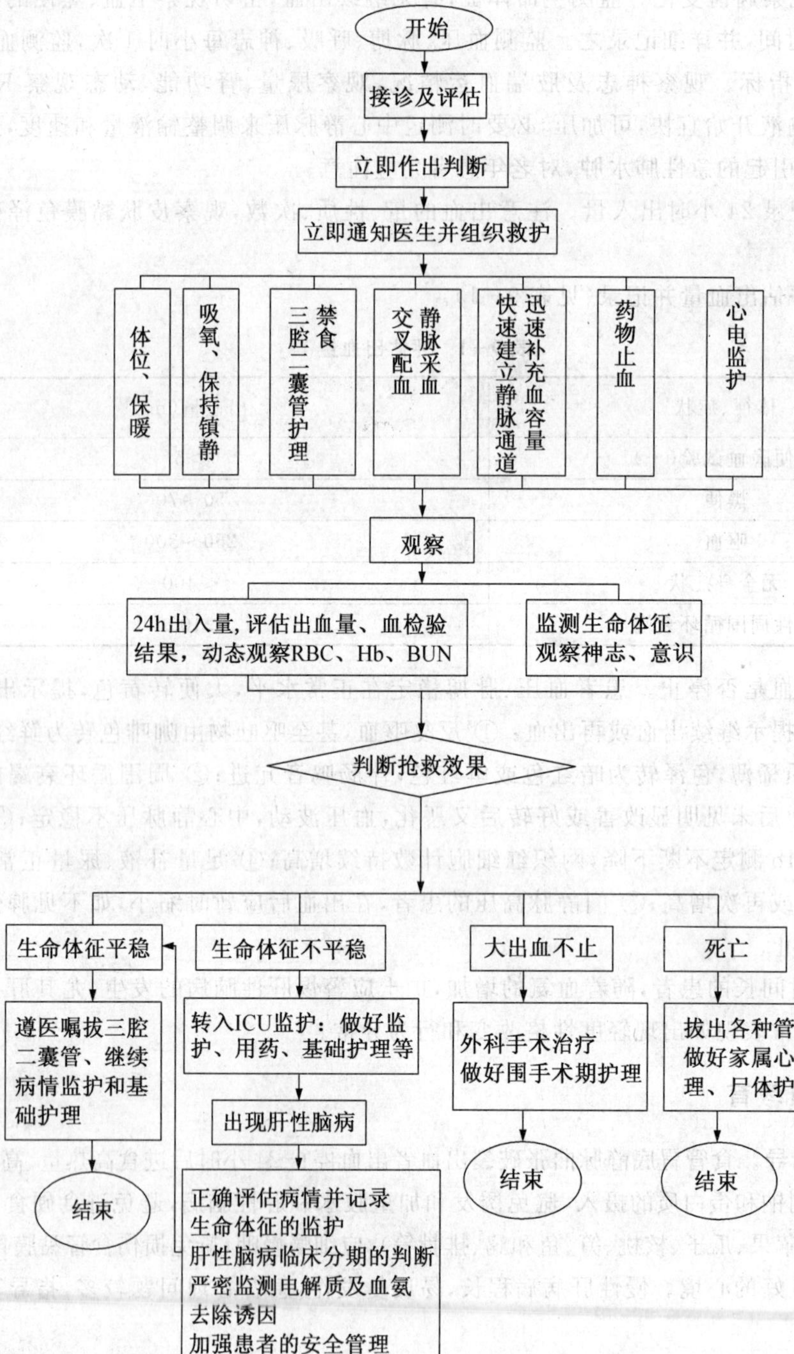
开始
接诊及评估
立即作出判断
立即通知医生并组织救护
体位、保暖
吸氧、保持镇静
禁食 三腔二囊管护理
静脉采血 交叉配血
迅速补充血容量 快速建立静脉通道
药物止血
心电监护
观察
24h出入量，评估出血量、血检验结果，动态观察RBC、Hb、BUN
监测生命体征 观察神志、意识
判断抢救效果
生命体征平稳
遵医嘱拔三腔二囊管、继续病情监护和基础护理
结束
生命体征不平稳
转入ICU监护：做好监护、用药、基础护理等
出现肝性脑病
正确评估病情并记录
生命体征的监护
肝性脑病临床分期的判断
严密监测电解质及血氨
去除诱因
加强患者的安全管理
大出血不止
外科手术治疗 做好围手术期护理
结束
死亡
拔出各种管道，做好家属心理护理、尸体护理
结束

【评价标准】

项目		项目总分	要求	评分等级及分值 A	B	C	D	实际得分
护理过程	接诊	5	接诊及时，态度热情	5	4	3	2—0	
	评估	5	评估及时，判断正确	5	4	3	2—0	
	组织	5	立即通知医生进行处置	5	4	3	2—0	
	救护	55	取合适体位	5	4	3	2—0	
			吸氧迅速有效、禁食宣教及时	5	4	3	2—0	
			床边备三腔二囊管	5	4	3	2—0	
			迅速建立有效静脉通路，补充血容量，纠正水、电解质和酸碱失衡，输液速度合理	5	4	3	2—0	
			按医嘱用药如垂体加压素止血、生长抑素抑制腺体分泌等，用药安全有效	5	4	3	2—0	
			静脉采取血标本一次成功，送检及时	5	4	3	2—0	
			三腔二囊管压迫止血时，无并发症发生	5	4	3	2—0	
			心电监护及时、连接正确	5	4	3	2—0	
			心理护理到位	5	4	3	2—0	
			严格执行无菌操作	5	4	3	2—0	
			基础护理措施到位、有效沟通、宣教到位	5	4	3	2—0	
	观察	15	动态观察 RC、BUN、Hb 及 24h 出入量，正确评估出血量，血、黑便的量及性质、颜色、频率	5	4	3	2—0	
			监测生命体征，包括血压、尿量，观察神志及肢端血运情况，血流动力学判断有无继续出血	5	4	3	2—0	
			严密观察意识状态，警惕肝性昏迷前驱表现如轻度性格改变和行为异常	5	4	3	2—0	
质量控制		15	抢救程序正确	5	4	3	2—0	
			操作熟练，配合到位	5	4	3	2—0	
			记录准确、及时	5	4	3	2—0	
总计		100						

BEI JING ZHI SHI

背景知识

一、病因

上消化道出血是指屈氏韧带以上的消化道，包括食管、胃十二指肠和胰、胆道病变引起的出血，以及胃空肠吻合术后的空肠病变的出血。上消化道大量出血是指短期或数小时内，失血量超出1000ml或循环血容量的20%。临床表现为呕血/黑便、急性周围循环衰竭，是威胁患者生命的急症之一。

引起上消化道出血的病因很多，常见的病因如下：

1. 食管胃底静脉曲张。食管静脉曲张出血是肝硬化门静脉高压症极为严重的并发症。引起出血的原因以往有多种解释，常为多种因素的综合作用。

(1) 胃酸及消化酶的作用。肝硬化晚期时常有胃酸分泌增多，并发溃疡病者亦较为常见；纤维胃镜检查时发现胃黏膜糜烂、胃黏膜表浅性溃疡、出血性胃炎较为常见，病理检查尚缺乏足够的材料证明食管黏膜消化性溃疡与黏膜下静脉曲张破裂出血有直接的关系，但门静脉高压时的胃黏膜出血性病变与胃酸的作用关系则已得到确认。

(2) 黏膜创伤。食管及胃黏膜受食物的机械性创伤，可造成覆盖在静脉曲张的薄层黏膜上皮破损导致出血；饮酒、口服酸性类药物，可致胃黏膜糜烂、急性出血性胃炎。

(3) 门静脉压力升高。门静脉压力升高是食管静脉出血的基本原因。当门静脉压力低于2.45kPa(250mmH_2O)时，很少发生食管静脉曲张破裂出血；但当门静脉压力升高至2.74kPa(330mmH_2O)以上时，则出血机会大为增加。

2. 消化性溃疡。大多数患者的出血来自胃小弯溃疡或十二指肠后壁穿透性性溃疡，受累血管包括胃左、右动脉，胰十二指肠上动脉及胃十二指肠动脉的分支。出血常呈间歇性。

3. 急性胃黏膜损害。

4. 胃癌。癌肿长到一定程度可发生破溃、糜烂，就可有出血，最轻的仅为大便潜血阳性，稍重可有黑便，少数患者可有呕血。

上消化道出血较少见的原因还有血液病及尿毒症等。

二、临床表现

1. 临床表现的轻重取决于病变的性质、出血的部位、出血量与速度。

(1) 呕血与黑便。为上消化道出血的特征性表现。出血部位在幽门以下者常为黑便，幽门以上者为呕血和黑便，但幽门以上的病变，如出血量较小，速度较慢，也可无呕血，仅有黑便；幽门以下的部位出血量较大，速度快，血液可反流入胃，除黑便外也可以有呕血。呕血和黑便的颜色与出血量和速度有关。呕血多为棕褐色，呈咖啡渣样，如呕血呈鲜红色或有血块，提示出血量大，速度快，在胃内停留时间短，未经胃酸充分混合即呕出。黑便呈柏油样，黏稠而发亮，是血红蛋白的铁经肠内硫化物作用形成硫化铁所致。若出血量大，血液在肠道内推进较快，粪便可呈暗红色或鲜红色，酷似下消化道出血；相反，空肠或回肠出血量小，在肠道内停留时间较长也表现为黑便。

(2) 失血性周围循环衰竭。急性大量失血由于循环血容量迅速减少而导致周围循环衰竭。一般表现为头昏、心慌、乏力，突然起立发生晕厥、肢体冷感、心率加快、血压偏低等。严重者呈休克状态，表现为烦躁不安或神志不清、面色苍白、四肢湿冷、口唇发紫、呼吸急促等，以及血压下降、脉压差变窄、心率加快、尿量减少。

(3) 贫血和血象变化。急性大量出血后均有失血性贫血，但在出血的早期，血红蛋白浓度、红细胞计数与红细胞压积可无明显变化。在出血后，组织液渗入血管内，使血液稀释，一般须经3～4小时以上才出现贫血，出血后24～72小时血液稀释到最大限度。贫血程度除取决于失血量外，还和出血前有无贫血基础、出血后液体平衡状况等因素有关。

急性出血患者为正细胞正色素性贫血，在出血后骨髓有明显代偿性增生，慢性失血则呈小细胞低色素性贫血，出血 24 小时内网织红细胞即见增高，至出血后 4～7 天可高达 5%～15%，以后逐渐降至正常。如出血未止，网织红细胞可持续升高。上消化道大量出血 2～5 小时，白细胞计数升达(10～20)×10^9/L，血止后 2～3 天才恢复正常。但在肝硬化患者，如同时有脾功能亢进，则白细胞计数可不增高。

(4) 发热。上消化道大量出血后，多数患者在 24 小时内出现低热，持续 3～5 天降至正常。引起发热的原因尚不清楚，可能与周围循环衰竭，导致体温调节中枢的功能障碍等因素有关。

(5) 氮质血症。在上消化道大量出血后，由于大量血液蛋白质的消化产物在肠道被吸收，血中尿素氮浓度可暂时增高，称为肠源性氮质血症。一般于一次出血后数小时，血尿素氮开始上升，约 24～48 小时可达高峰，大多不超出 14.3mmol/L(40mg/dl)，3～4 日后降至正常。对血尿素氮持续升高超过 3～4 天或明显升高超过 17.9mmol/L(50mg/dl)者，若活动性出血已停止，且血容量已基本纠正而尿量仍少，则应考虑由于休克时间过长或原有肾脏病变基础而发生肾功能衰竭。

2. 临床经过。约 80%～85%的急性上消化道大量出血患者除支持疗法外，无需特殊治疗，出血可在短期内自然停止。仅有 15%～20%的患者持续出血或反复出血，也主要是这类患者因出血并发症而导致死亡。提示预后不良性增高的主要因素有：① 高龄患者(＞60岁)；② 有严重伴随病(心、肺、肝、肾功能不全，脑血管意外等)；③ 本次出血量大或短期内反复出血；④ 特殊病因和部位的出血(如食管胃底静脉曲张破裂出血)；⑤ 消化性溃疡伴有内镜下活动性出血，或近期出血征象如暴露血管或溃疡面上有血痂。

三、辅助检查

1. 实验室检查。检测红细胞、血红蛋白、白细胞、血小板、血细胞比容、尿素氮、肝功能、大便隐血试验等，有助于估计失血量及有无活动性出血，判断治疗效果及协助病因诊断。

2. 内镜检查。是目前诊断上消化道出血病因的首选检查方法。在出血后 24～48 小时内行急诊胃镜检查，可直接观察出血部位，明确病因及出血情况。急诊胃镜检查还可根据病变的特征判断是否继续出血或估计再出血的危险性，并同时进行内镜止血治疗。在急诊胃镜检查前需先纠正休克、补充血容量、备血。如有大量活动性出血，可先插胃管抽吸胃内积血，并用生理代盐水灌洗，以免积血影响观察。

3. X 线钡餐检查。X 线钡餐检查目前已多为胃镜检查所替代，故主要适用于有胃镜检查禁忌证或不愿进行胃镜检查者，但对经胃镜检查出血原因未明，可疑病变在十二指肠降部以下小肠段，则有特殊诊断价值。检查一般在出血停止数天后进行。

4. 其他检查。选择性动脉造影、放射性核素^{99m}锝标记红细胞扫描、吞棉线试验及小肠检查等，主要适用于不明原因的小肠出血。

ZHI SHI TUO ZHAN

知识拓展

上消化道出血的治疗方法

上消化道出血为临床急症，病情变化快，常危及生命，应采取积极抢救措施。

药物止血治疗：① 去甲肾上腺素；② H_2 受体拮抗剂和质子泵抑制剂，临床常用雷尼替丁，泮托拉唑、奥美拉唑等；③ 血管加压素；④ 生长抑素：近年来用于治疗食管胃底静脉曲张破裂出血，作用机制尚不十分清楚，研究表明可明显减少腹腔内脏器血流量，并见奇静脉血流明显减少，后者是食管静脉血流量的标志。临床常用的有 14 肽天然生长抑素、施他宁，用法为首剂 250μg 缓慢静注，继以每小时 25～50μg 持续静脉滴注。8 肽生长抑素同类物奥曲肽，常用量为首剂 100μg 缓慢静脉注射，继以每小时 25～50μg 持续静脉注射。

在内镜下治疗不仅能够迅速有效的控制急性出血，具有创伤少、速度快、疗效确切等优点。临床上主要适用于药物治疗无效，不具备手术条件者，其次是内镜诊治过程中出血以及具有再次出血危险的患者。方法：① 喷洒止血法：主要适用内镜诊治过程中出血和以渗液为主的急、慢性出血灶的止血。常用止血药物包括低温 1∶2000 去甲肾上腺素液（或 6～8mg / 100ml 生理盐水）、5%孟氏液、凝血酶液（1000U 溶于 3ml 生理盐水）和立止血（5～10U 加生理盐水 10～20ml）等。② 凝固止血法：包括高频电/微波、激光、热探头和冷冻等技术方法，目前临床最多用的是高频电凝固止血法。③ 注射止血法：主要用于食管胃底静脉曲张破裂和其他各种原因引起的胃肠道急、慢性出血者。用于注射的药物有 15%～20%高渗盐水、98%～100%无水酒精、1∶10000 肾上腺素溶液、硬化剂 1%乙氧硬化醇等。④ 结扎法：用皮圈套扎曲张静脉不但能达到止血目的而且可以预防早期再出血。⑤ 内镜下止血夹治疗：主要用于小动脉破损出血。

【小结】

完成该任务必须了解上消化道出血的病因、临床表现、特异性的辅助检查，能针对性地收集资料，并作出正确的疾病和护理问题的判断，按照轻重缓急护理先后次序进行相应的处置。

能力训练

李某，男性，30 岁，晨起感头晕、乏力，上午上厕所时突然晕倒在地，被家人立即送往本院。既往体健。体查：体温 37.5℃，脉搏 128 次/分，呼吸 24 次/分，血压 70/50mmHg，神清，精神差，面色苍白，皮肤巩膜无黄染，未见肝掌、蜘蛛痣。腹软，剑突下压痛，无反跳痛，肝脾未扪及，肠鸣音 18 次/分，移动性浊音阴性。四肢冷，膝反射正常。疑为上消化道出血。

值班护士已从哪些方面对急诊入院的李先生进行了护理评估，根据目前的评估资料说明患者存在哪些护理问题，还应从哪些方面进行护理评估。

【练习题】

1. 名词解释：上消化道大量出血
2. 上消化道出血常见的病因有哪些？
3. 食管胃底静脉曲张破裂出血患者如何进行三腔二囊管压迫止血技术的护理？
4. 怎样配合医生抢救上消化道大出血患者？
5. 如何判断上消化道出血患者是否再出血？

任务九 肾病综合征患者的临床处置

学习目标

技能目标

1. 熟练收集肾病综合征患者的资料。
2. 学会根据收集到的具体资料初步判断疾病和存在的护理问题。
3. 根据所做的判断熟练进行相应处置。
4. 学会皮肤护理和正确留取24小时尿蛋白定量标本及尿浓缩稀释试验。

知识目标

1. 掌握肾病综合征的病因、诱因、主要护理问题。
2. 熟悉肾病综合征的临床表现、特异性的辅助检查、治疗原则。
3. 熟悉糖皮质激素的用药原则、不良反应和肾穿刺术术前、术后的护理。
4. 了解肾穿刺术穿刺过程及术中配合。

任务描述

患者,女,35岁,已婚,因全身水肿、尿液泡沫增多2个月余,由门诊收治入院。作为接诊护士,请对新患者进行接诊和临床处置。

任务实施

一、接诊及评估

1. 接诊及时,态度热情。
2. 收集资料。

(1) 病史。患者于2个月前出现晨起眼睑水肿,逐渐波及全身,以下肢为主,遂来院就诊。门诊检查尿蛋白(+++),尿红细胞5～6个/HP,白细胞1～2个/HP,24小时尿蛋白定量7.2g,B超提示双肾慢性肾病图像,以肾病综合征收治入院。

(2) 体格检查。体温37.2℃,脉搏84次/分,呼吸20次/分,血压130/75mmHg。颜面及下肢明显水肿,两肺下部叩诊浊音,呼吸音消失,未闻及管状呼吸音。心界不大,各瓣膜区未闻及病理性杂音。腹软,肝脾肋下未及,腹部移动性浊音(+),肾区无叩痛。

(3) 心理—社会状态。患者对该病的病因等一无所知,对疾病的预后非常担忧,享有职工医疗保险。

(4) 辅助检查。

1) 实验室检查: Hb120g/L,血清清蛋白25g/L,肾功能正常,血清总胆固醇及甘油三酯均高于正常。

2）影像学检查：除B超提示慢性肾脏疾病外，腹部B超见中等量腹水，X线胸片示双侧胸腔中等量积液，心影正常。

二、判断

1. 初步判断该患者所患的疾病及其依据，发病原因是什么？

初步判断患者所患的疾病：肾病综合征(原发)

依据：患者出现"三多一少"的典型临床症状。

发病原因：肾病综合征不是一个独立的疾病，而是一个临床症候群，在排除由于其他病因引起的继发性肾病综合征后，还需要通过肾脏活检进行病理分型。各种病理类型的发病机制不尽相同，但从根本上来讲，都属于免疫介导性炎症疾病。

2. 目前患者主要存在哪些护理问题？

(1) 体液过多。与低蛋白血症、高度水肿等因素有关。

(2) 营养失衡(低于机体需要量)。与大量蛋白质从尿中丢失、胃肠吸收障碍有关。

(3) 有感染的危险。与皮肤水肿、营养不良、激素、免疫抑制剂应用有关。

(4) 有皮肤完整性受损的危险。与全身水肿有关。

(5) 知识缺乏。缺乏有关疾病的防治知识。

(6) 焦虑。与本病病程长，易反复发作、肾穿刺有关。

(7) 潜在并发症。血栓形成，急性肾功能衰竭，肾穿刺出血。

三、组织

立即通知医生并进行护理。

四、护理

1. 体位。卧床休息，协助患者选择舒适的体位，如半卧位，必要时吸氧，注意保暖。

2. 按医嘱及时给药。如利尿消肿、减少尿蛋白、激素抑制免疫与炎症、补充血浆或血清清蛋白等。应用激素应注意几点：① 起始用量要足，足量有利于诱导疾病缓解。以泼尼松为例，始量应每日1mg/kg，或 40～60mg/d，共服 12 周。② 减撤药时要慢，有效病例每 2～3 周减原用量的 10%，当减至 20mg/d 左右时疾病易复发，更需谨慎。③ 维持用药要久，最后以 10～15mg/d 为维持量，再服半年至一年或更久。同时做好健康教育，在医生指导下减药或停药，避免感染、劳累、任意停药或撤药等诱因引起复发，已发生呼吸道感染应积极治疗。

3. 正确留取血尿标本(如血气分析、血电解质、肝肾功能、尿常规、尿蛋白定量等)，严格、准确地记录患者 24 小时出入量，并定时为其测量体重、血压等。

4. 注意定时变换体位，防止皮肤长时间受压，并按摩受压皮肤，避免压疮发生。

5. 指导患者采用低盐(1～3g/d)、正常量的优质蛋白(蛋白质每日 0.8～1g/kg，60%以上为优质蛋白如瘦肉、鸡肉、鱼肉等)、充足的热量(每日 126～147kJ/kg)和丰富的维生素饮食，严重水肿伴少尿要严格限水，饮水量依据量出为入的原则，进水量＝前日尿量＋500ml，尿量＞1000ml/d，不必过分限水。

6. 协助做好全身皮肤的清洁。患者穿着的衣服宜宽大舒适，注意个人卫生，每天用温水擦洗皮肤，做好心理护理。

7. 预防交叉感染。保持床单位整齐，帮助患者剪短指甲，告诉其皮肤瘙痒时切忌用力搔抓，避免抓伤皮肤，做好病室物品及空气的清洁消毒，减少探访人数，避免受凉。

8. 尽量减少肌内注射，在静脉穿刺时严格消毒局部皮肤，尽量一次成功，拔针后按压至不渗液为止。对各项护理操作都应严格无菌，防止医源性感染。

9. 肾穿刺术术前护理。术前向患者解释检查的目的和意义，消除其恐惧心理；教会患者憋气及床上排尿；检查血常规、出凝血功能及肾功能，以了解有无贫血、出血倾向及肾功能水平；准备穿刺针、消毒用物、标本固定液等肾穿刺用物。

10. 肾穿刺术术后护理。穿刺点沙袋压迫，腹带包扎；卧床休息 24 小时，前 6 小时必须仰卧于硬板床，不可翻身；也不可下床，直到术后 24 小时；密切观察有无腹痛、腰痛，监测生命体征及尿色；嘱患者多饮水，以免血块阻塞尿路；给予 5%碳酸氢钠静滴，以碱化尿液，促进造影剂排泄，减少对肾脏的影响，必要时使用止血剂及抗生素，以防出血和感染。

五、观察

1. 监测生命体征、观察皮肤水肿的部位、分布、程度、特点及其消长以及尿蛋白消退情况。

2. 记录 24 小时出入量、注意尿量的变化，每日测量体重和腹围。

3. 肾穿刺术术后出血、感染征象。

4. 药物效果及副作用(利尿药、激素、细胞毒药物)。遵医嘱使用利尿剂，注意观察药物的疗效，有无副作用的出现，尤其是有无电解质紊乱的情况，如低钾血症、低氯血症等。对于需使用糖皮质激素或免疫抑制剂的患者，要注意观察患者的治疗反应及副作用。长期使用糖皮质激素的患者可出现水、钠潴留，高血压，动脉粥样硬化，糖尿病，精神兴奋性增高，消化道出血，骨质疏松，继发感染，类肾上腺皮质功能亢进症如满月脸、向心性肥胖等。使用环磷酰胺等免疫抑制剂的患者，容易引起骨髓抑制、肝损害、脱发。

六、健康教育

1. 预防指导。认识到积极预防感染的重要性，能够加强营养，注意休息，保持个人卫生，积极采取措施，防止外界环境中病原微生物的侵入。

2. 生活指导。能够根据病情适度活动，注意避免肢体血栓等并发症的产生。饮食上注意限盐。每日不摄入过多蛋白。

3. 病情监测指导。学会每日用浓缩晨尿自测尿蛋白，出院后坚持定期门诊随访，密切观察肾功能的变化。

4. 用药指导。坚持遵医嘱用药，勿自行减量或停用激素，了解激素及细胞毒药物的常见副作用。

5. 心理指导。意识到良好的心理状态有利于提高机体的抵抗力，增强适应能力。能保持乐观开朗的心态，对疾病治疗充满信心。

【任务实施流程图】

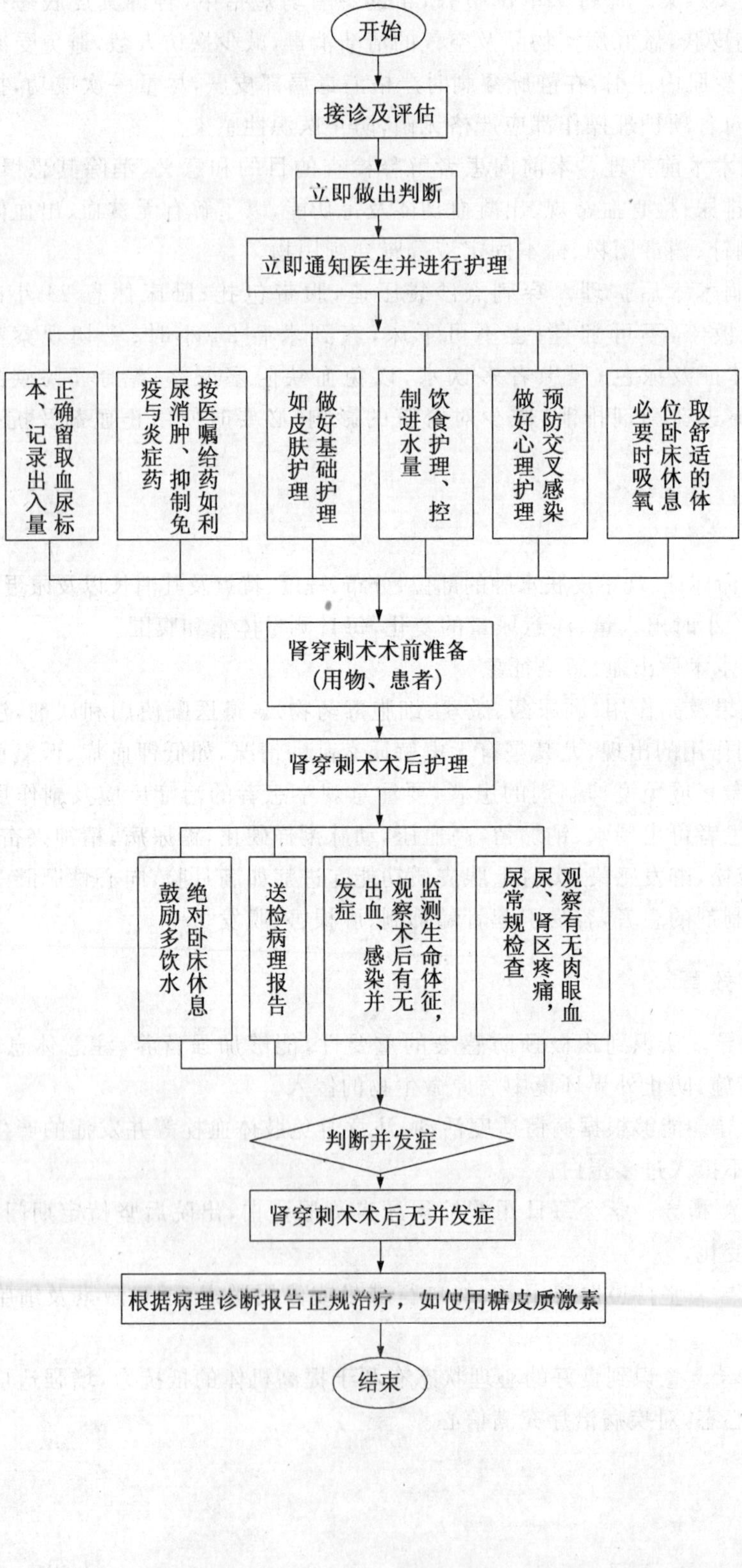
开始
接诊及评估
立即做出判断
立即通知医生并进行护理
正确留取血尿标本、记录出入量
按医嘱给药如利尿消肿、抑制免疫与炎症药
做好基础护理如皮肤护理
饮食护理、控制进水量
预防交叉感染做好心理护理
取舒适的体位卧床休息必要时吸氧
肾穿刺术术前准备（用物、患者）
肾穿刺术术后护理
绝对卧床休息鼓励多饮水
送检病理报告
监测生命体征，观察术后有无出血、感染并发症
观察有无肉眼血尿、肾区疼痛，尿常规检查
判断并发症
肾穿刺术术后无并发症
根据病理诊断报告正规治疗，如使用糖皮质激素
结束

【评价标准】

项目		项目总分	要求	评分等级及分值				实际得分
				A	B	C	D	
护理过程	接诊	5	接诊及时，态度热情	5	4	3	2—0	
	评估	5	评估及时，判断正确	5	4	3	2—0	
	组织	5	立即通知医生进行处置	5	4	3	2—0	
	护理	55	取合适体位	5	4	3	2—0	
			饮食宣教及时有效	5	4	3	2—0	
			按医嘱及时给药	5	4	3	2—0	
			正确留取血、尿标本，采取血标本一次成功，送检及时	5	4	3	2—0	
			全身皮肤清洁、无破损，预防感染措施到位	5	4	3	2—0	
			心理护理到位	5	4	3	2—0	
			肾穿刺术术前准备充分	5	4	3	2—0	
			肾穿刺术术后护理到位，无并发症发生	5	4	3	2—0	
			糖皮质激素冲击治疗及时、正确、掌握用药原则	5	4	3	2—0	
			严格执行无菌操作	5	4	3	2—0	
			基础护理措施到位、有效沟通、宣教到位	5	4	3	2—0	
	观察	15	监测生命体征、观察皮肤水肿消失及尿蛋白消退情况，肾穿刺术后有无出血、感染征象	5	4	3	2—0	
			记录24h出入量、注意尿量的变化，每日测量体重和腹围	5	4	3	2—0	
			药物效果及副作用（利尿药、激素、细胞毒药物）	5	4	3	2—0	
质量控制		15	护理程序正确	5	4	3	2—0	
			操作熟练，配合到位	5	4	3	2—0	
			记录准确、及时	5	4	3	2—0	
总计		100						

BEI JING ZHI SHI

背景知识

一、病因

肾病综合征是由多种病因引的以大量蛋白尿、低蛋白血症、水肿、高脂血症为其临床特点的一组症候群，可分为原发性与继发性肾病综合征。原发性肾病综合征是指原发于肾脏本身的肾小球疾病，急性肾炎、急进性肾炎、慢性肾炎均可在疾病发展过程中发生肾病综合征。继发性肾病综合征是指继发于全身性或其他系统的疾病，如系统性红斑狼疮、糖尿病、过敏性紫癜、肾淀粉样变性、多发性骨髓瘤等。

二、临床表现

1. 全身水肿。几乎均出现程度不同的浮肿，水肿以面部、下肢、阴囊部最明显。严重时可伴胸、腹水及心包积液，易发生心悸及呼吸困难。浮肿可持续数周或数月，或于整个病程中时肿时消。在感染(特别是链球菌感染)后，常使浮肿复发或加重，甚至可出现氮质血症。

2. 消化道症状。因胃肠道水肿，常有不思饮食、恶心、呕吐、腹胀等消化道功能紊乱症状。有氮质血症时，上述症状加重。

3. 高血压。非肾病综合征的重要临床表现，但有水、钠潴溜，血容量增多，可出现一时性高血压。而Ⅱ型原发性肾病综合征可伴有高血压。

4. 蛋白尿。大量蛋白尿是诊断本病的最主要条件。尿蛋白量＞3.5g/24h。

5. 低蛋白血症。主要是血浆蛋白下降，其程度与蛋白尿的程度有明显关系，一般血浆白蛋白＜30g/L，多数为15～26g/L。

6. 高脂血症。血中甘油三酯明显增高，血浆可呈乳白色。有高胆固醇血症，多在3g/L以上。高脂血症可导致动脉粥样硬化、血栓形成或发生栓塞。

三、辅助检查

1. 尿常规。尿中除有大量蛋白外，可有透明管型或颗粒管型，有时也可有脂肪管型，Ⅱ型：离心尿红细胞＞10个/HP。

2. 选择性蛋白尿及尿中C_3、FDP测定。Ⅰ型为选择性蛋白尿，尿C_3及FDP值正常；Ⅱ型为非选择性蛋白尿，尿C_3及FDP值往往超过正常。

3. 血生化检查。除血浆总蛋白降低外，白/球比例可倒置，血胆固醇Ⅰ型增高，Ⅱ型可不增高。

4. 血沉增速。常为40～80mm/h，血沉增速多与浮肿相平行。

5. 蛋白电泳。α_2或β球蛋白可明显增高，α_1、γ球蛋白多数较低。

6. 肾功能检查。Ⅰ型正常，Ⅱ型有不同程度的异常。

7. 肾活体组织检查。可通过超微结构及免疫病理学观察，以提供组织形态学依据。但肾穿刺的组织很小，不一定能代表整个肾脏病变情况，必须结合临床检查及表现，全面判断才能作出正确的诊断。

ZHI SHI TUO ZHAN

知识拓展

肾穿刺的临床意义

肾穿刺(renopuncture)即肾活检，也称肾穿刺活检术。由于种类繁多，病因及发病机制复杂，许多肾脏疾病的临床表现与肾脏的组织学改变并不完全一致。比如，临床表现为肾病综合征，病理可以呈现为微小病变、轻微病变、轻度系膜增生、膜性肾病、膜增生性肾炎、局灶节段硬化等多种改变，其治疗方案及病情的发展结果也差别极大。另外，肾病的不同发展时期其组织病理的改变也不一致。比如，同样为IgA肾病，可以在病理上表现为从接近正常的肾组织到多数肾小球硬化的几乎所有发展阶段。所以了解肾脏组织形态学的改变对临床医生判断病情、治疗疾病和估计预后方面提供了重要的依据。可以说，肾脏病理检查的开展是肾脏病学发展过程中的一个飞跃。目前，肾脏病理检查结果已经成为肾脏疾病诊断的金指标。概括起来，肾穿刺检查的临床意义主要有以下几点：

1. 明确诊断。通过肾穿刺活检术可以使超过 1/3 患者的临床诊断得到修正。
2. 指导治疗。通过肾穿刺活检术可以使将近 1/3 患者的临床治疗方案得到修改。
3. 估计预后。通过肾穿刺活检术可以更为准确地评价肾脏病患者的预后。

【小结】

完成该任务必须了解肾病综合征的病因、临床表现、辅助检查(包括肾活体组织检查)，能针对性地收集资料，并作出正确的疾病和护理问题的判断，按照轻重缓急护理先后次序进行相应的处置。

能力训练

患者，女，34 岁。3 个月前发现尿中有泡沫，未引起重视，一周来发现眼睑及双下肢水肿进行性加重伴乏力而来院就诊。

值班护士应从哪些方面对患者进行护理评估并进行临床处置。

【练习题】

1. 简述肾穿刺术术前、术后的护理。
2. 肾病综合征患者有哪些严重并发症？
3. 简述肾病综合征时高脂血症的机制。
4. 简述肾病综合征患者使用激素、免疫抑制剂的注意事项。

任务十　肾盂肾炎患者的临床处置

学习目标

技能目标

1. 熟练收集肾盂肾炎患者的资料。
2. 学会根据收集到的具体资料初步判断疾病和存在的护理问题。
3. 根据所做的判断熟练进行相应处置。
4. 学会正确留取尿培养的方法。

知识目标

1. 掌握肾盂肾炎的病因、感染途径、易感因素、主要护理问题。
2. 熟悉肾盂肾炎的临床表现、辅助检查、处理要点。
3. 熟悉尿细菌学检查的临床意义。
4. 熟悉肾盂肾炎抗菌用药原则和再发性尿路感染的处理要点。

任务描述

患者,女,42岁,突然发冷、高热,伴腰痛、尿频、尿急、尿痛,由门诊收治入院。

作为接诊护士,请对新患者进行接诊和临床处置。

任务实施

一、接诊及评估

1. 接诊及时,态度热情。

2. 收集资料。

(1) 病史。既往无尿路感染病史,本次突然发冷、高热,伴腰痛、尿频、尿急、尿痛1天,来院就诊。

(2) 体格检查。体温40℃,脉搏108次/分,呼吸24次/分,血压120/85mmHg。肾区有压痛及叩痛征。

(3) 心理—社会状态。患者对该病的病因等一无所知,对疾病的预后非常担忧,自费医疗。

(4) 辅助检查。实验室检查:尿蛋白(+),白细胞成堆,白细胞管型可见,肾功能正常,中段尿培养有大肠埃希菌,菌落计数$>10^9$/ml。

二、判断

1. 初步判断该患者所患的疾病及其依据,发病原因是什么?

初步判断患者所患的疾病:急性肾盂肾炎。

依据:① 女性患者;② 尿频、尿急、尿痛;③ 腰痛,肾区有压痛及叩痛征;④ 高热:体温40℃;⑤ 尿镜检:白细胞成堆,白细胞管型可见,中段尿培养有大肠埃希菌,菌落计数$>10^9$/ml。

发病原因:本病为细菌直接引起的感染性肾脏病变,致病菌为大肠埃希菌,属于上行感染。

2. 目前患者主要存在哪些护理问题?

(1) 体温升高。与泌尿系感染有关。

(2) 疼痛。与膀胱刺激征、腰痛等泌尿系感染症状有关。

(3) 焦虑。与疾病反复发作有关。

(4) 知识缺乏。与缺乏疾病的相关知识有关。

(5) 潜在并发症。慢性肾衰竭、肾乳头坏死、肾周脓肿。

三、组织

立即通知医生并组织护理。

四、护理

1. 卧床休息,提供良好的休息环境,保证患者睡眠充足。

2. 急性肾盂肾炎或慢性肾盂肾炎急性发作期都应多饮水,每日摄入量2500ml以上。目的是增加尿量,促进细菌、毒素及炎症分泌物排出。同时要注意加强营养和身体锻炼。给予清淡，富有高蛋白、高维生素的饮食，发热、全身症状明显者应给予流质或半流质饮食。消化道症状明显者可静脉补液，同时做好口腔护理。

3. 向患者解释各种检查的意义和方法，正确收集标本。收集患者尿标本时，应注意除急症外以留取晨尿为宜，并立即送检。留取中段尿作细菌培养时，必须严格执行无菌操作。并做好以下准备：① 应在用抗生素前或停用抗生素药 5 天后留尿标本。② 收集清晨尿，要保证尿液在膀胱内存留 6～8 小时。③ 留尿标本前要充分清洗会阴部，保持尿液不受污染。留尿时要留取中段尿置于无菌试管内。④ 留好的尿标本，要在 2 小时内作培养和计菌落数，以免有杂菌生长，影响判断结果。若有特殊情况需将尿液冷藏在 4℃以下的冰箱内。

4. 积极去除诱因，特别是尿路流通不畅、下泌尿道炎症、女性膀胱颈梗阻、盆腔和阴部的感染灶。治疗糖尿病、肝脏病、其他肾脏病、营养不良、严重贫血等。

5. 建立静脉通路。遵医嘱使用抗菌药，应根据菌株及药敏结果，针对性用药。常选用抗革兰阴性杆菌药物。让患者了解药物的作用、用法、疗程的长短。慢性肾盂肾炎患者的治疗较复杂，常采用联合用药方法，用药时间较长，应做好药物治疗的解释和指导，使患者能遵从医嘱治疗，确保治疗疗程。

6. 肾区疼痛明显的患者应卧床休息，嘱其尽量不要弯腰、站力或站直，以减少对肾包膜的牵拉力，有利于疼痛的减轻。可指导患者对疼痛的部位进行局部按摩、热敷。按医嘱使用碳酸氢钠等碱化尿液，以减轻尿路刺激症状，必要时服用解痉镇痛剂。

7. 高热时给予降温，注意观察及记录，给予相应护理。慢性肾盂肾炎后期，注意有无肾脏损害症状，如高血压、贫血、尿毒症等。

8. 做好心理护理，让患者尽量放松，不过于紧张焦虑。积极治疗并坚持服药，定期到医院进行复查，直至痊愈为止。帮助患者养成勤洗澡、勤更衣的卫生习惯。女性患者要注意经期、婚后及孕期卫生，保持会阴部清洁。

五、观察

1. 密切观察病情，监测生命体征，特别注意体温、血压及全身情况的变化。

2. 注意观察肾盂肾炎患者血尿，有无尿频、尿急、尿痛等尿路刺激症状，有异常及时通知医生。

3. 观察腰痛的性质、部位、程度、变化，及有无伴随症状。急性肾盂肾炎患者若高热等全身症状加重或持续不缓解，且出现腰痛加剧等，应考虑是否出现肾周脓肿、肾乳头坏死等并发症，应及时通知医生处理。

4. 观察药物疗效及不良反应。如出现恶心、呕吐、食欲减退等。

六、健康教育

1. 知识宣教。让患者及家属能了解本病的病因、发病机制、主要表现及治疗方法。

2. 生活指导。保持良好的卫生习惯，学会正确清洁外阴部的方法，避免擦便纸污染尿道口，经常清洗外阴，女患者月经期间增加外阴清洗次数，以保持外阴清洁干燥。日常多饮水，勤排尿(2～3 小时排尿一次)。排尿彻底，不留残尿。平时要劳逸结合，饮食注意营养均衡，增强机体的抵抗力。

3. 预防指导。尽量避免使用尿路器械，如必须使用，则严格无菌操作，并防止损伤。

【任务实施流程图】

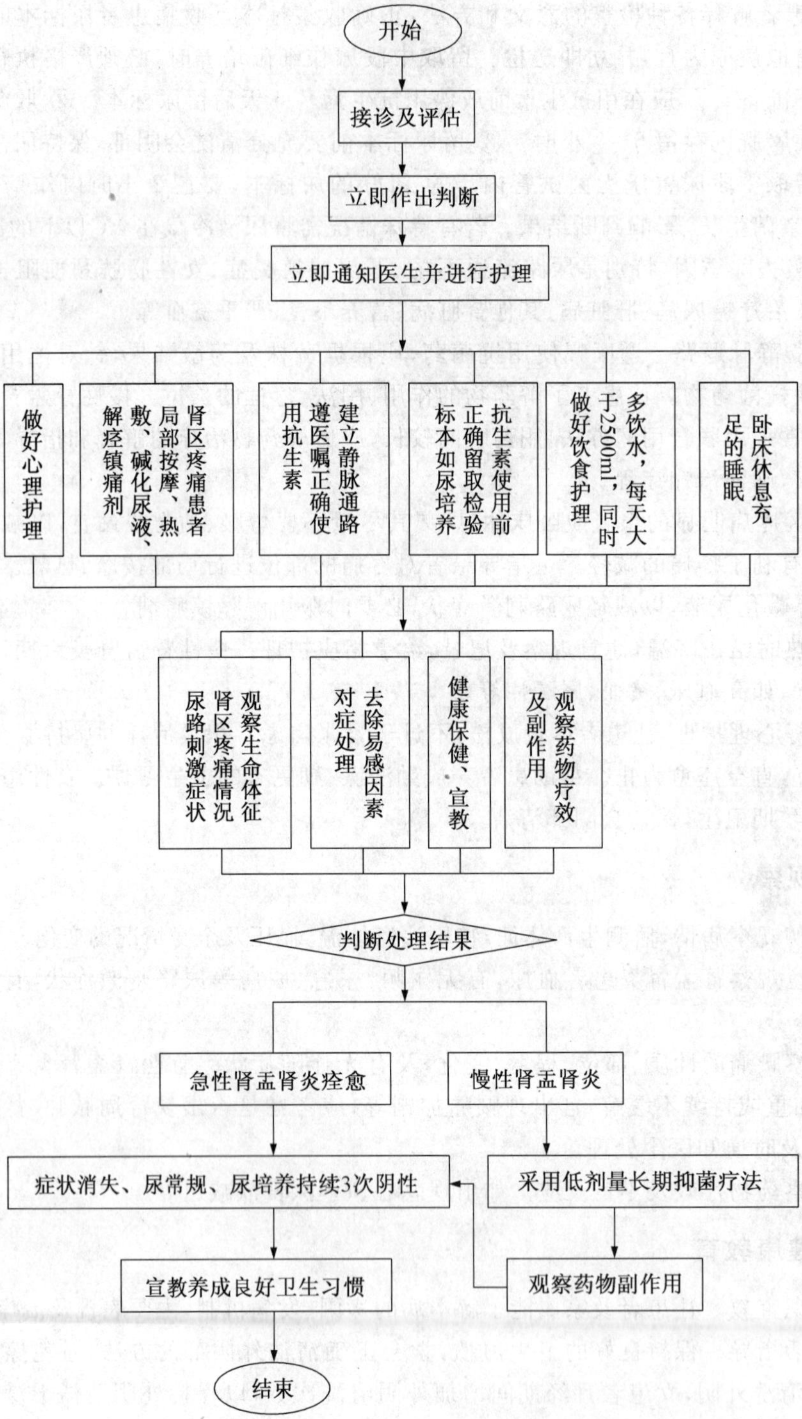
开始
接诊及评估
立即作出判断
立即通知医生并进行护理
做好心理护理
肾区疼痛患者局部按摩、热敷、碱化尿液、解痉镇痛剂
建立静脉通路遵医嘱正确使用抗生素
抗生素使用前正确留取检验标本如尿培养
多饮水，每天大于2500ml，同时做好饮食护理
卧床休息充足的睡眠
观察生命体征肾区疼痛情况尿路刺激症状
去除易感因素对症处理
健康保健、宣教
观察药物疗效及副作用
判断处理结果
急性肾盂肾炎痊愈
慢性肾盂肾炎
症状消失、尿常规、尿培养持续3次阴性
采用低剂量长期抑菌疗法
宣教养成良好卫生习惯
观察药物副作用
结束

【评价标准】

项目		项目总分	要求	A	B	C	D	实际得分
	接诊	5	接诊及时，态度热情	5	4	3	2—0	
	评估	5	评估及时，判断正确	5	4	3	2—0	
	组织	5	立即通知医生进行处置	5	4	3	2—0	
			取舒适体位，卧床休息，保证患者睡眠充足	5	4	3	2—0	
			心理护理到位，能有效沟通，患者积极治疗	5	4	3	2—0	
			饮食指导正确有效、多饮水、多排尿	5	4	3	2—0	
			正确留取检验标本（如尿常规、洁尿培养加药敏等）	5	4	3	2—0	
			按医嘱正确及时使用抗菌药物，对总的治疗疗程有充分认识	5	4	3	2—0	
护理过程	护理	55	按医嘱及时给予解痉镇痛、碱化尿液	5	4	3	2—0	
			及时去除诱因、易感因素	5	4	3	2—0	
			对症处理及时，如高热进行物理降温	5	4	3	2—0	
			健康保健、宣教到位	5	4	3	2—0	
			评估疼痛程度正确，护理有效	5	4	3	2—0	
			基础护理措施到位，无交叉感染发生	5	4	3	2—0	
			监测生命体征，特别注意体温、血压及全身情况的变化，注意并发症发生	5	4	3	2—0	
	观察	15	观察腰痛的性质、部位、程度、变化，及有无伴随症状，尿频、尿急、尿痛等尿路刺激症状	5	4	3	2—0	
			观察药物疗效及不良反应	5	4	3	2—0	
			护理程序正确	5	4	3	2—0	
质量控制		15	操作熟练，配合到位	5	4	3	2—0	
			记录准确、及时	5	4	3	2—0	
总计		100						

BEI JING ZHI SHI

背景知识

一、病因

肾盂肾炎是病原微生物侵入肾盂、肾间质和肾实质所引起的炎症性病变。它为常见病、多发病，好发于女性，男女之比为1∶10，其中育龄妇女发病率最高，老年妇女及婴儿患者亦不少。尿道炎和膀胱炎合称为下尿路感染，而肾盂肾炎则称为上尿路感染。下尿路感染可单独存在，而上尿路感染一般都伴有下尿路感染，由于临床上两者不易分开，常统称为尿路感染，但两者的治疗原则不同，预后亦异，需进行区分。

肾盂肾炎是由各种病原微生物感染直接引起肾小管、肾间质和肾实质的炎症。特别是慢性期病灶和肾瘢痕组织中存在某些病原体的抗原成分，有些还可寻到免疫复合物沉积，结合致病菌有抗体包裹以及肾组织中有淋巴细胞和单核细胞浸润等事实，表明肾盂肾炎的发病机制中存在着免疫反应性损害。

1. 病原体。致肾盂肾炎的病原体主要为非特殊性细菌，其中以大肠埃希杆菌为最多（占60%～80%），其次为变形杆菌、葡萄球菌、粪链球菌、产碱杆菌，少数为绿脓杆菌，偶为真菌、原虫、衣原体或病毒感染。

2. 感染途径。① 上行感染：是肾盂肾炎的主要感染途径。正常情况下尿道口及其周围有不同数量的病原体寄居，但不致病，在某些诱因（如机体抵抗力降低、尿流不畅、性生活等）存在时，病原体可侵入并沿尿道，经膀胱、输尿管侵犯肾盂黏膜，后经肾盏、肾乳头上行抵达肾实质而致病。男女均可发生，但女性尿道短而宽，女婴尿道口易被粪便所污染，老年妇女尿道口常有肉阜致排尿不畅，均易发生上行感染。② 血行感染：病原体从肾外任何部位的感染灶而经血循环播散到肾脏而致肾盂肾炎，如疖、痈、骨髓炎或败血症等并发的肾盂肾炎。③ 淋巴道感染：下腹部和盆腔器官的淋巴管与肾的淋巴管有多数的交通支，结肠肝曲与各肾之间有淋巴管沟通，当盆腔感染或结肠有病变时，细菌可沿淋巴道感染肾脏。④ 邻近组织感染的直接蔓延：如阑尾脓肿、腹腔或盆腔脓肿直接蔓延，导致肾盂肾炎。

3. 诱发因素。有以下几点：① 尿流不畅：可助长病原体繁殖而致上行感染，如多囊肾、肾结石、肾肿瘤、肾下垂、输尿管或下尿道结石、肿瘤、妊娠、神经性膀胱、前列腺肥大、尿道狭窄等均易诱发本病。② 膀胱—输尿道反流：指排尿时尿液从膀胱经输尿道反流至肾盂的反常，如膀胱三角及输尿管下端的肌肉张力较低，正常膀胱过度充盈或炎症均可致膀胱—输尿管反流，诱发感染。③ 机体抵抗力降低：全身性疾病如糖尿病易并发本病。④ 尿路手术或器械操作：尿路手术如尿道扩张术，膀胱镜检查、导尿尤其是留置导尿管4天以上者，可高达90%。⑤ 性生活：性生活时由于女性尿道口受压内陷，有创伤或尿道过短，前尿道的细菌易被直接挤入膀胱而致感染。

二、临床表现

1. 全身表现。起病大多数急骤，常有寒战或畏寒、高热，体温可达39℃以上，以及全身不适、头痛、乏力、食欲减退，有时恶心或呕吐等。

2. 尿路系统症状。最突出的是膀胱刺激症状即尿频、尿急、尿痛等，每次排尿量少，甚至有尿淋漓，大部分患者有腰痛或向会阴部下传的腹痛。体格检查有上输尿管（腹直肌外缘平脐处）或肋腰点（腰大肌外缘与第十二肋骨交叉处）压痛、肾区叩击痛。

轻症患者可无全身表现，仅有尿频、尿急、尿痛等膀胱刺激症状。

三、辅助检查

1. 尿常规。脓尿（每高倍视野≥5个白细胞）为其特征性改变，若平均每高倍视野中有0～3个白细胞，而个别视野中可见成堆白细胞，仍有诊断意义。尿中白细胞也可间歇性出现。红细胞数目多少不一，常提示合并其他肾脏疾患的可能。如发现白细胞管型，特别是粘有细菌者，尤有诊断意义。

2. 尿的细菌学检查。尿细胞培养及菌落计数是确诊的重要指标。目前多采用新鲜清洁中段尿培养法，尿细胞培养阳性，菌落计数＞1×10^{8}/L（10 万/ml），即有诊断价值，(1～10)$\times10^{7}$/L(1 万～10 万/ml)为可疑，应重复培养，若培养为阴性，诊断有怀疑时，需进一步排除多种因素的影响，如：① 已用或正在应用抗菌药物治疗。② 大量饮水，补液后尿液过度稀释。③ 尿液 pH＜5.0 或＞8.5。④ 泌尿系统功能异常、畸形或有梗阻。⑤ 粪链球菌感染，因其繁殖力低，菌落计数 0.5×10^{7}/L(5000/ml)即有诊断意义。⑥ 需用其他特殊培养基方能生长的病原体。亦可采用耻骨上膀胱穿刺尿培养法，如有细菌生长即可确诊。新鲜中段尿直接涂片，用革兰染色后镜检，找到细菌，或新鲜中段尿 10ml 离心后取沉渣直接涂片找细菌，每高倍视野细菌数 15～20 个以上，均具有诊断意义。

3. 其他检查。尿沉渣抗体包裹细菌检查，阳性时有助诊断，膀胱炎为阳性，有鉴别诊断价值。急性肾盂肾炎一般不出现肾功能损害。X 线及肾盂造影检查可了解尿路系统有无结石、梗阻、畸形、肾下垂等情况，以利根治。

ZHI SHI TUO ZHAN

知识拓展

慢性肾盂肾炎复发和再感染的概念

1. 复发。指治疗后菌株转阴性但在停药后的 6 周内再发且致病菌和先前感染的完全相同。复发的常见原因有：① 尿路解剖上或功能上异常引起尿流不畅，可通过静脉肾盂造影或逆行肾盂造影以明确之。如有明显解剖异常情况存在，需手术加以纠正，如果梗阻因素难以解除，则根据药敏选用恰当抗菌药治疗 6 周。② 抗菌药选用不当或剂量和疗程不足常易复发，可按药敏选择用药治疗 4 周。③ 由于病变部位瘢痕导致血流量差、病灶内抗菌药浓度不足，可试用较大剂量杀菌类型抗菌药治疗，如先锋霉素、氨苄青霉素、羟苄青霉素、乙基因梭霉素等疗程 6 周。

一年内尿路感染发作在 3 次或 3 次以上者又称复发性尿感，可考虑长程低剂量治疗，一般选毒性低的抗菌药物如复方磺胺甲噁唑或呋喃妥因，每晚一粒，服用 1 年或更长，约 60％的患者菌尿转阴，男性因前列腺炎引起复发者宜同时治疗慢性前列腺炎，选用脂溶性抗菌药物如复方磺胺甲噁唑；环丙沙星 0.5g 每日 2 次；利福平 0.45～0.6g 顿服，疗程宜长达 3 个月，必要时手术切除病变(增生肿瘤)的前列腺。

如果经两个疗程的足量抗菌治疗后尿菌仍持续阳性，可考虑长程低剂量治疗，一般采用复方新诺明或呋喃妥因，每晚一次，可以服用 1 年或更长。约 60％的患者菌尿转阴。

2. 再感染。指菌尿转阴后，另一种与先前不同的致病菌侵入尿路引起的感染，一般在菌尿转阴 6 周后再发。妇女的尿感再发 85％是重新感染，可按首次发作的治疗方法处理，并嘱患者重视预防尿感的同时，应全面检查有无易感因素存在并予以去除。

【小结】

完成该任务必须了解肾盂肾炎的病因、易感因素、临床表现、辅助检查、诊断要点，能针对性收集资料，并作出正确的疾病和护理问题的判断以及进行相应的处置。

能力训练

患者,女,52岁,退休中学教师。自3年前起无明显诱因下多次出现尿频、尿急、尿痛及腰部不适,常伴发热、恶寒、乏力和夜尿增多,但无茶色尿、水肿等。发作时曾多次门诊,尿常规示白细胞50～60个/HP,中段尿培养为"大肠杆菌",诊断为"尿路感染",予以诺氟沙星或阿莫西林等抗菌治疗。症状好转后即自行停药,未再复查尿液,疗程多为3～5日。20日前患者因同样原因在门诊治疗,予以复方新诺明治疗5日,症状好转后停药。1周前出现尿频、尿急、尿痛和夜尿增多,下腹不适,体温上升至38.1℃,为进一步治疗收治入院。

值班护士应从哪些方面对患者进行护理评估并进行临床处置。

【练习题】

1. 中段尿培养的意义和注意事项是什么?
2. 慢性肾盂肾炎如何预防?

任务十一　慢性肾功能衰竭患者的临床处置

学习目标

技能目标

1. 熟练收集慢性肾衰竭患者的资料。
2. 根据收集到的具体资料初步判断疾病和存在的护理问题。
3. 根据所做的判断熟练进行相应处置。
4. 学会动静脉(A－V)内瘘的护理和正确留取内生肌酐清除率标本及饮食护理。

知识目标

1. 掌握慢性肾衰竭的诱因、主要护理问题。
2. 掌握左心衰竭、高血钾等并发症的临床表现、紧急处理及防治原则。
3. 熟悉慢性肾衰竭的分期、病因、临床表现、辅助检查、治疗措施。
4. 了解血液透析的原理。

任务描述

患者,女,47岁,主诉胸闷、心慌、气促、端坐呼吸9小时,由门诊收治入院。

作为接诊护士,请对新患者进行接诊和临床处置。

任务实施

一、接诊及评估

1. 接诊及时,态度热情。

2. 收集资料。

(1) 病史。患者，女，47岁，农民，初中文化，慢性肾功能不全病史6年，维持性血液透析2个月余(左前臂有A-V内瘘)。

(2) 体格检查。体温36.5℃，呼吸28次/分，脉搏120次/分，血压147/99mmHg。意识清楚，贫血貌，两肺底部闻及湿啰音，双下肢水肿，尿量300～400ml/d。

(3) 心理—社会状态。患者对该病的病因等有所了解，对疾病的预后不乐观，且治疗所需费用大，心理负担重。享有农村医疗保险。

(4) 辅助检查。

1) 实验室检查：血常规 WBC 3.8×10^9/L，RBC 2.44×10^{12}/L，Hb 660g/L；尿常规 PRO 3+，BLD 1+；肾功能、电解质血 BUN 29mmol/L，Cr 884μmol/L，HCO_3^- 15mmol/L，血钾7.6mmol/L，血白蛋白28g/L。

2) B超检查：左室舒张功能减退。

二、判断

1. 初步判断该患者所患的疾病及其依据，发病原因是什么？

初步判断患者所患的疾病：慢性肾功能衰竭(尿毒症期)、急性左心衰竭、肺水肿、高血钾。

依据：① 慢性肾功能不全病史6年，维持性血液透析2个月余，入院前4小时吃了含钾成分高的冬枣半斤和热开水300ml；② 入院时出现典型左心衰竭临床表现：胸闷、心慌、气促、端坐呼吸；③ 实验室检查：严重肾功能损害和高血钾、酸中毒、贫血、低蛋白血症，血 BUN 29mmol/L，Cr 884μmol/L，HCO_3^- 15mmol/L，血钾7.6mmol/L，Hb 660g/L、血白蛋白28g/L。

发病原因：慢性肾功能不全病史6年，维持性血液透析2个月余，入院前4小时吃了含钾成分高的冬枣半斤和热开水300ml；患者肾功能衰竭排泄功能障碍导致水、钠、钾等潴留，引起水、电解质和酸碱平衡紊乱，从而致左心衰竭、高血钾。

2. 目前患者主要存在哪些护理问题？

(1) 活动无耐力。与贫血、代谢产物潴留、心脏扩大有关。

(2) 有感染的危险。与肾衰竭免疫功能下降有关。

(3) 预感性悲哀。与慢性肾衰竭预后不佳有关。

(4) 体液过多。与水钠摄入过多而肾排泄障碍有关。

(5) 营养失调。低于机体需要量，与长期食欲减退及胃肠道吸收不良有关。

(6) 气体交换受损。与左心衰竭致肺循环淤血有关。

(7) 潜在并发症。心律失常、心脏停搏、内瘘闭塞、高血压急症。

三、组织

立即通知医生并组织抢救。

四、抢救

1. 端坐卧位，双下肢下垂，以减少静脉回流而减轻肺水肿，必要时，可加止血带于四肢，轮流结扎三个肢体，每5分钟换一肢体，平均每肢体扎15分钟，放松5分钟，以保证肢体循环不受影响。绝对卧床休息，镇静，皮下或肌肉注射吗啡5～10mg或哌替啶50～100mg，使患者安静,扩张外周血管,减少回心血量,减轻呼吸困难。注意保暖。

2. 高流量吸氧6～8L/min,改善呼吸困难,并用20%～30%酒精湿化,使肺泡内泡沫的表面张力降低而破裂,以利于改善肺泡通气。但应注意吸氧时间不宜过长,要间歇使用,必要时面罩给氧,保持呼吸道通畅。

3. 心电图检查及多参数监护。

4. 正确留取血尿标本。动脉、静脉采血,立即送检血标本(如血气分析、血电解质、肝肾功能等生化全套、血尿常规、出凝血时间、内生肌酐清除率等)。

5. 按医嘱及时给药。

(1) 左心衰竭、肺水肿处理。根据医嘱补液给药:① 利尿:静脉给予作用快而强的利尿剂如速尿20～40mg或利尿酸钠25～40mg加入葡萄糖内静脉注射,以减少血容量,减轻心脏负荷,应注意防止或纠正大量利尿时所伴发的低血钾症和低血容量。② 血管扩张剂:静脉滴注硝普钠或酚妥拉明以降低肺循环压力,但应注意勿引起低血压,也可舌下含化硝酸甘油降低肺循环静脉压。③ 强心药:如近期未用过洋地黄类药物者,可静脉注射快速作用的洋地黄类制剂,如西地兰、毒毛旋花子甙K等。④ 氨茶碱:对伴有支气管痉挛者可选用,氨茶碱0.25g加入10%葡萄糖液20ml稀释后静脉缓慢注入,可减轻支气管痉挛,扩张冠状动脉和加强利尿。⑤ 皮质激素:氢化可的松100～200mg或地塞米松10mg加入葡萄糖液中静滴亦有助肺水肿的控制。⑥ 原有疾病和诱发因素治疗。

(2) 高血钾、酸中毒处理。注意钾平衡,重在防止钾过多,要严格限制食物及药品中钾的摄入,防止感染,禁止输库血。可用10%葡萄糖酸钙10ml,缓慢静注,以拮抗钾离子对心肌及其他组织的毒性作用,25%葡萄糖液300ml加普通胰岛素15IU,静滴,以促进糖原合成,使钾离子转入细胞内;钠型离子交换树脂20～30g加入25%山梨醇100～200ml作高位保留灌肠,1g钠型树脂约可交换钾0.85mmol;纠正酸中毒,促使细胞外钾向细胞内转移,同时用5%碳酸氢钠注射液静脉点滴。

(3) 护肾、防治感染,纠正水电解质酸碱平衡紊乱,避免使用肾毒性药物。

6. 立即进行血液透析。做好血液透析的护理。

(1) 透析前护理。透析设备的准备、透析药品的准备、患者的准备、心理护理。

(2) 做好透析过程中护理。防止低血压、失衡综合征、肌肉痉挛、心律失常、心力衰竭、空气栓塞出血、管路凝血、热源反应等并发症的发生。

(3) 透析后护理。① 透析结束时,应缓慢回血,测血压后,如血压正常,嘱患者躺数分钟、坐数分钟后缓慢起床,防止发生体位性低血压。② 注意观察出血情况:拔除动脉和静脉穿刺针时,应立即压迫止血10～15分钟,力量适中,压迫点应是血管穿刺点。如动脉穿刺,则压迫时间为30分钟以上。如有出血倾向,可用鱼精蛋白中和,肝素和鱼精蛋白比为1∶1。③ 透析后注意穿刺插管及内瘘的护理,防堵塞及感染。④ 称体重,与患者约定下次透析的时间。嘱患者按医嘱服药,根据个体化差异,给予针对性健康宣教。

7. 准确记录24小时出入量。入量包括饮水量、输液量、进食饭菜、水果等;出量包括尿液、粪便、呕吐物等。控制输液速度及量,每日液体进入量为前一天液体排出量加上500ml给予。

8. 动静脉内瘘护理。

(1) 做内瘘的手臂禁止测量血压及输液。

(2) 内瘘术后如血管扩张不理想,可用手捏橡皮健身球,每天锻炼3～4次,每次10分钟，以促进内瘘的成熟。

(3) 平时穿着的衣服衣袖应宽松，内瘘手臂不能受压及过度用力，避免引起内瘘闭塞。

(4) 来院透析前，应清洗手臂，保持穿刺部位清洁。

(5) 穿刺后，手臂禁止乱动，以免引起血管破裂及穿刺针脱落而发生血肿及大出血。

(6) 透析结束后，压迫穿刺点止血 5～20 分钟，血止后方可用消毒胶布覆盖，再用弹力绷带包扎 20 秒后取下。

(7) 患者应经常检测瘘管吻合口有否震颤，每天至少 2 次，如发现瘘管震颤消失或疼痛(绷带不易过紧)，应即来院诊治。

(8) 有血管瘤者，可用弹性绷带加以保护，避免碰破而出血。

(9) 长期透析患者，会引起皮肤瘙痒，此时应禁忌抓挠，以免引起皮肤破裂、感染，应擦拭油性防菌药膏，如金霉素、红霉素眼膏。

(10) 透析后当天，内瘘手臂请不要碰水，以防感染。

9. 对症处理。如纠正贫血、低蛋白血症，尽量减少创伤性治疗，做好基础护理。

10. 饮食护理。高热量、高维生素饮食，四限(限水、限钠、限钾、限磷补钙)，限制水的摄入，严格控制干体重，两次透析间期体重不超过自身体重的 4%～5%；限制钠的摄入，食盐 2～3g/d；限制高钾食物的摄入，如肉类、橘子、冬枣、土豆、香蕉等；低磷饮食，补充钙剂，血透患者给予优质高蛋白的饮食，蛋白质 1.2g/(kg · d)，如鱼类、肉类、豆类、奶类、蛋类等。

11. 重视心理护理。因患者病情凶险，患者及家属均有恐惧、焦虑心理，应向患者及家属解释病情，让患者了解疾病的治疗、护理和预后，减轻心理压力。

五、观察

1、生命体征监测。观察神志、体温、脉搏、呼吸、血压等的变化，尤其注意呼吸深浅度、心率、心律、S-T 段、T 波高尖等情况。

2. 观察 24 小时出入量，尤其注意 24 小时尿量，观察浮肿消退情况，每日检测血电解质，注意水、电解质的平衡，定期监测血常规、肾功能、血浆蛋白、血电解质、血气分析，每日测体重。

3. 观察药物疗效及副作用。

六、健康教育

1. 生活指导。注意劳逸结合，避免劳累和重体力活动。严格遵循饮食治疗的原则，注意水钠限制和蛋白质的合理摄入。

2. 预防指导。注意个人卫生，保持口腔、皮肤及会阴部的清洁。皮肤瘙痒时避免用力搔抓。注意保暖，避免受凉。尽量避免妊娠。

3. 用药指导。严格遵医嘱用药，避免使用肾毒性较大的药物，如氨基糖苷类抗生素。

4. 透析指导。慢性肾衰竭患者应注意保护和有计划地使用血管，尽量保留前臂、肘等部位的大静脉，以备用于血透治疗。已行透析的患者，血液透析者应注意保护好动—静脉瘘管，腹膜透析者保护好腹腔透析通道。

5. 心理指导。注重心理调节，保持良好心态，培养积极的应对能力。

【任务实施流程图】

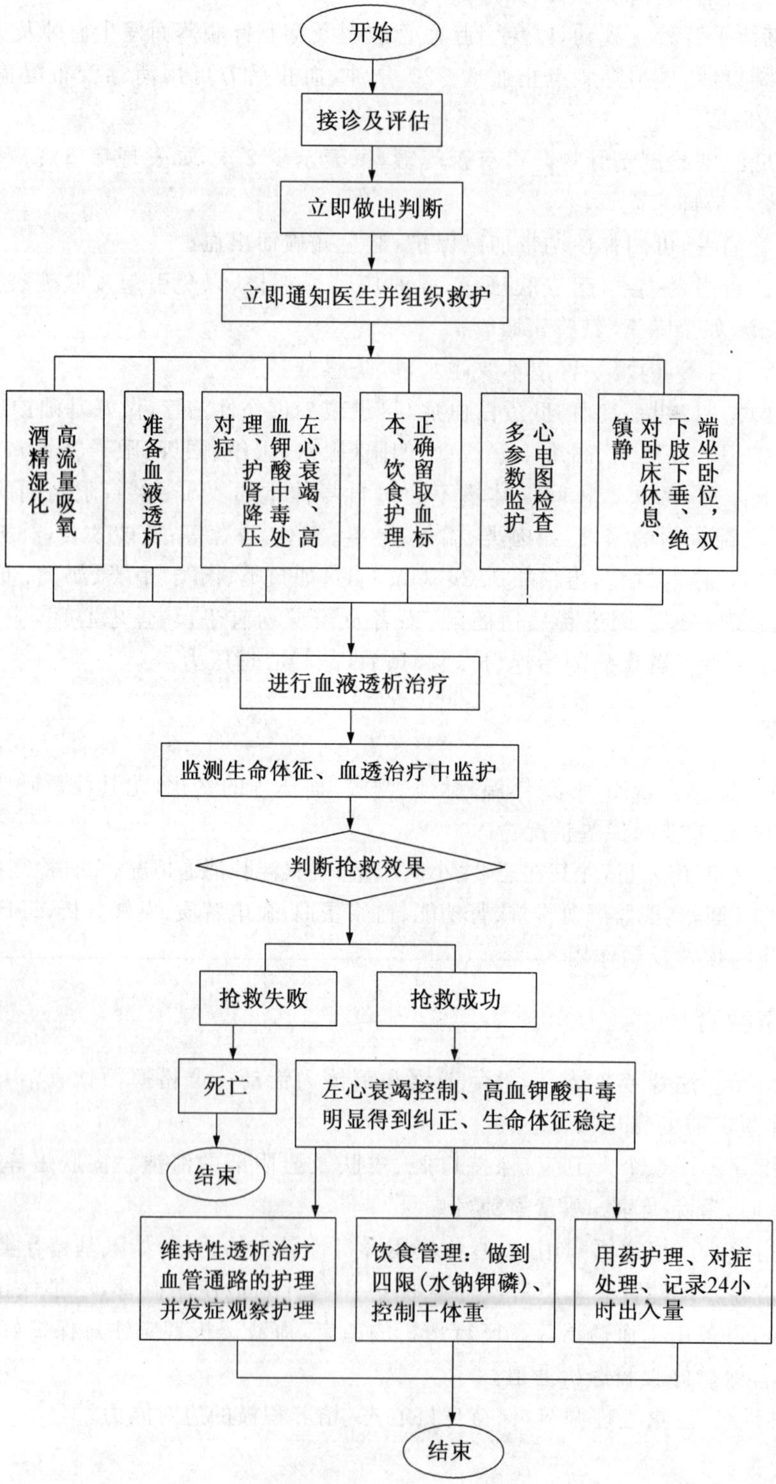
开始
接诊及评估
立即做出判断
立即通知医生并组织救护
高流量吸氧酒精湿化
准备血液透析
左心衰竭、高血钾酸中毒处理、护肾降压对症
正确留取血标本、饮食护理
心电图检查多参数监护
端坐卧位，双下肢下垂、绝对卧床休息、镇静
进行血液透析治疗
监测生命体征、血透治疗中监护
判断抢救效果
抢救失败
抢救成功
死亡
结束
左心衰竭控制、高血钾酸中毒明显得到纠正、生命体征稳定
维持性透析治疗血管通路的护理并发症观察护理
饮食管理：做到四限(水钠钾磷)、控制干体重
用药护理、对症处理、记录24小时出入量
结束

【评价标准】

项目		项目总分	要求	评分等级及分值				实际得分
				A	B	C	D	
护理过程	接诊	5	接诊及时,态度热情	5	4	3	2—0	
	评估	5	评估及时,判断正确	5	4	3	2—0	
	组织	5	立即通知医生进行处置	5	4	3	2—0	
	救护	55	端坐卧位,双下肢下垂,绝对卧床休息	5	4	3	2—0	
			高流量吸氧 4～6L/min、用 20%～30%酒精湿化,必要时面罩给氧	5	4	3	2—0	
			保持呼吸道通畅	5	4	3	2—0	
			动脉、静脉采血,立即送检血标本,迅速建立有效静脉通路	5	4	3	2—0	
			按医嘱用药如强心、利尿、扩血管、解除支气管痉挛,纠正高血钾、酸中毒,用药安全有效	5	4	3	2—0	
			同时按医嘱护肾、利尿、降压治疗、防治感染,纠正水电解质酸碱平衡紊乱	5	4	3	2—0	
			立即进行血液透析,无并发症发生	5	4	3	2—0	
			心电图及心电监护及时、连接正确	5	4	3	2—0	
			准确记录 24 小时出入量、严格控制输液速度及量	5	4	3	2—0	
			饮食指导正确有效	5	4	3	2—0	
			基础护理措施到位、有效沟通、宣教到位	5	4	3	2—0	
	观察	15	生命体征监测,尤其注意呼吸深浅度、心率、心律、S-T 段、T 波高尖等情况	5	4	3	2—0	
			观察记录 24 小时出入量,每日检测血电解质,注意水、电解质的平衡,定期监测血常规、肾功能、血浆蛋白、血电解质、血气分析	5	4	3	2—0	
			观察药物疗效及副作用	5	4	3	2—0	
质量控制		15	救护程序正确	5	4	3	2—0	
			操作熟练,配合到位	5	4	3	2—0	
			记录准确、及时	5	4	3	2—0	
总计		100						

BEI JING ZHI SHI

背景知识

一、病因

慢性肾衰竭是指各种慢性肾脏病晚期,肾实质已严重毁损,致使氮质代谢产物潴留,水、电解质及酸碱平衡失调,内分泌紊乱等所表现的一种临床症候群,发病率占人群万分之 0.5

左右。主要病因有：

1. 各型原发性肾小球肾炎(膜增殖性肾炎、急进性肾炎、膜性肾炎、局灶性肾小球硬化症等)。

2. 继发于全身性疾病(如高血压及动脉硬化、系统性红斑狼疮、过敏性紫癜肾炎、糖尿病、痛风等)。

3. 慢性肾脏感染性疾患。如慢性肾盂肾炎。

4. 慢性尿路梗阻。如肾结石、双侧输尿管结石,尿路狭窄,前列腺肥大、肿瘤等。

5. 先天性肾脏疾患。如多囊肾、遗传性肾炎及各种先天性肾小管功能障碍等。

二、临床表现

在肾功能不全早期,仅有原发病的症状,只在检查中可发现内生肌酐清除率下降,尿浓缩功能及酚红排泄率减退。这些肾功能代偿期的患者常在应激情况下,肾功能急剧恶化,并可出现尿毒症症状,临床上称为可逆性尿毒症,一旦应激因素去除,肾功能可恢复至原来水平。若病情发展至"健存"肾单位不能适应机体最低要求时,即使没有应激因素,尿毒症症状会逐渐表现出来。尿毒症的症状相当复杂,累及全身各个脏器和组织,主要有：

1. 胃肠道表现。厌食、恶心、呕吐、腹泻、舌炎、口有尿臭味、口腔糜烂、消化道出血等。

2. 精神神经系统表现。精神委靡不振、疲乏、头晕、头痛、记忆力减退、失眠、四肢麻木、手足灼痛,有时出现下肢痒痛或"不安腿"综合征(下肢有蚁爬、发痒感,需移动双腿或行走后才舒适),可有嗅觉异常、神经性耳聋、咽部及舌部肌肉无力、排尿困难、尿潴留等。晚期出现嗜睡、烦躁、谵妄、肌肉颤动甚至抽搐、昏迷。致精神神经症状的原因可能是代谢产物潴留,电解质平衡失调、代谢性酸中毒、"中分子物质"潴留等对神经系统作用的结果。

3. 心血管系统表现。常有高血压、心肌损害、心力衰竭、心律紊乱,并可有小动脉、视网膜小动脉硬化可影响视力及视网膜出血。严重者可出现心包摩擦音(纤维素性心包炎),少数可有心包积液,甚至发生心包压塞。

4. 造血系统表现。严重贫血为主要症状,晚期患者多有出血倾向,常伴有皮下淤斑、鼻出血、牙龈出血,甚或发生呕血、便血、血尿、颅内出血、月经过多症,少数可有心包出血。

5. 呼吸系统表现。呼出的气体有尿味,易患支气管炎、肺炎、胸膜炎。严重代谢性酸中毒时,可出现库司玛大呼吸。

6. 皮肤表现。干燥、脱屑、无光泽。部分患者皮肤较黑,系弥漫性黑色素沉着所致。尿毒从汗腺排出后,会凝成白色结晶,称为"尿素霜",刺激皮肤而引起尿毒症性皮炎和皮肤瘙痒(皮肤痒感与继发性甲状旁腺素增多也有关)。

7. 电解质平衡紊乱。

(1) 低钠血症和钠潴留。尿毒症患者对钠的调节功能差,容易产生低钠血症,其原因有：① 过分限制食盐的摄入；② 肾小管回收钠的功能减退；③ 容易腹泻而丢失含钠碱性肠液；④ 应用利尿剂而致钠丢失。低钠血症(血钠在130mmol/L以下)时,患者疲乏无力、表情淡漠、厌食,严重时恶心、呕吐、血压下降,使尿毒症加重,反之,钠的摄入过多,则会潴留体内,引起水肿、高血压,严重时易发生心力衰竭。

(2) 低钙血症和高磷血症。肾功能障碍时,尿磷排出减少,导致血磷升高。磷从肠道代谢排出而与钙结合,限制了钙的吸收,加上厌食和肾病时的低蛋白血症,以及肾脏患病后 $1.25(OH)_2D_3$ 生成障碍等,都会使血钙减少。高血磷和低血钙刺激甲状旁腺,引起继发性甲状旁腺功能亢进,导致骨质钙化障碍,这在幼年患者会产生佝偻病,成年患者则出现尿毒症性骨病，如纤维性骨炎、骨软化症、骨质疏松、骨硬化症等。尿毒症时血钙虽然降低，常在2.0mmol/L左右，但在酸中毒情况下，血浆中钙的离子化比例较高，游离钙的浓度还可以接近正常水平，故一般不会出现低钙性抽搐。但在纠正酸中毒的补碱过程中，由于游离钙的减少，则低钙搐搦就可发生，应加以注意。

8. 代谢性酸中毒。尿毒症患者都有轻重不等的代谢性酸中毒，轻者二氧化碳结合力在22～16mmol/L之间，严重者可降至4.5mmol/L以下。引起代谢性酸中毒的原因：① 酸性代谢产物的潴留；② 肾小管生成氨、排泌氢离子功能减退；③ 肾小管回收重碳酸盐的能力降低；④ 常有腹泻致碱性肠液丢失。重症酸中毒时患者疲乏软弱，感觉迟钝，呼吸深而长，甚至进入昏迷状态。

9. 骨骼系统表现。可出现肾性骨病，包括肾性骨软化症、纤维性骨炎、骨硬化症及转移性钙化等，多见于病程较长或长期透析者，这与继发性甲状旁腺功能亢进、活性维生素D合成障碍、慢性酸中毒有关。

10. 免疫系统功能低下，易继发感染。

三、辅助检查

1. 血液检查。① 尿素氮、肌酐增高；② 血红蛋白一般在80g/L以下，终末期可降至20～30g/L，可伴有血小板降低或白细胞偏高；③ 动脉血液气体，酸碱测定；晚期常有pH值下降，AB、SB及BE均降低，$PaCO_2$呈代偿性降低；④ 血浆蛋白可正常或降低；⑤ 电解质测定可出现异常。

2. 尿液检查。① 尿常规改变可因基础病因不同而有所差异，可有蛋白尿，红、白细胞或管型，也可以改变不明显；② 尿比重多在1.018以下，尿毒症时固定在1.010～1.012之间，夜间尿量多于日间尿量。

3. 肾功能测定。① 肾小球滤过率、内生肌酐清除率降低；② 酚红排泄试验及尿浓缩稀释试验均减退；③ 纯水清除率测定异常；④ 放射性核素肾图、肾扫描及闪烁照相亦有助于了解肾功能。

4. 其他检查。泌尿系X线平片或造影，肾穿刺活检，有助于病因诊断。

ZHI SHI TUO ZHAN

知识拓展

延缓慢性肾衰竭的疗法

1. 饮食疗法。① 蛋白质摄入量应根据患者的肾功能加以调整，一般采用低蛋白饮食，但以不产生负氮平衡为原则。应给优质蛋白，如蛋类、乳类、鱼、瘦肉等。限制植物性蛋白质的摄取。② 高热量，每日不少于125.5kJ/kg体重。③ 补充维生素。④ 饮水量应视具体情况而定，尿量在每日1000ml以上。无水肿者不应限水。⑤ 钠盐不必过分限制，因储钠功能减退，尿中有钠盐丢失。⑥ 少尿者应严格限制含磷含钾的食物。

2. 必需氨基酸疗法。口服或静脉点滴必需氨基酸液，成人每日9～23g。凡用该法应忌食含非必需氨基酸丰富的食物，并进食低量优质蛋白（每日0.3g/kg体重），以促进机体利用尿素合成非必需氨基酸，继而与必需氨基酸合成人体蛋白质，从而达到降低血尿素氮的目的。

3. 钠扩容后利尿疗法。即先服碳酸氢钠 3g/d(如患者已有水钠潴留者，不必先服碳酸氢钠)，然后给予速尿，开始用量为 100mg/d，静注，使每日尿量达 2000ml 左右，否则，速尿量每日加倍，直至达到上述尿量为止。但每日速尿总剂量不宜超过 1000mg，如速尿每次超过 200mg，应加入葡萄糖液内静滴。

4. 血管活性药物的应用。多巴胺 20mg，酚妥拉明 10mg 加于 5%葡萄糖液 250ml 中静滴，滴速 1ml/min，每日 1 次，共 7 次。可改善肾血流，使尿量增加，促进尿素氮排出。

5. 口服氧化淀粉。口服 20～40g/d，可使肠道中尿素与氧化淀粉相结合而排出体外，1～2周后，血尿素氮可下降 30%左右，因其有头晕、恶心、腹泻等副作用，目前多用 DASC(白蛋白涂饰氧化淀粉制剂)，该制剂不良反应轻微。

6. 中药。大黄 10g，牡蛎 30g，蒲公英 20g，水煎至 300ml，高位保留灌肠，每日 1～2 次，患者腹泻每日控制在 3～4 次为宜，促进粪氮排出。

【小结】

完成该任务必须了解慢性肾功能衰竭的病因、诱因、临床表现(如左心衰竭、高血钾等并发症的临床表现)、辅助检查，能针对性收集资料，并作出正确的疾病和护理问题判断，按照轻重缓急护理先后次序进行相应的处置。

能力训练

患者，男，46 岁，反复眼睑及双下肢水肿、泡沫尿，尿蛋白升高伴镜下血尿 15 年。高血压史 6 年，乏力、夜尿增多史 2 年，近来无诱因下常易出现牙龈出血，今来院就诊。

值班护士应从哪些方面对患者进行护理评估并进行临床处置。

【练习题】

1. 简述述慢性肾功能衰竭非透析治疗的主要措施。
2. 慢性肾功能不全急性加重的诱因有哪些？如何避免？
3. 简述肾性贫血的原因和处理。

任务十二　急性白血病患者的临床处置

学习目标

技能目标

1. 熟练收集急性白血病患者的资料。
2. 根据收集到的具体资料初步判断疾病和存在的护理问题。
3. 根据所做的判断熟练进行相应处置。
4. 学会正确输血的方法和如何护理 PICC 管道。

知识目标

1. 掌握急性白血病患者的主要护理诊断及护理要点。
2. 掌握化疗相关的护理要点(化疗药物的护理、化疗的自我防护、患者血管的保护、保护性隔离措施的实施等)。
3. 掌握成分输血的概念、分类。
4. 了解骨髓穿刺术和骨髓移植方法。

任务描述

患者,男,39 岁。口腔黏膜溃破 1 个月,牙龈出血 1 周,寒颤、高热伴咽痛 4 天,由门诊收治入院。

作为接诊护士,请对该患者进行接诊和临床处置。

任务实施

一、接诊及评估

1. 接诊及时,态度热情。
2. 收集资料。

(1) 病史。患者既往体健,有烟酒嗜好。患者无明显诱因下出现口腔黏膜溃破 1 个月,牙龈出血 1 周,难以自止,同时伴乏力、疲倦,寒战、高热伴咽痛 4 天入院。于当地卫生院经止血、退热、抗炎等对症治疗(具体不详),病情不见好转,发现血象异常,为进一步诊治转入我院血液科。

(2) 体格检查。体温 39.1℃,呼吸 20 次/分,脉搏 98 次/分,血压 120/80mmHg。神志清楚,轻度贫血貌,皮肤、巩膜无黄染,全身皮肤散在大小不等的出血点,颈部及颌下可触及0.5～1.5cm 大小淋巴结数个。右中肺叩诊浊音,闻及湿啰音。胸骨压痛明显。腹软,肝肋下2.0cm,脾肋下 2.0cm。口腔黏膜散在多个大小不等紫红色血疱,牙龈增生肿胀,有出血。

(3) 心理—社会状态。患者初中文化,油漆工,从事室内装潢工作 20 余年;性格内向,对疾病了解甚少,担心预后;已婚,父母健在,育有 1 儿 1 女,妻儿均体健,家庭支持尚可,自费医疗。

(4) 辅助检查。

1) 实验室检查:血常规 WBC 2.2×10^9/L,N 0.9×10^9/L,RBC 1.98×10^{12}/L,Hb 97g/L,PLT 22.2×10^9/L;DIC 全套(+);肝、肾功能无明显异常。X 线示右中肺片状渗出性改变。

2) 专科检查:骨髓象骨髓增生明显极度活跃,早幼粒细胞占 0.95(非红系),过氧化物酶(POX)强阳性。未做免疫分型及遗传学检查。

二、判断

1. 初步评估该患者的临床诊断及其依据,发病原因是什么?

初步评估该患者所患的疾病：急性早幼粒细胞性白血病(M_3)。

依据：① 典型的临床表现：起病急，皮肤黏膜淤点淤斑，牙龈出血，乏力，肺部感染，胸骨压痛，肝、脾、淋巴结肿大；② 特征性的血象、骨髓象改变：三系降低，骨髓增生活跃，早幼粒细胞＞30％；③ 凝血功能异常。

发病原因：患者从事油漆工作，长期接触含苯的化合物成为危险因素，导致骨髓中白血病细胞异常增殖，失去进一步分化成熟的能力而停滞于不同阶段，并浸润其他器官和组织，从而抑制正常造血功能，使正常造血细胞减少，而使三系降低，临床出现贫血、感染、出血和肝、脾淋巴结不同程度肿大，及器官组织浸润的表现。而急性早幼粒细胞性白血病(M_3)为骨髓造血停滞于早幼粒阶段，大量增殖的早幼粒细胞的颗粒中含有大量的促凝血物质，释放入血后极易早期并发 DIC。

2. 目前患者主要存在那些护理问题？

(1) 有出血的危险。与患白血病正常造血受抑制，血小板大量减少有关。

(2) 体温过高。与正常造血受抑制，导致白细胞尤其粒细胞减少，肺部感染有关。

(3) 活动无耐力。与正常造血受抑制，血红蛋白减少，贫血有关。

(4) 疼痛(胸骨)。与白血病细胞浸润有关。

(5) 预感性悲哀。与患急性白血病及支付医药费用有关。

(6) 知识缺乏。与患病及知识文化水平较低有关。

(7) 潜在并发症。出血、中枢神经系统白血病、化疗药物副作用。

三、组织

通知医生并配合医生进行护理，给患者及家属进行相关知识宣教。

四、护理

1. 保护性隔离。患者安排单间病室，病室每日紫外线照射消毒 2 小时，通风换气时注意保暖，防止受凉；床边严禁放置鲜花及不流动水，以防细菌滋生及微生物感染；接触患者前须洗手，戴口罩、帽子、换鞋并穿清洁隔离衣；所有诊疗过程均严格遵守无菌技术，严格限制探视。

2. 休息与体位。卧床休息，协助患者选择舒适的体位，减轻骨骼疼痛；协助生活护理，减少体力消耗；消除环境中的危险障碍物，避免外伤；必要时吸氧，注意保暖。

3. 高热的护理。每 4 小时测体温，遵医嘱应用抗生素，合理降温，物理降温时禁用酒精擦浴，大量出汗的患者密切观察有无虚脱，保持衣被干洁，鼓励患者多饮水，保证足够的液体摄入。

4. 协助医生完成骨髓穿刺及活检术。术前向患者解释穿刺目的及注意事项，简要说明穿刺过程，并检查患者血小板、出凝血时间，按需准备用物，术中配合医生完成骨髓穿刺，术后平卧 4 小时，注意观察穿刺部位有无出血。

5. 化疗护理。

(1) 用药前向患者说明所给药物的作用及副作用，以取得配合。

(2) 化疗静脉通路的建立。① 普通静脉留置针：腕和肘之间的手臂大静脉，以利于药物的稀释；② 深静脉：PICC，锁骨下静脉、颈内静脉等；③ 手背、肘窝、下肢静脉不能用于输注化疗药，以防药液渗出后引起功能障碍。

(3) 化疗药物的注入需要单独的静脉通路，不能与其他药物混合注入；使用化疗药前后，均用不含化疗药的无菌液体冲洗静脉通路；化疗过程中应勤巡视，观察输注部位局部有无红肿、渗出，回血是否良好，患者有无不适主诉；严格遵医嘱控制输液速度。

(4) 化疗不良反应的护理。① 消化道反应：密切观察有无恶心、呕吐、胃纳减退、便秘或腹泻等消化道反应；遵医嘱使用止吐药物；通过劝慰或行为疗法，给患者情感的支持；化疗前后1～2小时内避免进食，进食前指导患者做深呼吸及吞咽动作，进食后取坐位或平卧位。② 预防口腔炎：加强口腔护理，勤漱口、刷牙。③ 尿酸性肾病：化疗期间多饮水，保证每日4000ml以上的液体摄入，碱化水化尿液，加快尿酸排泄。④ 脱发：化疗后2周开始脱发，3～5个月头发可再生。头发护理应轻柔，避免烫发、染发，可使用假发、头巾等修饰。⑤ 骨髓抑制：用药后7～14天后出现，密切观察有无出血、贫血、感染的迹象，严密监测血常规，每一疗程结束行骨穿了解骨髓抑制情况。观察和预防感染、出血、贫血，并做详细宣教。⑥ 化疗药物特殊不良反应：患者用HA化疗方案(三尖杉酯碱＋阿糖胞苷)，以及给予全反式维甲酸及三氧化二砷。三尖杉酯碱可损害心肌，给药时要慢，注意询问观察患者有无心前区不适，监测心率与心律，患者出现胸闷、心悸时，应做心电图并及时通知医生；全反式维甲酸可致皮肤、黏膜干燥，消化道反应和肝损害；三氧化二砷对血管有较强的刺激性，要预防静脉炎的发生。

6. 预防出血。减少活动，预防损伤(如跌倒、碰撞)，避免提重物；进食高纤维素饮食及多饮水，避免进食硬物，如山核桃、甘蔗等；使用电动剃须刀，勿使用刀片剃须刀；不要使用剪刀剪指甲，而用锉甲刀；避免阴道冲洗、直肠给药、灌肠等侵入性操作；月经期间估计月经量；勿使用牙签，用软毛牙刷。护士应提高警惕，密切注意患者有无出血征兆，尤其是脑出血。检查患者大小便性状，全身皮肤有无淤点淤斑，注射或抽血后应在针孔出加压5分钟以上。嘱患者避免头部剧烈活动，若出现头痛、恶心、呕吐、视物模糊应立即报告医生。

7. 防治感染。严密观察感染征象，4小时评估生命体征一次；严格消毒隔离制度；加强生活护理，勤翻身、拍背，咳痰，防口腔、会阴、肛周、泌尿系统等感染；遵医嘱使用抗生素，护士应正确掌握给药时间、剂量，使用时现用现配。

8. 成分输血。交叉配血，严格核对制度；用专用输血器输血，两袋血液之间应以生理盐水冲洗管道；注意输注速度，血小板应以受体可耐受的最快速度输入；输血过程中尤其是输血初期10～15分钟密切观察有无输血反应。

9. PICC管道的护理。结束输液按要求冲管及封管；注意观察管道固定是否良好，局部有无感染或静脉炎；定期更换敷料；并对患者进行长期置管的知识宣教，以防管道移位或损坏。管道护理要点如下：

(1) 更换辅料及肝素帽。每周两次或敷料松动或潮湿时随时更换；更换时自下而上的去除贴膜，不要用手触动贴膜覆盖区内的皮肤，严格无菌操作；观察穿刺点有无出血、水肿及渗出，触摸穿刺点有无疼痛、硬结。消毒顺序为：以穿刺点为中心向外环形消毒，范围以穿刺点为中心上下10cm，两侧至臂缘，待干后方可进行第二次消毒，注意酒精不可接触管道以防管道老化破损；后用PVP碘消毒皮肤三次，方法同前，最后消毒穿刺点和管道；去除旧肝素帽，碘伏消毒管道接口外缘，接上新肝素帽；待干后，固定并贴好新的贴膜，记录导管长度、操作者及换药时间；如导管有部分脱出，可采用局部固定，切不可将脱出导管再送入血管中，以防感染。

(2) 冲管及封管。用20ml稀肝素液(出血倾向者用生理盐水)对管道进行脉冲式冲管,最后用2ml肝素液进行正压封管。禁止使用5ml及以下注射器对PICC管道进行冲管及封管,以免损坏管道。

(3) 带管宣教。① 出院后保持局部清洁干燥,不要擅自撕下敷料。敷料有卷曲、松动、敷料下有汗时及时返回病房请护士更换。② 带PICC患者不影响从事一般性日常工作、家务劳动、体育锻炼,但需避免使用带有PICC一侧手作引体向上、托举哑铃等持重锻炼,并需避免游泳等会浸泡到无菌区的活动。③ 携带此导管的患者可以淋浴,但应避免盆浴、泡浴。淋浴前用塑料保鲜膜在肘弯处缠绕2~3圈,上下边缘用胶布贴紧,淋浴后检查敷料下有无浸水,如有浸水回医院请护士更换敷料。④ 治疗间歇期每3~4天对PICC导管进行冲管、换敷料、换肝素帽等维护,注意不要遗忘。⑤ 注意观察针眼周围有无发红、疼痛、肿胀,有无渗出,如有异常及时联络医生或护士。

10. 合理饮食。足够的营养支持是化疗患者能否耐受化疗的前提,因此要强调在化疗期间增强营养、鼓励进食,给予高蛋白、高维生素、高热量、清淡、易消化饮食,指导患者少量多餐,必要时静脉补充营养,同时鼓励患者多饮水。

11. 重视心理护理。因患者病情凶险,患者及家属均有恐惧、焦虑心理,应向患者及家属解释病情,让患者了解疾病的治疗、护理和预后,减轻心理压力。

12. 护士做好化疗时的自我防护。接触化疗药物时佩戴乳胶手套、鞋套、口罩、帽子、防护衣、护目镜,避免使用薄膜手套,以免化疗药物的渗透;配置化疗药物者不宜佩戴隐形眼镜。

13. 做好积极准备,等待配型成功进行骨髓移植。

五、观察

1. 密切观察患者意识、体温、呼吸、心率、脉搏、血压等的变化,动态监测患者血象,包括白细胞、血小板、血红蛋白浓度及骨髓象。

2. 仔细询问及认真观察患者有无感染、出血和贫血的迹象,重点关注体温的变化,口腔、会阴部有无感染征兆,乏力的程度及血红蛋白的多少,皮肤黏膜淤点淤斑范围大小及数量的变化。

3. 注意患者神志的变化,警惕颅内出血的发生。

4. 注意观察化疗后的不良反应。

5. 注意深静脉置管后局部有出血、红肿、损伤等情况。

六、健康教育

1. 生活指导。保持良好的生活方式,生活要有规律,保证充足的休息和营养,保持乐观情绪。指导患者注意个人卫生,少去人群拥挤的地方,经常检查口腔、咽部有无感染,学会自测体温。注意预防和避免各种创伤。

2. 用药指导。指导患者按医嘱用药,说明坚持巩固强化治疗可延长白血病缓解期,有利于延长生存期。定期复查血象及骨髓象,发现出血、感染等症状应及时就医。

3. 个人防护。长期接触放射性核素及苯类化学物质的工作人员,必须严格遵守劳动保护制度。

【任务实施流程图】

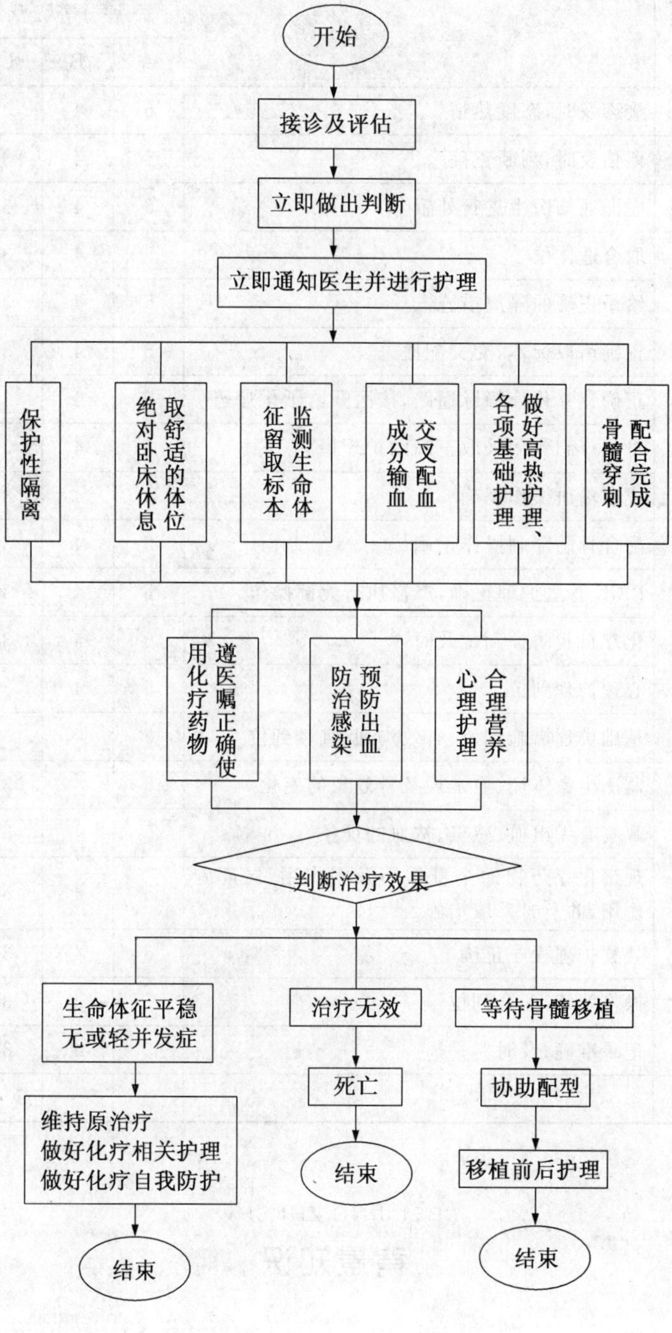
开始
接诊及评估
立即做出判断
立即通知医生并进行护理
保护性隔离
取舒适的体位绝对卧床休息
监测生命体征留取标本
交叉配血成分输血
做好高热护理、各项基础护理
配合完成骨髓穿刺
遵医嘱正确使用化疗药物
预防出血防治感染
合理营养心理护理
判断治疗效果
生命体征平稳
无或轻并发症
维持原治疗
做好化疗相关护理
做好化疗自我防护
结束
治疗无效
死亡
结束
等待骨髓移植
协助配型
移植前后护理
结束

【评价标准】

项目		项目总分	要求	评分等级及分值				实际得分
				A	B	C	D	
护理过程	接诊	5	接诊及时,态度热情	5	4	3	2—0	
	评估	5	评估及时,判断正确	5	4	3	2—0	
	组织	5	立即通知医生进行处置	5	4	3	2—0	
	护理	55	取合适体位	5	4	3	2—0	
			给予正确的隔离措施	5	4	3	2—0	
			正确留取标本,交叉配血	5	4	3	2—0	
			正确建立化疗静脉通路,按医嘱给予化疗药	5	4	3	2—0	
			对化疗副作用采取正确的护理措施	5	4	3	2—0	
			成分输血操作正确	5	4	3	2—0	
			配合骨髓穿刺操作正确	5	4	3	2—0	
			PICC 管道护理正确,严格执行无菌操作	5	4	3	2—0	
			化疗自我防护到位及时	5	4	3	2—0	
			心理护理到位	5	4	3	2—0	
			基础护理措施到位、有效沟通、宣教到位	5	4	3	2—0	
	观察	15	监测生命体征、血常规及骨髓象的变化	5	4	3	2—0	
			观察有无出血、感染、贫血的征象	5	4	3	2—0	
			观察化疗药物的全身作用及副作用、局部副作用,并及时采取措施	5	4	3	2—0	
质量控制		15	处置护理程序正确	5	4	3	2—0	
			操作熟练,配合到位	5	4	3	2—0	
			记录准确、及时	5	4	3	2—0	
总计		100						

BEI JING ZHI SHI

背景知识

一、疾病概述

白血病(leukemia)是一类造血干细胞的恶性克隆性疾病,其克隆中的白血病细胞失去进一步分化成熟的能力而停滞在细胞发育的不同阶段,在骨髓和其他造血组织中白血病细胞大量增生积聚,并浸润其他器官和组织,而正常造血受抑制。

根据细胞成熟程度和自然病程，可将白血病分为急性和慢性两大类。急性白血病可分为急性淋巴细胞白血病及急性非淋巴细胞白血病两类。这两类还可分成多种亚型。急性淋巴细胞白血病可分为 L_1～L_3 三型；急性非淋巴细胞白血病共分 8 型 M_0～M_7。慢性白血病又可分为慢性粒细胞性白血病和慢性淋巴细胞白血病以及少见的毛细胞白血病、幼淋巴细胞白血病。

二、病因

白血病的病因尚不完全清楚。

1. 病毒。成人 T 细胞白血病(ATL)是由人类 T 淋巴细胞病毒所引起。

2. 电离辐射。X 射线、γ 射线、电离辐射等有致白血病的作用。全身或大面积照射使骨髓抑制和机体免疫力发生缺陷，染色体发生断裂和重组，染色体双股 DNA 有可逆性断裂。

3. 化学因素。多种化学物质或药物可诱发白血病。苯的致白血病作用已经肯定；抗肿瘤药中的烷化剂可引起继发性白血病，氯霉素、保泰松亦可能有致白血病作用。

4. 遗传因素。家族性白血病约占白血病的 7%。

5. 其他血液病。某些血液病最终可能发展为急性白血病，如真性红细胞增多症、原发性血小板增多症、骨髓纤维化、骨髓增生异常综合征等。

三、临床表现

1. 贫血。贫血往往是首起表现，呈进行性发展，半数患者就诊时已有重度贫血。

2. 发热。半数的患者以发热为早期表现。可低热，亦可高达 39～40℃以上，伴有畏寒、出汗等。

3. 出血。达到 40%。M_3 易并发 DIC。死于出血者占 62%左右。

4. 器官和组织浸润。① 肝、脾、淋巴结肿大；② 骨骼和关节：胸骨下段局部压痛较为常见；③ 眼部：绿色瘤可引起眼球突出、复视或失明；④ 口腔和皮肤：白血病细胞浸润使牙龈增生、肿胀，皮肤可出现结节、斑丘疹等；⑤ 中枢神经系统白血病：由于化疗药物难以通过血脑屏障，隐藏在中枢神经系统的白血病细胞不能被有效杀灭，因而引起中枢神经系统白血病；⑥ 睾丸白血病：多见于急性淋巴细胞白血病，与中枢神经系统白血病共为白血病髓外复发的根源。

四、辅助检查

1. 血常规。白细胞大多增高，出现幼稚细胞，红细胞和血小板减低。

2. 骨髓象。增生活跃，幼稚细胞大于 30%。正常的幼红细胞和巨核细胞减少。胞质中出现 Auer 小体，见于急性非淋巴细胞白血病。

3. 形态学、免疫学、细胞遗传学和分子生物学分型。主要用于不同分型白血病的鉴别，可提高诊断的准确性，有利于治疗及判断预后。

脑脊液检查、染色体检查等也对诊断及治疗有一定帮助。

ZHI SHI TUO ZHAN

知识拓展

造血干细胞移植的护理

造血干细胞移植(HSCT)是近30年来血液学蓬勃发展、成就显著的前沿领域。其持续、快速的发展不仅成为治疗乃至治愈恶性血液病最有效的方法,也是治疗某些实体瘤的根本途径。随着移植技术的全面进展,移植的临床护理亦日趋成熟、完善和规范。

1. 全环境保护。为预防移植后感染,给予移植患者保护性隔离已逐步完善发展为全环境保护。内容包括:层流无菌室(LAFR)的应用,患者体表的无菌化护理,患者肠道净化,抗生素的联合应用,医护人员自身净化,系统的微生物监测。

层流病房共分五区,一区属半清洁区,二区为清洁区,三区为初步洁净区,四区为百级层流洁净区,五区为千级层流洁净区,为患者移植时居住的病室。对这些单元在彻底清洁后用甲醛溶液 $40ml/m^3$ 和高锰酸钾 $30g/m^3$ 混合熏蒸,密闭24小时后启动室内层流设备通风。直到无刺激性气味时即可使患者进入。移植期间,每天用0.1%过氧乙酸或1∶2000洗必泰酒精擦洗室内表面及紫外线照射20分钟各2次。所进物品均要经高压消毒或照射处理后方可带入。

为严格保持环境无菌,应做到:① 减少患者与医护人员自身带菌;② 控制人员出入;③ 保持环境、物品、人员的无菌化;④ 严格执行无菌操作规程;⑤ 重视设备的维护与过滤器的更新。同时,根据患者白细胞水平实施预防感染分期护理。

2. 入室前后护理。

(1) 入室前护理患者入层流室前需修剪指甲、理发、备皮及肠道准备,临入室前用1∶2000氯己定药浴30分钟后,穿无菌衣裤,戴无菌口罩、帽子,穿消毒拖鞋进入层流室。

(2) 入室后护理骨髓移植患者多需要大剂量化疗和致死量放疗,周围白血病细胞急骤下降,抵抗力下降,此时对患者的消毒隔离尤为重要。一切操作都要严格执行无菌操作,除继续服用肠道净化药品外,还应增强对其皮肤、口腔、眼、鼻、耳、肛门等处的护理。具体措施如下:① 患者日常用品及治疗用品每日高压消毒1次;② 每日用利福平和环丙沙星眼药水交替滴眼4次;③ 1∶2000的氯己定对咽、鼻及外耳道喷雾4次;④ 每日早晚及进食后用1∶2000氯己定和5%的碳酸氢钠交替漱口;⑤ 出现口腔溃疡时,每次口腔护理后,用1%碘甘油或制霉菌素交替涂抹溃疡处;⑥ 每次大便后及睡前用1∶2000氯己定坐浴,用氯己定栓剂1枚塞入肛门,以防肛周感染;⑦ 注意皮肤清洁,每晚用1∶2000氯己定擦浴,擦浴时注意保暖,洗手洗脸均用1∶2000氯己定;⑧ 患者日常用物如水杯、毛巾、盆以及治疗用品均每日高压消毒1次,患者衣物、床上用品每周更换2次;⑨ 患者一切治疗应严格无菌操作:肌内、皮下注射用0.5%碘伏消毒3遍,静脉注射除用0.5%碘伏消毒3遍后,还要用75%乙醇纱布覆盖进针处5分钟方可注射。

3. 大静脉插管的护理。移植的患者需输注超剂量化疗药物、大量液体、血液制品及其他药物。所以,大静脉插管输液为最佳途径,常选用锁骨下静脉穿刺。每日插管处消毒和更换敷料一次,检查导管是否通畅,避免打折、扭曲。防止脱管和堵管。防止堵管可用肝素生理盐水溶液(肝素10U/ml)冲洗导管。一旦发生脱管,切忌将脱出部分再次插入。

4. 移植手术后并发症的预防及护理。造血干细胞移植患者易发生并发症，因此对并发症的预防极其重要。监测生命体征、神志、瞳孔每日 4 次，测体重每日 1 次，测血常规、尿常规、生化全套每日 1 次；有变化时随时监测；注意观察各种药物反应。

(1) 出血的防护。严密观察患者有无剧烈头痛、视力模糊、喷射性呕吐等颅内出血征象；注意观察患者皮肤、黏膜有无出血点及淤斑；观察尿液、粪便颜色及量，有无消化道及泌尿道等脏器出血，及时留标本送检；皮下、肌内注射延长按压针眼时间；输注血小板。

(2) 密切观察心肺功能的变化。超大剂量化疗，患者处于严重免疫抑制状态，易并发呼吸道感染，大剂量化疗药物还可致心肌损伤。观察患者有无出现呼吸浅快、呼吸困难、胸闷、咳嗽等及肺炎或肺毒性反应，必要时给予吸氧。观察患者心率及节律的变化，常规心电监护。在对患者的护理中应注意控制输液速度，预防性给予 ATP、辅酶 A、维生素 C 等药物。

(3) 肾脏毒性及出血性膀胱炎的预防。强化疗药物使瘤细胞崩解，使尿酸盐结晶沉积于肾小球，导致尿闭。使用大量环磷酰胺，可引起出血性膀胱炎。在护理中注意观察尿的颜色及量的变化，鼓励患者大量饮水，静脉匀速补充大量液体，及时使用利尿剂，督促患者每小时排尿 1 次，并给予 5%碳酸氢钠碱化尿液，使用美斯钠保护泌尿系上皮组织，保持 24 小时尿量在 3500～5000ml 以上，随时测定尿 pH 值。

(4) 移植物抗宿主病(CVDH)。可分为急性和慢性两种。急性一般在移植后 100 天或 3 个月以内发生。慢性在移植后 100 天或 3 个月以后发生。主要临床表现为皮肤红疹、斑丘疹，甚至剥脱性皮炎、黄疸、肝功能异常以及腹痛、腹泻等。这时要严格记录出入量。加强口腔、肛门处护理。便具严格消毒，合理安排补液，每周查肝、肾功能 2 次。在应用环孢霉素 A 治疗中注意观察尿量和神经系统症状。

5. 心理护理。HSCT 治疗环境特殊，封闭式治疗过程长，并发症多，患者心理随病程进展而起伏不定。通常经历三期：① 移植前期：因对治疗过程的惧怕和对治疗效果的担忧，表现出焦虑、孤独、失眠、厌食。② 移植极期：因躯体和心理承受着巨大的痛苦，患者多有紧张恐惧心理，表现出消极对抗、烦躁、易怒等情绪。③ 移植恢复期：因对今后生活、工作、前途的顾虑、担忧，常表现出忧虑、依赖、急躁等情绪。因此，心理护理要贯穿移植的全过程。给予患者充分的关怀与鼓励、宽容与理解，用热情周到的服务，最大限度地减轻躯体病痛，满足必需的精神需求，使患者处于接受治疗的最佳生理、心理状态。

【小结】

完成该任务必须了解急性白血病的临床表现、主要的辅助检查，能针对性收集资料，并作出正确的伤情判断，能够提出护理问题，根据提出的护理问题按照轻重缓急先后次序进行相应的处置。

能力训练

患者，女性，18 岁，自感乏力 3 个月余，伴月经量增多，无特殊处理，2 周来下肢出现散在淤点淤斑，发热 2 天，拟“血液病?”由门诊收入院。

作为值班护士应从哪些方面对该患者进行护理评估，患者现存的主要护理问题是什么，说出主要的护理措施。

【练习题】

1. 急性白血病常见的护理问题有哪些？
2. 急性白血病的临床表现是什么？
3. 如何给白血病化疗患者进行专业的护理？
4. 护士在护理化疗患者时如何进行有效的自我防护？

任务十三　伤寒患者的临床处置

学习目标

技能目标

1. 熟练收集伤寒患者的资料。
2. 根据收集到的具体资料初步判断疾病和存在的护理问题。
3. 根据所做的判断熟练进行相应处置。
4. 学会消化道隔离的护理措施。

知识目标

1. 掌握伤寒患者的主要护理诊断及护理要点。
2. 掌握肠道隔离的护理要点。
3. 熟悉伤寒的流行病学特点、临床表现和治疗原则。

任务描述

患者，女，28 岁，因持续发热 17 天，腹痛 3 天伴黑便 1 天，外院拟诊为“伤寒伴消化道出血”，由急诊收住入院。

作为接诊护士，请对该新患者进行接诊和临床处置。

任务实施

一、接诊及评估

1. 接诊及时，态度热情。
2. 收集资料。

(1) 病史。患者既往体健。患者于 17 天前开始突起畏寒，发热，体温 38℃，自认为“感冒”，未经特殊治疗，3 天后体温上升至 39℃，感全身不适，到当地医院就诊，血常规检查：WBC 7×10^9/L，N 0.62，E 0.02，L 0.35，经青霉素、链霉素治疗 7 天无效。因体温持续不退，全身酸痛，当地医院加用地塞米松每日 10mg 静脉滴注 2 天后体温下降，2 天后又开始发热，体温达 39.5℃，同时伴有腹胀，右下腹压痛，食欲不振，在外院抽血做肥达实验，结果“H”

1∶80,“O”1∶160,“Vi”1∶40。1天前晨起大便呈暗红色,并感头晕,面色苍白,口渴,出冷汗。

(2) 体格检查。体温38.5℃,脉搏85次/分,呼吸22次/分,血压80/50mmHg,发育正常,急重病容,面色苍白,前胸皮肤可见淡红色皮疹,压之退色,颈软,心律齐,无杂音,肺部清晰,腹软,肝肋下1cm,质软,脾肋下1.5cm,右下腹部压痛,移动性浊音(-)。

(3) 心理—社会状态。患者大学本科文化程度,从事文秘工作,未婚,与父母同住,父母均体健。患病后对疾病有所了解,担心预后;家庭支持好,享有职工医疗保险。

(4) 实验室检查。血常规 WBC 6.7×10^9/L,N 0.65,L 0.35,Hb 7.8g/L;肥达反应结果:“H”1∶80,“O”1∶160,“Vi”1∶40;大便检查:见少许白细胞及脓细胞,细菌培养待一周后出结果。

二、判断

1. 初步评估该患者的临床诊断及其依据,发病原因是什么?

初步评估该患者所患的疾病:伤寒并发肠出血。

依据:① 持续高热,由于病菌释放内毒素所致;② 肝脾肿大,由全身单核—巨噬细胞系统的巨噬细胞反应性增生所致;③ 腹痛腹泻,回肠淋巴组织病变最为显著;④ 皮肤出现淡红色皮疹,由于伤寒杆菌阻塞毛细血管;⑤ WBC 6.7×10^9/L,N 0.65,L 0.35;⑥ 肥达反应“H”1∶80,“O”1∶160,“Vi”1∶40。

发病原因:患者由消化道感染了伤寒杆菌,当细菌毒力强、数量多时则不能被胃酸杀死,于是细菌进入肠道,侵入肠黏膜进入肠道淋巴组织及肠系膜淋巴结进行繁殖,经胸导管进入血流,形成菌血症。伤寒杆菌又随血流进入全身网状内皮系统内大量繁殖,同时释放大量内毒素,继而随血流播散全身各脏器,加重肠道病变,而引起急性肠道传染病。

2. 目前患者主要存在哪些护理问题?

(1) 出血。与伤寒饮食不当引起并发症有关。

(2) 体温过高。与伤寒杆菌感染有关。

(3) 腹胀、便秘。与中毒性肠麻痹、长期卧床、进无渣饮食有关。

(4) 潜在并发症。肠穿孔,与溃疡累及病灶部血管、侵及肌层和浆膜有关。

(5) 焦虑。与伤寒病情严重,疾病知识缺乏有关。

三、组织

立即通知医生并组织抢救。

四、救护

1. 消化道隔离。患者器具专用,用后消毒,排泄物应进行彻底消毒后弃去,接触患者时穿隔离衣,接触患者后严格消毒双手,病室内消灭苍蝇。

2. 休息与体位。绝对卧床休息,取平卧位或休克体位。发热期卧床休息至热退后一周,以减少热量和营养物质的消耗,减少肠蠕动,减少肠道并发症;恢复期无并发症者逐渐增加活动量;做好皮肤、口腔及生活护理,防止压疮和肺部感染。

3. 立即开通2条静脉通路,吸氧,交叉配血,输血,补液,同时运用止血药、制酸剂、生长抑素等急诊对症处理措施。做好采血、皮试、胸片及相应检查、备皮等术前准备工作,根据病情变化准备急诊手术。

4. 正确留取血生化标本及血、大便细菌培养标本。

5. 嘱患者禁食，置胃管行胃肠减压。

6. 对症护理。

（1）高热护理。每4小时测体温，遵医嘱应用抗生素，合理降温，全身皮疹者禁止酒精擦浴，不要轻易用退热发汗药，若大量出汗的患者密切观察有无虚脱，保持衣被干洁，鼓励患者多饮水，保证足够的液体摄入。

（2）便秘时禁用泻药及大量保留灌肠，可用开塞露或口服石蜡油等润滑剂。

（3）腹胀不宜用新斯的明，宜用肛管排气、腹部热敷等方法。

（4）肠出血、肠穿孔。如出现出血表现，应立即止血；若症状提示肠穿孔，应尽快手术修补。

7. 遵医嘱使用抗菌药物。首选喹诺酮类如氧氟沙星，足量足疗程用药，观察胃肠道反应、失眠、头痛、头晕、皮疹、可逆性白细胞减少等副作用，另因其影响骨骼发育，故儿童、孕妇、哺乳期妇女慎用。

8. 饮食护理。肠出血时应禁食，减压，静脉补充营养；术后待肛门排气、胃肠道症状改善，可逐渐由流质过渡为易消化的高热量、高蛋白、高维生素、少渣或无渣的半流质饮食，进而过渡为软食及正常饮食，但应注意避免进食生、冷、过硬、刺激性强、多渣食物，少量多餐，避免过饱，以防再次肠出血、肠穿孔。

9. 皮疹的护理。穿着棉质宽松衣物，保持皮肤清洁干燥，剪断指甲，避免用手搔抓皮损处，可用炉甘石洗剂局部涂擦，或按医嘱给予抗组胺类药物。

10. 做好心理护理，帮助患者及家属了解疾病，消除不良心理反应。

11. 预防措施。① 控制传染源：隔离患者至体温正常后15日，或每隔5日做大便培养1次，连续2次阴性方可解除隔离；② 切断传播途径，做好“三管一灭”：管理粪便、水源、饮食卫生，消灭苍蝇，养成良好的生活卫生习惯；③ 提高人群免疫力：易感人群可口服灭菌菌苗预防。

12. 定期复查，如有便血、剧烈腹痛，及时随诊。

五、观察

1. 密切观察患者生命体征，注意观察休克表现及面色、意识状态的变化。

2. 密切观察大便情况，如颜色、性状，注意大便隐血以及腹胀、便秘、腹泻等情况。

3. 注意观察玫瑰疹出现的部位、数量、颜色、大小，压之是否退色等情况。

4. 注意监测有无突发右下腹剧痛、腹肌紧张、腹部压痛及反跳痛。

5. 注意有无肝、脾大及肝功能情况。

6. 观察有无神经精神状态异常，有无意识改变，表情淡漠、反应迟钝，有无听力减退或重听、耳鸣；有无脑膜刺激征。

六、健康教育

1. 疾病知识指导。指导患者和家属学习本病的有关知识和自我护理方法，使患者了解本病，有助于树立信心。

2. 生活指导。保证足够的休息和睡眠，出院后应继续休息1～2周，逐渐增加活动量。注意个人卫生。向患者及家属说明饮食治疗的重要性、饮食与并发症的关系，切实遵循饮食治疗原则。

3. 病情观察指导。指导患者及家属观察病情变化，重点观察脉搏、神志变化、腹部症状，如便血、腹胀、腹痛等，定期复查，如有不适，及时就诊。

4. 用药指导。详细介绍所用药物的作用、副作用、服用方法等，教会患者观察疗效及副作用。

【任务实施流程图】

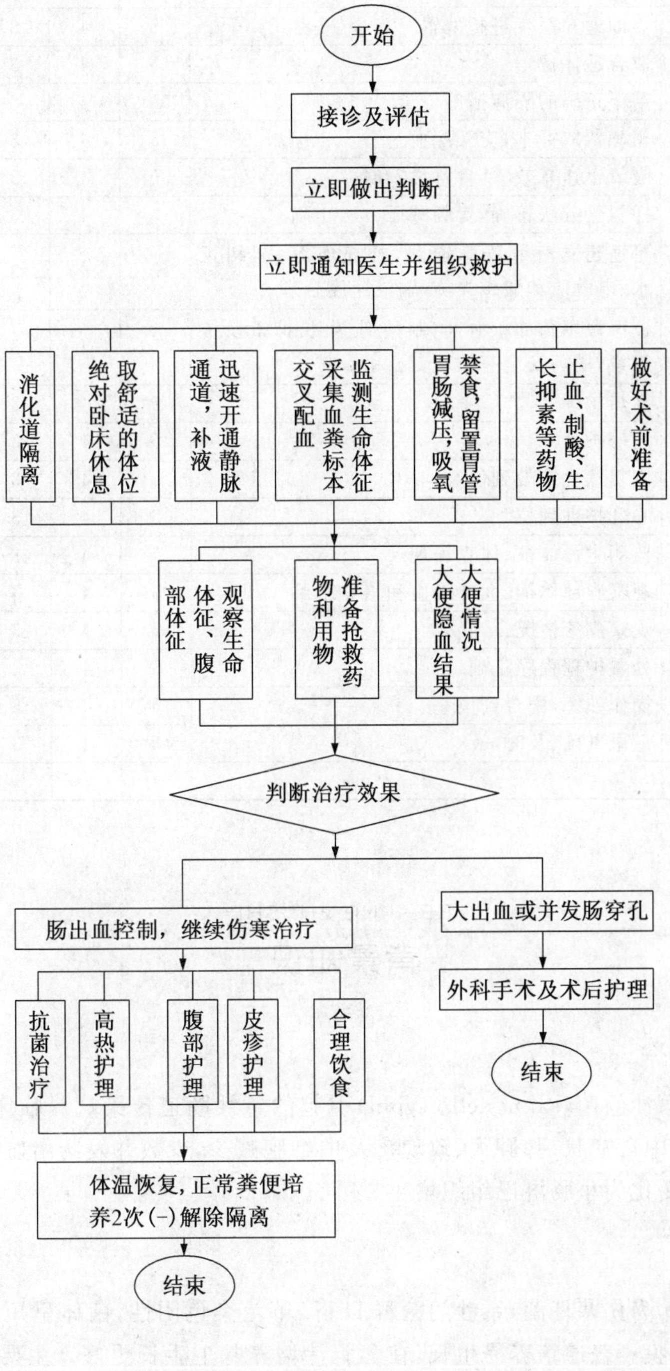

【评价标准】

项目		项目总分	要求	评分等级及分值				实际得分
				A	B	C	D	
护理过程	接诊	5	接诊及时，态度热情	5	4	3	2—0	
	评估	5	评估及时，判断正确	5	4	3	2—0	
	组织	5	立即通知医生进行处置	5	4	3	2—0	
	抢救	55	取合适体位	5	4	3	2—0	
			给予正确的隔离措施	5	4	3	2—0	
			正确留取标本，交叉配血	5	4	3	2—0	
			吸氧迅速有效、禁食宣教及时	5	4	3	2—0	
			插胃管方法正确，胃肠减压方法正确	5	4	3	2—0	
			迅速建立有效静脉通路，补充血容量，纠正水、电解质和酸碱失衡，输液速度合理	5	4	3	2—0	
			按医嘱用药如止血剂、制酸剂、生长抑素及抗生素，用药安全有效	5	4	3	2—0	
			高热护理	5	4	3	2—0	
			皮疹护理	5	4	3	2—0	
			恢复饮食宣教到位	5	4	3	2—0	
			心理护理到位	5	4	3	2—0	
	观察	15	监测生命体征、休克表现	5	4	3	2—0	
			观察腹部体征、大便隐血和培养结果	5	4	3	2—0	
			观察皮疹情况	5	4	3	2—0	
质量控制		15	处置护理程序正确	5	4	3	2—0	
			操作熟练，配合到位	5	4	3	2—0	
			记录准确、及时	5	4	3	2—0	
总计		100						

BEI JING ZHI SHI

背景知识

一、疾病概述

伤寒是由伤寒沙门菌(salmonella typhi)引起的急性肠道传染病。临床以持续发热、相对缓脉、神经系统中毒症状、脾肿大、玫瑰疹及白细胞减少，少数并发肠出血、肠穿孔。

基本的病理变化为小肠淋巴组织增生、坏死。

二、病原学

本病的病原体为伤寒杆菌，系沙门菌群D群，革兰染色阴性，菌体呈短杆状，有鞭毛，能运动，无芽孢和荚膜。普通培养易生长，在含胆汁培养基上生长更好。主要抗原成分：菌体

“O”抗原，鞭毛“H”抗原和体表“Vi”抗原。

三、流行病学

1. 传染源。患者及带菌者为本病主要传染源。潜伏期末开始即可排菌。病程2～4周传染性最强。2%～5%的感染者可持续排菌大于3个月，成为慢性带菌者。少数可在胆囊带菌数年甚至终生。

2. 传播途径。感染者主要由粪便排菌，尿中亦可排菌。属于粪-口途径传播——通过饮水、食物以及接触污染物传播。水源、食物污染是引起暴发流行的主要危险因素，尤其应重视检出食品行业从业人员中的慢性带菌者。

3. 易感人群。普遍易感，发病以1岁以上儿童和青壮年为多，老年人较少见。病后有持久免疫力，2%左右可再次发病。

4. 流行特征。发病可遍及全世界，以温带、热带为多，尤其以发展中国家卫生条件差的地区。发病季节多在夏秋季节，温暖地区可终年发病。

四、临床表现

潜伏期3～35天，大多为10～14天(2周左右)。起病多徐缓。典型病例临床经过可分为4期：初期、极期、缓解期、恢复期。

1. 初期(病程第一周)。缓慢起病。体温阶梯状上升，于5～7天达39～40℃，常伴有全身不适、食欲减退、咽痛、咳嗽等非特异性表现。

2. 极期(病程第2～3周)。此期表现为六大主征：持续高热、相对缓脉、伤寒面容、玫瑰疹、肝脾肿大、白细胞减少(嗜酸性粒细胞减少或缺失)。

(1) 持续高热。稽留在40℃左右，少数呈弛张热。体温曲线变化特点为：阶梯状上升→高热稽留→缓慢下降。

(2) 相对缓脉和重脉。在体温单上表现为体温、脉搏曲线相对分离，可见重脉。

(3) 神经系统中毒症状。最常见的伤寒面容，表现为表情淡漠，反应迟钝；其他表现可有重听、耳鸣，重者可谵妄、震颤、昏迷或出现脑膜刺激征。

(4) 玫瑰疹。该皮疹可见于约30%的患者。出疹一般在6～10病日，胸、腹、背部分批出现2～4mm淡红色斑丘疹，压之退色，一般少于10个，3～5天自退，不留瘢痕或色素沉着。皮疹挑破后取渗出物培养可培养出伤寒沙门菌。

(5) 肝脾肿大。50%左右的患者可有肝脾肿大。通常小于肋下1～2cm，质软，轻度触痛。脾大更常见。

(6) 血象。白细胞减少(leukopenia)，嗜酸性粒细胞减少或缺失(eosinopenia)，外周血WBC多数$<5\times10^9/L$。

3. 缓解期(病程第3～4周)。体温逐渐下降，症状减轻，病情好转。但此时可出现肠出血、肠穿孔等严重并发症，在饮食和治疗用药上应警惕。

4. 恢复期。病程第4周末起，一般1个月完全恢复。

并发症：肠出血为最常见并发症，过早活动、过量饮食或饮食中含固体及纤维较多、排便用力等常为诱因。肠穿孔为最严重并发症，多发生于回肠末端，常出现腹膜刺激征。X线检查膈下有游离气体。

五、实验室检查

1. 血常规。白细胞计数多为(3～4)×10^9/L,中性粒细胞可减少,嗜酸性粒细胞减少或消失,是判断病情与疗效的指针之一。

2. 细菌培养。血培养为最常用的确诊依据,骨髓及粪便培养随病程时间不同,也具有一定意义。

3. 肥达反应。伤寒血清凝集试验(肥达反应)具有辅助诊断价值,病程第7～10日出现阳性反应,第3～4周阳性率最高,可持续数月。单份血清抗体效价O≥1∶80及H≥1∶160者有诊断价值。Vi抗体检测可用于慢性带菌者的调查,效价在1∶32以上者有诊断意义。

ZHI SHI TUO ZHAN

知识拓展

常见消化道传染病护理

消化道传染病通常是指由细菌、病毒等病原体引起的经消化道传播的疾病,一年四季均可发病,但以夏秋季发病较多见,常见的疾病有霍乱、伤寒、副伤寒、病毒性甲型肝炎、细菌性痢疾、细菌性食物中毒以及其他感染性腹泻等。由于消化道传染病的病原体经常造成水源和饮食污染,由此可引起传染病爆发流行和集体发病等突发事件,直接危害着人类健康和社会经济的发展。早发现、早报告、早隔离、早治疗,采取针对性有效护理措施,是提高消化道传染病治愈率、降低病死率和控制流行的关键。

护理要点:

1. 做好消毒隔离处理。医护人员应做好消毒隔离,接触患者时应穿隔离衣,必要时戴手套、口罩,护理不同病种的患者应更换隔离衣并消毒手。病室地面、家具、门把手等每天用含氯消毒剂擦拭消毒。按病种、病期分类收容。患者所用的物品(食具、便器)、吐泻物均应严格消毒。患者不可随意离开隔离病房与他人接触或交换食物和物品,患者出院后对病室进行终末消毒。

2. 密切观察病情变化。密切观察患者生命体征,尤其是血压和体温、意识、皮肤弹性、呕吐和腹泻、尿量变化情况。高热易引起惊厥而加重脑缺氧及脑水肿,应遵医嘱用退热药,积极采取物理降温,或亚冬眠疗法。对血压不升的休克者应快速扩充血容量及纠正酸中毒,防治呼吸衰竭,保持呼吸道通畅,给予吸氧,必要时应用呼吸机辅助呼吸,以保证足够有效的氧交换,同时还要及时清理呕吐物,以免误吸。

3. 保持静脉输液畅通按脱水程度控制输液速度。轻度脱水,可按4～5ml /min滴入;中度脱水,全天补液量的一半以5.5ml /min滴入,其余按4～5ml /min滴入;重度脱水,必须快速补液,成人第一小时可按10～15ml /min滴入,以后按4～5ml /min滴入。由于每个人的心肾功能不同,输液速度应根据患者的具体情况适当调整。特别是对年老体弱、心肺功能不良的患者,要注意避免补液量过多引起的心肺功能紊乱。

4. 皮肤护理。保护肛周皮肤,由于患者排便的刺激可引起肛周红肿、疼痛,每次便后,应用软纸轻轻擦拭干净,用温水清洗,然后涂抹凡士林保护。

5. 饮食和营养。消化道传染病发病初期应进易消化、清淡的饮食,少食多餐,随着病情的好转逐渐增加食量。伤寒恢复期患者要食少渣、不易产生肠胀气的饮食，适当控制食量。霍乱患者呕吐停止、腹泻缓解后，先给予果汁、米汤等，而后给予低脂、易消化、不易产生肠胀气的流质饮食，缓慢增加饮食量。

6. 健康宣教。健康教育是预防肠道传染病的关键，要教育患者把好"病从口入"关，注意养成良好的个人卫生习惯，养成饭前、便后洗手的习惯，不喝生水；多进行经常性体育活动，增强机体对疾病的抵抗力，接受相应的预防性接种；保护好水源，严防污染。

总之，只要进一步加强肠道传染病的监测，加强食品与环境卫生的监督管理工作，广泛开展多种形式的健康教育活动，增强全民的自我保健意识，消化道传染病是可以得到有效控制的。

【小结】

完成该任务必须了解伤寒的临床表现、主要的辅助检查，能针对性收集资料，并作出正确的伤情判断，能够提出护理问题，根据提出的护理问题按照轻重缓急先后次序进行相应的处置。

能力训练

患者，男性，30 岁，因持续发热 2 周，腹胀腹痛 3 天，表情淡漠，胸腹部可见红色斑疹数粒，由肠道门诊收住入院，拟诊为"伤寒?"

作为传染科责任护士应从哪些方面对该患者进行护理评估？患者现存的主要护理问题是什么？针对该患者应做好哪些消毒隔离措施？

【练习题】

1. 伤寒患者的护理问题有哪些？
2. 典型伤寒的临床表现是什么？
3. 伤寒的预防措施有哪些？
4. 消化道传染病的护理要点有哪些？
5. 如何做好消化道传染病的消毒隔离工作？

任务十四　蛛网膜下腔出血患者的临床处置

学习目标

技能目标

1. 熟练收集蛛网膜下腔出血患者的资料。
2. 根据收集到的具体资料初步判断疾病和护理问题。
3. 根据所做的判断熟练进行相应处置。
4. 学会静脉滴注甘露醇和止血剂、吸氧、冰帽降温操作。

知识目标

1. 熟练掌握蛛网膜下腔出血的特征性临床表现。
2. 熟练掌握蛛网膜下腔出血的临床处置，特别是用药的护理。
3. 了解蛛网膜下腔出血的诊断、依据。

任务描述

患者，男，62岁。家中如厕时突感头痛、呕吐，伴右侧肢体无力半小时而急诊就诊。作为接诊护士，请对患者进行临床处置。

任务实施

一、接诊及评估

1. 接诊及时，态度热情。

2. 收集资料。

(1) 病史。既往有高血压史27年。患者半小时前在家中如厕用力排便时突感剧烈头痛，呈炸裂样全头痛，伴频繁呕吐，呕吐物为胃内容物。

(2) 体格检查。T：37℃，P：82次/分，R：18次/分，BP：200/116mmHg，嗜睡，能唤醒但不能回答问话，语言不流利，心肺检查未见异常。颈项强直，克氏征阳性，右侧偏瘫。

(3) 心理—社会状态。家属对该病的病因等有一定了解，对该病可能引起的死亡而感到恐惧，对疾病的预后非常担忧，享有职工医疗保险，家属非常支持治疗。

二、判断

1. 初步判断该患者所患的疾病及其依据，发病原因是什么？

初步判断患者所患的疾病：蛛网膜下腔出血。

依据：① 27年的高血压史；② 用力排便时发生；③ 有典型的临床表现：浅昏迷，颅内压增高表现(剧烈头痛伴呕吐)，伴右侧偏瘫，脑膜刺激征阳性。

发病原因：患者用力排便时原有的高血压进一步升高，使硬化的脑动脉破裂出血。

2. 目前患者主要存在哪些护理问题？

(1) 头痛。与蛛网膜下腔出血致颅内压增高有关。

(2) 潜在并发症。脑疝。

(3) 生活自理能力下降。与蛛网膜下腔出血致活动能力下降有关。

三、组织

立即通知医生并组织救护。

四、救护

1. 体位。绝对卧床休息4～6周，床头稍抬高15°～30°，一切日常生活由护理人员帮助进行，避免搬动和过早离床活动，特别是 2～3 周内防止活动头部；进食不宜过饱，保持大便通畅。

2. 吸氧。给予中等浓度流量吸氧 2～3 天，吸氧浓度为 40%～60%，也可以用面罩给氧，吸氧浓度为 6L/min。

3. 头部降温。用冰帽或冰水降低脑部温度，降低颅内新陈代谢，减慢脑细胞坏死速度，减少脑出血量，降低颅内压。

4. 降血压。由于患者血压 200/116 mmHg，需要降压治疗，应积极而慎重地给以适当降压药物，应使患者抬高床头约 30°～45°，按医嘱可肌注利血平 1mg，必要时可重复应用，血压维持在 150～160/90～100mmHg 左右为宜。

5. 降低颅内压。过高的颅内压，使脑静脉回流受阻，脑动脉阻力增加，脑血流量减少，使脑组织缺血、缺氧继续恶化而导致脑疝形成。因此应积极降低颅内压，可选用下列药物：

(1) 脱水剂。20%甘露醇注射液或 25%山梨醇注射液 250ml 于 30 分钟内静滴完毕，注意静脉滴注应快速，避免药物漏出血管外，以免引起组织坏死。

(2) 利尿剂。速尿 40～60mg 溶于 50%葡萄糖液 20～40ml 静注；也可用利尿酸钠 25mg 静注；每 6～8 小时一次，利尿剂与脱水剂可交替使用。

(3) 按医嘱可以在急性期短期应用肾上腺糖皮质激素如地塞米松，脱水作用温和而持久，一般没有“反跳”现象。每日可用 20～60mg，分 2～4 次静注。

6. 按医嘱使用止血药物和血管扩张药物。应用止血药如抗血纤溶芳酸时，静脉滴注应缓慢，以免引起血压下降。血管扩张药物如异丙肾上腺素和盐酸利多卡因应注意心率的变化。

7. 补充热量和保持水、电解质及酸碱平衡。该患者由于呕吐所以暂时禁食，在禁食期间应静脉补充营养和水分，每日总输液量以 1500～2500ml 为宜，每日补充钾盐 3～4g，并经常检查电解质及血气分析，以便采取对症治疗。

8. 防治并发症。保持呼吸道通畅，注意定时翻身，拍背，必要时吸痰或行气管切开；如有呼吸道感染时，及时使用抗生素。防止褥疮和尿路感染。尿潴留者可导尿或留置导尿管。

9. 手术治疗。如有手术适应证应尽早进行开颅清除血肿术或血肿穿刺术，目的在于清除血肿，解除脑组织压迫，有效降低颅内压，改善脑血液循环，挽救患者生命，并有助于神经功能的恢复。

五、观察

1. 观察病情变化特别是血压和颅内压的变化。血压不能过高过低，应维持在 150～160/90～100mmHg 左右为宜；在应用甘露醇静滴降低颅内压时特别注意尿量的观察和记录，以了解肾脏的功能。

2. 观察有无再出血的发生。初次发病后 1 个月内，再出血的可能性最大，第 2 周发生率最高，应特别关注患者有无再次头痛、呕吐、昏迷、脑膜刺激征等情况，一旦出现，及时协助医生处理。

3. 观察并发症的情况。观察有无脑疝的症状如脉搏变慢、呼吸不规则、瞳孔变化、意识障碍加重等，一旦出现，则很可能发生脑疝，应及时通知医生，配合抢救；观察有无吸入性肺炎或窒息；观察有无压疮和尿路感染；观察有无有消化道出血的发生。

六、健康教育

1. 减少病因，避免诱因。该患者的病因是高血压、动脉粥样硬化。指导患者按医嘱定时定量服药，避免晨起运动，维持血压在目标范围。该病因的诱因是用力排便，指导患者养成良好的排便习惯，如便秘时给予缓泻剂等，一般禁用灌肠，以免引起血压和颅内压增高导致再出血。

2. 饮食指导。根据患者的体重、血脂情况在营养师的指导下进行适当热量、低脂、低盐、高膳食纤维的饮食，保持大便通畅。

【任务实施流程图】

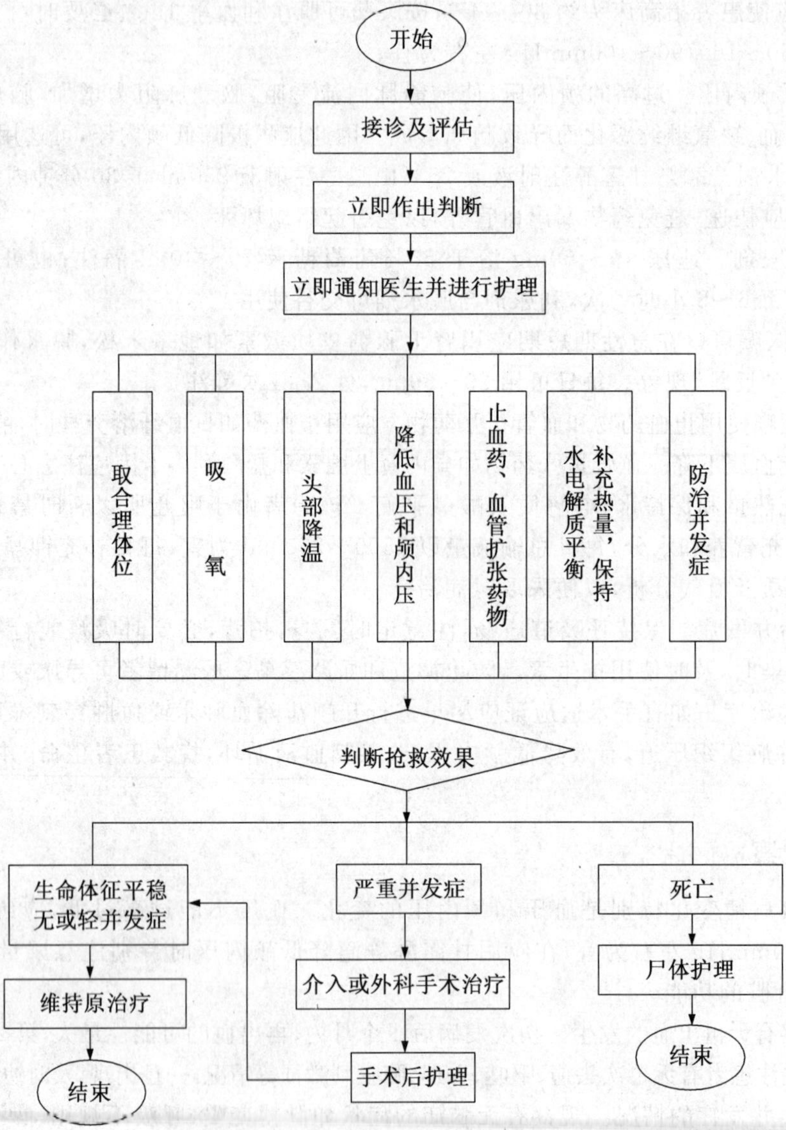

【评价标准】

项目		项目总分	要求	评分等级及分值				实际得分
				A	B	C	D	
护理过程	接诊	5	接诊及时，态度热情	5	4	3	2—0	
	评估	5	评估及时，判断正确	5	4	3	2—0	
	组织	5	立即通知医生并组织救护	5	4	3	2—0	
	救护	55	取合适体位	5	4	3	2—0	
			吸氧方法正确，及时熟练	10	8	6	4—0	
			头部降温方法恰当	5	8	6	4—0	
			按医嘱降血压、颅内压	10	8	6	4—0	
			按医嘱使用止血、血管扩张药物	5	4	3	2—0	
			补充热量保持水、电解质平衡	10	8	6	4—0	
			防治并发症	5	4	3	2—0	
			做好术前准备	5	4	3	2—0	
	观察	15	观察病情变化	5	4	3	2—0	
			观察有无再出血的发生	5	4	3	2—0	
			观察并发症的情况	5	4	3	2—0	
质量控制		15	抢救结果判断正确	5	4	3	2—0	
			抢救后处理正确	5	4	3	2—0	
			操作规范熟练，护患沟通良好	5	4	3	2—0	
总计		100						

BEI JING ZHI SHI

背景知识

一、脑膜的结构

脑膜分三层，从外到内为分别为硬脑膜、蛛网膜和软脑膜；紧贴着颅骨内侧的是硬脑膜，紧贴着脑组织的是软脑膜，在软脑膜和硬脑膜之间是蛛网膜，它薄而透明，无血管和神经，包绕整个脑组织，但不深入脑沟内。该膜与硬脑膜间为潜在的间隙，易分离；与软脑膜之间有许多结缔组织小梁相连，其间为蛛网膜下腔，内含脑脊液和较大的血管。血管破裂血液即可流入蛛网膜下腔，同时使脑脊液变为血性。

二、病因

蛛网膜下腔出血(subarachnoid hemorrhage,SAH)又称自发性蛛网膜下腔出血,指脑底部或脑表面血管破裂后的血液直接流入蛛网膜下腔,它不包括脑实质出血。

SAH 的原因很多,其中最为常见的病因是先天性颅内动脉瘤,脑血管畸形及高血压脑动脉粥样硬化为其次,其他较少见的还有脑肿瘤、脑动脉炎、烟雾病、结缔组织疾病、血液疾病等。青壮年 SAH 以先天性脑动脉瘤或脑血管畸形破裂多见;老年人 SAH 常见以高血压动脉硬化常见。

三、诱因

诱因不明显,起病突然,多在情绪紧张或用力过度时发病,部分患者可在睡眠中发生。

四、临床表现

蛛网膜下腔出血的三大征象是剧烈并难以缓解的头痛、脑膜刺激征与血性脑脊液。蛛网膜下腔出血常常起病突然,发生剧烈的头痛、呕吐、颈项强直。有些患者神志清楚,但烦躁不安;有些患者呈现不同程度的意识障碍,如朦胧、嗜睡甚至昏迷;有些患者出现精神症状,如幻觉、虚构、精神错乱等;有些患者可有全身性或局灶性癫痫发作。

五、辅助检查

脑脊液检查对 SAH 的明确诊断很有意义,常在发病后数小时行腰穿刺,SAH 患者脑脊液可见压力增高,一般为 14.7～22mmHg,外观呈均匀血性且不凝固。红细胞可达数万、数十万。在发病 4～12 小时开始溶血,渐呈黄色,一般持续 3 周左右;但老年人脑脊液压力增高者不多见,脑脊液中红细胞消失慢。

ZHI SHI TUO ZHAN

知识拓展

腰椎穿刺脑脊液引流术患者的术后护理

1. 妥善固定。用碘伏消毒,无菌敷料覆盖,胶布固定穿刺部位。妥善固定硬膜外麻醉导管。

2. 连接好引流管和引流瓶,引流瓶要低于患者头部的平面。保持引流管通畅,帮患者翻身时,避免拖、拉,防止引流管脱落。

3. 调节引流速度。每分钟 3～4 滴。

4. 观察病情。嘱患者术后去枕平卧 6 小时,观察神志、瞳孔及生命体征,有无恶心、呕吐等,发现异常,及时报告医生。

5. 观察和记录引流液的颜色和量。正常 24 小时引流量不超过 300ml,引流液颜色如加深,提示有再出血;如有浑浊,呈毛玻璃状或有絮状物,提示发生颅内感染。

6. 穿刺部位敷料要保持干燥,每天换药 1 次,每天更换引流瓶,防止逆行感染。

7. 根据引流液的颜色(由血性逐渐转为正常色)及患者症状好转情况,及时拔出麻醉导管。拔管后加压包扎伤口，注意穿刺口有无渗血及脑脊液漏出，并观察患者意识及瞳孔变化，发现异常，及时报告医生作相应处理。

【小结】

完成该任务必须了解蛛网膜下腔出血的病因、临床表现、脑脊液检查，能针对性收集资料，并作出正确的疾病和护理问题的判断，按照轻重缓急护理先后次序进行相应的处置。

能力训练

患者，男，25 岁。突感剧烈头痛、呕吐，烦躁不安半小时而急诊就诊。

值班护士应从哪些方面对患者进行护理评估并进行临床处置。

【练习题】

1. 蛛网膜下腔出血年轻患者的常见病因是什么？
2. 蛛网膜下腔出血特异性的辅助检查是什么，有哪些变化？
3. 怎样配合医生抢救蛛网膜下腔出血患者？

任务十五　癫痫患者的临床处置

学习目标

技能目标

1. 熟练收集癫痫患者的资料。
2. 根据收集到的具体资料初步判断疾病和存在的护理问题。
3. 根据所做的判断熟练进行相应处置。
4. 学会正确保持呼吸道通畅的方法和静脉注射法。

知识目标

1. 掌握癫痫的病因分类、影响癫痫发作的因素、处理要点。
2. 熟悉癫痫的临床表现、癫痫发作国际分类、脑电图检查、药物治疗一般原则。
3. 熟悉癫痫发作的病情监测要点和癫痫持续状态的抢救措施。
4. 了解抗癫痫药的剂量应用及不良反应。

任务描述

患者，女，22 岁，四肢抽搐伴意识障碍半天 1 次，由门诊收治入院。

作为接诊护士，请对新患者进行接诊和临床处置。

任务实施

一、接诊及评估

1. 接诊及时，态度热情。

2. 收集资料。

(1) 病史。患者于昨晚8点左右上街时突然出现头后仰神志不清，跌倒在地，四肢抽搐，两眼上翻，牙关紧闭，伴小便失禁。发作5分钟后自行缓解。缓解后感全身乏力。当时无呕吐及发热。被路人发现后急送医院就诊。收入病房第2天上午突然出现四肢抽搐、意识障碍、两眼上翻、口吐白沫、大小便失禁，1小时内连续发作3次。

(2) 体格检查。体温37.1℃，脉搏86次/分，呼吸20次/分，血压100/80mmHg。

(3) 心理—社会状态。患者对该病的病因等一无所知，对疾病的预后非常担忧，享有职工医疗保险。

(4) 辅助检查。

1) 实验室检查：血糖7.9mmol/L，血K^+4.98mmol/L。

2) 脑电地形图：慢波频带功率增强。

3) 脑电图：左颞叶痫灶可能。

4) 头颅MRI示：右海马硬化。

二、判断

1. 初步判断该患者所患的疾病及其依据，发病原因是什么？

初步判断该患者的疾病：继发性癫痫，癫痫持续状态。

依据：① 典型的临床表现：发作性、刻板性、短暂性；② 发作时有意识丧失证据(大小便失禁，两眼上翻，瞳孔对光反射消失，发作时有外伤，有目击者)；③ 脑电形图异常：慢波频带功率增加，脑电图示左颞叶痫灶可能；④ 影像学证据：头颅MRI示右海马硬化；⑤ 除外其他疾病。癫痫持续状态的诊断标准为患者全身强直，阵挛性发作持续不停，暂停后意识尚未恢复，又有发作。该患者符合这一诊断。

发病原因：主要是海马硬化，目前发病机制尚不清楚，可能与胶质增生有关。

2. 目前患者主要存在哪些护理问题？

(1) 抽搐。与脑实质神经元异常放电有关。

(2) 清理呼吸道无效。与抽搐，气道不通有关。

(3) 急性意识障碍。与一过性脑缺氧有关。

(4) 思维记忆障碍。与颞叶发作有关。

(5) 有受伤的危险。与癫痫发作时意识突然丧失或判断力受损有关。

(6) 知识缺乏。缺乏自我保健知识。

三、组织

立即通知医生并组织抢救。

四、抢救

癫痫持续状态是患者最危险的情况，多伴有高热、脱水、酸中毒、电解质紊乱等险情，需紧急抢救。

1. 专人护理。首先应将患者置于安全处，让患者平卧，迅速解开衣扣，清除任何约束，取假牙、牙垫放于上下臼齿之间，以防咬伤舌肌，头侧向一侧，并轻轻扶着抽搐的肢体，以防止骨折、脱臼、头部损伤等。

2. 保持呼吸道通畅。及时吸氧 3～4L/min，防止脑组织缺氧，及时吸出口腔和气道内分泌物，以利呼吸道通畅并减少分泌物吸入气管，必要时可气管切开。

3. 迅速控制抽搐。

(1) 地西泮。成人首次剂量 10～20mg，按 1～5mg/min 缓慢静脉注射，有效而复发者，30 分钟后可重复应用，或在首次用药后将 20～40mg 加入 10％葡萄糖液 100～250ml 中缓慢静滴，10～20mg/h，视发作情况控制滴注速度和剂量，24 小时总剂量不超过 120mg。应同时注意有无抑制呼吸。因其作用时间较短，可同时给鼻饲苯妥英钠或肌注苯巴比妥钠。

(2) 异戊巴比妥钠。成人用 0.5g，以注射用水或生理盐水稀释成 10ml，以 50mg/min 速度缓慢匀速静注，直到抽搐停止后再追加 50mg，剩余部分可行肌内注射。注射过程中需密切观察呼吸情况，如有抑制呼吸现象应立即停止注射，并做人工呼吸。

(3) 苯妥英钠。按 8～10mg/kg 或冲击剂量 14～20mg/kg，成人以 50mg/min 速度缓慢静注。有心律失常、呼吸功能障碍及低血压者慎用。

(4) 利多卡因。成人用 1％的利多卡因 10ml，以 20mg/min 速度匀速静注。

(5) 10％水合氯醛。成人 20～30ml 保留灌肠。

(6) 发作控制后应继续鼻饲或口服抗癫痫药。

4. 防治肺水肿。20％的甘露醇 250ml，20～30 分钟内滴完，4～6 小时可重复应用。

5. 全面维持循环。高热时物理降温，纠正水、电解质紊乱，若有肺部感染应用抗生素。

6. 避免各种刺激，卧床休息，保持口腔清洁，加强皮肤护理。

7. 抗癫痫药物的使用原则。

(1) 一经确诊为癫痫，原则上应及早用药，但仅有一次发作而有明确诱因或数年一发者可先观察，暂不给药。

(2) 尽快控制发作。应长期按时定量服药，间断服药既无治疗价值，又有导致癫痫持续状态的危险。

(3) 按癫痫发作类型选药。选择有效、安全、价廉和来源有保证的药物。通常全身强直一阵挛性发作选用苯妥英钠、丙戊酸钠、苯巴比妥、卡马西平；部分性发作选卡马西平、苯妥英钠、苯巴比妥；失神发作选丙戊酸钠、乙琥胺。

(4) 合适的药物剂量。通常从小剂量开始，逐渐增加至有效控制发作而无明显毒副作用的剂量，坚持长期按时定量服用。最好结合血浆药物浓度的监测来调整剂量。病情尚未控制，血浆浓度未达稳态时宜加量。儿童因随年龄增长体重不断增加，故需经常调整药物剂量。

(5) 单一药物为主。一般主张使用单一药物治疗。只有当一种药物最大剂量仍不能控制发作、出现明显不良反应或有两种以上发作类型时,可考虑两种药物联合使用,但需注意药物相互作用。

8. 用药护理。根据癫痫发作的类型遵医嘱用药,注意观察用药疗效和副作用。药物用到一定量时可作血药浓度测定,以防药物的不良反应。各种抗癫痫药物都有多项副作用,如苯妥英钠常可致牙龈增厚、毛发增多、乳腺增生、皮疹、中性粒细胞减少和眼球震颤、小脑性共济失调等毒性反应,轻者可以坚持服药,严重者应停药。卡马西平有中心粒细胞减少,骨髓抑制之副作用。丙戊酸钠、苯巴比妥、扑痫酮等均有不同程度的肝脏损害。因此,服药前应作血、尿常规和肝、肾功能检查,以备对照。服药后除定期体检外,每月复查血象,每季作生化检查。

五、观察

1. 多参数监护。
2. 监测生命体征,观察神志、瞳孔等变化。
3. 注意发作类型,观察发作的时间及次数、发作时呼吸频率、意识状态、有无受伤等。
4. 观察药物的作用与副作用。

六、健康教育

1. 避免诱发因素。向患者及家属介绍本病基本知识及发作时家庭紧急护理方法。避免过度疲劳、睡眠不足、便秘、感情冲动等诱发因素,反射性癫痫还应避免突然的声光刺激、惊吓、外耳道刺激等。

2. 饮食指导。保持良好的饮食习惯,食物以清淡且营养丰富为宜,不宜辛、辣、咸、过饱,戒烟、酒。

3. 适当活动。鼓励患者参加有益的社交活动,适当参与体力和脑力活动,做力所能及的工作,注意劳逸结合。

4. 注意安全。避免单独行动,限制具有危险性的工作和活动,如攀高、游游、驾驶车辆、带电作业等;随身携带简要病情诊疗卡。

5. 用药指导。应向患者及家属说明遵守用药原则的重要性,不可随意增减药物剂量,不能随意停药或换药,要坚持长期、正规、按时服药,注意药物不良反应,一旦发现立即就医。

【任务实施流程图】

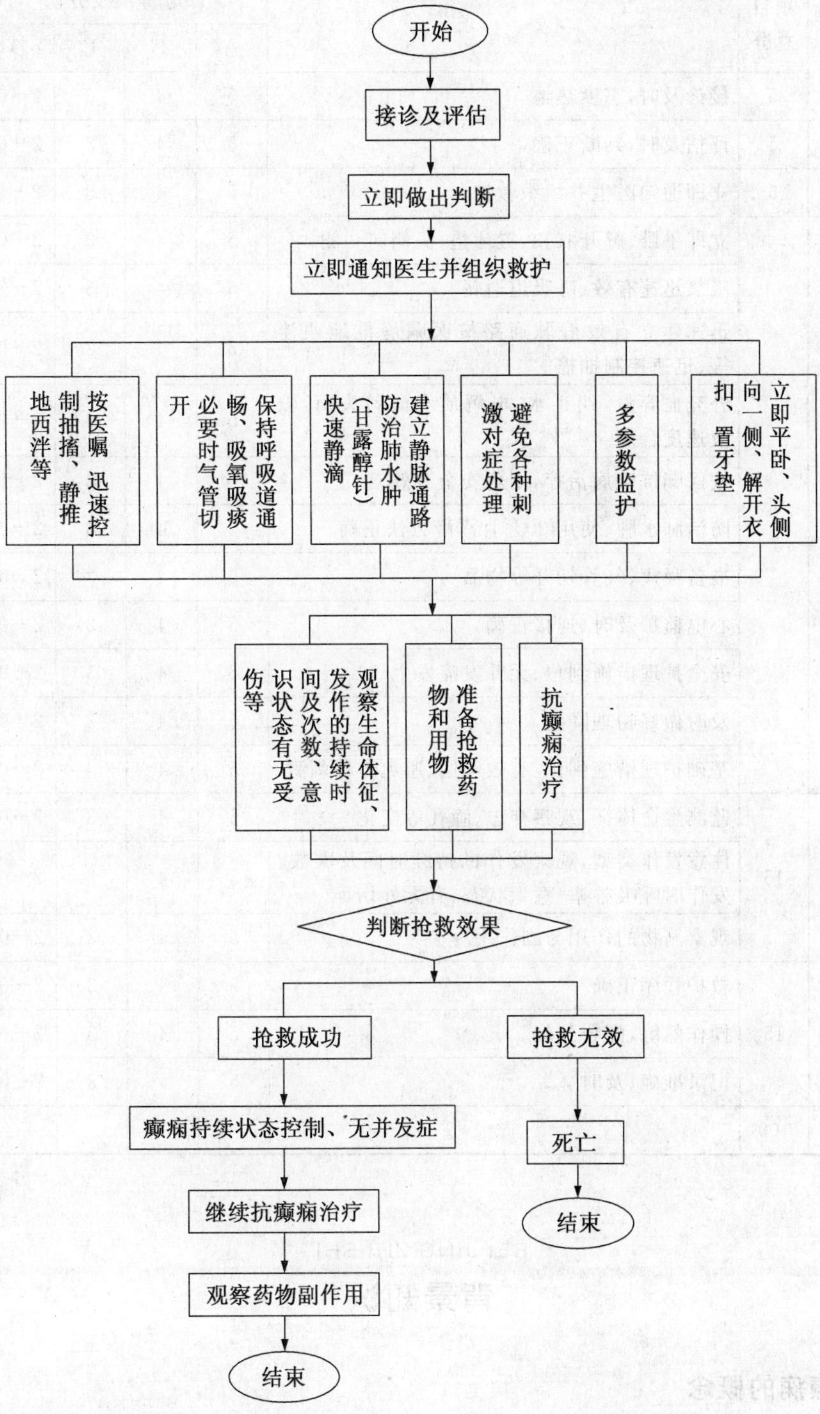
开始
接诊及评估
立即做出判断
立即通知医生并组织救护
按医嘱迅速控制抽搐、静推地西泮等
保持呼吸道通畅、吸氧吸痰必要时气管切开
建立静脉通路防治肺水肿（甘露醇针快速静滴
避免各种刺激对症处理
多参数监护
立即平卧、头侧向一侧、解开衣扣、置牙垫
观察生命体征、发作的持续时间及次数、意识状态有无受伤等
准备抢救药物和用物
抗癫痫治疗
判断抢救效果
抢救成功
抢救无效
癫痫持续状态控制、无并发症
死亡
继续抗癫痫治疗
结束
观察药物副作用
结束

【评价标准】

<table>
<tr><th rowspan="2" colspan="2">项　目</th><th rowspan="2">项目总分</th><th rowspan="2">要　求</th><th colspan="4">评分等级及分值</th><th rowspan="2">实际得分</th></tr>
<tr><th>A</th><th>B</th><th>C</th><th>D</th></tr>
<tr><td rowspan="17">救护过程</td><td>接诊</td><td>5</td><td>接诊及时，态度热情</td><td>5</td><td>4</td><td>3</td><td>2—0</td><td></td></tr>
<tr><td>评估</td><td>5</td><td>评估及时，判断正确</td><td>5</td><td>4</td><td>3</td><td>2—0</td><td></td></tr>
<tr><td>组织</td><td>5</td><td>立即通知医生并组织救护</td><td>5</td><td>4</td><td>3</td><td>2—0</td><td></td></tr>
<tr><td rowspan="11">救护</td><td rowspan="11">55</td><td>立即平卧、解开衣扣、置牙垫、头侧向一侧</td><td>5</td><td>4</td><td>3</td><td>2—0</td><td></td></tr>
<tr><td>吸氧迅速有效、呼吸道通畅</td><td>5</td><td>4</td><td>3</td><td>2—0</td><td></td></tr>
<tr><td>迅速建立有效静脉通路按医嘱静推地西泮等、迅速控制抽搐</td><td>5</td><td>4</td><td>3</td><td>2—0</td><td></td></tr>
<tr><td>补充血容量，纠正水、电解质和酸碱失衡，输液速度合理</td><td>5</td><td>4</td><td>3</td><td>2—0</td><td></td></tr>
<tr><td>按医嘱抗癫痫治疗，用药安全有效</td><td>5</td><td>4</td><td>3</td><td>2—0</td><td></td></tr>
<tr><td>防治肺水肿、使用20%甘露醇方法正确</td><td>5</td><td>4</td><td>3</td><td>2—0</td><td></td></tr>
<tr><td>准备吸痰、气管切开等物品</td><td>5</td><td>4</td><td>3</td><td>2—0</td><td></td></tr>
<tr><td>心电监护及时、连接正确</td><td>5</td><td>4</td><td>3</td><td>2—0</td><td></td></tr>
<tr><td>安全护理措施到位、无并发症发生</td><td>5</td><td>4</td><td>3</td><td>2—0</td><td></td></tr>
<tr><td>及时做好物理降温</td><td>5</td><td>4</td><td>3</td><td>2—0</td><td></td></tr>
<tr><td>基础护理措施到位、有效沟通、避免各种刺激</td><td>5</td><td>4</td><td>3</td><td>2—0</td><td></td></tr>
<tr><td rowspan="3">观察</td><td rowspan="3">15</td><td>监测生命体征，观察神志、瞳孔等变化</td><td>5</td><td>4</td><td>3</td><td>2—0</td><td></td></tr>
<tr><td>注意发作类型，观察发作的持续时间及次数、发作时呼吸频率、意识状态、有无外伤等</td><td>5</td><td>4</td><td>3</td><td>2—0</td><td></td></tr>
<tr><td>观察药物的作用与副作用</td><td>5</td><td>4</td><td>3</td><td>2—0</td><td></td></tr>
<tr><td rowspan="3" colspan="2">质量控制</td><td rowspan="3">15</td><td>救护程序正确</td><td>5</td><td>4</td><td>3</td><td>2—0</td><td></td></tr>
<tr><td>操作熟练，配合到位</td><td>5</td><td>4</td><td>3</td><td>2—0</td><td></td></tr>
<tr><td>记录准确、及时</td><td>5</td><td>4</td><td>3</td><td>2—0</td><td></td></tr>
<tr><td colspan="2">总计</td><td>100</td><td></td><td></td><td></td><td></td><td></td><td></td></tr>
</table>

BEI JING ZHI SHI

背景知识

一、癫痫的概念

癫痫是大脑神经元突发性异常放电，导致短暂的大脑功能障碍的一种慢性疾病。由于异常放电神经元所涉及的部位不同，可表现为发作的运动、感觉、自主神经、意识及精神障碍。它是多种原因引起的临床常见的症状之一。据国内流行病学调查,其发病率约为人群的1‰,患病率约为人群的5‰。

二、病因及影响因素

病因:引起癫痫的原因繁多,可分为原发性和继发性两类。原发性癫痫又称真性或特发性或隐原性癫痫,其真正的原因不明,虽经现代各种诊查手段检查仍不能明确。继发性癫痫又称症状性癫痫,指能找到病因的癫痫。常见的原因有:

1. 脑部疾病。

(1) 先天性疾病。结节性硬化、Sturge-Weber 综合征、脑穿通畸形、小头畸形等。

(2) 颅脑肿瘤。原发性或转移性肿瘤。

(3) 颅脑外伤。产伤、颅内血肿、脑挫裂伤及各种颅脑复合伤等。

(4) 颅内感染。各种细菌性、病毒性、真菌性及寄生虫性感染所引起的颅内炎症,如各种脑炎、脑膜炎、脑膜脑炎、脑脓肿、蛛网膜炎、脑囊虫病、脑弓形体病、脑艾滋病等。

(5) 脑血管病。脑出血、脑蛛网膜下腔出血,脑梗死、脑动脉瘤、脑动静脉畸形及脑动脉粥样硬化等。

(6) 变性疾病。多发性硬化、早老性痴呆(Alzheimer 病)、皮克病(Pick 病)等。

2. 全身或系统性疾病。

(1) 缺氧。窒息、缺氧及一氧化碳中毒等。

(2) 代谢疾病。低血糖、低血钙、苯丙酮酸尿症、尿毒症、碱中毒、水潴留等。

(3) 内分泌疾病。甲状旁腺功能减退、糖尿病、胰岛素瘤等。

(4) 心血管疾病。阿-斯综合征、二尖瓣脱垂、高血压脑病等。

(5) 中毒性疾病。有机磷、酰肼类药物、中枢兴奋剂及某些重金属中毒等。

(6) 其他。如血液系统疾病、风湿性疾病、儿童佝偻病等。

3. 影响因素。

(1) 遗传。经谱系、双生子及脑电图研究和流行病学调查等,充分证明原发性癫痫有遗传性,有的是单基因遗传,有的是多基因遗传,但不一定都有临床发作。最近研究认为外伤、感染、中毒后引发的癫痫可能也有遗传因素参与。

(2) 年龄。年龄对癫痫的发病率、发作类型、病因和预后均有影响。癫痫的初发年龄60%~80%在20岁以前。新生儿中常呈移动性部分性发作,6个月到5岁热性惊厥多见。儿童良性中央一颞棘波灶癫痫多在4~10岁开始,青春期后自愈。成年期多为部分性发作或继发性全身性发作。病因方面,婴儿期首次发作者多为脑器质性特别是围产前期疾病,其后至20岁以前开始发作者常为原发性者,青年至成年则颅脑外伤是一重要原因,中年期后颅脑肿瘤为多,老年者以脑血管病占首位。

(3) 觉醒与睡眠周期。有些全身强直-阵挛性发作患者多在晨醒后及傍晚时发作,称觉醒癫痫;有的则多在入睡后和觉醒前发作,称睡眠癫痫;觉醒及睡眠时均有发作者称不定期癫痫。后者多为症状性癫痫。婴儿亦常在入睡前和睡醒后发作,失神发作多为觉醒期发作。

(4) 内分泌改变。性腺功能改变对癫痫有一定影响。全身强直-阵发挛性发作及部分性发作常在月经初潮期发病,有的在经前或经期发作加频或加剧。少数仅在经前期或经期中发作者称经期性癫痫。妊娠可使癫痫发作次数增加，症状加重，或仅在妊娠期发作，称妊娠癫痫。

4. 诱发因素。

(1) 发热、过量饮水、过度换气、饮酒、缺眠、过劳和饥饿等均可诱发癫痫发作。某些药物如美解眠、丙咪嗪、戊四氮或突然撤除抗癫痫药物，亦可导致癫痫发作。

(2) 感觉因素。某些患者对某些特定的感觉如视、听、嗅、味、前庭、躯体觉等较为敏感，当受刺激时可引起不同类型的癫痫发作，称反射性癫痫。

(3) 精神因素。某些患者在强烈情感活动、精神激动、受惊、计算、弈棋、玩牌等时可促癫痫发作，称精神反射性癫痫。

三、临床表现

癫痫的临床发作形式繁多。下面是全身强直-阵挛性发作又称大发作的临床表现，按其发展过程可分如下三期：

1. 先兆期。约半数患者有先兆，指在意识丧失前的一瞬间所出现的各种体验。常见的先兆可为特殊感觉性的幻视、幻嗅、眩晕，一般感觉性的肢体麻木、触电感，内脏感觉性的如腹内气体上升或热血上涌感，运动性的如头眼向一侧斜视，精神性的如恐怖感、奇异感等。一般持续 1 至数秒钟。有先兆者，可利用此段时间坐、卧或避开危险。同一患者其先兆症状多固定不变，常指明大脑皮质有局限性损害，故可根据先兆症状协助定位。原发性全身强直-阵挛性发作无先兆。

2. 痉挛期。继先兆期后，随即意识丧失，进入痉挛发作期。首先为强直性发作(强直期)，表现为突然尖叫一声，跌倒在地，全身肌肉强直，上肢伸直或屈曲，手握拳，下肢伸直，头转向一侧或后仰，眼球向上凝视。呼吸肌强直致呼吸暂停，面唇发绀。瞳孔散大，对光反应消失。唇、舌或口腔黏膜有咬伤。约持续 20 秒钟，进入痉挛期，全身肌肉呈节律性抽搐，频率开始较快，随之逐渐减慢，随最后一次痉挛后抽搐停止。此期，自动呼吸恢复，面、唇发绀逐渐减轻，口腔内分泌物增多，口吹白沫或血沫。还可伴尿失禁、全身大汗。持续约 1 分钟。在痉挛发作期尚可出现心跳加快、血压升高等，且由于意识障碍，突然跌倒，可致患者外伤、溺毙、触电、烧伤或引起火灾及各种安全事故。

3. 昏睡期。抽搐停止后患者进入昏睡、昏迷状态，然后逐渐清醒，部分患者在清醒过程中有精神行为异常，表现为挣扎、抗拒、躁动不安。醒后除先兆外，对发作过程不能回忆，并可感到头痛、全身乏力、疼痛、呕吐等。

有些患者在一次发作之后意识尚未恢复又连续多次发作称全身强直-阵挛性发作(大发作)持续状态。常由于突然撤除或更换抗癫痫药物或感染等引起。由于持续状态期间，脑神经元能耗骤增，脑内 pH 下降，加之全身性缺氧，肌肉强烈而持久性收缩，酸性代谢产物增加，可导致脑缺氧、脑水肿甚至脑疝形成。呼吸循环改变可致缺氧性脑病、昏迷、去大脑皮质综合征，甚至危及生命。

四、辅助检查

1. EEG、BEAM、Holter(脑电图、脑电地形图、动态脑电图监测)。可见明确病理波、棘波、尖波、棘—慢波或尖—慢波。

2. 如为继发性癫痫应进一步行头颅 CT、MRI、MRA、DSA 等检查，可发现相应的病灶。

3. 癫痫与生化。癫痫与人体内各种化学物质有密切的关系，神经生物化学在分子水平上对阐明癫痫的发病机制有重要作用。

4. 脑电图检查。这是诊断癫痫极为有价值的辅助手段。间歇期检查其阳性率可达50%以上。若重复检查，并适当选用过度换气、闪光刺激、睡眠及药物等诱发试验，其异常率可增加到 90%。晚近开发的长时间脑电图监测和电视录像能进一步提高其阳性率。主要的癫痫波为棘波、尖波、棘(尖)-慢波、高度失律和其他发作性节律波等。

ZHI SHI TUO ZHAN

知识拓展

癫痫患者心理性格特征

1. 忧郁。这本身就是一种发病因素，一旦患了癫痫，忧郁的特征就更加明显，心理负担加重，闷闷不乐，心情不畅，时间稍长，会形成较严重的精神抑郁症，给患者造成生活痛苦，也会影响治疗效果。

2. 自卑。一般地讲，常见两方面的原因：一是患者自己，因为癫痫发作不分时间、不分地点、不分场合，发作稍多，患者自己形成病态心理，产生较严重的自卑；二是社会压力，生活在患者周围的人，有意无意之间给患者造成心理伤害，更不要说社会歧视给患者造成的精神负担了，甚至患者亲属或周围的人对他的过分照料、保护，也会使患者产生自卑感。

3. 孤独。有时患者意识到自己是个癫痫患者，工作、生活、学习等方面都要受到一定的限制，不能和正常人一样，于是便陷入孤独，不愿和大家在一起，不愿参加集体活动，喜欢一个人呆着。特别是处于青春期的患者，孤独感更强烈些。

4. 悲观。由于上述几个特征存在，患者受到极大的心理创伤，是产生悲观情绪的一个原因。癫痫是一种难治病，长时间治疗，对患者身心都造成了严重伤害，动摇了战胜疾病的信心，甚至产生绝望心理。

【小结】

完成该任务必须了解癫痫的病因、诱发因素、癫痫发作国际分类、临床表现、脑电图检查，能针对性收集资料，并作出正确的疾病和护理问题的判断，按照轻重缓急护理先后次序进行相应的处置。

能力训练

患者，男，32 岁。25 岁开始出现反复右上肢发作性抽搐，开始时约 2～3 个月发作一次，每次 1～2 分钟，无意识障碍。近两年来，患者发作频繁，约每月发作一次，其中 3 次出现四肢抽搐伴意识丧失。平时不规则服用卡马西平、苯妥英钠及中药偏方，控制不佳。今来院就诊。

值班护士应从哪些方面对患者进行护理评估并进行临床处置？

【练习题】

1. 癫痫诊断的主要依据及最重要的辅助检查是什么？

2. 如何鉴别癫痫发作与假性癫痫发作？

3. 简述癫痫持续状态的定义及如何治疗癫痫持续状态。

任务十六　肺结核患者的临床处置

学习目标

技能目标

1. 熟练收集肺结核患者的资料。
2. 学会根据收集到的具体资料初步判断疾病和护理问题。
3. 根据所做的判断熟练进行相应处置。
4. 学会咯血护理、化疗护理、呼吸道隔离措施的实施、结核菌素 PPD 试验方法及结果判断、痰标本的正确采集。

知识目标

1. 掌握肺结核的主要护理诊断及护理要点：用药护理、结核菌素试验方法、结果判断及意义。
2. 掌握呼吸道隔离的护理要点和肺结核的预防。
3. 熟悉肺结核病因及发病机制、临床表现和治疗原则、特异性的辅助检查、胸腔穿刺术护理等。

任务描述

患者，女，30 岁，因发热 22 天，咳嗽 10 天，咯血 1 天，外院拟诊为“上呼吸道感染”，于 8 月 24 日由门诊收住入院。

作为接诊护士，请对该患者进行接诊和临床处置。

任务实施

一、接诊及评估

1. 接诊及时，态度热情。

2. 收集资料。

(1) 病史。患者既往体健。患者于 8 月 2 日下午开始畏寒、发热，体温 38℃左右，每日下午或傍晚体温升高至 38.5℃左右，次晨降至正常或 37.5℃，伴有倦怠不适、食欲不振等。8 月 6 日开始有咳嗽，咳出少量黏液痰，伴有右上胸刺痛，可随咳嗽、深呼吸而加剧。

患者夜间睡醒时全身出汗，内衣湿透。经当地卫生所诊断为“上呼吸道感染”，用青霉素治疗无效。在入院前一天患者感觉喉部发痒，咳嗽后咯血，约 15 口，咯血量约 250ml。有 4 年前因车祸住院治疗输血 1000ml 史。

(2) 体格检查。体温 38.6℃，脉搏 105 次/分，呼吸 20 次/分，血压 126/76mmHg。发育、营养中等。慢性消瘦病容，意识清楚合作，面部潮红，五官端正，颈软。胸部视诊：右侧胸部呼吸运动减低；触诊：右胸语音震颤增强；叩诊：右腋后线第 4 肋上，右锁骨中线第 5 肋上呈浊音；听诊：右胸叩诊浊音区有支气管肺泡呼吸音及少许湿啰音。左肺、心脏无异常。腹柔软，肝脾未触及。四肢、脊柱及神经系统检查均无异常发现。

(3) 心理—社会状况。患者，已婚，工人。育有一女，一周岁，与患者共同生活。患者对该病一无所知，对疾病的预后非常担忧。丈夫非常关心照顾妻子，对妻子的疾病十分担忧。享受职工医疗保险。

(4) 辅助检查。

1) 实验室检查：WBC9.5×10^9/L。其中 N 占 0.71，淋巴细胞(L)占 0.28，嗜酸性粒细胞(E)占 0.01，血沉 45mm/h(魏氏法)。血 CD_4^+ T 淋巴细胞计数和 CD_4^+/CD_8^+ 比值正常，血清 HIV 抗体阳性，血清 P_{24} 抗原阴性。

2) 胸部 X 线透视：右肺上、中部呈云絮状阴影，中央部密度较高，病灶周围有渗出，向四周扩散，边缘模糊。

3) 痰液检查：痰涂片抗酸染色阳性。

二、判断

1. 初步评估该患者的临床诊断及其依据，发病原因是什么？

初步评估该患者所患的疾病：肺结核并发咯血；艾滋病无症状感染期。

依据：① 近一个月午后低热，由结核杆菌毒性症状所致；② 咳嗽，咳出少量黏液痰，伴有右上胸刺痛，结核累及胸膜所致；③ 夜间盗汗明显，慢性消瘦病容；④ 右胸触觉语颤增强，叩诊呈浊音，该区听诊有支气管肺泡呼吸音等肺实变体征，渗出性病变范围较大或干酪样坏死所致；⑤ WBC 9.5×10^9/L，N 占 0.71，L 占 0.28，E 占 0.01，血沉 45mm/h；⑥ 胸片示右肺上、中部呈云絮状阴影，中央部密度较高，病灶周围有渗出，向四周扩散，边缘模糊；⑦ 经青霉素治疗无效；⑧ 4 年前输血史；⑨ HIV 抗体阳性，血 CD_4^+ T 淋巴细胞计数和 CD_4^+/CD_8^+ 比值正常。

发病原因：患者通过各种感染途径感染结核杆菌，考虑该患者非初次感染，属继发性。患者对结核菌有免疫和变态反应，受到感染结核菌的毒力较大，身体抵抗力低下，而发展成肺结核。病变在右肺上、中部，渗出病变范围较大，肺内局部组织炎症反应剧烈。

2. 目前患者主要存在哪些护理问题？

(1) 咯血。与结核累及呼吸道小血管引起并发症有关。

(2) 知识缺乏。缺乏有关疾病知识。

(3) 体温过高。与结核杆菌感染有关。

(4) 营养失调。低于机体需要量，与机体消耗增加、食欲减退有关。

(5) 气体交换受损。与大量胸腔积液压迫肺不能充分舒张，气体交换面积减少有关。

(6) 活动无耐力。与疲劳、营养不良和慢性低热有关。

(7) 恐惧与绝望。与预后不良，疾病折磨，缺乏社会支持有关。

(8) 潜在并发症。窒息，化疗副作用，各种机会性感染。

三、组织

立即通知医生并组织救护。

四、救护

1. 呼吸道隔离/血液、体液隔离。患者器具专用，用后消毒；严禁随地吐痰。接触患者时带口罩、穿隔离衣，接触患者后彻底洗手。选择通风良好的病房，房间有换气装置，与户外相通。严格执行消毒隔离制度和个人防护措施，提倡使用一次性注射器。

2. 休息与体位。卧床休息，取右侧卧位，以减少患侧活动度，防止病灶向健侧扩散，有利于健侧肺的通气功能。

3. 立即开通静脉通路，遵医嘱及时用药。

4. 正确留取血生化标本及痰菌涂片、培养标本。

5. 正确实施 PPD 试验。PPD 试验方法、结果判断及意义详见辅助检查。

6. 结核毒性症状对症护理。

(1) 高热护理。改低热时，随着有效的化疗，体温逐渐恢复正常，常不予特殊处理。保持衣被干洁，鼓励患者多饮水。

(2) 夜间盗汗时，做好皮肤护理，勤换衣服，防止受凉。

7. 咯血护理。

(1) 休息与体位。患者中等量咯血时应静卧休息，取患侧卧位(右侧卧位)；保持病室安静，避免不必要的交谈，避免搬动患者。

(2) 保持呼吸道通畅。协助患者头偏向一侧，嘱其轻轻将气管内存留的积血及时咯出，或咯出呼吸道积血，防止血块阻塞呼吸道。呼吸道通畅后加压给氧，并按医嘱使用呼吸兴奋剂。

(3) 密切观察并准确记录咯血量和尿量的颜色、性状等。

(4) 心理护理。咯血时给予精神安慰，遵医嘱给少量镇静剂，减轻其恐惧心理。

(5) 告知患者不能屏气，以免诱发喉头痉挛，血液引流不畅形成血块，导致窒息。

(6) 配合抢救。当窒息发生时，立即采取头低脚高体位，轻叩背部，排出血块。及时清除口鼻腔内血凝块，或迅速抽吸积血。备齐抢救用物及抢救药品。必要时做好气管插管或气管切开的准备。

(7) 用药护理。遵医嘱用脑垂体后叶素静推或静滴，但忌用于高血压、心脏疾病者或孕妇，亦可用氨基已酸、氨甲苯酸等药物止血；必要时可用小量镇静剂、止咳剂。咯血时慎用强镇咳药，以免抑制咳嗽反射和呼吸中枢，使血块不能咳出而发生窒息。

(8) 基础护理。及时为患者漱口，擦净血迹，保持口腔清洁、舒适，防止口腔异味刺激再度引起咯血。

(9) 根据需要做好输血准备。

(10) 饮食护理。咯血时暂禁食，咯血停止后，宜进少量温流质，多饮水、多食含纤维素食物，以保持大便通畅，避免排便时腹压增大而引起再度咯血。忌饮浓茶、咖啡、刺激性饮料。

8. 用药护理。遵医嘱使用抗结核化学药物。施行全程督导短程化疗(DOTS)，提高治愈率。首选异烟肼、利福平、吡嗪酰胺、乙胺丁醇和链霉素这5种药物。向患者和家属介绍疾病特点、治疗方案和潜在的副作用有助于自我护理，讲述坚持早期、规律、全程、适量、联合用药的重要性。在解释药物不良反应时，重视强调药物的治疗效果，及时发现并处理副作用，制订切实可行的计划，遵从治疗方案。

9. 胸腔穿刺术护理。

(1) 术前准备。告知患者在操作过程中不要咳嗽、深呼吸或突然移动体位，以免损伤胸膜或肺组织。测定出凝血时间、血常规、血型、肝功能等，准备无菌胸腔穿刺包、消毒用物、利多卡因、肾上腺素、无菌试管、量杯等胸穿用物。协助患者摆好胸穿体位。

(2) 术中配合。穿刺过程中密切观察患者的脉搏、面色等变化，如患者有任何不适，应减慢抽吸或立即停止抽液。抽液时，若患者突觉头晕、心悸、冷汗、面色苍白、脉细、四肢发凉，提示可能出现“胸膜反应”，应立即停止抽液，患者平卧，密切观察血压，防止休克。必要时，按医嘱皮下注射0.1%肾上腺素0.5ml。每次抽液不宜过快、过多，防止因抽液过多过快使胸腔内压骤然下降，发生肺水肿或循环障碍、纵隔移位等意外。

(3) 术后护理。卧床休息1小时，协助医师留取标本，及时送检。2小时内每30分钟测血压、脉搏、呼吸一次。观察患者的脉搏和呼吸状况，及时发现并发症，如血胸、气胸、肺水肿等，必要时协助患者拍胸片，以排除意外损伤导致的肺部并发症。观察穿刺处有无渗血或渗液。记录穿刺液的量、形状、颜色。鼓励患者深呼吸，促进肺膨胀。如无气胸或其他并发症，术后1小时可恢复活动。

10. 饮食护理。

(1) 嘱患者进高蛋白、高热量、高脂肪、含维生素丰富的食物，少量多餐。成人蛋白质总量应为90～120g/d，每日摄入一定量的蔬菜和水果以补充各种维生素。

(2) 补充水分。因机体代谢增加，盗汗使水分的消耗量增加，应鼓励患者多饮水，不少于1.5～2L/d，必要时静脉补充液体，以利于体内毒素排泄。

11. 做好心理护理，帮助患者及家属了解疾病，消除不良心理反应。不能歧视患者，鼓励患者采取积极的生活态度，改变不良的行为，配合治疗与护理。保护患者隐私，营造友善、理解、宽松和健康的生活工作环境。

五、观察

1. 密切观察生命体征和瞳孔、意识状态的变化。

2. 密切观察临床症状的变化，如咳嗽咳痰有无加重，痰量有无增多或呈脓性；有无高热，若有则应考虑病情加重或发生并发症。

3. 注意观察咯血的量、颜色、性状及出血速度。

4. 及时发现并处理呼吸衰竭、肺源性心脏病、气胸、窒息等情况。

5. 密切观察抽液时患者的脉搏和呼吸状况。

6. 观察抗结核药的作用与副作用。

六、健康教育

1. 结核病的预防。控制肺结核最好的方法是预防，预防传播必须抓好三个环节。

(1) 控制传染源。结核病的主要传染源是结核患者，尤其是痰结核菌阳性者。连续3次痰菌检查阴性方可解除隔离。

(2) 切断传染途径。结核菌主要通过呼吸道传染。严禁随地吐痰，有痰时应吐在卫生纸或有消毒剂的有盖广口瓶中。呕吐物、痰液经灭菌处理再弃去或直接焚烧带有痰液的纸巾。接触患者时戴口罩、穿隔离衣，接触患者后彻底洗手；患者应尽量减少和健康人的接触，包括其家人。

(3) 保护易感人群。接种卡介苗是预防结核病最有效的武器。保护率约为80%，可维持5～10年，因隔数年后对结核菌素试验转阴者还需复种。接种对象是未受结核菌感染的结核菌素试验阴性者，年龄越小越好。

2. 坚持正确用药。坚持化疗的原则：早期、联合、规律、适量、全程。坚持这一原则是彻底治愈的保证。同时应注意药物不良反应的自我观察，如有不适应及时就医，不可私自停药或减少剂量。

3. 艾滋病预防。

(1) 管理传染源。加强艾滋病防治知识、法制和道德教育，给患者以关怀教育，报告疫情，每隔3～6个月做1次临床及免疫学检查。如出现症状及时隔离治疗。在医师指导下服药，预防感染，延缓病程进展。

(2) 切断传播途径。控制性传播，阻断血液/体液传播途径，提倡安全性行为，鼓励使用安全套，严禁捐献血、器官，防止医源性传播。

(3) 保护易感人群。对密切接触者给予健康指导，加强个人防护；对其配偶定期进行HIV检测。医护人员在做侵袭性操作、手术前要对患者进行HIV抗体检测。因目前尚无有效疫苗，故通过健康教育和提供咨询来规范人们的行为是预防HIV感染最有效的方法。

4. 定期复查。

5. 保持心情舒畅，合理安排生活。

【任务实施流程图】

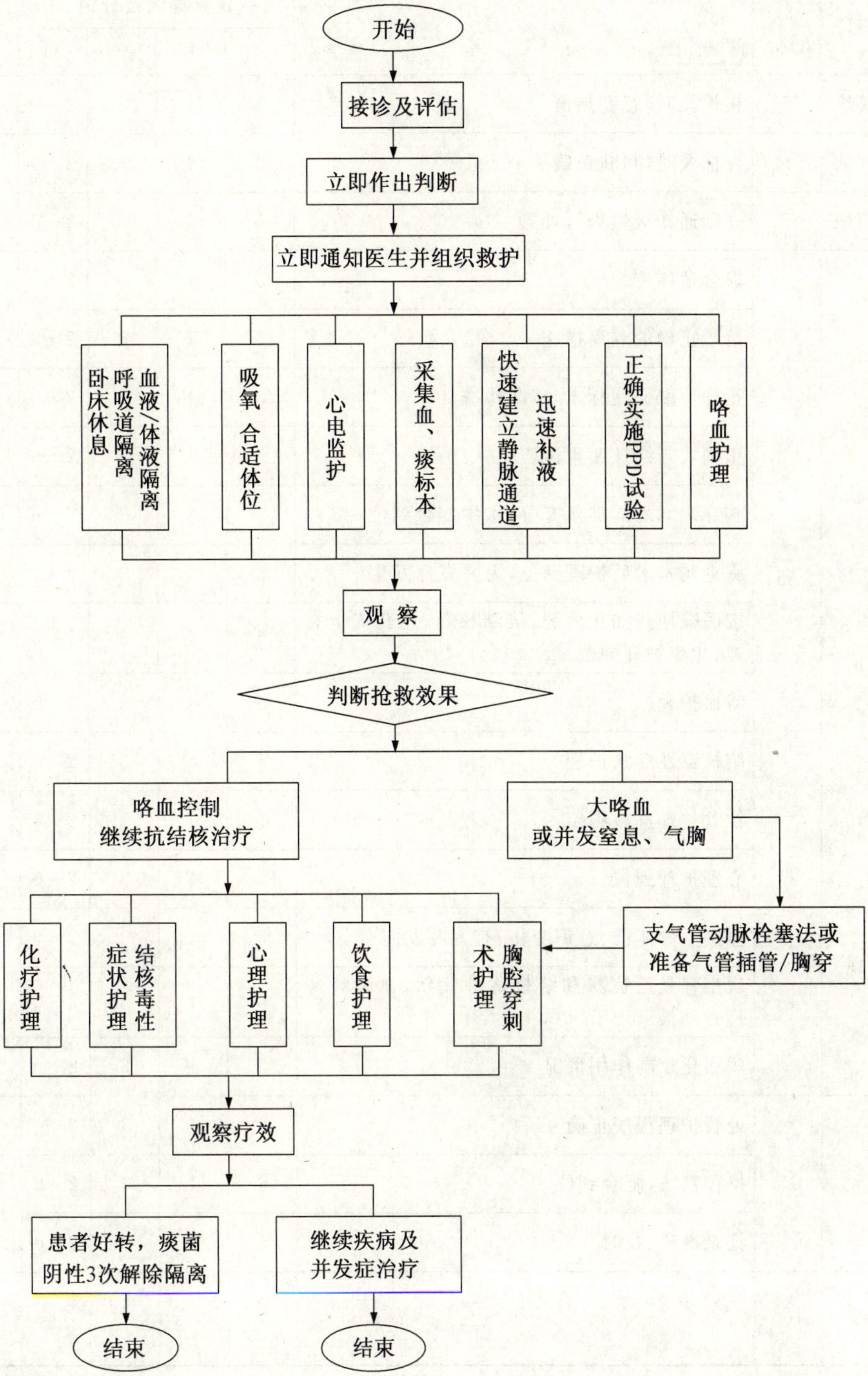
开始
接诊及评估
立即作出判断
立即通知医生并组织救护
卧床休息
呼吸道隔离
血液/体液隔离
吸氧 合适体位
心电监护
采集血、痰标本
快速建立静脉通道
迅速补液
正确实施PPD试验
咯血护理
观 察
判断抢救效果
咯血控制
继续抗结核治疗
大咯血
或并发窒息、气胸
支气管动脉栓塞法或
准备气管插管/胸穿
化疗护理
结核毒性
症状护理
心理护理
饮食护理
胸腔穿刺
术护理
观察疗效
患者好转，痰菌
阴性3次解除隔离
继续疾病及
并发症治疗
结束
结束

【评价标准】

项目		项目总分	要求	评分等级及分值				实际得分
				A	B	C	D	
护理过程	接诊	5	接诊及时，态度热情	5	4	3	2—0	
	评估	5	评估及时，判断正确	5	4	3	2—0	
	组织	5	立即通知医生进行处置	5	4	3	2—0	
	救护	55	取合适体位	5	4	3	2—0	
			给予正确的隔离措施	5	4	3	2—0	
			正确留取血痰标本，痰菌检查	5	4	3	2—0	
			正确实施结核菌素试验	5	4	3	2—0	
			胸穿刺术术前准备充分，术中配合到位	5	4	3	2—0	
			胸穿刺术术后护理到位，无并发症发生	5	4	3	2—0	
			按医嘱用药如止血剂、抗结核药，用药安全有效，化疗护理到位	5	4	3	2—0	
			咯血护理	5	4	3	2—0	
			结核毒性症状护理	5	4	3	2—0	
			饮食护理宣教到位	5	4	3	2—0	
			心理护理到位	5	4	3	2—0	
	观察	15	监测生命体征、意识变化、有无并发症	5	4	3	2—0	
			观察呼吸道症状和结核毒性症状，血和痰菌检查结果	5	4	3	2—0	
			观察化疗副作用情况	5	4	3	2—0	
质量控制		15	处置护理程序正确	5	4	3	2—0	
			操作熟练，配合到位	5	4	3	2—0	
			记录准确、及时	5	4	3	2—0	
总计		100						

BEI JING ZHI SHI

背景知识

一、概述

结核病是由结核杆菌引起的慢性传染病,可累及全身多个脏器,但以肺结核最为常见。排菌患者是社会传染源,主要通过呼吸道传播。本病病理特点是结核结节和干酪样坏死,易于形成空洞。除少数可急性发病外,临床上多呈慢性过程。

结核菌属于分支杆菌,生长缓慢,在改良罗氏培养基上培养需4～6周才能繁殖成明显的菌落。涂片染色具有抗酸性,亦称抗酸杆菌。镜检为细小、稍弯的杆菌,对外界抵抗力较强,在阴湿处能生存5个月以上;但烈日曝晒2小时,5%～12%来苏水接触2～12小时,70%酒精接触2分钟,或煮沸1分钟,均能被杀灭。将痰吐在纸上直接烧掉是最简易的灭菌方法。

二、发病原因

1. 90%以上的传染是通过呼吸道传染的,肺结核患者通过咳嗽、打喷嚏、高声喧哗,使带有结核菌的飞沫、尘土被健康人吸入后而感染。

2. 结核病的发病与否有很多因素影响,主要有三种因素:即所感染结核菌的毒力大小、身体抵抗力的高低、机体的变态反应强弱。

3. 结核菌初次感染而在肺内发生的病变,称为原发性肺结核,常见于小儿。此时,人体的反应性低,病灶局部反应轻微,结核菌常沿淋巴管到达淋巴结。继发性肺结核一般发生在曾感染过结核菌的成年人。初感染结核菌时机体局部反应轻、全身症状重而易致死,再感染时局部变态反应剧烈、易愈合、无全身播散,这种机体对结核菌初感染和再感染所表现出的不同反应的现象,称为Koch现象。

三、临床表现

各型肺结核的临床表现可多种多样,但有共同之处。

1. 症状。起病缓慢,有结核中毒症状、呼吸道症状(轻者无症状)。

(1) 结核中毒症状。午后低热、乏力、纳差、体重减轻、盗汗、月经失调或闭经。

(2) 呼吸系统症状。咳嗽、咳痰、咯血、胸痛、呼吸困难。咳嗽、咳痰是肺结核最常见的症状。一般有干咳或只有少量黏液痰。伴继发感染时,痰呈黏液性或脓性。约1/3的患者有不同程度咯血。当炎症波及壁层胸膜时,相应胸壁有刺痛,一般并不剧烈,随呼吸和咳嗽而加重。干酪性肺炎和大量胸腔积液时,可有不同程度的呼吸困难。

2. 体征。取决于病变性质、部位、范围和程度。早期病灶小,位于深部,多无异常体征。若病变范围较大或浸润性结核、干酪肺炎,则呈肺实变体征:患侧肺部呼吸运动减弱,叩诊呈浊音,听诊时有呼吸音减低,或为支气管肺泡呼吸音。当慢性纤维空洞肺结核或胸膜增厚黏连时,类似实变征,则患侧胸廓下陷、肋间变窄、气管移位,而对侧可有代偿性肺气肿征。

四、辅助检查

1. 痰菌检查。是确诊肺结核最特异的方法。方法：痰涂(厚涂)集菌、培养、多聚酶链式反应检测人型结核菌 DNA。阳性可确诊，提示开放性和传染性。若排菌量多(每毫升 10 万条以上)，直接涂片检查易呈阳性，为社会传染源。阴性者应反复多次检查(3 次)。

(1) 痰常规标本采集方法。嘱患者晨起用清水漱口清洁口腔，然后用力咳出气管深处的痰液，盛于蜡纸盒或广口瓶内。

(2) 痰培养标本采集方法。嘱患者清晨先用朵贝液再用清水漱口，以除去口腔中细菌，深吸气后用力咳出 1～2 口痰于培养皿或瓶中，及时送验。

(3) 肺结核初诊患者应送 3 份痰标本(夜间痰、清晨痰和即时痰)。如无夜间痰，在留取清晨痰后 2～3 小时再留取一份痰标本；或在送痰时，留取两份即时痰。疗程中或复诊随访患者按期每次送检两份痰(晨痰和夜间痰)。痰标本应以脓样、干酪样或脓性黏液样性质的痰液为合格标本，痰量应为 3～5ml。废弃标本和污染物应严格灭菌后处理。

2. X 线检查。可早期发现病灶，了解病变部位、范围、性质、发展情况及疗效判断，对决定治疗方案很有帮助。不同病变 X 线表现有：浸润病灶，云雾状、淡漠、边缘模糊阴影；空洞，病灶出现透光区；干酪病灶，密度较高，浓密不一；纤维钙化、硬结病灶，斑点条索状、结节状密度高，边缘清楚；病灶常在上肺部，多种不同性质病变混合存在，存在时间长。

胸部 CT 检查对于发现微小或隐蔽性病变、了解病变范围及组成以及诊断是有帮助的。

3. 结核菌素(简称结素)试验。

OT：自结核菌培养基提炼之后的结核菌代谢产物，主要成分为结核蛋白，特异性差。PPD：纯蛋白衍生物，特异性强，不产生非特异反应。

(1) 方法。通常在左前臂屈侧中上部 1/3 处皮内注射 0.1ml(5 单位)，在右前臂屈侧中上部 1/3 处皮内注射 0.1ml(1 单位)。注射后可产生凸起的皮丘，边界清楚，上面可见明显的小凹。

(2) 结果判断。48～72 小时观察和记录结果，手指轻摸硬结边缘，测量皮肤硬结的横径和纵径，取得平均直径＝(横径＋纵径)/2，硬结为特异性变态反应，而红晕为非特异性反应，＜5mm 阴性；5～9mm 弱阳性；10～19mm 阳性；≥20mm 或有水疱、坏死为强阳性反应。

(3) 临床意义。

1) 结核菌素试验阳性示曾有结核菌感染，但不一定患病。

① ＜3 岁的儿童，用 5 单位皮试呈强阳性，表示有新近感染的活动性结核，必须进行治疗。

② 成人，用 1 单位皮试呈强阳性，表示有活动性病灶。

2) 结核菌素试验阴性结果的儿童一般可以排除结核病。还见于下列情况：① 未感染，一周后再用 5 单位皮试，产生结核菌素强阳性反应，为活动性病灶，仍为阴性，排除结核感染；② 感染在 4～8 周内机体变态反应未建立；③ 严重肺结核、AIDS、白血病、淋巴瘤、结节病、营养不良、麻疹、百日咳、各种危重患者及使用糖皮质激素、抗肿瘤药的患者，老年人。

4. 实验室检查。① 血常规：一般无异常，淋巴分类增加，血行播散型肺结核可有白细胞总数减低或类白细胞反应；② 血沉：上升提示活动性，正常者不能排除活动性；③ 酶联免疫吸附试验，检出结核抗体，对于肺外结核病可提供参考。

5. 纤维支气管镜检查。主要用于支气管结核的诊断。

ZHI SHI TUO ZHAN

知识拓展

肺结核患者的治疗管理

肺结核患者的治疗管理保证患者在治疗过程中坚持规律用药、完成规定疗程，是肺结核治疗能否成功的关键，为此必须对治疗中的患者采取有效管理措施。具体要求为：

1. 归口管理。目前结核病治疗管理已有较为完整的技术规范，结核病防治机构医务人员必须接受系统培训，并有专人负责到底，直至痊愈。按我国法规要求，各级医疗卫生单位发现肺结核患者或疑似肺结核患者时，应及时向当地卫生保健机构报告，并将患者转至结核病防治机构进行统一检查，督导化疗与管理。

2. 督导化疗。早期、规律、全程、适量、联合五项原则为肺结核的治疗原则。整个化疗方案分为强化和巩固两个阶段。多数肺结核患者采用不住院治疗，同样收到良好效果。在不住院条件下要取得化学疗法的成功，关键在于对肺结核患者实施有效治疗管理，即目前推行全程督导短程化疗（directly observed treatment short-course，DOTS），确保肺结核患者在全疗程中规律、联合、足量和不间断地实施规范化疗，减少耐药性的产生，最终获得治愈。

结核病防治机构对痰菌阳性患者实施督导化疗管理，每次用药应在医务人员面视下进行，监控治疗。对不能实施督导管理的痰菌阳性肺结核患者和痰菌阴性肺结核患者也要采用家庭访视、家庭督导等方法，加强治疗管理。

3. 住院与不住院治疗。肺结核患者一般采用不住院化疗，结核病专科医院负责急、危、重肺结核患者和有严重并发症、合并症、药物不良反应和耐多药等患者的住院治疗，未愈出院患者转到结核病防治机构继续督导化疗，完成规定疗程。

【小结】

完成该任务必须了解肺结核的病因、流行病学特点、临床表现、特异性的辅助检查，能针对性收集资料，并作出正确的疾病和护理问题的判断，按照轻重缓急和护理先后次序进行相应的处置。

能力训练

患者，男，23岁，因咳嗽、咯血、午后发热1个月入院。

作为值班护士，应从哪些方面收集资料，给患者进行护理评估并进行处置。

【练习题】

1. 简述结核病的治疗原则。
2. 简述结核菌素试验方法、结果判断、临床意义。
3. 如何对肺结核患者咯血进行护理？
4. 如何预防肺结核？

任务十七　急性肾功能衰竭患者的临床处置

学习目标

技能目标

1. 熟练收集急性肾功能衰竭患者的资料。
2. 根据收集到的具体资料初步判断疾病和存在的护理问题。
3. 根据所做的判断熟练进行相应处置。
4. 学会深静脉置管的护理。

知识目标

1. 掌握急性肾功能衰竭的病因、主要护理问题。
2. 熟悉急性肾功能衰竭的少尿期、多尿期、恢复期的临床表现、辅助检查、治疗要点、血液透析过程。
3. 了解急性肾功能衰竭的诊断、依据。
4. 了解鱼胆中毒引起肾损害的机制。

任务描述

患者,女,67岁,因"呕吐、腹痛、尿少2天"由门诊收治入院。

作为接诊护士,请对新患者进行接诊和临床处置。

任务实施

一、接诊及评估

1. 接诊及时,态度热情。

2. 收集资料。

(1) 病史。患者有糖尿病史8年,长期服用糖适平。入院前10小时口服1枚3.5kg重草鱼的鱼胆,服后3小时出现剧烈腹痛,频繁恶心、呕吐,在当地医院给予输液治疗后症状无好转,伴有少尿,2天后为进一步治疗转来我院。

(2) 体格检查。体温36℃,呼吸20次/分,脉搏66次/分,血压95/60mmHg。意识清楚,表情淡漠,颜面浮肿,双肺呼吸音清,未闻及干湿啰音,心率66次/分,节律齐,未闻及杂音,腹软,剑突下压痛,无反跳痛,肝脾未触及,肝区叩痛(+),双肾区叩痛(+),双下肢无浮肿,尿量70ml/d。

(3) 心理—社会状态。患者对该病的病因等一无所知,对疾病的预后非常担忧,自费医疗。

(4) 辅助检查。

1) 实验室检查：血常规 WBC 12.6×10^9/L，RBC 3.56×10^{12}/L，Hb 110g/L；尿常规 PRO 3+，BLD 2+。镜检：RBC 10～12/HP；肝肾功能：血 BUN 22mmol/L，Cr 726μmol/L，CO_2CP 23.3mmol/L，ALT 106.3U/L，AST 53.20U/L，血糖 5.6mmol/L。

2) B 超检查：双肾急性肾损害图像。

二、判断

1. 初步判断该患者所患的疾病及其依据，发病原因是什么？

初步判断该患者所患的疾病：鱼胆中毒，急性肾功能衰竭，轻度中毒性肝脏损害，糖尿病。

依据：① 入院前 10 小时口服 1 枚 3.5kg 重的草鱼鱼胆，服后 3 小时出现剧烈腹痛，频繁恶心、呕吐；② 入院时一般状态较差，表情淡漠，颜面浮肿，双肾区及肝区叩痛均(+)，尿量 70ml/d；③ 肝肾功能损害表现：血 BUN 22mmol/L，Cr 726μmol/L，ALT 106.3U/L，AST53.20U/L。B 超检查示双肾急性肾损害图像。

发病原因：服用草鱼鱼胆及有糖尿病病史。

2. 目前患者主要存在哪些护理问题？

(1) 知识缺乏。对鱼胆会引起中毒的知识缺乏。

(2) 有误吸的危险。与置胃管、洗胃有关。

(3) 体液过多。与急性肾功能衰竭时所致的肾小球滤过功能受损有关。

(4) 焦虑。与不了解疾病的预后及对血液透析治疗有恐惧有关。

(5) 潜在并发症。心力衰竭、急性成人呼吸窘迫综合征、急性肝衰竭。

三、组织

立即通知医生并组织救护。

四、救护

1. 体位。平卧位，头偏向一侧，绝对卧床休息，注意保暖。

2. 吸氧。3L/min，改善组织细胞缺氧，保持呼吸道通畅。

3. 多参数监护。观察心率、心律、S-T 段变化，呼吸、血压、体温、血氧饱和度变化，观察神志、意识、瞳孔、四肢活动等，掌握患者生命体征及机体组织缺氧和循环系统的功能状况。

4. 正确留取动静脉血及尿标本。如血气分析、血肝肾功能、血糖等生化全套、血常规、出凝血时间等，立即送检。

5. 留置导尿。无菌操作下留置导尿管。

6. 立即准备洗胃用物。插胃管，洗胃，迅速清除胃内毒物，用 25～28℃ 清水洗胃，直到洗出液澄清无味为止，同时用 50% 硫酸镁导泻。因为鱼胆在胃内可存留较长时间，故不论治疗时间早晚，均应予以彻底洗胃。

7. 建立静脉通路。进行静脉输液，根据医嘱补液给药，如激素、利尿、护肾、保肝、保护胃黏膜治疗，防治感染，纠正水电解质酸碱平衡紊乱，避免使用肾毒性药物。

8. 立即进行血液透析。准备透析设备(透析器、透析液、透析管路等)、透析药品(肝素钠针、高渗葡萄糖注射液等),建立血管通路进行股或颈内深静脉插管置管。血液透析主要利用弥散对流作用来清除血液中的毒性物质,同时,它也通过半透膜两侧压力差产生的超滤作用来去除肾衰竭时体内过多的水分。应早期、及时争取在24~48小时内进行血液透析2~3次,它是抢救急性肾衰竭、降低死亡率的重要措施,同时随着血液净化技术的发展和提高,对治疗毒物中毒有着明显疗效,尤其是抢救没有特异性抗毒剂的毒物中毒如鱼胆中毒,有很好的疗效。同时做好血液透析的护理,防止发生低血压、空气栓塞、出血、管路凝血、热源反应等。

9. 深静脉置管后的护理。

(1) 预防感染。因急性肾衰竭患者免疫功能低下,易发生感染,尤其是置管患者,管腔直接与外界相通,如操作不当,细菌直接进入血液,极易引起菌血症、败血症。因此,必须严格无菌操作技术,每次透析前后动、静脉端用1%碘伏做中心螺旋形消毒后盖上肝素帽,用无菌方纱布包扎固定。皮肤消毒以双腔管壁为中心,用1%碘伏消毒液进行消毒,直径>5cm,盖上无菌纱布固定,以防感染。若局部发红,或有少许渗液,敷料下方敷一块碘伏纱布,碘伏可逐步释碘持续灭菌,防止细菌从皮下隧道入内。若局部分泌物多,换用"百多邦"涂于导管口周围,每天换药1次,若患者出现不明原因的发热,必须立即做血培养和药敏试验,选用抗生素封管,同时根据药敏试验,选用合适的抗生素治疗。若上述保守治疗无效,尽早拔管。

(2) 防止脱管。导管要妥善固定,防止折叠、脱落,告之患者及家属避免弯折和牵拉导管,尽量减少颈部活动范围;定期检查导管与皮肤缝线是否断开,若留置时间长,固定的缝线全部脱落,应消毒后重新缝合固定。一旦发生脱管,立即通知医生,采用压迫止血法止血。采用无菌纱布包裹肝素帽,其外用绷带系一活结,绷带游离两端绕头一周固定于前额,此法可避免管路打折,同时可减少胶布对皮肤的刺激。

(3) 防止堵管。血透结束后,用生理盐水注入双腔导管内,冲净残余血液,然后用12500U肝素钠加生理盐水1.6ml分别注入双腔导管并夹管,肝素帽拧紧,再用无菌纱布包扎固定。下次透析前必须抽出上次注入双腔导管内的肝素钠,以防止肝素过量,发生出血现象,再用生理盐水回抽管腔,观察有无凝血块。

(4) 防止血栓形成。置管后避免过度活动和局部受压,因其可致静脉压力过高导致血液反流,容易引起出血或血栓的形成。如导管已发生了血栓,采用揉摩回抽法,可恢复导管的功能。

(5) 防止空气栓塞。静脉置管时,穿刺针必须接注射器,以防空气通过穿刺针进入血管;透析前后消毒管道末端时及时夹紧动静脉端上的夹子;肝素帽拧紧,血路管与导管衔接牢固。

(6) 观察全身情况。置管后要观察患者的生命体征变化,尤其是透析开始后0.5~1小时内严密监测体温,有发热和其他不适感时,及时处理。

(7) 导管贴壁的护理。置管术后如血流量不足或血液透析过程中突然出现血流不畅,常系导管尖端"贴壁",此时应关掉透析机血泵,将导管旋转180°,然后开泵,使血流量缓慢上升,可以恢复满意的血流量。

(8) 留置导管的时间。达成治疗目的后应立即拔除导管,因随导管留置时间的延长,发生皮肤感染及血行感染的危险性也明显增加。文献报道,一旦发现置管入口皮肤化脓即应拔除导管。拔管时严格消毒局部皮肤，用厚纱布按压拔出，并加压包扎，防止插管处出血。

10. 生命体征监测。注意观察神志、意识、瞳孔、呼吸、脉搏、血压、尿量等的变化，进行多参数监护、观察心率、心律、ST 段变化，留置导尿，动脉采血检测血气分析等。

11. 准确记录 24 小时出入量及每小时尿量。入量包括饮水量、输液量、进食饭菜、水果等；出量包括尿液、粪便、呕吐物等，特别是尿液，应注意观察其总量、颜色、比重等。控制输液速度及量，少尿期每日液体进入量为前一天液体排出量加上 500ml 给予，多尿期则为前一天尿量乘以 2/3 再加上 720ml 给予。每日测体重，做好基础护理。

12. 合理饮食。饮食治疗的目的是为了减轻肾脏负担，减轻体内代谢产物的潴留和水肿，并维持患者营养，延缓疾病的进展。少尿期应尽可能地摄入足够的热量，限制钠的摄入，食盐宜 2～3g/d，限制高钾食物的摄入，如肉类、橘子、土豆、香蕉等。限制蛋白质的摄入，蛋白质 0.5～0.8g/(kg·d)，如鱼类、肉类、豆类、奶类、蛋类等。

13. 重视心理护理。因患者病情凶险，患者及家属均有恐惧、焦虑心理，应向患者及家属解释病情，让患者了解疾病的治疗、护理和预后，减轻心理压力。鱼胆常被作为民间治病的偏方，我国一些地区常有吞食鱼胆治疗某些疾病的习惯，此患者就认为鱼胆有“清热解毒”、“明目”等功效误服鱼胆，导致急性肾衰竭。

五、观察

1. 密切观察患者意识、体温、呼吸、心率、脉搏、血压及血糖等的变化，精神状态是否好转，防止感染发生。

2. 正确记录 24 小时出入量，尤其注意 24 小时尿量，观察浮肿消退情况，每日检测血电解质，注意水、电解质的平衡，定期监测血常规、凝血、肝肾功能、血糖、血气分析，观察肝肾功能恢复状态。

3. 观察药物疗效及不良反应，注意置胃管及深静脉插管后局部有无出血、损伤情况。

六、健康教育

1. 生活指导。合理休息，劳逸结合，防止劳累；严格遵守饮食计划，并注意加强营养、个人卫生、保暖，糖尿病饮食。

2. 病情监测。学会自测体重、尿量、末梢血糖；明确高血压脑病、左心衰竭、高钾血症及代谢性酸中毒的表现；定期门诊随访，监测肾功能、电解质及血糖等，维持血糖在正常范围。

3. 心理指导。在日常生活中能理智调节自己的情绪，保持愉快的心境；遇到病情变化时不恐慌，能及时采取积极的应付措施。

4. 预防指导。禁用库血；慎用氨基糖苷类抗生素；避免妊娠、手术、外伤；避免接触重金属、工业毒物等；误服或误食毒物，立即进行洗胃或导泻，并采用有效解毒剂。

【任务实施流程图】

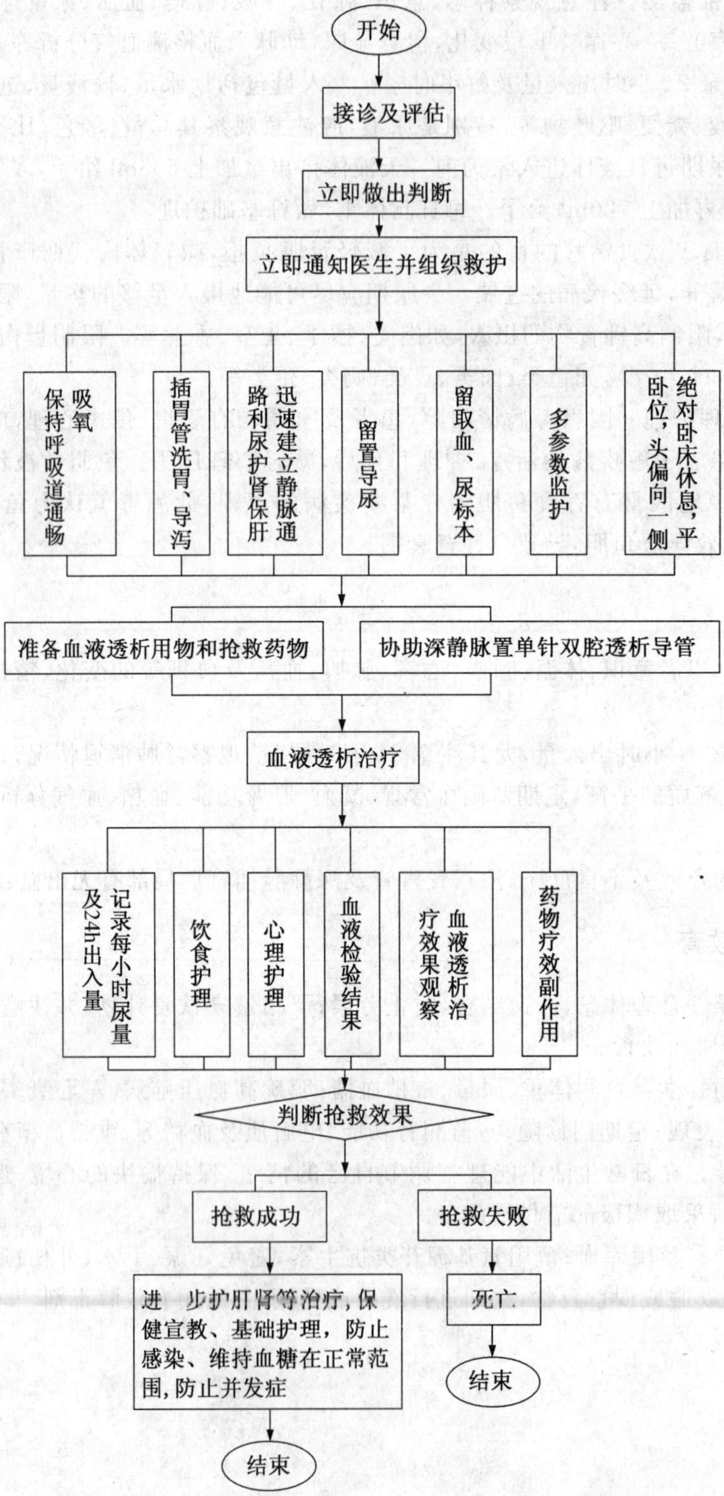
开始
接诊及评估
立即做出判断
立即通知医生并组织救护
吸氧保持呼吸道通畅
插胃管洗胃、导泻
迅速建立静脉通路利尿护肾保肝
留置导尿
留取血、尿标本
多参数监护
绝对卧床休息，平卧位，头偏向一侧
准备血液透析用物和抢救药物
协助深静脉置单针双腔透析导管
血液透析治疗
记录每小时尿量及24h出入量
饮食护理
心理护理
血液检验结果
血液透析治疗效果观察
药物疗效副作用
判断抢救效果
抢救成功
抢救失败
进 步护肝肾等治疗，保健宣教、基础护理，防止感染、维持血糖在正常范围，防止并发症
死亡
结束
结束

【评价标准】

项　　目		项目总分	要　　求	评分等级及分值				实际得分
				A	B	C	D	
护理过程	接诊	5	接诊及时,态度热情	5	4	3	2—0	
	评估	5	评估及时,判断正确	5	4	3	2—0	
	组织	5	立即通知医生进行处置	5	4	3	2—0	
	救护	55	取合适体位	5	4	3	2—0	
			吸氧迅速有效	5	4	3	2—0	
			插胃管方法正确,洗胃液选择及洗胃方法正确	5	4	3	2—0	
			迅速建立有效静脉通路,输液速度合理	5	4	3	2—0	
			按医嘱用药如利尿、保肝护肾,用药安全有效	5	4	3	2—0	
			动脉抽血气分析、静脉采取血标本一次成功,送检及时	5	4	3	2—0	
			血液透析治疗及时,无并发症发生	5	4	3	2—0	
			心电监护及时、连接正确	5	4	3	2—0	
			留置导尿规范、导尿管护理到位	5	4	3	2—0	
			严格执行无菌操作	5	4	3	2—0	
			基础护理措施到位、有效沟通、宣教到位	5	4	3	2—0	
	观察	15	监测肝肾功能、电解质、血糖、血气分析及24小时出入量及每小时尿量	5	4	3	2—0	
			监测生命体征、血流动力学,观察心率、心律、ST段变化	5	4	3	2—0	
			观察洗胃、血液透析及利尿、护肝肾治疗效果及副作用	5	4	3	2—0	
质量控制		15	救护程序正确	5	4	3	2—0	
			操作熟练,配合到位	5	4	3	2—0	
			记录准确、及时	5	4	3	2—0	
总计		100						

BEI JING ZHI SHI

背景知识

一、概述

急性肾衰竭(ARF)是肾脏本身或肾外原因引起肾脏泌尿功能急剧降低,以致机体内环境出现严重紊乱的临床综合征。主要表现为少尿或无尿、氮质血症、高钾血症和代谢性酸中毒。根据发病原因的不同和各自的病理生理特点,病因可分肾前性如失血、休克、严重失水、电解质平衡紊乱,急性循环衰竭等;肾性如急性肾小球肾炎、急性肾小管坏死、大面积挤压伤等;肾后性如完全性尿路梗阻等。其中以急性肾小管坏死最为常见,也最具特征性,而且肾前性衰竭持续发展也会转化为急性肾小管坏死。

二、病因

从急性肾衰竭诊断和治疗角度,可将引起急性肾衰竭的原因分为三大类:

1. 肾前性 ARF。导致肾前性 ARF 的主要原因有:

(1) 有效血容量不足,常见于胃肠道体液丢失、使用利尿剂、大面积烧伤、低蛋白血症等。

(2) 心功能衰竭,见于心肌病、心瓣膜功能异常、心包压塞等。

(3) 全身血管扩张,见于败血症、过敏反应、麻醉意外等。

(4) 肾动脉收缩导致肾脏缺血。

2. 肾实质性 ARF。导致肾实质性 ARF 的主要原因有:

(1) 急性肾小管坏死,见于急性肾缺血、使用肾毒性药物、重金属中毒等情况。

(2) 双侧肾皮质坏死,见于胎盘早期剥离、严重休克等。

(3) 肾小管间质疾病,见于药物介导的急性过敏反应、感染和全身性疾病等。

(4) 肾血管疾病,见于肾动脉栓塞和血栓形成,肾静脉血栓形成及微血管病变等。

(5) 肾小球疾病,导致 ARF 的原发性肾小球疾病有急进型肾炎、感染后肾炎、IgA 肾病、膜增殖性肾炎等,继发性肾病如狼疮性肾炎、紫癜性肾炎等。

3. 肾后性 ARF。导致肾后性 ARF 的主要原因包括:

(1) 输尿管结石嵌顿等。

(2) 前列腺肥大。

(3) 尿路损伤及尿路手术后。

(4) 肿瘤压迫。

三、临床表现

1. 少尿期。① 大多数在先驱症状 12～24 小时后开始出现少尿(每日尿量 50～400ml)或无尿。一般持续 2～4 周。② 可有厌食、恶心、呕吐、腹泻、呃逆、头昏、头痛、烦躁不安、贫血、出血倾向、呼吸深而快甚至昏迷、抽搐。③ 代谢产物的蓄积:血尿素氮、肌酐等升高,出现代谢性酸中毒。④ 电解质紊乱:可有高血钾、低血钠、高血镁、高血磷、低血钙等。尤其是高钾血症。严重者可导致心跳骤停。⑤ 水平衡失调，易产生过多的水潴留；严重者导致心力衰竭、肺水肿或脑水肿。⑥ 易继发呼吸系统及尿路感染。

2. 多尿期。少尿期后尿量逐渐增加，当每日尿量超过 500ml 时，即进入多尿期。此后，尿量逐日成倍增加，最高尿量每日 3000～6000ml，甚至可达到 10000ml 以上。在多尿期初始，尿量虽增多，但肾脏清除率仍低，体内代谢产物的蓄积仍存在。约 4～5 天后，血尿素氮、肌酐等随尿量增多而逐渐下降，尿毒症症状也随之好转。钾、钠、氯等电解质从尿中大量排出可导致电解质紊乱或脱水，应注意少尿期的高峰阶段可能转变为低钾血症。此期持续1～3周。

3. 恢复期。尿量逐渐恢复正常，3～12 个月肾功能逐渐复原，大部分患者肾功能可恢复到正常水平，只有少数患者转为慢性肾功能衰竭。

四、辅助检查

1. 血液检查。少尿期可有轻、中度贫血；血肌酐每日升高 44.2～88.4μmol/L，血 BUN 每日可升高 3.6～10.7mmol/L；血清钾浓度常大于 5.5mmol/L，可有低钠、低钙、高磷血症；血气分析提示代谢性酸中毒。

2. 尿液检查。尿常规检查尿蛋白多为＋～＋＋，尿沉渣可见肾小管上皮细胞、少许红、白细胞、上皮细胞管型、颗粒管型等；尿比重低且固定，多在 1.015 以下；尿渗透浓度低于 350mOsm/(kg · H_2O)；尿钠增高，多在 20～60mmol/L。

3. 其他。尿路超声显像对排除尿路梗阻和慢性肾功能不全很有帮助。另外，肾活组织检查是进一步明确致病原因的重要手段。

ZHI SHI TUO ZHAN

知识拓展

如何预防药源性急性肾衰竭

药源性急性肾衰竭(ARF)可十分严重，甚至危及生命，应以预防为首要原则。药源性急性肾衰竭一类与剂量无关，系过敏体质，另一种类型与药物剂量、疗程密切相关。其发生之前往往存在一些易感因素或者说某些人群中已存在某些潜在因素，若在此基础上再使用肾毒性药物或过量使用就易发生急性肾衰竭，因此临床上预防药源性急性肾衰竭可以从以下几方面着手：

1. 用药前应详细询问病史及药物过敏史，禁用曾经有过过敏征象的药物。

2. 严格掌握肾毒性药物的使用。对老年人、幼儿、糖尿病、高血压、高血凝及血容量不足的患者，使用药物应慎重，这些患者容易发生药源性急性肾功能衰竭。脱水患者用药前应补足液体。心功能不全和肝脏疾病患者分别由于肾灌注问题及肝脏对药物的解毒能力下降，应考虑到药物的使用剂量；肾病患者应尽量避免使用非甾体抗炎药。即使对于正常人群，当有需要用药如感冒时，亦要严格掌握肾毒性药物剂量与疗程。

3. 避免合用肾毒性药物。如头孢菌素与氨基糖苷类药物不宜联合使用；氨基糖苷类药物尽量不与利尿剂合用。

4. 造影剂的肾毒性仅次于氨基糖苷类药物，其易感因素有：造影剂剂量过大或连续多次造影，年老，脱水，原有肾灌注不足或肾损害，糖尿病、高血压或多发性骨髓瘤等，因此患上述疾病者应尽量不做造影检查，其次接受碘造影前需补充足量的液体。

5. 肿瘤化疗前应预先服用别嘌呤醇，以减少尿酸的形成。

6. 化疗（如顺铂等药物）前及化疗期间应补足液体，可降低肾毒性发生率。

7. 某些易在尿液中形成结晶的药物使用时宜同时碱化尿液及水化治疗，避免肾小管阻塞。

8. 肾源性出血时不宜使用 6-氨基已酸治疗，以免引起输尿管内血凝块阻塞，其他出血性疾病即使使用该药亦要密切观察。

9. 必要时进行药物血液浓度监测。如对环孢菌素浓度进行测定有助于及时调整其剂量，以避免引起急性肾衰竭。

10. 使用可能造成急性肾功能衰竭的药物，尤其是直接肾毒性损伤药物时宜进行监测，如测尿溶菌酶，B-N-乙酰氨基葡萄糖苷转移酶，β_2-微球蛋白等反映肾小管损害的敏感指标，以便早期发现其肾损害，尽早停药，以免发生急性肾衰竭。

【小结】

完成该任务必须了解急性肾衰竭的病因、临床表现、辅助检查、诊断、依据，能针对性收集资料，并作出正确的疾病和护理问题的判断，进行相应的处置。

能力训练

患者，女，24 岁，于 4 日前进食不洁食物后出现恶心、呕吐 3 次，腹泻伴脐周疼痛、发热、全身酸痛，遂去当地医院急诊，查血压正常，无明显口干、冷汗等症状，查尿常规正常，血白细胞升高，诊断为“急性胃肠炎”。给予补充足量液体及庆大霉素静脉滴注，每日一次，次日尿色加深，但未引起重视，继续庆大霉素治疗，3 天后呕吐及腹泻症状消失。但入院前 1 天起出现少尿，尿量仅 109ml，查肾功能肌酐达 442.5μmol/L，故收治入院。

值班护士应从哪些方面对患者进行护理评估并进行临床处置。

【练习题】

1. 急性肾功能衰竭时，高钾血症应当如何预防和处理？

2. 急性肾功能衰竭患者的水平衡如何维持？应当注意什么？

项目二　外科疾病的临床处置

任务一　颅脑损伤患者的临床处置

学习目标

技能目标

1. 熟练收集颅脑损伤患者的资料。
2. 根据收集到的具体资料初步判断疾病和存在的护理问题。
3. 根据所做的判断熟练进行相应处置。
4. 学会格拉斯哥昏迷评分方法、脑室引流护理技术。

知识目标

1. 掌握颅脑损伤的临床表现、主要护理问题和护理要点。
2. 熟悉颅脑损伤的辅助检查。
3. 了解颅脑损伤的病理生理。

任务描述

王某，男，29 岁。车祸造成右颞部损伤，伤后 1 小时入院。

作为接诊护士，请对患者进行接诊和临床处置。

任务实施

一、接诊及评估

1. 接诊及时，态度热情。

2. 收集资料。

(1) 病史。患者骑自行车在马路上被汽车撞倒，右颞部着地，当即意识丧失，约 20 分钟左右清醒，呕吐 2 次，后又昏迷。现场未作任何处理，被汽车司机送来医院。

(2) 体格检查。体温 36.7℃，脉搏 88 次/分，呼吸 20 次/分，血压 135/90mmHg。昏迷状态，格拉斯哥昏迷评分(Glasgow coma scale，GCS)7 分，呼之不应。在头右颞顶部可触及 5cm×5cm 血肿，双侧瞳孔等大等圆，直径约 2.0mm，对光反射存在。双鼻道、外耳道无液体流出。四肢有不自主活动，左侧较右侧活动少，生理反射正常，左侧巴宾斯基征可疑阳性。

(3) 心理—社会状况。患者处于昏迷状态，无法评估。

(4) 辅助检查。CT 检查见右颞叶脑挫伤，脑内血肿。

二、判断

1. 初步评估该患者的疾病诊断及其依据，发病原因是什么？

初步评估患者所患的疾病：脑外伤、脑内血肿。

依据为以下几点：① 外伤史；② 临床表现：昏迷、呕吐、头皮血肿、左侧肢体活动能力降低；③ 辅助检查：CT 提示右颞叶脑挫伤，脑内血肿。

发病原因：外伤。

2. 目前患者主要存在哪些护理问题？

(1) 意识障碍。与脑损伤，颅内压增高有关。

(2) 清理呼吸道无效。与意识障碍有关。

(3) 潜在并发症。脑疝、癫痫、感染、压疮等。

三、组织

立即通知医生并进行救护。

四、护理

(一) 术前护理

1. 体位。采取斜坡卧位，床头抬高 15°～30°。

2. 降低颅内压。甘露醇快速脱水，降低颅内压。常用 20% 甘露醇注射液 250ml，15～30分钟内滴完。一般滴注后 10～20 分钟颅内压开始下降。

3. 保持呼吸道通畅。及时吸痰，在呼吸道通畅前提下吸氧。

4. 禁食、禁饮，胃肠外营养，以后根据情况采取胃肠内营养或恢复饮食。

5. 观察病情。

(1) 生命体征。伤后可出现生命体征紊乱。如伤及脑干可出现中枢性高热或体温不升。

(2) 意识。结合 GCS 昏迷评分进行。

(3) 瞳孔。观察瞳孔大小、对光反射等。

(4) 神经系统体征。原发性脑损伤引起的局灶症状，伤后即出现，不再继续加重。

(5) 其他。注意观察有无脑脊液漏，有无呕吐等。

6. 维持水电解质及酸碱平衡。每日输液控制在 1500～2000ml 内，注意输液速度不宜过快。

7. 基础护理。做好口腔护理、皮肤护理、二便护理、安全护理等。

(二) 术后护理

1. 观察伤口情况。保持敷料清洁干燥。

2. 脑室引流护理。严格无菌操作；妥善固定引流管；引流管开口高于引流平面 10～15cm，保持引流通畅，每日引流量<500ml，观察并记录引流量、颜色、性质。

3. 其他。降低颅内压、维持水电解质及酸碱平衡、营养支持等同术前护理。

五、健康教育

1. 疾病知识指导。待患者清醒后，告知引起昏迷及相关症状的原因、主要的治疗和护理措施等，使之积极配合治疗和护理。

2. 康复训练指导。肢体应保持功能位，并进行被动或主动运动，促进肌肉、关节活动和改善肌张力，特别注意加强左侧肢体的活动训练。必要时还可配合推拿、按摩、针刺及理疗等。

3. 生活指导。养成良好饮食习惯，少食多餐，进营养易消化食物；注意休息，劳逸结合。

4. 安全教育。平时注意安全，遵守交通规则等。

【任务实施流程图】

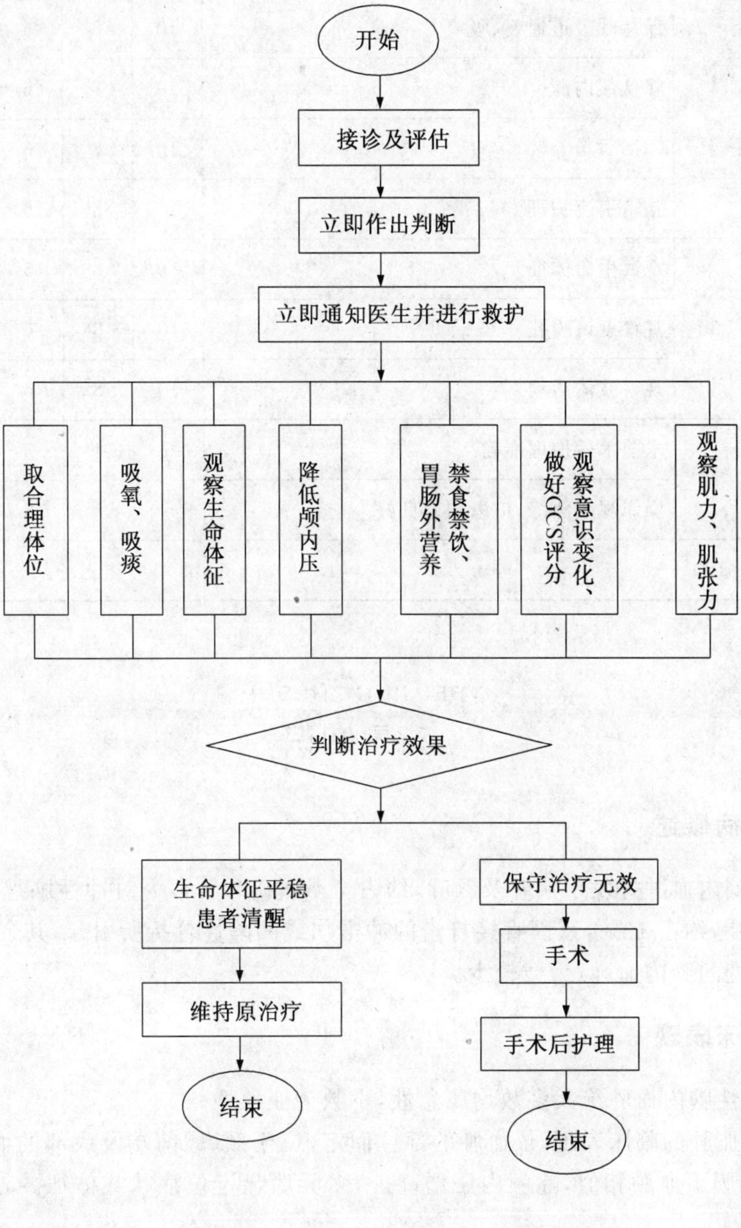

【评价标准】

项目		项目总分	要求	评分等级及分值 A	B	C	D	实际得分
护理过程	接诊	5	接诊及时，态度热情	5	4	3	2—0	
	评估	5	评估及时，判断正确	5	4	3	2—0	
	组织	5	立即通知医生并组织救护	5	4	3	2—0	
	护理	45	取合适体位	5	4	3	2—0	
			保持呼吸道通畅、吸氧	10	8	6	4—0	
			降低颅内压	10	8	6	4—0	
			GCS 评分	10	8	6	4—0	
			脑室引流护理	10	8	6	4—0	
	观察	30	观察生命体征	10	8	6	4—0	
			观察意识瞳孔	10	8	6	4—0	
			观察肢体活动	10	8	6	4—0	
质量控制		10	术前术后护理准确	5	4	3	2—0	
			操作规范熟练，护患沟通良好	5	4	3	2—0	
总计		100						

BEI JING ZHI SHI

背景知识

一、疾病概述

外伤性脑内血肿好发于额叶及颞叶，约占全数的 80%，常为对冲性脑挫裂伤所致，其次是顶叶及枕叶，约占 10%，系因直接打击的冲击伤或凹陷性骨折所引起，其余则为脑深部、脑干及小脑等处的脑内血肿，为数较少。

二、临床表现

1. 外伤性脑内血肿绝大多数均属急性，少数为亚急性。

2. 脑内血肿的临床表现，依血肿的部位而定，位于额、颞前端及底部的血肿与对冲性脑挫裂伤、硬脑膜下血肿相似，除颅内压增高外，多无明显定位症状或体征。若血肿累及重要功能区，则可出现偏瘫、失语、偏盲、偏身感觉障碍以及局灶性癫痫等征象。因对冲性脑挫裂伤所致脑内血肿患者，伤后意识障碍多较持久，且有进行性加重，多无中间意识好转期，病情转变较快，容易引起脑疝。因冲击伤或凹陷骨折所引起的局部血肿，病情发展较缓者，除表现局部脑功能损害症状外，常有头痛、呕吐、眼底水肿等颅内压增高的征象，尤其是老年人因血管脆性增加，较易发生脑内血肿。

三、辅助检查

CT 扫描或脑血管造影，紧急情况下亦可根据致伤机制的分析或采用脑超声波定位置，尽早在颞部或可疑的部位钻孔探查，并行额叶及颞叶穿刺，以免遗漏脑内血肿。由于这类血肿多属复合性血肿，且常为多发性，故而根据受伤机制分析判断血肿的部位及影像学的检查十分重要，否则，术中容易遗漏血肿，应予注意。

急性期 90%以上的脑内血肿均可在 CT 平扫上显示高密度团块，周围有低密度水肿带，但 2～4 周时血肿变为等密度，易于漏诊，至 4 周以上时呈低密度，又复可见。此外，迟发性脑内血肿是迟发性血肿较多见者，应提高警惕，必要时应作 CT 复查。

ZHI SHI TUO ZHAN

知识拓展

脑脊液分流术

早期为了治疗脑积水，人们采取了各种各样的分流手术，包括脑室与脑池分流，如侧脑室与枕大池分流术；脑室体腔分流，如脑室(或脑池)腹腔分流术、脑室胸腔分流术等；将脑脊液引出体外，如侧脑室鼓室分流术、脑室与输尿管分流术等；将脑脊液引入心血管系统，如脑室心房分流术、脑室颈内静脉分流术等。

上述脑脊液分流术式中许多因疗效差，或易导致较多并发症现已淘汰。目前常用的分流术为脑室腹腔分流等。目前困扰分流手术效果的主要是并发症，包括：

1. 分流系统堵塞。最为多见，一般在 50%～70%。

2. 感染。发生率为 7%～10%，在儿童中更高达 30%以上。主要为脑室炎或腹膜炎。

3. 分流过度或不足。

(1) 过度分流综合征。儿童多见。患者出现典型的体位性头痛，直立时加重而平躺后缓解。CT 检查显示脑室变小。

(2) 慢性硬膜下血肿或积液。多见于正常压力脑积水术后，多为采用低阻抗分流管导致脑脊液过度引流、颅内低压所致。

(3) 脑脊液分流不足。患者术后症状不改善，检查发现脑室扩大仍然存在或改变不明显。主要原因是使用的分流管阀门压力不适当，导致脑脊液排出不畅。

4. 裂脑室综合征。通常指分流手术后数年出现颅内压增高的症状，如头痛、恶心、呕吐及共济失调、反应迟钝、昏睡等。CT 扫描发现脑室形态小于正常，检查阀门通常按下后再冲盈缓慢，提示分流管脑室端阻塞。发病机制是由于长期脑脊液过度引流所致。

防止上述并发症最有效的方法是采用可调压分流系统进行分流。

5. 其他并发症。① 癫痫：约 5%；② 脑室端管的并发症：如视神经损伤等；③ 腹腔端管的并发症：包括分流管移位、断裂、脏器穿孔、肠梗阻、腹部积液等。

【小结】

完成该任务必须了解颅脑损伤后的临床表现、主要的辅助检查，能针对性收集资料，并作出正确的伤情判断，能够提出护理问题，根据提出的护理问题按照轻重缓急先后次序进行相应的处置。

能力训练

孙某，男，33岁，建筑工地工人。于上午10时在劳动中被高空坠落的砖块击中头顶部，患者昏迷倒地，头部流血，被工友送来急诊。伤者工友提供资料：路途时间约1小时，途中呕吐一次。

作为值班护士应从哪些方面对孙某进行护理评估？患者现存的主要护理问题是什么？说出主要的护理措施。

【练习题】

1. 颅内高压的临床表现是什么？
2. 如何降低颅内压？
3. 如何进行GCS昏迷评分？
4. 脑室引流的注意事项有哪些？

任务二　甲状腺功能亢进患者的临床处置

学习目标

技能目标

1. 熟练收集甲状腺功能亢进患者的资料。
2. 根据收集到的具体资料初步判断疾病和存在的护理问题。
3. 根据所做的判断熟练进行相应处置。
4. 学会基础代谢率测定、伤口护理、引流护理。

知识目标

1. 掌握甲状腺功能亢进(简称甲亢)的临床表现、手术适应证、术前药物准备和手术后护理要点、术后并发症及护理。
2. 熟悉甲亢的辅助检查。
3. 了解甲亢的发病原因。

任务描述

患者，女，35 岁。晨起头晕、恶心、心悸，无胸闷及气促。由门诊收治入院。

作为接诊护士，请对新患者进行接诊和临床处置。

任务实施

一、接诊及评估

1. 接诊及时，态度热情。

2. 收集资料。

(1) 病史。2005 年 6 月无明显诱因下出现心慌，怕热多汗，易饥多食，急躁易怒，乏力，未予重视及治疗。2006 年 5 月因发热到某医院就诊，测体温 38.2℃，查三碘甲状腺原氨酸(T_3)、四碘甲状腺原氨酸(T_4)明显升高，促甲状腺激素(TSH)降低，诊断为甲状腺功能亢进。给予心得安、丙硫氧嘧啶治疗，规律服药 1 年，心率控制在 80 次/分左右。2007 年 5 月复查甲状腺功能异常，行放射性核素治疗。2008 年 5 月患者发现双眼突出，怕光流泪，患病以来体重减轻 10kg。今晨起头晕、恶心，以"甲状腺功能亢进"收治入院。否认肝炎、结核等传染病史，无手术外伤史及药物过敏史。

(2) 体格检查。体温 37℃，脉搏 78 次/分，呼吸 12 次/分，血压 130/70mmHg。表情较紧张，情绪激动，双眼球突出，辐辏反射受损，眼球无震颤。甲状腺Ⅱ度肿大，质软，无压痛，可随吞咽上下移动。扪及无震颤，可闻及血管杂音。心尖搏动弥散，心浊音界扩大，心律齐，第一心音亢进，各瓣膜未闻及杂音。

(3) 心理—社会状况。患者对疾病能正确认识，但时有情绪激动、焦虑紧张。家属关心，并积极配合治疗。有社会医疗保险。

(4) 辅助检查。

1) 实验室建检查：游离三碘甲状腺原氨酸(FT_3)36.2pmol/L，游离四碘甲状腺原氨酸(FT_4)113pmol/L，T_3 6.20nmol/L，T_4 221nmol/L，TSH 0.5mIU/L，血糖 6.8mmol/L。

2) 甲状腺彩超：双侧甲状腺弥漫性非均匀肿大，双腺体内血管增多、增粗，血流增快。

3) 心电图检查：窦性心动过速，右心房大。

二、判断

1. 初步判断该患者的疾病诊断及其依据，发病原因是什么？

初步评估患者所患的疾病为甲状腺功能亢进。

依据为原有甲亢病史 3 年，体检、实验室检查、影像学检查与甲亢符合。

发病原因：病因不明，可能为自身免疫性疾病。

2. 目前患者主要存在哪些护理问题？

(1) 营养失调(低于机体需要量)。与代谢增高有关。

(2) 焦虑。与甲亢引起患者情绪激动、烦躁有关。

(3) 潜在并发症。眼球突出,有潜在角膜溃疡等。

三、组织

立即通知医生并进行护理。

四、术前护理

1. 饮食护理。评估患者营养情况,制订饮食计划,以保证足够热量和营养。术前12小时禁食、4小时禁饮。

2. 监测体重。每天测量体重。

3. 基础代谢率测定。清晨空腹安静状态下进行测量。基础代谢率(%)计算公式为:(脉率+脉压差)-111。

4. 用药护理。

(1) 术前服碘剂(复方碘化钾溶液)作术前准备,目的是降低基础代谢率,使甲状腺腺体缩小、变硬,减少术中出血,防止并发症。服碘方法是:复方碘化钾溶液3滴/次,每日3次,逐日增加1滴至16滴/次,然后维持此剂量至达到手术标准。手术标准:情绪稳定,睡眠好转,体重增加,脉率稳定在每分钟90次/分以下,基础代谢率+20%以下。

(2) 也可以先服硫脲类药物,待甲亢控制症状后停药,然后再单独服用碘剂1~2周,再行手术。

(3) 如患者服碘剂后心率不下降者,加服心得安。

5. 保护眼睛。滴眼药水,睡时涂眼药膏保护。

6. 术前有效咳嗽和呼吸练习。教会患者正确的深呼吸和有效咳嗽练习。

7. 术前体位训练。颈过伸仰卧位,方法为颈部垫斜坡形软枕,每日练习数次,逐渐延长时间,至2~3小时。

8. 术日晨准备麻醉床、床边备吸引装置、无菌手套、拆线包及气管切开包等。

五、术后护理

1. 体位与活动。麻醉清醒后,血压平稳取半坐卧位。在床上变换体位后,可起身活动。

2. 饮食与营养。患者全麻清醒后即可饮少量温水,观察有无呛咳、误咽等。若无不适,逐渐到温流质,以后逐渐过渡到半流质、普食。只要吞咽无不适,鼓励患者少食多餐。

4. 保持呼吸道通畅。指导患者深呼吸,协助有效咳嗽。必要时雾化吸入。

5. 术后并发症防治与护理。

(1) 术后呼吸困难和窒息。多发生于术后48小时内,表现为呼吸困难、烦躁、发绀甚至窒息。术后常巡视病房,密切注意生命体征变化,备好抢救物品,做好伤口护理,观察伤口渗液情况,维持引流通畅。

(2) 喉返神经损伤。一侧喉返神经损伤引起声音嘶哑,双侧喉返神经损伤引起声带麻痹、呼吸困难甚至窒息。注意观察患者发音情况。

(3) 喉上神经损伤。损伤外支会引起音调降低,损伤内支引起误咽、饮水呛咳。术后注意发音、饮水进食情况,一般术后数日可恢复正常。

(4) 手足抽搐。甲状旁腺损伤、误切等引起甲状旁腺功能低下,血钙浓度降低,引起手足抽搐。多数患者表现为面部、唇、手足部的针刺、麻木感或强直感。发作时静脉注射葡萄糖酸钙。

(5) 甲状腺危象。表现为术后12～36小时内高热，脉快而弱，大汗、烦躁不安、谵忘，甚至昏迷，常伴有呕吐腹泻。如处理不及时或处理不当引起死亡。术后对患者定期巡视，密切观察，一旦危象发生立即配合治疗：① 碘剂：口服复方碘化钾溶液3～5ml，紧急时10%碘化钠溶液5～10ml加10%葡萄糖500ml静脉滴注；② 氢化可的松：每日200～400ml分次滴注；③ 利血平1～2ml，肌肉注射；④ 镇静剂：常用苯巴比妥或冬眠合剂Ⅱ号半量肌肉注射，6～8小时1次；⑤ 降温：用退热药、冬眠药物，尽量保持体温在37℃左右；⑥ 静脉输入大量葡萄糖注射液；⑦ 吸氧；⑧ 心力衰竭者用洋地黄治疗；⑨ 保持病室安静。

六、观察

1. 观察生命体征变化。特别注意脉率、体温变化，如脉率过快，体温过高，应警惕甲状腺危象的发生。

2. 观察伤口引流情况。观察伤口渗血情况。并观察切口负压引流情况，固定引流管、引流袋，维持负压，保持引流通常，更换时严格无菌操作。

3. 观察并询问患者有无手面部、唇部麻木感或强直感。一旦出现应口服钙片或注射钙剂。

七、健康教育

1. 保持心情愉快，充分休息，术后3个月可恢复工作。
2. 加强颈部活动，防止瘢痕挛缩。
3. 注意甲状腺功能的异常，如亢进或低下。
4. 需要服用甲状腺制剂的按医嘱服用。
5. 定期复查甲状腺功能，术后3、6、12个月复查1次，以后每年复查1次，共复查3年。

【任务实施流程图】

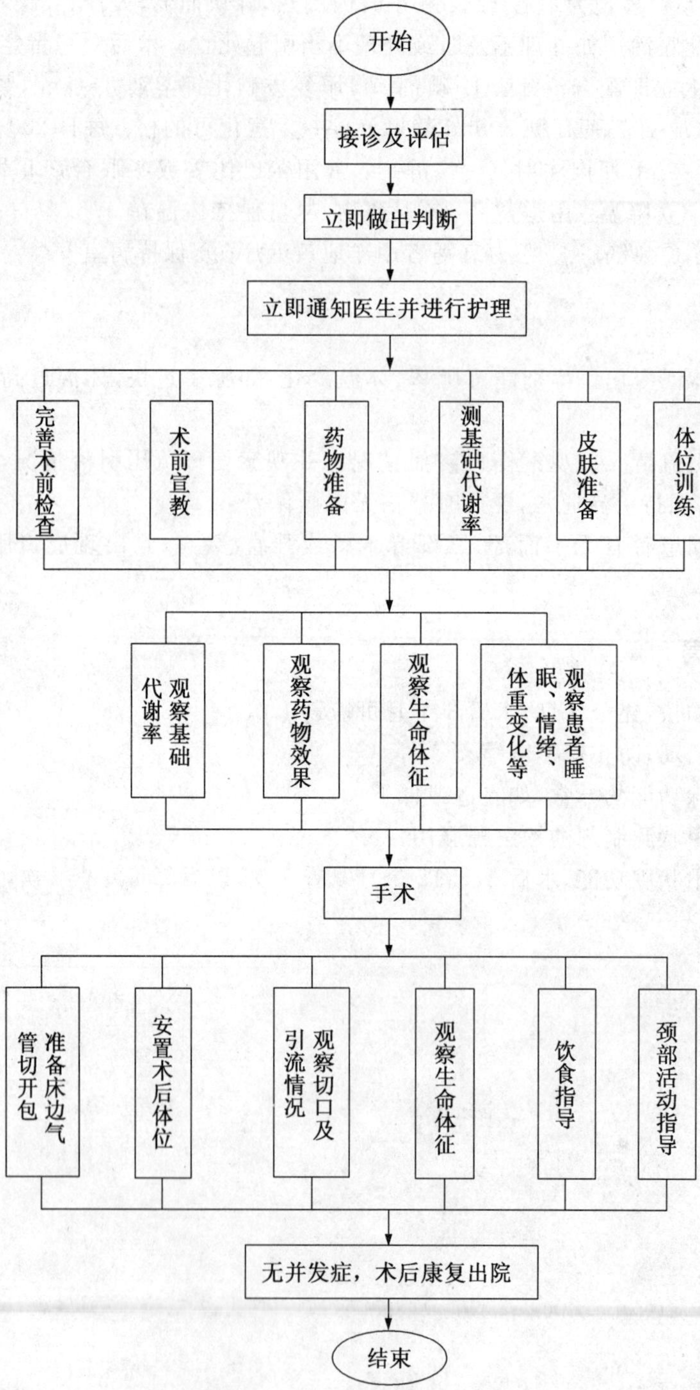
开始
接诊及评估
立即做出判断
立即通知医生并进行护理
完善术前检查
术前宣教
药物准备
测基础代谢率
皮肤准备
体位训练
观察基础代谢率
观察药物效果
观察生命体征
观察患者睡眠、情绪、体重变化等
手术
准备床边气管切开包
安置术后体位
观察切口及引流情况
观察生命体征
饮食指导
颈部活动指导
无并发症，术后康复出院
结束

【评价标准】

项目		项目总分	要求	评分等级及分值				实际得分
				A	B	C	D	
护理过程	接诊	5	接诊及时，态度热情	5	4	3	2—0	
	评估	5	评估及时，判断正确	5	4	3	2—0	
	组织	5	立即通知医生并做好护理准备	5	4	3	2—0	
	护理	术前20	基础代谢率测定	5	4	3	2—0	
			用药指导方法正确	5	4	3	2—0	
			体位训练	5	4	3	2—0	
			呼吸功能训练	5	4	3	2—0	
		术后30	抢救物品准备	5	4	3	2—0	
			安置术后体位	5	4	3	2—0	
			伤口引流护理	5	4	3	2—0	
			指导用药	5	4	3	2—0	
			指导饮食	5	4	3	2—0	
			指导活动	5	4	3	2—0	
	观察	25	观察生命体征	5	4	3	2—0	
			观察伤口，观察引流效果	5	4	3	2—0	
			观察饮食饮水情况	5	4	3	2—0	
			观察预防并发症	10	8	6	4—0	
质量控制		10	术前术后护理准确	5	4	3	2—0	
			操作规范熟练护患沟通良好	5	4	3	2—0	
总计		100						

BEI JING ZHI SHI

背景知识

一、发病原因

甲亢的病因有以下几种：

1. 甲状腺性甲亢。又分为：毒性弥漫性甲状腺肿(Graves 病)；多结节性甲状腺肿伴甲亢；自主性高功能甲状腺结节；甲状腺癌(滤泡性甲状腺癌)；新生儿甲亢；碘甲亢。

2. 垂体性甲亢。又分为：垂体瘤(TSH 瘤)致甲亢；非垂体瘤致甲亢(垂体型 TH 抵抗症)。

3. 伴肿瘤甲亢。又分为：绒毛膜上皮癌伴甲亢；葡萄胎伴甲亢；肺癌、消化系(胃、结肠、胰)癌等伴甲亢。

4. 卵巢甲状腺肿伴甲亢。

5. 甲状腺炎性甲亢。又分为：亚急性甲状腺炎；桥本甲状腺炎；放射性甲状腺炎。

6. 药源性甲亢。

在各种病因所致的甲亢中，以毒性弥漫性甲状脾肿为最多见。

二、临床表现

在甲亢中，毒性弥漫性甲状腺肿最常见，多见于女性，发病可急可缓，病情可轻可重，典型表现有：

1. 高代谢症群患者。常有疲乏无力、易饿、多食而消瘦；怕热多汗、皮肤温暖潮湿，可伴有低热。危象时可有高热。

2. 精神、神经系统。神经过敏、多言多动、紧张多虑、焦躁易怒、失眠、思想不集中、记忆力减退。有时有幻觉，甚至表现为亚躁狂症或精神分裂症。偶表现为寡言抑郁、神情淡漠。有时有双手细速、震颤等交感神经功能亢进的症状。

3. 心血管系统。可有心悸、胸闷、气短、心率增快，重者有心房纤颤、心脏扩大和心力衰竭。收缩压升高，舒张压降低，脉压增大。

4. 消化系统。常有食欲亢进、多食消瘦。老年甲亢患者可有食欲减退、厌食。

5. 肌肉骨骼系统。多数患者有肌无力及肌肉萎缩。慢性肌病主要是近端肌群无力和萎缩，男性患者可伴周期性麻痹。

6. 生殖系统。女性常有月经减少或闭经，男性有阳痿，偶有男子乳房发育等。

7. 甲状腺肿大多呈弥漫性、对称性肿大，肿大程度与甲亢轻重无明显关系，可随着吞咽动作上下移动，扪有震颤，听有血管杂音。

8. 突眼症。典型病例常有双侧眼球突出、眼裂增宽。严重者，上下眼睑难以闭合，甚至不能盖住角膜；凝视时瞬目减少，眼下看时上眼睑不能下垂，两眼球内聚能力差。

恶性突眼又称浸润性突眼、内分泌突眼等，突眼度在18mm以上，可有眼外肌麻痹、眶周水肿等，患者常诉畏光、流泪、眼痛刺痛。

9. 其他患者可有轻度贫血。老人和小儿表现常不典型。

三、辅助检查

典型甲亢患者，凭临床症状和体征即可明确诊断。对于不典型或病情比较复杂的患者，则需通过实验室检查方可作出明确诊断。甲亢患者的检查项目很多，每项检查都有一定的临床意义。根据每位患者不同情况，针对性选择一些项目进行检查是非常重要的。

甲亢的检查项目：

1. 了解机体代谢状态的项目。基础代谢率(BMR)测定，血胆固醇、甘油三酯及尿肌酸测定。

2. 了解血清甲状腺激素高低的项目。血清总 T_3(TT_3)测定，血清总 T_4(TT_4)测定，血清游离 T_3(FT_3)测定，血清游离 T_4(FT_4)测定。

3. 了解垂体—甲状腺轴调节的项目。甲状腺吸^{131}I率及甲状腺抑制试验(包括 T_3 抑制试验和甲状腺片抑制试验)，血清超敏促甲状腺激素测定(S-TSH)，促甲状腺激素释放激素兴奋试验(TRH 兴奋试验)。

4. 了解甲状腺肿大情况的项目。甲状腺 B 型超声检查,甲状腺放射性核素显影检查等。

5. 甲状腺免疫学检查。促甲状腺受体抗体的测定,如甲状腺刺激性免疫球蛋白测定(TRAb)等,甲状腺球蛋白抗体测定(TGAb),甲状腺微粒体抗体(TMAb)或抗甲状腺过氧化物抗体(TPOAb)测定。

6. 了解甲状腺病变性质的项目。放射性^{131}I 或^{99m}Tc 扫描、细胞学检查等。

7. 检查电解质情况。

ZHI SHI TUO ZHAN

知识拓展

腹腔镜甲状腺切除术

甲状腺疾病是一种常见病,多发于中青年女性。如甲状腺腺瘤、结节性甲状腺肿、甲亢、甲状腺癌等。这些疾病大多需要外科治疗,而传统甲状腺手术会在颈部留下 6～10cm 长的手术瘢痕,严重影响美观,给患者心理上造成了很大的压力。如今随着腹腔镜外科技术的发展,医学专家开始把腹腔镜外科技术运用到甲状腺外科手术当中,通过腹腔镜手术特有的手术病灶与切口分离的特点,把手术切口微小化并转移到胸部更隐蔽的部位,实现微创的颈部无瘢痕甲状腺切除术。

腹腔镜甲状腺切除术是 1997 年首先由美国外科医生开展起来的,该手术方法的出现是甲状腺外科手术史上的一次技术革新。腹腔镜甲状腺切除新技术是借助腹腔镜手术特有的手术病灶与切口分离的特点,巧妙地在患者乳晕缘及两个乳房之间等隐蔽处开 3 个 0.5～1cm 的小口,其中一个小口放入摄像探头,相当于医生的眼睛延伸了,另外两个小口放入精密的细长器械,相当医生的两只手变细伸长了,能够伸到甲状腺的位置。再结合使用超声刀远距离对甲状腺分离切割止血等,把原来颈部手术切口下移至胸部容易被衣服遮盖的部位,达到颈部无手术瘢痕的效果。另外,患者手术后住院时间也比较短,一般 3～5 天可以出院。

手术适应证和禁忌证:目前国内外腹腔镜甲状腺手术适应证主要是原发性甲亢Ⅰ度、Ⅱ度肿大患者。主要绝对禁忌证为颈部放疗史和甲亢术后复发者和有严重凝血功能障碍者;相对禁忌证为甲状腺Ⅲ度肿大者。以下情况也不适合做甲状腺腔镜手术:① 甲状腺恶性肿瘤需要扩大切除和淋巴结清扫;② 甲状腺过大,肿块超过 6cm;③ 颈部做过放疗的、甲状腺炎、甲状腺术后复发比较大的实质肿块,这类患者颈部粘连比较厉害;④ 伴有心、肝、肺功能不全的患者。

做腹腔镜甲状腺手术,出现手术后并发症的可能性和普通手术是一样的。

【小结】

完成该任务必须了解甲亢的临床表现、主要的辅助检查,能针对性收集资料,并作出正确的病情判断,能够提出护理问题,根据提出的护理问题按照轻重缓急先后次序进行相应的处置。

能力训练

张某,女,43岁,普通职工。2006年5月发现颈部增粗、多食、怕热多汗,于当地医院就诊,诊断为甲亢(轻度),给予硫脲类药物治疗,患者未规律服药,2009年3月以来病情加重,消瘦、怕热多汗、心悸烦躁来院就诊。

作为值班护士应从哪些方面对张某进行护理评估? 患者现存的主要护理问题是什么? 说出主要的护理措施。

【练习题】

1. 如何通过简单方法初步判断患者的甲亢程度?
2. 甲亢的手术指征是什么?
3. 基础代谢率如何测定?
4. 从哪些方面观察甲亢的术后并发症?

任务三 乳腺癌患者的临床处置

学习目标

技能目标

1. 熟练收集乳腺癌患者的资料。
2. 根据收集到的具体资料初步判断疾病和存在的护理问题。
3. 根据所做的判断熟练进行相应处置。
4. 学会更换引流袋、指导患肢功能训练、指导患者乳房自我检查方法。

知识目标

1. 掌握乳腺癌的临床表现、手术后护理要点。
2. 熟悉乳腺癌患者的护理问题。
3. 了解乳腺癌的辅助检查。

任务描述

患者,女,43岁。2008年5月发现右侧乳房无痛硬块,近日来肿块逐渐增大,伴有疼痛入院。

作为接诊护士,请对新患者进行接诊和临床处置。

任务实施

一、接诊及评估

1. 接诊及时,态度热情。

2. 收集资料。

(1) 病史。2005 年 6 月行子宫肌瘤切除术。2008 年 5 月发现右侧乳房外上象限有一肿块,约 2.3cm×2.5cm 大小,质硬。乳头向外上象限牵拉。右侧腋窝淋巴结未触及。

(2) 心理—社会状况。患者心理负担较重,担心失去乳房和身体外形发生变化。家人关心、支持、配合治疗。有社会医疗保险。

(3) 辅助检查。

1) 乳房钼靶检查:右侧乳房有一约 2.3cm×2.5cm 大小,形状不规则高密度影,有钙化。

2) 乳房肿块活检:浸润性导管癌。

二、判断

1. 初步评估该患者的疾病诊断及其依据,发病原因是什么?

初步评估患者所患的疾病为乳腺癌。

依据为活检找到癌细胞。

发病原因:尚不清楚,可能与体内雌激素升高有关。

2. 目前患者主要存在哪些护理问题?

(1) 疼痛。癌性疼痛。

(2) 焦虑。担心失去乳房、治疗后复发等。

三、组织

立即通知医生并进行护理。

四、护理

1. 术前护理。

(1) 化疗期间患者恶心、呕吐,按医嘱给予止吐药物。白细胞降低至 3×10^{12}/L,按医嘱给予升高白细胞的药物,预防感染。

(2) 做好术前准备。

1) 备皮:按照乳房手术范围备皮。

2) 肠道准备:开塞露通便。

3) 心理护理:消除患者紧张焦虑等,使之配合治疗和护理。

4) 有效咳嗽和深呼吸练习。

(术前准备完善后,在全身麻醉下进行改良乳癌根治术,手术顺利。)

2. 术后护理。

(1) 麻醉清醒前去枕平卧位。麻醉清醒后可改为健侧卧位,防止患肢受压。

(2) 做好负压引流的护理。固定引流管、引流袋,维持负压,保持引流通常,必要时更换负压吸引器(或负压引流球),更换时严格无菌操作。

(3) 指导患肢功能锻炼。术后 24 小时做腕部运动,48 小时后下床活动,要注意保护患侧,1 周后肩部运动,10～12 天后可以自我生活料理。

(4) 预防并发症。

1）上肢水肿：健侧卧位，抬高患肢，避免在患肢做穿刺、注射、测量血压等。

2）皮下积液：维持负压吸引，保持引流通畅。

3）皮瓣坏死：注意观察伤口颜色；防止皮下积液，避免感染，保持胸带松紧适宜。

(5) 指导患者乳房自我检查。（以下检查方法也可使用于健康人群。对于此病例患者，只需要检查左侧乳房即可。）

1）乳房自我视诊：首先取坐位，正直坐在椅子上，面对较大的镜子（如大衣柜镜子），脱去上衣，双臂下垂。首先看乳房大小、位置、形状；其次看乳头的大小、位置高低、颜色是否正常、乳头有无分泌物，特别是有无血性分泌物；再看乳房的表面情况，是否有皱折、颜色改变等现象。如有异常都应该引起特别重视。

2）乳房自我触诊：主要是用自己的双手检查乳房内有无肿块。取仰卧位，用右手触摸左侧乳房，将左臂上举抱头，使左侧胸部皮肤肌肉展开变平，用右手掌或并拢的手指掌面，对乳房由内到外、由上到下，轻柔地进行触摸。发现肿块或硬结，及早到医院检查确诊，做到早期诊断，早期治疗。

五、观察

1. 观察生命体征变化。
2. 观察伤口及引流情况，保持敷料清洁干燥，注意引流液量、颜色、性质变化。

六、健康教育

1. 术后五年内避免妊娠。
2. 术后继续患侧上肢功能锻炼。
3. 避免患侧上肢损伤、感染，如有异常及时治疗。
4. 鼓励患者增加战胜疾病的信心。保持良好的心态。
5. 心理—社会支持系统。家庭和社会都要给予关注和支持。
6. 坚持完成各项放疗、化疗的治疗。
7. 术后可穿宽松肥大的衣服，佩带义乳，年轻的女性可做隆胸手术。

【任务实施流程图】

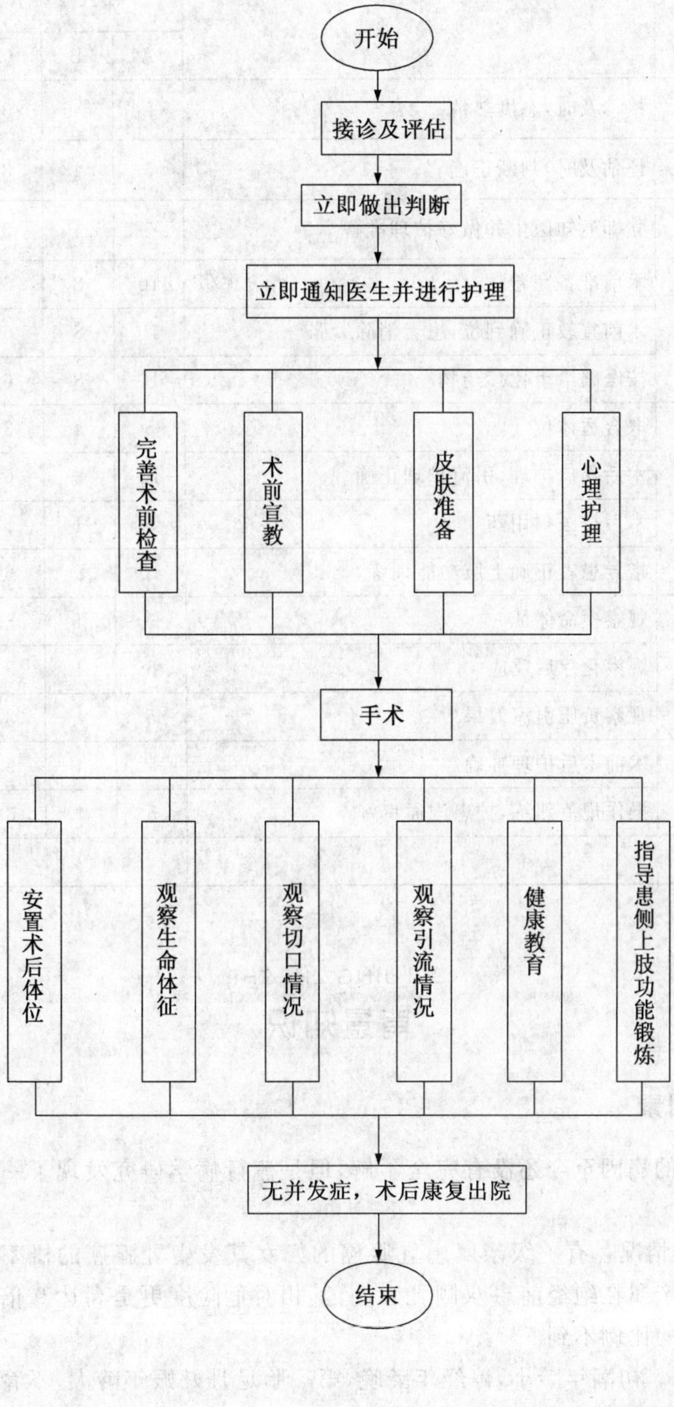
开始
接诊及评估
立即做出判断
立即通知医生并进行护理
完善术前检查
术前宣教
皮肤准备
心理护理
手术
安置术后体位
观察生命体征
观察切口情况
观察引流情况
健康教育
指导患侧上肢功能锻炼
无并发症，术后康复出院
结束

【评价标准】

项目		项目总分	要求	评分等级及分值				实际得分
				A	B	C	D	
护理过程	接诊	5	接诊及时，态度热情	5	4	3	2—0	
	评估	5	评估及时，判断正确	5	4	3	2—0	
	组织	5	立即通知医生并做好护理准备	5	4	3	2—0	
	护理	术前30	术前准备完善	10	8	6	4—0	
			术前宣教正确到位，患者消除紧张	10	8	6	4—0	
			按医嘱给予化疗药物	10	8	6	4—0	
		术后30	取合适体位	5	4	3	2—0	
			术后伤口护理、引流护理正确	10	8	6	4—0	
			术后按医嘱用药	5	4	3	2—0	
			指导患者正确上肢功能训练	10	8	6	4—0	
	观察	15	观察生命体征	5	4	3	2—0	
			观察化疗后反应	5	4	3	2—0	
			观察负压引流效果	5	4	3	2—0	
质量控制		10	术前术后护理准确	5	4	3	2—0	
			操作规范熟练，护患沟通良好	5	4	3	2—0	
总计		100						

BEI JING ZHI SHI

背景知识

一、发病因素

乳腺癌真正的病因至今还没有完全了解，但是流行病学研究发现了一些乳腺癌的高危因素：

1. 家族发病情况。有一级亲属患乳腺癌的妇女其发生乳腺癌的概率较无家族史的高2～3倍。若一级亲属在绝经前患双侧乳腺癌，其相对危险度更是高达9倍。遗传性乳腺癌在所有乳腺癌中的比例不到5%。

2. 生育因素。初潮年龄小，停经年龄晚，第一胎足月妊娠年龄大，不育，产次少，未哺乳的妇女发生乳腺癌的几率较大。

3. 相关激素。高水平的内源性或外源性雌激素、雄激素、催乳素、胰岛素样生长因子(IGF-1)等均可增加乳腺癌的危险性。

4. 营养及饮食。脂肪与高热量饮食，以 60 岁妇女为例，体重增加 10kg，乳腺癌危险性增加 80%；每天饮酒 3 次以上的妇女患乳腺癌危险度增加 50%～70%。纤维素、维生素 A 类物质、黄豆蛋白等有降低乳腺癌危险性的作用。

5. 环境因素。年轻时接受辐射、某些化学药物均会增加患乳腺癌的危险。

二、临床表现

1. 乳房肿块。多见于外上象限，其次是乳头、乳晕和内上象限。早期表现为无痛、单发、质硬、表面不光滑、与周围组织分界不清、不易推动。一般无自觉症状，常于洗澡、更衣或查体时发现。

2. 皮肤改变。癌肿块侵犯 Cooper 韧带，可使韧带收缩而失去弹性，导致皮肤凹陷，即所谓“酒窝征”；癌细胞阻塞皮下、皮内淋巴管，可引起局部淋巴水肿，皮肤呈“橘皮样”改变。晚期，癌细胞侵入皮肤，可出现多个坚硬小结节，形成卫星结节；癌细胞侵入背部、对侧胸壁，可限制呼吸，称铠甲胸；有时皮肤破溃形成溃疡，呈菜花状。

3. 乳头改变。邻近乳头或乳晕的癌肿，可侵入乳管使之缩短，把乳头牵向癌肿一侧，进而导致乳头扁平、回缩、凹陷；若外上象限癌肿可使乳头抬高；乳头深部癌肿侵入乳管，使乳头凹陷、两侧乳头不对称等。

4. 区域淋巴结肿大。常为患侧腋窝淋巴结肿大，淋巴结先为散在、数目少、质硬、无痛、可被推动；以后数目增多，并融合成团，甚至与皮肤或深部组织粘连。大量癌细胞堵塞腋窝淋巴管可致上肢淋巴水肿。晚期锁骨上淋巴结增大、变硬。少数出现对侧腋窝淋巴转移。

5. 全身症状。早期一般无全身症状，晚期患者可有恶性肿瘤转移表现，如：肺转移时出现胸痛、咳嗽、咯血、气急；骨转移时出现腰背痛、病理性骨折(椎体、骨盆、股骨)；肝转移时出现肝肿大、黄疸等。

6. 特殊乳癌表现。

(1) 炎性乳癌。少见，一般发生于年轻女性，尤其在妊娠及哺乳期，发展迅速，转移早，预后极差。表现为：乳房增大，皮肤红肿热痛，似急性炎症表现，触诊整个乳房肿大发硬，无明显局限性肿块。

(2) 乳头湿疹样癌(又称 Paget 病)。少见，恶性程度低，发展慢。发生在乳头区大乳管内，后发展到乳头。表现为：乳头刺痒、灼痛，湿疹样变，以后出现乳头、乳晕粗糙糜烂、脱屑，如湿疹样，进而形成溃疡。病变发展则乳头内陷、破损。淋巴转移出现晚。

三、辅助检查

1. X 线检查。钼靶 X 线摄影显示乳房软组织结构，乳癌呈现密度增高阴影，边缘呈针刺状，肿块内或旁边出现钙化灶；硒静电 X 线摄影具有边缘增强效应，方法简便、经济，适合乳腺癌的普查。

2. B 型超声检查。B 超显示癌肿边缘不光滑，凸凹不同，无明显包膜。其组织或皮肤呈蟹足样浸润。内部多呈低回声改变。

3. 细胞学穿刺检查。用细针刺入肿块后吸出细胞，涂片检查。

4. 活体组织检查。此方法多在手术室进行，同时做乳房切除的准备。在局部麻醉下，将肿瘤及周围部分乳腺组织切除，做病理检查，根据结果决定手术方式。

ZHI SHI TUO ZHAN

知识拓展

乳腺癌的内分泌治疗

早在 1896 年就有报道应用卵巢切除治疗晚期及复发性乳腺癌。20 世纪 70 年代发现了雌激素受体(ER)，癌肿细胞中 ER 含量高者，称激素依赖性肿瘤，这些病例应用内分泌治疗有效。而 ER 含量低者，称雌激素非依赖性肿瘤，这些病例应用内分泌治疗效果差。因此，对手术切除标本除做病理检查外，还应测定雌激素受体和孕激素受体(PgR)，可帮助选择辅助治疗方案。激素受体阳性的病例优先应用内分泌治疗，受体阴性者优先应用化疗。

近年来内分泌治疗的一个重要进展是三苯氧胺的应用。三苯氧胺系非甾体激素的抗雄激素药物，其结构式与雌激素相似，可在靶器官内与雌二醇争夺 ER。三苯氧胺、ER 复合物，能影响 DNA 转录，从而抑制肿瘤细胞生长。临床应用证明，该药可降低乳腺癌复发转移，对 ER 、PgR 阳性的绝经后妇女效果特别显著。同时，可减少对侧乳腺癌的发生率。三苯氧胺的用量为每天 20mg，至少服用 3 年，一般服用 5 年。该药安全有效，副作用有潮热、恶心、呕吐、静脉血栓形成、眼部副作用、阴道干燥或分泌物多等。长期应用，少数病例会发生子宫内膜癌，已引起关注，但后者发病率低，预后良好。故乳腺癌术后应用三苯氧胺辅助治疗是利大于弊。

【小结】

完成该任务必须了解乳腺癌的临床表现、主要的辅助检查，能针对性收集资料，并作出正确的病情判断，能够提出护理问题，根据提出的护理问题按照轻重缓急先后次序进行相应的处置。

能力训练

王某，女，51 岁，2 年前发现右乳外上象限有一硬块，约蚕豆大小，可移动，未予重视。近两月来硬块增大，来院就诊，做了乳腺钼靶检查，怀疑乳腺癌，又做了活检，找到癌细胞，确诊乳腺癌。目前患者不知道此诊断。

作为值班护士应从哪些方面对新患者进行护理评估？患者现存的主要护理问题是什么？说出主要的护理措施。

【练习题】

1. 乳腺癌的临床表现是什么？
2. 如何对患者做好心理护理？
3. 如何对乳腺癌术后的患者做上肢功能训练？

任务四　食管癌患者的临床处置

学习目标

技能目标

1. 熟练收集食管癌患者的资料。
2. 根据收集到的具体资料初步判断疾病和存在的护理问题。
3. 根据所做的判断熟练进行相应处置。
4. 学会胸腔闭式引流护理、胃肠减压护理。

知识目标

1. 掌握食管癌的临床表现、主要护理问题和护理要点。
2. 熟悉食管癌的治疗原则、主要护理问题。
3. 了解食管癌的诊断检查方法。

任务描述

患者,男,54 岁。5 个月前吞咽食物哽噎感。近 1 个月来咽喉干燥,吞咽困难程度加重,胸骨后疼痛不适入院。

作为接诊护士,请对新患者进行接诊和临床处置。

任务实施

一、接诊及评估

1. 接诊及时,态度热情。
2. 收集资料。

(1) 健康史。喜欢吃腌制食物。

(2) 体格检查。体温 37℃,脉搏 78 次/分,呼吸 16 次/分,血压 110/80mmHg。体形消瘦。

(3) 心理—社会状况。患者对疾病不了解。家人对患者关心,不希望把病情告知患者。家庭经济情况一般,有社会医疗保险。

(4) 辅助检查。

1) 实验室检查:血常规,白细胞 3.0×10^{12}/L、血红蛋白 110g/L。

2) 心电图检查:窦性心律,正常心电图。

3) 食管镜检查:活检找到癌细胞。

二、判断

1. 初步评估该患者的疾病诊断及其依据，发病原因是什么？

初步评估患者所患的疾病为食管癌。

依据为食管镜检查、活检找到癌细胞。

发病原因：可能与吃腌制食物有关，腌制食物中含有亚硝胺盐。与食管癌相关的因素还有：土壤、水源被真菌污染；食物中缺少某些微量元素或维生素 A、B_2、C，动物蛋白不足等；慢性刺激、慢性炎症、食管自身疾病刺激、不良饮食习惯、阳性家族史等。

2. 目前患者主要存在哪些护理问题？

(1) 疼痛。癌肿刺激有关。

(2) 营养缺乏。进食受限有关。

(3) 知识缺乏。与缺乏指导有关。

三、组织

立即通知医生并进行护理。

四、护理

1. 术前护理。

(1) 了解患者进食困难的程度，记录每次的进食量。

(2) 术前纠正营养不良，根据医嘱采取胃肠外营养。

(3) 对患者有高度的同情心，多鼓励患者，安慰患者。

(4) 术前呼吸道管理。戒烟，指导深呼吸、有效咳嗽、腹式呼吸练习。

(5) 做好各项检查前准备工作，向患者解释各项检查项目、注意事项，解除患者顾虑，取得患者合作。

(6) 术前做好食管冲洗、灌肠、备皮、药物过敏试验、术前宣教等护理工作。

(完善各项检查和术前准备，在全麻下行食管癌切除＋胃食管吻合术。)

2. 术后护理。

(1) 生命体征。注意心率、心律和血压的变化，特别注意观察呼吸变化，防止肺不张。

(2) 术后体位及活动。术后返回病房去枕平卧 6 小时后，可取半卧位，术后第二天可床上活动，后逐渐离床活动。

(3) 维持水、电解质平衡。

(4) 术后应用止血药物、抗感染药物。

(5) 做好胸腔闭式引流护理。

1) 妥善固定引流管，确保各管道连接正确，不漏气。

2) 观察并准确记录引流量、颜色。

3) 观察水柱波动情况。

4) 保持引流通畅。避免管道折叠、扭曲。

5) 按照无菌操作原则更换引流瓶。

6) 一般术后 5～7 天拔管。

(6) 胃肠减压护理。

1) 妥善固定胃肠减压管。

2) 维持负压,保持引流通畅。

3) 观察并准确记录引流量、引流液的颜色。

4) 按照无菌操作原则更换负压吸引器。

(7) 饮食管理。术后禁食 4～6 天,后先进食流质,每次量 60～100ml,无不适逐日增加量,术后 8～10 天可进半流质,2～3 周后进普食,少食多餐。有的患者食后有胸闷气短症状,1～2 个月后症状可缓解,进食后不要立即平卧,睡眠时枕头垫高。

(8) 预防并发症。

1) 肺不张,肺部感染:因不敢有效咳嗽、不敢活动引起。应鼓励患者深呼吸,有效咳嗽,做好翻身拍背、雾化吸入等工作。

2) 吻合口瘘:因缝合过密或缝合不严、吻合口周围感染、低蛋白血症、饮食不当等引起。术前矫正低蛋白血症,保证胃管通畅,加强饮食管理。

五、健康教育

1. 一般术后 3 周后可恢复普食,少食多餐,不要吃硬的食物。

2. 注意饮食成分的调配,每天摄取高营养的饮食,保持良好的营养状态。

3. 进食后可能会出现胸闷、气短,由进食后胃扩张压迫肺所致。一般 1～2 个月后,此症状可缓解。

4. 胃液反流者可出现反酸、恶心、呕吐等症状,建议饭后不要立即平卧,饭后适当散步。

5. 在进食过程中如出现吞咽困难,及时来医院复诊。

【任务实施流程图】

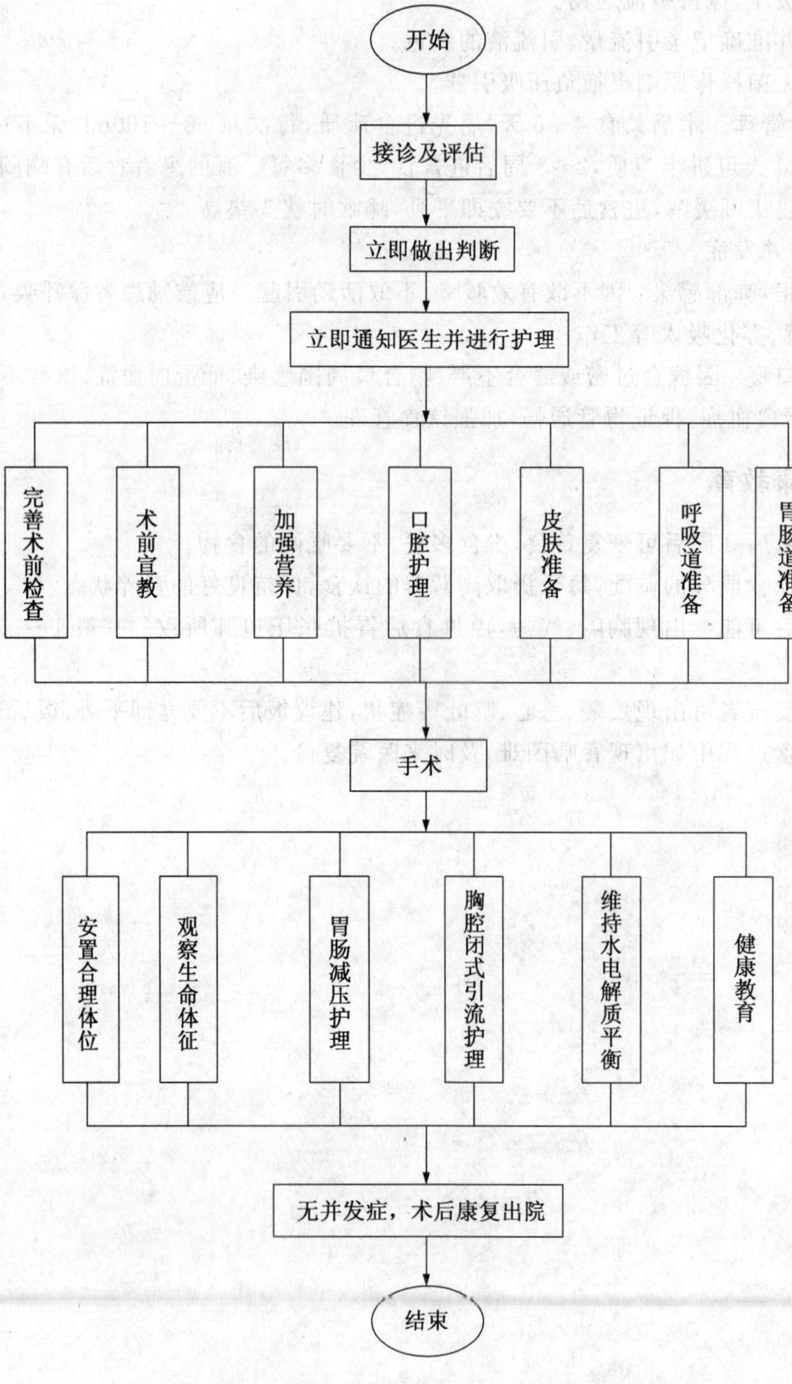
开始
接诊及评估
立即做出判断
立即通知医生并进行护理
完善术前检查
术前宣教
加强营养
口腔护理
皮肤准备
呼吸道准备
胃肠道准备
手术
安置合理体位
观察生命体征
胃肠减压护理
胸腔闭式引流护理
维持水电解质平衡
健康教育
无并发症，术后康复出院
结束

【评价标准】

项目		项目总分	要求	评分等级及分值 A	B	C	D	实际得分
护理过程	接诊	5	接诊及时，态度热情	5	4	3	2—0	
	评估	5	评估及时，判断正确	5	4	3	2—0	
	组织	5	立即通知医生并做好护理准备	5	4	3	2—0	
	护理	术前 20	食管冲洗：生理盐水冲洗	5	4	3	2—0	
			肠道准备：灌肠或口服离子泻剂	5	4	3	2—0	
			指导有效咳嗽、深呼吸、腹式呼吸练习	5	4	3	2—0	
			术前宣教正确到位，患者消除紧张	5	4	3	2—0	
		术后 35	取合适体位	5	4	3	2—0	
			胸腔闭式引流护理	10	8	6	4—0	
			胃肠减压护理	10	8	6	4—0	
			按医嘱用药	5	4	3	2—0	
			指导患者咳嗽	5	4	3	2—0	
	观察	20	生命体征	5	4	3	2—0	
			胸腔闭式引流	5	4	3	2—0	
			胃肠减压	5	4	3	2—0	
			伤口	5	4	3	2—0	
质量控制		10	术前术后护理准确					
			操作规范熟练，护患沟通良好					
总计		100						

BEI JING ZHI SHI

背景知识

一、发病原因

1. 饮食习惯与食管慢性刺激。吸烟，饮酒和食用粗、糊食品，进食过快，喜吃烫饮料的习惯等，这些因素损伤了食管上皮，增加了对致癌物的敏感性。这些因素长期反复刺激会进一步导致食管黏膜病变。

2. 营养因素和微量元素。研究发现，营养缺乏是食管癌高发区较为普遍的现象，食管癌患者维生素A、C、E，核黄素、烟酸、动物蛋白、脂肪、新鲜蔬菜、水果摄入量均较低，另外调查证实食管癌高发区水及土壤中的钼、硒、钴、锰、铁、镍、锌等微量元素含量偏低。钼的缺乏目前受到更多重视，已被认为是造成食管癌发病的因素。钼在自然界含量较低，且分布不均匀。

3. 亚硝胺类化合物。亚硝胺类化合物是公认的一种强致癌物质。现已证实约10多种亚硝胺能诱发动物的食管癌包括甲基苄基亚硝胺(NMBAR)、肌氨酸乙酯亚硝胺(NSAR)、亚硝基吡咯烷(NPyr)和亚硝基哌啶(NPip)、N-3-甲基丁基-N-1-甲基丙酮基亚硝胺(NAMBNA)等。

4. 真菌及病毒的作用。

(1) 真菌的作用。研究表明，我国食管癌高发区的发病与真菌性食管炎和真菌对食物的污染有关。

(2) 病毒的作用。病毒在食管癌发病中的作用也引起了国内外学者的重视。目前研究的病毒主要为人乳头瘤状病毒(HPV)和EB病毒。

5. 遗传因素。食管癌的家族易感性与家族性免疫缺陷有关。

6. 食管癌基因。

(1) 癌基因。对食管癌组织和癌旁上皮组织的DNA进行研究，发现多数 *C-mye*，*EGFR* 基因扩增或表达增强。这些癌基因的高表达及过度扩增可能与食管癌的发生有关。

(2) 抑癌基因。Rb基因、53基因、APC基因、MCC基因等抑癌基因失活或丢失也可能是食管癌发病的重要环节。

二、临床表现

1. 早期症状。

(1) 食管内异物感。异物感的部位多与食管病变相一致，随着病情的发展，相继出现咽下食物哽噎感，甚至疼痛等症状。

(2) 食物通过缓慢和停滞感。咽下食物后，食物下行缓慢，并有停滞感觉。

(3) 胸骨后疼痛、闷胀不适或咽下痛。疼痛的性质可呈烧灼样、针刺样或牵拉摩擦样疼痛。

(4) 咽部干燥与紧缩感。可能是由于食管病变反向地引起咽食管括约肌收缩而产生的一种异常感觉。

(5) 剑突下或上腹部疼痛。表现为持续性隐痛或烧灼样刺痛，多在咽下食物时出现，食后减弱或消失，与病变部位不一致。

2. 中晚期食管癌。

(1) 咽下困难。吞咽困难是进展期食管癌的主要症状，也是最常见的主诉，约90%的患者有这一症状，是食管癌最突出的症状。

(2) 疼痛。部分患者在吞咽食物时有咽下疼痛、胸骨后或肩胛间疼痛。

(3) 声音嘶哑。当癌组织侵及或压迫喉返神经，发生声带麻痹，患者出现声音嘶哑，甚至失音。

(4) 呃逆。常常是食管癌本身所致。转移性纵隔淋巴结侵犯(压迫)膈神经并导致膈肌麻痹及其运动功能障碍的表现。

(5) 呕吐。常在吞咽困难加重时出现，初起每当哽噎时吐，以后每逢进食即吐，严重时不进食亦吐。

(6) 呼吸系统症状。误吸及肿瘤直接侵犯气管和支气管，患者便出现咳嗽、呼吸困难及胸膜炎样胸痛。

(7) 体重减轻。体重减轻是食管癌患者的第二个常见症状。如患者有明显的消瘦与全身营养不良，多提示肿瘤已至晚期，也是恶病质的临床表现之一。

三、辅助检查

1. X线检查。X线检查对食管癌是一项重要的早期诊断手段。

2. CT检查。食管周围有一层脂肪包绕，所以CT能清楚地显示食管外形和食管下邻近的纵隔器官的关系。在正常的食管和相邻结构间脂肪层界限清楚，如果界限模糊或不整，则表示有病变存在。

3. 食管脱落细胞学检查。细胞学检查有确诊价值，方法简便，受检者痛苦小，假阳性率低。

4. 内镜检查。可直接观察癌肿的形态，并可在直视下做活组织病理学检查，以确定诊断。

5. 色素内镜检查。近年来，国外较广泛应用色素内镜诊断消化道早期癌和表浅癌。食管色素内镜检查包括卢戈碘染色和甲苯胺蓝染色。

ZHI SHI TUO ZHAN

知识拓展

食管脱落细胞学检查

1960 年，河南医学院沈琼教授发明"双腔管带网气囊"进行食管脱落细胞学检查，发现大量早期食管癌患者并得到根治，开创了食管癌早期诊断和普查的新阶段，食管癌的筛查和早诊早治从此开始，并在全国食管癌高发区推广应用。食管拉网脱落细胞学检查是实现食管癌"早发现、早诊断、早治疗"的里程碑，不仅推动了食管癌病理组织学、X 线影像学和外科学的发展，同时还推动了食管癌发病学和病因学研究的进展。1980 年以后，随着纤维内镜、电子内镜和染色方法的推广和普及，食管拉网脱落细胞学方法的应用逐渐减少。王国清 1995 年在 437 个食管癌高危人群中进行了食管拉网脱落细胞学检查和内镜检查双盲对比研究，食管拉网脱落细胞学检查诊断食管癌的敏感度为 44%，特异度为 99%。2002 年在 742 个食管癌高危人群中进行的双盲对比研究中，细胞学诊断引入美国液基细胞学标准。用 ASCUS-N(4 类)为判定指标，食管拉网脱落细胞学检查的敏感度上升到 78.6%。与内镜检查辅以食管黏膜染色及活检病理检查相比，食管拉网脱落细胞学检查的敏感度偏低，但操作简单，成本低，可将高危人群浓聚到 32.4%。

2005 年，卫生部疾病控制局委托中国癌症研究基金会组织有关专家编写了《中国癌症筛查及早诊早治指南》(试行)，对于食管癌的筛查建议了两种方案。具体实施时，可根据不同情况选择。

1. 最佳方案。直接开展内镜筛查，应用内镜检查及碘染色，并进行指示性活检，这种方法敏感度高，特异性强，可以查出不同程度的癌前病变和很早期的食管黏膜内癌，很少漏诊。这是一次性完成筛查和诊断的两步工作。这种方法由技术性比较强的医技人员操作，需培养一支技术熟练、经验丰富的医技人员，以保证筛查的准确性和可靠性。这种方法成本较高，建议在经济情况较好的食管癌高发地区开展。

2. 初级方案。采用细胞学初筛与内镜检查确诊相结合的方案。首先开展细胞学拉网初筛，对细胞学诊断为 SSI 或 ASCUS-N(美国液基细胞学标准)以上者，再进行内镜检查做出组织学诊断。该方案虽然所选初筛方法敏感度和特异度相对较低，但操作简单，可大大降低筛查成本，可在一定程度上浓聚高危人群，适用于卫生资源欠缺的食管癌高发地区。

【小结】

完成该任务必须了解食管癌的临床表现、主要的辅助检查，能针对性收集资料，并作出正确的病情判断，能够提出护理问题，根据提出的护理问题按照轻重缓急先后次序进行相应的处置。

能力训练

孙某，男，54岁，1年前有咽部干燥、异物感等不适，偶有剑突下疼痛。近来吃硬的食物吞咽困难，到医院就诊。

作为值班护士应从哪些方面对孙某进行护理评估？确诊还需做哪些检查？如果需要做手术，术前护理措施是什么？

【练习题】

1. 食管癌的发病原因有哪些？
2. 说出食管癌的早、中晚期表现。
3. 食管癌术后的护理措施有哪些？
4. 术后的患者胃肠减压管拔除后，如何进行饮食指导？

任务五　二尖瓣狭窄患者的临床处置

学习目标

技能目标

1. 熟练收集二尖瓣狭窄患者的资料。
2. 根据收集到的具体资料初步判断疾病和存在的护理问题。
3. 根据所做的判断熟练进行相应处置。
4. 学会异常心电图的判定、心包引流和纵隔引流的护理。

知识目标

1. 掌握二尖瓣狭窄的临床表现、手术适应证、术前药物准备和手术后护理要点。
2. 熟悉二尖瓣狭窄的辅助检查。
3. 了解二尖瓣狭窄的发病原因。

任务描述

患者，女，45岁。劳累后气促、咳嗽多年，下午洗澡后呼吸急促，不能平卧，咯血，随来就诊。

作为接诊护士，请对新患者进行接诊和临床处置。

任务实施

一、接诊及评估

1. 接诊及时，态度热情。

2. 收集资料。

(1) 病史。患者5年前被诊断为风湿性心脏病，经常劳动后气促、咳嗽、心前区疼痛，应用苄星青霉素肌注、口服阿司匹林等治疗。近几个月来病情加重，夜间呼吸困难，不能平卧。今洗澡后呼吸急促，困难，咯红色血痰。否认肝炎、结核等传染病史，无手术外伤史及药物过敏史。

(2) 体格检查。体温37℃，脉搏98次/分，呼吸20次/分，血压130/70mmHg。二尖瓣面容，口唇轻度发绀。心前区隆起，心尖部可触及舒张期细震颤，心界于第三肋间向左扩大。心尖部第一心音亢进，呈拍击性，在胸骨左缘第三、四肋间至心尖内上方可闻及开瓣音；心尖部可闻及舒张中、晚期隆隆样杂音，呈递增性，以左侧卧位，呼吸末及活动后杂音更明显；肺动脉瓣第二心音亢进伴分裂；在肺动脉瓣区胸骨左缘第二、三肋间闻及短促的舒张早期泼水样杂音(graham-steell 杂音)，深吸气时加强。

(3) 心理—社会状况。患者对自己疾病认识不清，心悸乏力时情绪低落。家属较关心，并积极配合治疗。有社会医疗保险。

(4) 辅助检查。

1) 心电图检查：P波增宽且呈双峰形，提示左心房增大。右心室增大，电轴右偏，提示肺动脉高压。心房颤动。

2) X线检查：左房右室增大，肺动脉段突出，肺淤血。

3) 超声心动图检查：二维超声心动图上可见二尖瓣前后叶反射增强，变厚，活动幅度减小，舒张期前叶体部向前膨出呈气球状，瓣尖的前后叶距离明显缩短，开口面积约1.4cm²。

二、判断

1. 初步判断该患者的疾病诊断及其依据，发病原因是什么？

初步评估患者所患的疾病为二尖瓣狭窄。

依据为原有风湿性心脏病史5年，体检、实验室检查、影像学检查与二尖瓣狭窄符合。

发病原因：风湿性心脏病。

2. 目前患者主要存在哪些护理问题？

(1) 低效型呼吸形态。与肺淤血引起动脉血氧浓度下降有关。

(2) 心排出量减少。与心脏病，心功能减退有关。

(3) 睡眠不足。与夜间呼吸困难，不能平卧有关。

(4) 潜在并发症。肺部感染、心力衰竭。

三、组织

立即通知医生并进行护理。

四、术前护理

1. 休息。减少活动量。饮食护理：评估患者基础体重制订饮食计划，鼓励患者多食肉类、蛋类、蔬菜、水果等食物，以保证足够热量和营养。术前12小时禁食、4小时禁饮。

2. 吸氧。改善缺氧，湿化瓶内装25%～35%的酒精。

3. 饮食。适当限制钠盐摄入。

4. 用药护理。

(1) 服用洋地黄者,监测心率、心律变化,监测血钾变化,注意患者有无胃肠道不适、黄视、绿视等,及时告知医生。

(2) 服用利尿药物者,记录 24 小时尿量。

(3) 夜间睡眠差,情绪紧张者,适当给予镇静药物,如地西泮。

(4) 服用抗凝药者,术前 3～5 天停止服用。

5. 术前教会患者正确的深呼吸和有效咳嗽的方法,并指导其练习。

(术前准备完善后在全身麻醉下进行二尖瓣换瓣术,手术顺利)

五、术后护理

1. 维持呼吸功能。术后机械辅助通气者,维持血氧饱和度在 95%以上。及时清除呼吸道分泌物。去除气管导管后,协助患者排痰,观察呼吸变化。

2. 维持循环。补充血容量,密切观察血压、心率、尿量、外周循环、中心静脉压的变化。

3. 指导患者深呼吸,协助有效咳嗽。必要时雾化吸入。

4. 心包、纵隔引流护理。引流管连接水封瓶。观察引流液的量、颜色、性质变化,维持引流通畅。更换引流瓶注意无菌操作。

5. 观察和预防并发症。

(1) 术后出血。术后血压下降、脉搏增快、出冷汗等低血容量表现或心包引流液、纵隔引流液呈鲜红色,引流量＞100ml/h。

(2) 感染。应用抗生素,预防感染。

六、健康教育

1. 注意休息,劳逸结合,避免过重体力活动。但在心功能允许情况下,可进行适量的轻体力活动或轻体力的工作。

2. 预防感冒,防止扁桃体炎、牙龈炎等。

3. 换机械瓣者术后终生口服华法令;换生物瓣者术后口服华法令 3～6 个月。服用注意事项如下:

(1) 通过抽血化验得出凝血酶原时间(PT)和国际标准比值(INR),根据化验结果调整华法令的口服剂量。使 INR 保持在 1.8～2.5 之间。当 INR＜1.8 时,增加华法令的口服剂量;当 INR＞2.5 时,减少华法令的口服剂量;当 INR＞3.0 时,停服当日的华法令,第二天到医院化验抗凝,根据结果决定华法令的口服剂量。每一次加减的量一般是 1/4～1/2 片(2.5mg/片)。

(2) 逐渐延长化验的间隔时间,具体方法如下:

出院后每周查一两次抗凝,按照上述方法调整剂量,当 INR 稳定于 1.8～2.5 时可以延长化验间隔时间——每周或隔周查一次抗凝,同样按照上述方法调整剂量,当 INR 稳定时再延长化验间隔时间——每月查一次——稳定——每两个月查一次。抗凝指标长期稳定者可减少监测次数,术后第一年每月监测一次;手术满 2 年后建议每年至少监测 4 次(每季度 1 次)。

(3) 稳定是指连续 3～4 次的 INR 化验结果都在 1.8～2.5 之间,不需要增减华法令的口服剂量。每次的化验结果和华法令的口服剂量都要作记录。

(4) 出院后如有出血或凝血并发症,要到当地医院就诊。出院 3～6 个月后做全面检查，包括超声心动图、胸片和心电图。在接受其他手术或者有创检查前，注意告知医生自己长期接受华法令抗凝治疗。如果发现出血征象（包括皮肤黏膜淤斑、齿龈出血、血尿、妇女月经量明显增加、皮下关节血肿等）；或者血栓栓塞征象、脑卒中等情况及时复查抗凝指标——凝血酶原时间（PT）和国际标准比值（INR）。

【任务实施流程图】

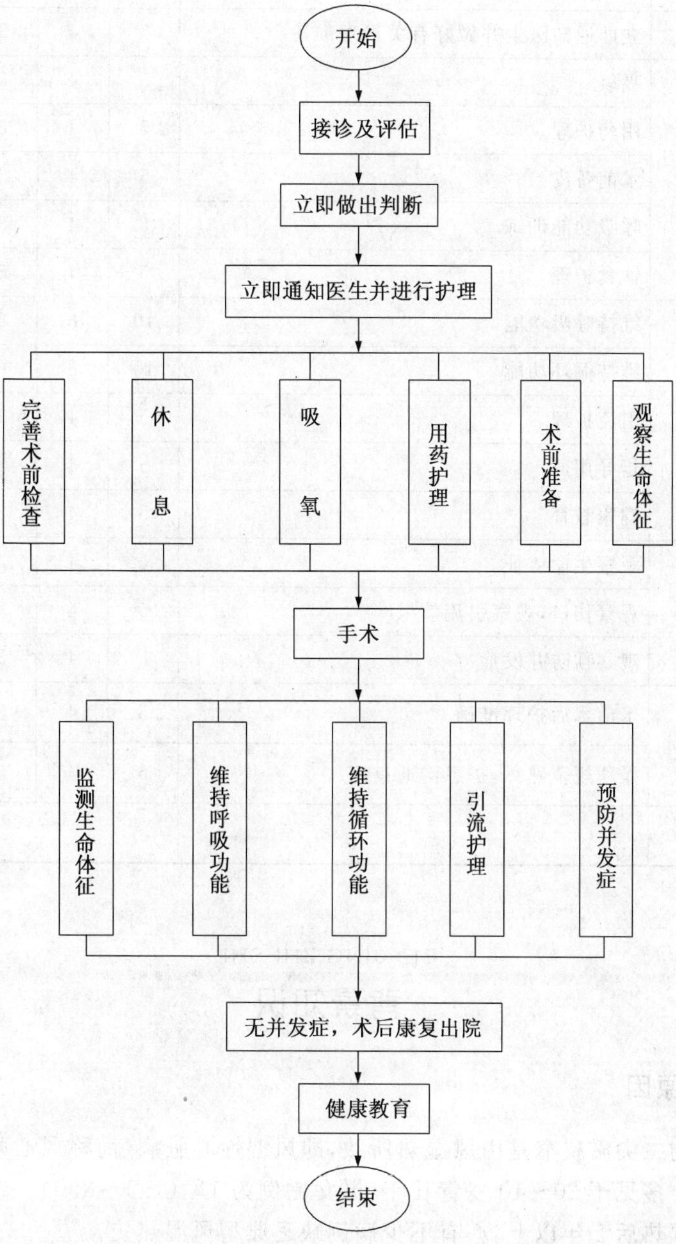

【评价标准】

项目		项目总分	要求	评分等级及分值				实际得分
				A	B	C	D	
护理过程	接诊	5	接诊及时，态度热情	5	4	3	2—0	
	评估	5	评估及时，判断正确	5	4	3	2—0	
	组织	5	立即通知医生并做好有关护理准备	5	4	3	2—0	
	护理	术前25	吸氧	5	4	3	2—0	
			用药护理	5	4	3	2—0	
			术前备皮	5	4	3	2—0	
			呼吸功能训练	5	4	3	2—0	
			饮食护理	5	4	3	2—0	
		术后35	维持呼吸功能	10	8	6	4—0	
			维持循环功能	10	8	6	4—0	
			引流护理	5	4	3	2—0	
			指导用药	5	4	3	2—0	
			健康教育	5	4	3	2—0	
	观察	15	观察生命体征	5	4	3	2—0	
			观察伤口，观察引流效果	5	4	3	2—0	
			观察预防并发症	5	4	3	2—0	
质量控制		10	术前术后护理准确	5	4	3	2—0	
			操作规范熟练，护患沟通良好	5	4	3	2—0	
总计		100						

BEI JING ZHI SHI

背景知识

一、发病原因

绝大多数的二尖瓣狭窄是由风湿热所致，即风湿性心脏病（简称风心病），是二尖瓣狭窄最常见的病因。多见于20～40岁青壮年，男女比例为1∶(1.5～2.0)。二尖瓣病变多出现于首次感染风湿热后2年以上，亦有不少病例缺乏典型风湿热史。

二、临床表现

（一）症状

通常情况下，从初次风湿性心肌炎到出现明显二尖瓣狭窄的症状可长达10年，此后10～20年逐渐丧失活动能力。

1. 呼吸困难。劳力性呼吸困难为最早期的症状，主要因肺的顺应性降低所致。随着病程发展，日常活动即可出现呼吸困难以及端坐呼吸，当有劳累、情绪激动、呼吸道感染等诱因时，可诱发急性肺水肿。

2. 咳嗽。多在夜间睡眠时及劳动后发生。

3. 咯血。

（1）痰中带血或血痰，与支气管炎、肺部感染和肺充血或毛细血管破裂有关。

（2）大量咯血，是由于左心房压力突然增高，以致支气管静脉破裂出血造成。

（3）粉红色泡沫痰，为毛细血管破裂所致，属急性肺水肿的特征。

4. 胸痛。约有15%的二尖瓣狭窄患者有胸痛表现，可能是由于肥大的右心室壁张力增高，同时心排血量降低致右心室缺血引起。经二尖瓣分离术或扩张术后可缓解。

5. 血栓栓塞。20%的二尖瓣狭窄患者在病程中发生血栓栓塞，其中80%有心房颤动。栓塞可发生在脑血管、冠状动脉和肾动脉，部分患者可反复发生。或为多发性栓塞。

6. 其他症状。左心房扩大和左肺动脉扩张可压迫左喉返神经，引起声音嘶哑；左心房显著扩大可压迫食管，引起吞咽困难；右心室衰竭时可出现食欲减退、腹胀、恶心等症状。

（二）体征

1. 心脏听诊。心尖区舒张期低调的隆隆样杂音、第一心音亢进、开瓣音，称为二尖瓣狭窄听诊三联征。病情严重者，可听到肺动脉瓣第二心音亢进、分裂，三尖瓣关闭不全的收缩期杂音等。

2. 其他体征。二尖瓣面容见于严重二尖瓣狭窄的患者；口唇轻度发绀，四肢末梢亦见发绀。儿童期发生二尖瓣狭窄者，心前区可见隆起，左乳头移向左上房，并有胸骨左缘处收缩期抬举样搏动，中度以上狭窄患者心脏浊音界在胸骨左缘第三肋间向左扩大，表示肺动脉和右心室增大。颈静脉搏动明显，表明存在严重肺动脉高压。

三、辅助检查

1. X线检查。最早的改变是左心房弧度明显，肺动脉主干突出，肺静脉增宽，右前斜位钡剂透视可见扩张的左心房压迫食管。病变严重时，左心房和右心室明显增大，肺门阴影加深，主动脉弓较小。左心室一般不大。长期肺淤血后含铁血黄素沉积，双下肺野可出现散在的点状阴影。

2. 心电图检查。轻度二尖瓣狭窄者心电图可正常。特征性的改变为P波增宽且呈双峰形，提示左心房增大。合并肺动脉高压时，显示右心室增大，电轴右偏。病程晚期常合并心房颤动。

3. 超声心动图检查。是最敏感和特异的无创性诊断方法，对确定瓣口面积和跨瓣压力阶差、判断病变的程度、决定手术方法以及评价手术的疗效均有很大价值。二维超声心动图上可见二尖瓣前后叶反射增强、变厚，活动幅度减小，舒张期前叶体部向前膨出呈气球状，瓣尖的前后叶距离明显缩短，开口面积减小。M型超声可见舒张期充盈速率下降，正常的双峰消失，E峰后曲线下降缓慢，二尖瓣前叶、后叶于舒张期呈从属于前叶的同向运动，即所谓城垛样改变。左心房扩大，右心室肥大及右心室流出道变宽。多普勒超声显示缓慢而渐减的血流通过二尖瓣，示舒张期二尖瓣前叶穹形改变，左心房及左心室增大。

ZHI SHI TUO ZHAN

知识拓展

人工瓣膜

人工瓣膜进入临床应用是近代胸心外科学的一个重大发展。近30年来，医学和工程技术人员不断研究，推陈出新，先后已有多种人工瓣膜问世。理想的人工瓣膜应有：① 血流动力学性能良好；② 不发生血栓；③ 对人体组织相容性好；④ 对血液成分损坏极少；⑤ 植入操作便利；⑥ 经久耐用，不变形，不破损，不断裂；⑦ 不干扰患者等优点。但是现有的人工心脏瓣膜尚未全部满足上述要求，有待于进一步改进。人工心脏瓣膜可分为用合成材料制成的人工机械瓣膜和用生物组织制成的人工生物瓣膜两大类。机械瓣膜主要以耐磨损为其特点，实践证明，机械瓣膜工作80年未见明显磨损。它的主要缺点是需要终生服用抗凝药并监测抗凝强度，有可能出现与抗凝有关的并发症。生物瓣膜，又名组织瓣膜，最大优点是不需要终生抗凝，但它的主要缺点是耐久性不如机械瓣膜，目前生物瓣膜使用年限在10～15年左右。

临床应用较多的人工机械瓣膜有笼球瓣、笼碟瓣、倾斜碟瓣和双叶碟瓣等。笼球瓣和笼碟瓣因为阀体位于血流场的中央部位，血液必须从球或碟的周围通过，血流动力学性能较差，跨瓣压差较大，血栓产生率和红细胞破坏率均较高。倾斜碟瓣和双叶碟瓣对血流阻力小，血流动力学性能较好，血栓形成率和血液成分损坏均下降。近年来改用各向同性碳制成的人工机械瓣膜，耐磨损性能和物理学强度均进一步提高。但现有的人工机械心脏瓣膜均尚未能打消术后并发血栓的可能性，手术后需长期或终生抗凝治疗。

人工生物瓣膜在发展进程中曾利用过多种自体、同种异体和异种组织和灭菌及贮藏方式。临床应用较多的有猪主动脉瓣、牛心包瓣和同种硬脑膜瓣。人工生物瓣膜接近于正常人工瓣膜功效，血流动力学性能良好，对血液成分损坏极少，血栓产生率低，术后无需终生抗凝，从而避免因抗凝药物过量引起的出血并发症，适用于有出血倾向、育龄妇女和边远农村地域不便于进行抗凝治疗的病例。人工生物瓣膜的最大问题是生物组织退行性转变引起瓣膜钙化、僵硬、决裂、衰败、损失功效，需再次施行调换术。利用人工生物瓣膜施行二尖瓣置换术后，在应用的病例中瓣膜衰败的1年产生率平均为2%，瓣膜置换后5年衰败率有加速增加的趋势，15岁以下的病例生物瓣膜衰败的产生率更高，有的病例在术后1年半即出现瓣膜衰败。近年来已开始研制的用液氮冷冻保藏并保留细胞活体的同种新型主动脉瓣制成的人工生物瓣膜。术后10年随诊，这种生物瓣膜衰败的产生率显明下降，耐用性能得到明显改善。

【小结】

完成该任务必须了解二尖瓣狭窄的临床表现、主要的辅助检查，能针对性收集资料，并作出正确的病情判断，能够提出护理问题，根据提出的护理问题按照轻重缓急先后次序进行相应的处置。

能力训练

张某,女,43岁,普通职工。活动后心悸、急促、心前区疼痛多年,近阶段加重,轻体力活动也有上述症状,夜间睡眠差。由门诊收入院。

作为值班护士应从哪些方面对张某进行护理评估?患者现存的主要护理问题是什么?说出主要的护理措施。

【练习题】

1. 心脏人工瓣膜(机械瓣)置换后为什么要长期服用抗凝药,服用抗凝药有哪些注意事项?
2. 如何对换瓣术后的患者进行健康教育?

任务六 急性胆囊炎患者的临床处置

学习目标

技能目标

1. 熟练掌握"T"形管护理。
2. 掌握上腹部手术备皮范围及备皮方法。

知识目标

1. 掌握急性胆囊炎、胆囊结石的临床表现,手术前后护理要点。
2. 熟悉胆囊炎、胆囊结石的主要护理问题。
3. 了解急性胆囊炎、胆囊结石的辅助检查。

任务描述

患者,女,57岁。晚饭进油腻食物后右上腹剧烈疼痛。由急诊收入院。

作为接诊护士,请对新患者进行接诊和临床处置。

任务实施

一、接诊及评估

1. 接诊及时,态度热情。
2. 收集资料。

(1) 病史。中上腹隐痛不适2年,当作胃病不规律治疗1年,近1个月来右上腹疼痛,时有胸骨后疼痛。发病当晚进食油腻食物,餐后感到右上腹剧烈疼痛、右肩背部疼痛。既往有高血压病史 5 年，一直规律服用降血压药物，血压控制良好。否认心脏病、糖尿病等病史。

（2）体格检查。体温 37.8℃，脉搏 88 次/分，呼吸 17 次/分，血压 135/70mmHg。体形肥胖，痛苦面容。莫菲征阳性，可触及肿大胆囊。

（3）心理—社会状况。退休工人，平时不注意饮食保健，对疾病认识不足。家人关心，积极配合治疗。有社会医疗保险。

（4）辅助检查。

1）实验室建检查：WBC 12.9×10^{9}/L，其中 N 0.78，血淀粉酶 64U/L，尿淀粉酶 56U/L，血清心肌酶无异常，大便常规(—)。

2）B 超：显示“胆囊肿大、胆囊内多发结石，胆总管扩张”。

3）心电图检查：窦性心律。

二、判断

1. 初步评估该患者的疾病诊断及其依据，发病原因是什么？

初步评估患者所患的疾病为慢性胆囊炎急性发作、胆囊结石。

依据为中老年女性，体形肥胖，属胆囊炎的高发人群。右上腹部疼痛史 2 年；发病当晚进食高脂肪餐诱发加剧，同时 B 超检查证实此诊断。

发病原因：可能是梗阻因素引起。患者长期胆囊结石，发病前脂肪餐，导致胆囊收缩，结石阻塞胆管，引起急性发作。

2. 目前患者主要存在哪些护理问题？

（1）疼痛。与胆囊收缩，结石嵌顿有关。

（2）知识缺乏。与缺乏指导有关。

三、组织

立即通知医生并进行护理。

四、护理

1. 术前护理。

（1）禁食、禁饮。禁食、禁饮期间输液补充能量，维持水电解质和酸碱平衡。

（2）解痉止痛。做好疼痛评估，遵医嘱使用阿托品等解痉止痛药物，避免使用吗啡，以防 Oddis 括约肌收缩导致疼痛加剧。解痉药物用后观察疼痛的程度、部位、范围等有无改变。

（3）抗感染。胆管致病菌主要为肠道细菌，以大肠杆菌和厌氧菌为主。根据医嘱使用有效抗生素。

（4）密切观察病情。胆管疾病多为急、重症，病情变化快，应动态观察患者生命体征；定时观察各项化验指标变化。若出现腹痛加重、范围扩大等，应考虑病情加重，要及时报告医生，积极配合处理。

（5）做好手术治疗的护理准备。备皮、术前宣教、肠道准备、备血，必要时进行胃肠减压等。

（术前准备完善后在连续硬膜外麻醉下进行胆囊切除＋胆总管切开探查术）

2. 术后护理。

(1) 体位。麻醉清醒前去枕平卧位,麻醉清醒后可改舒适体位。

(2) 维持水电解质平衡。禁食、胃肠减压,引流液和体液丢失较多,应准确记录引流液,根据出入量、电解质变化情况做好液体、电解质的补充。

(3) 防治感染。观察患者体温变化,根据医嘱合理使用抗生素。

(4) 饮食指导。肛门排气后少量流质饮食,逐渐过渡至半流质、普食。恢复正常饮食后应注意饮食规律,宜定时定量,少吃多餐,不宜过饱。宜进低脂肪、低胆固醇饮食,少食或不食肥肉、油炸食品、动物内脏等食物。宜多食含维生素食物,如萝卜、青菜、豆类等食品。萝卜有利胆作用,并能帮助脂肪的消化吸收;青菜含大量维生素、纤维。不可饮酒和进食辛辣食物。

(5) 做好 T 形管引流护理。

1) 引流管应妥善固定,防止扭曲打折,防滑脱或意外拔除。

2) 保持引流管通畅,预防感染,必要时定时挤压,防止阻塞。

3) 每周更换引流袋 1～2 次,更换时注意无菌操作。必要时随时更换。

4) 管长应合适,以不妨碍患者翻身为宜,下床活动时引流袋应低于引流平面,随时观察并记录引流液的量、颜色及性质变化。

5) 掌握拔管指征。术后 14 天以上;无腹痛腹胀发热;黄疸症状减轻;引流量减少;颜色为透明金黄色,无脓液、结石或絮状物;经 T 形管造影证明胆总管通畅。

五、观察

1. 生命体征。注意呼吸、心率、心律和血压的变化,若行腹腔镜下胆囊切除,关注有无高碳酸血症的发生。

2. 药物效果。术前使用解痉止痛药后注意观察疼痛有无缓解。

3. 伤口情况。保持敷料干燥,注意伤口周围有无红、肿、分泌物等,防止感染的发生。

4. 引流情况。注意引流液的量、颜色、性质变化。

六、健康教育

1. 注意饮食习惯,忌食高胆固醇、高脂肪食物。

2. 遵医嘱坚持按时服用利胆药物。

3. 生活起居要有规律,不要过度劳累,心情要舒畅。

4. 带 T 形管出院者,指导患者学会自我护理,定期复查。

5. 出院后 6 个月、12 个月返院复查 1 次,以后每年复查 1 次。

6. 凡是再次出现腹痛、黄疸、消化不良等情况,要立即到医院就诊,以免延误病情。

【任务实施流程图】

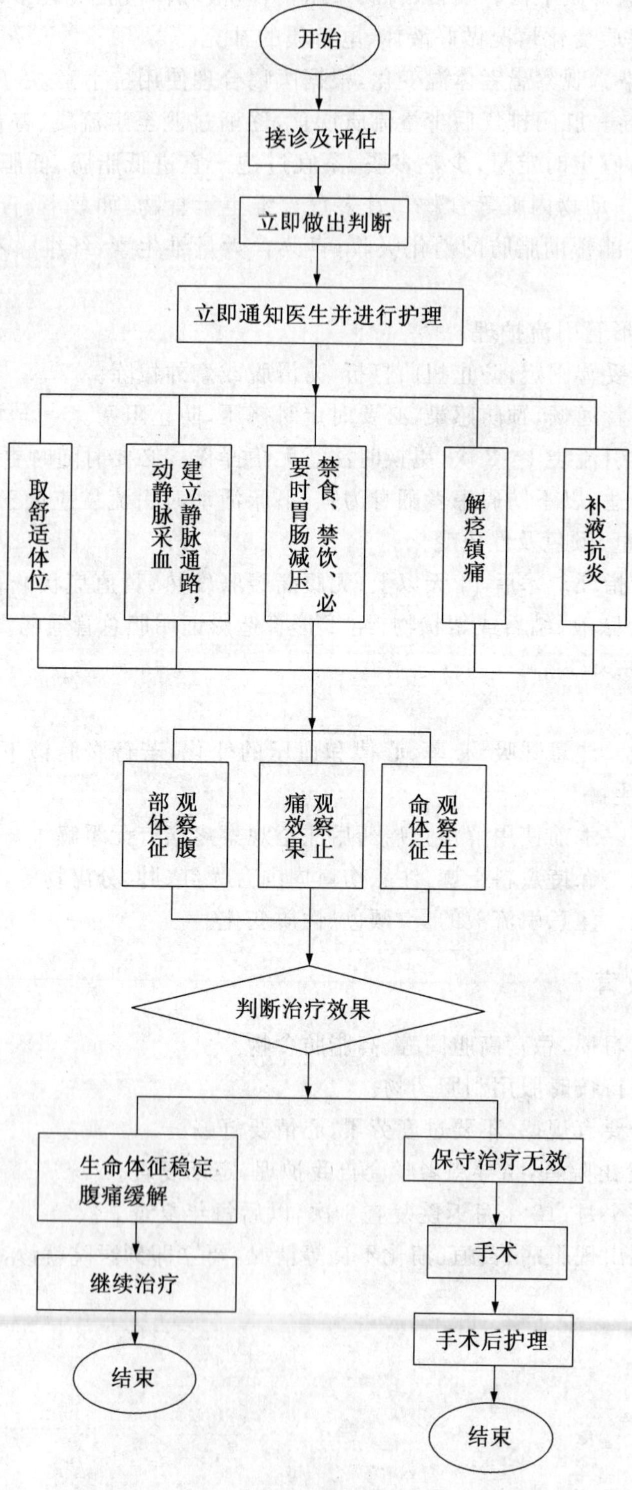
开始
接诊及评估
立即做出判断
立即通知医生并进行护理
取舒适体位
建立静脉通路，动静脉采血
禁食、禁饮、必要时胃肠减压
解痉镇痛
补液抗炎
观察腹部体征
观察止痛效果
观察生命体征
判断治疗效果
生命体征稳定，腹痛缓解
继续治疗
结束
保守治疗无效
手术
手术后护理
结束

【评价标准】

项目		项目总分	要求	评分等级及分值				实际得分
				A	B	C	D	
护理过程	接诊	5	接诊及时，态度热情	5	4	3	2—0	
	评估	5	评估及时，判断正确	5	4	3	2—0	
	组织	5	立即通知医生并做好护理准备	5	4	3	2—0	
	护理	5	取合适体位	5	4	3	2—0	
		术前20	术前用药	5	4	3	2—0	
			术前宣教	5	4	3	2—0	
			备皮	5	4	3	2—0	
			肠道准备	5	4	3	2—0	
		术后30	T形管护理	10	8	6	4—0	
			术后指导饮食	10	8	6	4—0	
			术后用药	10	8	6	4—0	
	观察	20	切口情况	5	4	3	2—0	
			引流情况	5	4	3	2—0	
			生命体征	5	4	3	2—0	
			药物疗效	5	4	3	2—0	
质量控制		10	术前术后护理准确	5	4	3	2—0	
			操作规范熟练，护患沟通良好	5	4	3	2—0	
总计		100						

BEI JING ZHI SHI

背景知识

一、发病原因

1. 胆囊管梗阻。一般认为，急性胆囊炎患者90%以上有结石嵌顿于胆囊颈或胆囊管，导致胆汁滞留。除结石外，胆囊管与胆总管连接部亦可因角度较小，胆囊管本身过于曲折、畸形、周围炎症粘连、蛔虫钻入，以及肿大淋巴结压迫等造成梗阻和胆汁滞留。胆囊内长期胆汁滞留和浓缩，可刺激胆囊黏膜，引起炎性病变。

2. 细菌感染。引起急性胆囊炎的细菌大约70%为大肠埃希杆菌，其他的有克雷伯杆菌、梭状芽孢杆菌、葡萄球菌、伤寒杆菌、副伤寒杆菌、链球菌，以及肺炎球菌等。

3. 其他原因。临床上有少数病例既无胆汁滞留亦无细菌感染，主要见于创伤或胰液反流等。

二、临床表现

1. 急性期。

(1) 急性胆囊炎。

1）上腹或右上腹剧烈绞痛，可放射至右肩背部，甚至可诱发心绞痛。

2）可有不同程度的发热。

3）常有恶心、呕吐、腹胀和食欲下降等。

4）可出现不同程度的黄疸。

（2）急性化脓性胆管炎。腹痛、寒战、发热和黄疸是胆总管结石并急性胆管炎的典型表现。

2. 慢性期（发作间歇期）。

（1）慢性非结石性胆囊炎其临床表现多不典型，多为右上腹或上腹不同程度的隐痛或刺痛，进食油腻食物或劳累后症状加重。

（2）慢性结石性胆囊炎多有反复发作或绞痛史，每于冬秋之交发作较频繁。较大结石有时长期无症状。

（3）慢性胆管炎与胆管结石其临床表现亦不典型，可无症状或类似慢性胆囊炎的征象。

三、辅助检查

1. 实验室检查。胆囊炎胆石症急性发作期，血常规白细胞总数和中性粒细胞计数增高。当有胆（肝）总管或双侧肝管梗阻时，肝功能测定显示有一定损害。尿常规仅胆红素阳性、尿胆原及尿胆素阴性，但肝功损害严重时均可阳性。

2. 影像学检查。

（1）B超检查。是检查的首选方法，是诊断胆石症最灵敏、最有效的工具。对于钙化、不钙化的结石均可显影。

（2）胆囊造影。能显示胆囊的大小及形态、胆囊的收缩功能和胆囊内结石的大小和形态。

（3）经皮肝穿刺胆管造影。通过自上而下的胆管直接造影，有助于较重黄疸的鉴别和胆管疾病的诊断。

（4）经十二指肠镜逆行性胰胆管造影。通过纤维十二指肠镜观察十二指肠乳头区的病变，经乳头开口处插管至胆管或胰管内，行逆行造影，可鉴别肝内外胆管梗阻的部位和病变的范围。

ZHI SHI TUO ZHAN

知识拓展

胆囊为什么容易发炎

从胆囊的解剖来看，胆囊是胆囊管末端的扩大部分，可容胆汁40～60ml，胆汁进入胆囊或自胆囊排出都要经过胆囊管，胆囊管长约3～4cm，直径2～3mm，胆囊管内黏膜又形成5～7个螺旋状皱襞，使得管腔较为狭小，这样很容易使胆石、寄生虫嵌入胆囊管。嵌入后，胆囊内的胆汁就排不出来，这样，多余的胆汁在胆囊内长期滞留和过于浓缩，对胆囊黏膜直接刺激而引起发炎。

从胆囊的血供来看，供应胆囊营养的血管是终末动脉，当胆囊的出路阻塞时，由于胆囊黏膜仍继续分泌黏液，造成胆囊内压力不断增高使胆囊膨胀、积水，胆囊壁的血管因此受压而缺血、坏死。当胆囊缺血时，胆囊抵抗力下降，细菌就容易生长繁殖，从而发生胆囊炎。

从胆囊的功能来看，由于胆囊有储藏胆汁和浓缩胆汁的功能，因此胆囊与胆汁的接触时间比其他胆管长，而且接触的胆汁浓度亦高，此时当胆管内有细菌时，就会发生感染，形成胆囊炎的机会当然也就增多了。

【小结】

完成该任务必须了解胆囊炎的病因、临床表现、主要的辅助检查，能针对性收集资料，并作出正确的病情判断，能够提出护理问题，根据提出的护理问题按照轻重缓急先后次序进行相应的处置。

能力训练

赵某，女，42 岁，家庭主妇。中餐后突然右上腹疼痛，剧烈难忍，恶心、呕吐一次，呕吐物为中餐食物。立即来医院急诊，腹部 B 超显示：胆囊肿大，胆囊结石。

作为接诊护士应从哪些方面对赵某进行护理评估？患者现存的主要护理问题是什么？如何进行处理？

【练习题】

1. 胆囊炎的病因是什么？
2. 胆石症疼痛发作时，该用什么药物解痉止痛？
3. 如何对 T 形管引流作观察和护理？

任务七　消化性溃疡患者的临床处置

学习目标

技能目标

1. 熟练掌握胃肠减压的护理技术。
2. 掌握腹部手术备皮范围及方法。

知识目标

1. 掌握消化性溃疡的手术适应证、手术前后护理措施。
2. 熟悉消化性溃疡的主要护理问题。
3. 了解消化性溃疡的辅助检查。

任务描述

患者，男，49 岁，汽车司机。驾驶途中突发上腹部剧烈疼痛来院急诊。

作为接诊护士，请对新患者进行接诊和临床处置。

任务实施

一、接诊及评估

1. 接诊及时,态度热情。

2. 收集资料。

(1) 病史。既往胃溃疡病史10年,平时不规律用药,服药为雷尼替丁、硫糖铝、阿莫西林等。胃溃疡经常反复发作,一直未正规治疗。本次发病是在驾驶途中,突发上腹部剧烈疼痛,呈刀割样,后波及全腹。病程中有恶心,未吐。由急诊收入院。既往除胃溃疡病无其他疾病。

(2) 体格检查。体温37℃,脉搏88次/分,呼吸18次/分,血压110/80mmHg。神志清醒、痛苦面容,心肺检查(一)。腹部膨隆,全腹压痛、反跳痛,肌紧张。

(3) 心理—社会状况。患者对自己疾病有所了解,但不重视;目前紧张焦虑。外地人,住院无家人照顾。有社会医疗保险。

(4) 辅助检查。

1) 实验室检查:血常规,白细胞 4.0×10^{12}/L,血红蛋白120g/L。

2) 心电图检查:窦性心律,正常心电图。

3) 腹腔穿刺液检查:含有胃内容物。

二、判断

1. 初步评估该患者的疾病诊断及其依据,发病原因是什么?

初步评估患者所患的疾病为胃溃疡穿孔。依据为病史和腹腔穿刺结果。

发病原因:汽车司机,长期紧张作业,饮食不规律,胃溃疡病史10年。本次在工作过程中发生溃疡穿孔。

2. 目前患者主要存在哪些护理问题?

(1) 疼痛。胃穿孔引起的疼痛和胃内容物刺激腹膜引起的疼痛。

(2) 知识缺乏。与缺乏指导有关。

(3) 焦虑恐惧。发病突然,病情严重。

(4) 有感染的危险。胃酸、食物溢入腹腔引起感染。

三、组织

立即通知医生并组织抢救。

四、护理

1. 体位。安置患者合适体位,避免不必要的搬动。

2. 立即禁食禁饮、胃肠减压。减少胃内容物继续流入腹腔。

3. 监测生命体征、腹痛、腹膜刺激征及肠鸣音变化。

4. 开通静脉通路。输液、抗感染、维持水电解质酸碱平衡。

5. 做好术前准备。

(1) 备皮。按上腹部手术范围备皮。

(2) 抽血查凝血时间、血型及配血实验。

(3) 做好药物过敏试验。

(急诊术前准备后在全麻下做了胃大部切除术)

6. 术后护理。

(1) 体位。术后返回病房去枕平卧，血压平稳后取低半卧位。卧床期间，协助患者翻身。鼓励患者早期下床活动。

(2) 维持水电解质平衡。患者禁食期间，维持水电解质平衡。

(3) 术后应用止血药物、抗感染药物。

(4) 胃肠减压护理、腹腔引流护理。

1) 妥善固定胃肠减压管和腹腔引流管。

2) 观察并准确记录引流量、引流液颜色和性质。

3) 保持引流通畅。

4) 按照无菌操作原则更换引流袋。

(5) 饮食管理。拔除胃肠减压管后可饮少量水和米汤；第 2 天进半量流质饮食，若患者无腹痛、腹胀等不适，第 3 天进全量流质，第 4 天可进半流质饮食，第 10～14 天可进软食。少食豆奶等产气食物。少食多餐，循序渐进。

(6) 预防并发症。

早期并发症有：

1) 术后胃出血：术后从胃管中不断吸出新鲜血液，24 小时仍不停止，则为术后出血。多行非手术治疗，如禁食、止血、输新鲜血液。非手术治疗无效或出血量大时，应行手术治疗。

2) 吻合口梗阻：一般系由吻合口的水肿所致，通过禁食或洗胃，绝大多数可渐恢复通畅。若术后一个月仍有梗阻，应考虑是否吻合口过小或存在其他机械性梗阻原因。

3) 十二指肠残端瘘：见于比尔罗特Ⅱ式手术后，与十二指肠残端闭合不满意或近端空肠袢有梗阻，致使十二指肠内压力过高有关。多发生于术后 10 天之内，目前发生率已不足 1%。一旦发生，则应急诊手术充分引流。为严重并发症，死亡率高达 40%以上。

4) 吻合口瘘：偶见于比尔罗特Ⅰ式手术后，尤易发生于全胃切除后。注意吻合技术，保持吻合口无张力和良好的血循环，一般可以避免发生。

5) 急性胰腺炎：发生原因与术中损伤胰腺，以及比尔罗特Ⅱ式手术的近端空肠袢不够通畅，管腔内压力增高，致使十二指肠液反流到胰管有一定关系。发生率虽然不到 1%，但如发展为出血性坏死性胰腺炎，死亡率可高达 50%。

晚期并发症有：

1) 低血糖综合征(也称晚期倾倒综合征)。

2) 营养障碍。

3) 慢性近端肠袢梗阻。

4) 碱反流性胃炎。

5) 残胃癌。

6) 反流性食管炎等。

五、观察

1. 生命体征，特别注意血压变化。

2. 胃肠减压情况和腹部引流情况，注意引流液的颜色、性质、量的变化。

六、健康教育

1. 精神因素对疾病康复非常重要，让患者做到心情舒畅，消除不良因素的刺激。

2. 术后1个月内应少量多餐，每天5～6餐，以后视具体情况逐渐适应正常进餐。合理安排膳食，忌生硬及刺激性食品。

3. 适当参加活动，术后2个月可参加轻便劳动，3个月可逐渐适应正常工作。

4. 定期复查，有病情变化，随时复诊。

【任务实施流程图】

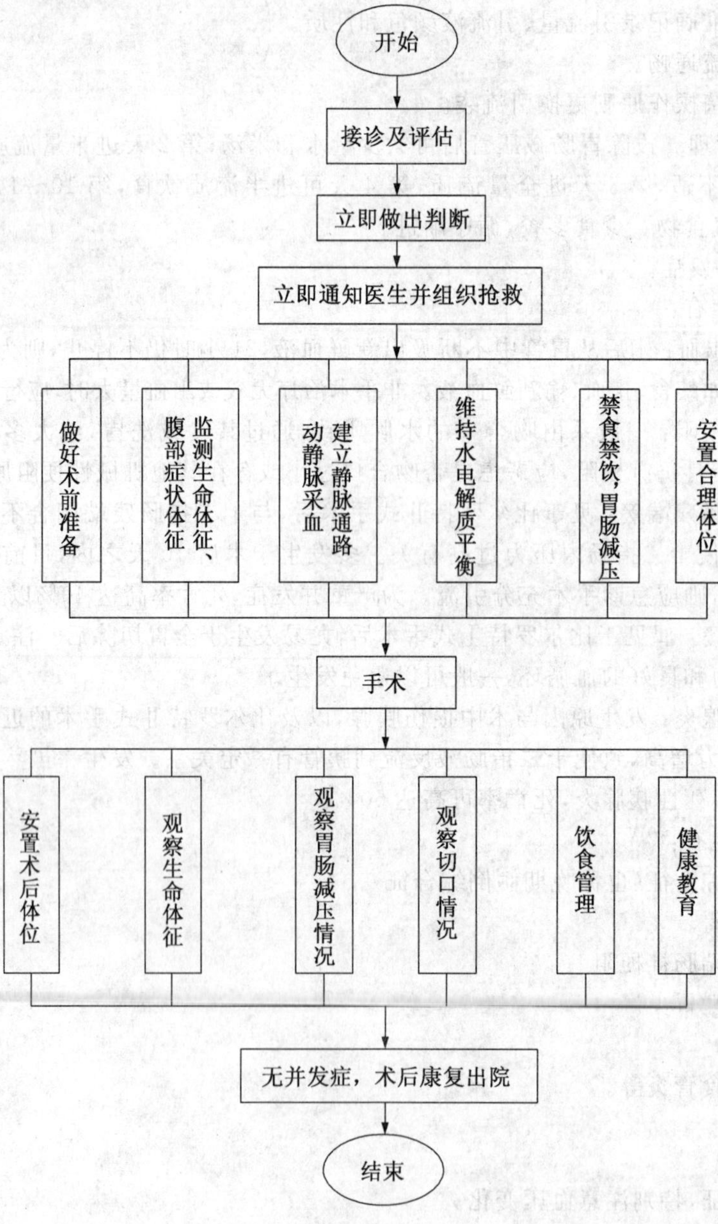

【评价标准】

项目		项目总分	要求	评分等级及分值				实际得分
				A	B	C	D	
护理过程	接诊	5	接诊及时,态度热情	5	4	3	2—0	
	评估	5	评估及时,判断正确	5	4	3	2—0	
	组织	5	立即通知医生并做好抢救	5	4	3	2—0	
	护理	术前35	取合适体位	5	4	3	2—0	
			配合抢救工作：开通静脉通道、抽血送检等	10	8	6	4—0	
			做好胃肠减压护理	10	8	6	4—0	
			做好术前准备：备皮、过敏试验等	10	8	6	4—0	
		术后30	安置术后体位、指导活动	5	4	3	2—0	
			胃肠减压护理、腹腔引流管护理	10	8	6	4—0	
			术后指导饮食	10	8	6	4—0	
			术后按医嘱用药	5	4	3	2—0	
	观察	10	观察生命体征	5	4	3	2—0	
			观察胃肠减压效果、腹腔引流效果	5	4	3	2—0	
质量控制		10	术前术后护理准确	5	4	3	2—0	
			操作规范熟练,护患沟通良好	5	4	3	2—0	
总计		100						

BEI JING ZHI SHI

背景知识

一、发病机制

胃酸分泌过多、幽门螺杆菌感染和胃黏膜保护作用减弱等因素是引起消化性溃疡的主要环节。胃排空延缓和胆汁反流、胃肠肽的作用、遗传因素、药物因素、环境因素和精神因素等都和消化性溃疡的发生有关。

1. 胃酸分泌过多。盐酸是胃液的主要成分,由壁细胞分泌,受神经、体液调节。已知壁细胞内含有3种受体,即组胺受体、胆碱能受体和胃泌素受体,分别接受组胺、乙酰胆碱和胃泌素的激活。

2. 幽门螺杆菌感染。HP感染是慢性胃炎的主要病因,是引起消化性溃疡的重要病因。

3. 胃黏膜保护作用。正常情况下,各种食物的理化因素和酸性胃液的消化作用均不能损伤胃黏膜而导致溃疡形成,因为正常胃黏膜具有保护功能,包括黏液分泌、胃黏膜屏障完整性、丰富的黏膜血流和上皮细胞的再生等。胃黏膜保护层被破坏或损伤将会引起溃疡的发生。

4. 胃排空延缓和胆汁反流。胃溃疡时胃窦和幽门区域的这种退行性变可使胃窦收缩失效,从而影响食糜的向前推进。胃排空延缓可能是胃溃疡发病机制中的一个因素。

5. 胃肠肽的作用。已知许多胃肠肽可以影响胃酸分泌,胃泌素与消化性溃疡关系的研究较多。胃泌素在平常的消化性溃疡发病机制中所起的作用,尚不清楚。

6. 遗传因素。现一致认为消化性溃疡的发生具有遗传素质,而且胃溃疡和十二指肠溃疡系单独遗传,互不相干。

7. 药物因素。某些解热镇痛药、抗癌药等,如吲哚美辛、保泰松、阿司匹林、肾上腺皮质激素、氟尿嘧啶、甲氨蝶呤等曾被列为致溃疡因素。

8. 环境因素。吸烟可刺激胃酸分泌增加,一般比不吸烟者可增加91.5%。食物对胃黏膜可引起理化性质损害作用。暴饮暴食或不规则进食可能破坏胃分泌的节律性。

9. 精神因素。根据现代的心理-社会-生物医学模式观点,消化性溃疡属于典型的心身疾病范畴。心理因素可影响胃液分泌。

二、临床表现

1. 消化性溃疡的疼痛特点。

(1) 长期性。上腹部疼痛长期反复发作。整个病程平均6～7年,有的可长达一二十年,甚至更长。

(2) 周期性。上腹部疼痛呈反复周期性发作是溃疡的特征之一,尤以十二指肠溃疡更为突出。全年都可发作,但以春、秋季节多见。

(3) 节律性。溃疡疼痛与饮食之间的关系具有明显的相关性和节律性。十二指肠溃疡的疼痛好发在两餐之间。一部分十二指肠溃疡患者,由于夜间的胃酸较高,尤其在睡前进餐者,可发生半夜疼痛。胃溃疡疼痛的发生较不规则,常在餐后1小时内发生,经1～2小时后逐渐缓解直至下餐进食后再出现上述节律。

(4) 疼痛部位。疼痛多出现于中上腹部,疼痛范围约数厘米直径大小。因为空腔内脏的疼痛在体表上的定位一般不十分确切,所以,疼痛的部位也不一定准确反映溃疡所在解剖位置。

(5) 疼痛性质。多呈钝痛、灼痛或饥饿样痛,一般较轻而能耐受,持续性剧痛提示溃疡穿孔。

(6) 影响因素。疼痛常因精神刺激、过度疲劳、饮食不慎、药物影响、气候变化等因素诱发或加重;可因休息、进食、服制酸药、以手按压疼痛部位、呕吐等方法而减轻或缓解。

2. 消化性溃疡的其他症状与体征。

(1) 其他症状。本病除中上腹疼痛外,尚可有唾液分泌增多、烧心、反胃、嗳酸、嗳气、恶心、呕吐等其他胃肠道症状。

(2) 体征。溃疡发作期,中上腹部可有局限性压痛,程度不重,其压痛部位多与溃疡位置基本相符。

三、辅助检查

1. 内镜检查。不论选用纤维胃镜还是电子胃镜,均作为确诊消化性溃疡的主要方法。

2. X线钡餐检查。消化性溃疡的主要X线显示是壁龛或龛影。

3. HP感染的监测培养是诊断HP感染最可靠的方法。

4. 胃液分析。对胃液进行胃酸测定，也可以为溃疡病的诊断做参考。

ZHI SHI TUO ZHAN

知识拓展

胃十二指肠溃疡饮食原则

1. 膳食应易消化、多样化，以提高食欲。

2. 选用营养丰富的食物，特别是蛋白质含量高和维生素C、B_1、A丰富的食物，以利于帮助修复受损伤的组织和促进溃疡面的愈合。

3. 避免进食化学性和物理性刺激性过强的食物。不宜多吃促进胃酸分泌的浓缩肉汁、香料、浓茶、咖啡、酒（除有治疗作用者外）及过甜、过酸、过辣、过硬的或含纤维素过多的不易消化及易产气的食物，如整粒大豆、芹菜、韭菜、泡菜等。

4. 在烹调方法上应以蒸、烧、煮、烩、炖为主。煎、炸、烟熏、腌腊、生拌等法烹制的菜，不易消化，易增加胃的负担，不宜多食。

5. 在饮食制度上，应采取定时定量、少食多餐的原则。这样既可减轻胃的负担，又可使胃中常有适量食物以中和胃酸，减少对病灶的不良刺激。

6. 为避免便秘，宜常吃香蕉、蜂蜜等润肠食物。

7. 少量出血时，宜适当用些牛奶、豆浆、米汤、藕粉一类流汁饮食，但不宜多加糖，以免引起胃酸过多，并应少食多餐，待出血停止病情稳定后，逐渐改用面糊、稀粥、蛋羹及饼干等食物。

【小结】

完成该任务必须了解消化性溃疡的病因、临床表现、主要的辅助检查，能针对性收集资料，并作出正确的病情判断，能够提出护理问题，根据提出的护理问题按照轻重缓急先后次序进行相应的处置。

能力训练

李某，男，42岁，电工。近5年来偶有餐前剑突下疼痛，饥饿时疼痛，未予重视，也未治疗。近1个月来疼痛加重，发作频繁，来院就诊。初步诊断十二指肠溃疡。

作为接诊护士应从哪些方面对李某进行护理评估？患者现存的主要护理问题是什么？确诊需要做哪些检查？

【练习题】

1. 胃十二指肠溃疡的手术适应证是什么？

2. 如何对患者进行健康教育？

3. 比尔罗特Ⅱ式手术后的并发症有哪些？

任务八　直肠癌患者的临床处置

学习目标

技能目标

1. 熟练掌握造口护理、会阴部护理。
2. 掌握腹腔引流护理。

知识目标

1. 掌握直肠癌的临床表现、手术前后护理措施。
2. 熟悉直肠癌的病因及发病机制、护理问题、辅助检查。
3. 了解直肠癌的病理和分期。

任务描述

患者,男,58岁。大便习惯改变1年,发现大便带血2天。由门诊收治入院。作为接诊护士,请对新患者进行接诊和临床处置。

任务实施

一、接诊及评估

1. 接诊及时,态度热情。

2. 收集资料。

(1) 病史。1年前无明显诱因下出现大便次数增多,2～3次/天,有排便不尽感、肛门下坠感。曾在当地医院治疗,具体不详。近3个月来体重下降5kg。有痔疮病史30年。无肝炎、结核、伤寒等传染病史。脉搏78次/分,呼吸14次/分,血压110/70mmHg。皮肤黏膜无淤点淤斑,颜色略白。心肺无异常。腹壁软,无压痛、反跳痛,未触及腹部包块。肛查(膝胸位):肛门口可见环状痔;直肠内距肛门5～6cm处可触及一肿块,质硬,边界清楚,可移动,位于时钟3点位;指套退出有血染。

(2) 社会—心理状况。患者对疾病不了解,表示对疾病出现的可能情况能接受并愿意积极配合治理。有紧张心理。家属关心患者并积极配合治疗。有社会医疗保险。

(3) 辅助检查。

1) 实验室检查:血红蛋白70g/L,白细胞计数及分类正常。大便隐血实验阳性。

2) 血癌胚抗原测定:195g/L。

3) 结肠镜检查:距肛缘5cm处有一菜花状肿物,范围3cm×4cm,表面糜烂有溃疡。

二、判断

1. 初步评估该患者的疾病诊断及其依据，发病原因是什么？

初步评估患者所患的疾病为直肠癌。

依据为老年男性，病程 1 年，主要症状大便习惯改变，便血；直肠指检、结肠镜检符合直肠癌诊断。

发病原因：病因不明，可能与以下因素有关。

(1) 饮食高脂肪、高蛋白、低纤维素饮食。因为高脂肪、高蛋白食物能使粪便中甲基胆蒽物质增多，可引起胆酸分泌增加，被肠道内厌氧菌分解为不饱和的多环烃，此两种物质均为致癌物质。纤维素量减少，可使粪便通过肠道速度减慢，使这些致癌物质与肠结膜接触时间增加，而导致癌变机会增多。

(2) 腺瘤癌变。腺瘤性息肉可癌变。

(3) 炎症性肠病。溃疡性结肠炎及克罗恩病等由于肠黏膜破坏，溃疡修复增生，肉芽组织形成过程中发生癌变。血吸虫病虫卵在直肠黏膜沉积，慢性炎症刺激致癌变。

(4) 其他。如免疫功能缺陷、遗传因素、病毒感染、胃及胆囊切除术后影响等。

2. 目前患者主要存在哪些护理问题？

(1) 营养失调(低于机体需要量)。与出血消耗、贫血、营养不良有关。

(2) 焦虑。与担心病情与手术有关。

(3) 知识缺乏。与缺乏指导有关。

三、组织

立即通知医生并进行护理。

四、护理

1. 术前护理。

(1) 向患者讲解有关疾病的知识，做好术前心理准备，详细说明造口对治疗的必要性。

(2) 纠正贫血，少量多次输血，使血红蛋白恢复至 80g/L 以上，增加营养。术前高蛋白、高热量、高维生素饮食。

(3) 术前 3 天行肠道准备。包括控制饮食、口服肠道不吸收抗生素、清洁肠道(不用灌肠，口服缓泻剂，防止癌细胞扩散)。

(4) 按照会阴部手术、下腹部手术备皮范围进行备皮。

(术前准备完善后在全身麻醉下做了腹-会阴联合直肠癌根治术)

2. 术后护理。

(1) 麻醉清醒前去枕平卧位。麻醉清醒后可改舒适体位。

(2) 饮食。术后禁食、禁饮、胃肠减压。2～3 天肛门排气或造口开放后恢复饮食。开始进食流质，1 周后进软食，2 周后进普食，提高饮食的质和量，即要高蛋白、高热量、高维生素饮食，以豆制品、蛋、鱼等为最佳，另加菜汤、果汁等加强营养，尽快恢复体质。此外，饮食要定时、定量，食品调配要适当，选择易消化少渣食物，避免太稀或粗纤维太多的食物；酒类、辛辣类食物要适当控制；脂肪摄入不能过量；产气类食物要根据个体差异注意控制；多喝蜂蜜水和吃香蕉、鸭梨等，有通便效果。还要注意饮食卫生，进食应有规律，防止腹泻、便秘等胃肠功能紊乱的发生。

(3) 引流管护理。保持腹部、骶前引流管通畅，妥善固定，避免扭曲滑脱，记录引流液量、性质、颜色变化。

(4) 造口开放。术后2～3天肠蠕动恢复，可开放造口，使用透明造口袋(详见"造口护理技术")。

(5) 造口周围皮肤护理。造口周围皮肤由于受粪便及消化液的刺激，引起皮肤湿疹及糜烂等，若能早期注意是可以避免的。首先，要注意保持造口周围皮肤清洁干燥，在造口周围放消毒卫生纸数张，或用凡士林纱布，或氧化锌油膏、猪油膏敷于造口周围，每次排便后用清水擦洗后再重新更换，防止造口周围皮肤的炎症。若已发生皮肤湿疹，可用清水冲洗，保持局部清洁干燥。局部糜烂时，要控制大便，大便不能太稀，保持造口周围清洁，严重时可用京万红、派瑞松软膏等，效果均好。

(6) 预防切口感染，特别会阴部的切口，保持切口周围清洁干燥。会阴部切口于术后4～7天用1∶5000高锰酸钾温水坐浴，每日2次。

(7) 健康教育。指导患者更换造口袋的方法，指导患者恢复正常生活，鼓励其参加社会活动。

五、观察

1. 观察生命体征变化。术后每半小时监测血压、呼吸、脉搏一次，病情平稳后延长间隔，观察腹部及会阴部切口敷料，如渗血较多应估计渗血量，并及时通知医生处理。

2. 造口情况。正常肠造口黏膜有黏液分泌，外观湿润，颜色红润。如果造口颜色粉红，表面发亮，提示黏膜水肿，可用硫酸镁湿敷。如黏膜颜色发紫、发黑，黏膜无血管纹理，提示黏膜坏死。局限性坏死暂不处理，黏膜坏死后自行脱落，长出肉芽组织或上皮化自愈，加强观察。如广泛坏死，往往需要再次手术。

3. 切口情况。观察切口敷料情况，注意有无渗血渗液。观察切口周围皮肤，保持清洁干燥。

六、健康教育

1. 以易消化食物为主，避免太稀或粗纤维太多的食物。多食豆制品、蛋、鱼类等，使大便干燥，便于清洁处理。

2. 教会患者掌握活动强度，避免过度活动增加腹压而引起人工肛门黏膜脱出。

3. 教会患者掌握人工肛门袋的应用方法。用肛袋前应先以清水将周围皮肤洗净，肛袋松紧适宜，随时清洗，避免感染和减少臭气。

4. 指导患者掌握人工肛门的护理，为避免造口狭窄，可定时用食指或中指扩张造口。

5. 若出现排便困难、造口异常等，及时到医院检查。

【任务实施流程图】

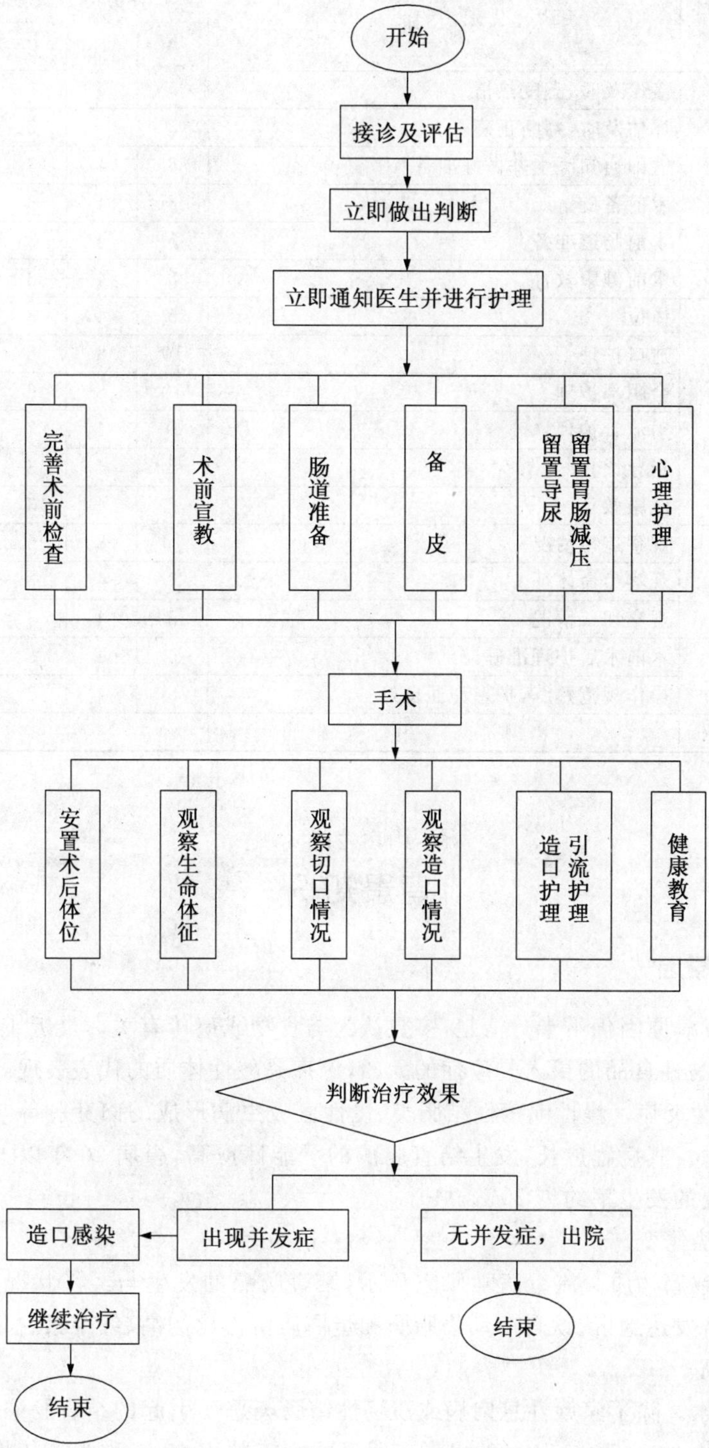
开始
接诊及评估
立即做出判断
立即通知医生并进行护理
完善术前检查
术前宣教
肠道准备
备皮
留置胃肠减压
留置导尿
心理护理
手术
安置术后体位
观察生命体征
观察切口情况
观察造口情况
引流护理
造口护理
健康教育
判断治疗效果
造口感染
出现并发症
无并发症，出院
继续治疗
结束
结束

【评价标准】

<table>
<tr><th colspan="2" rowspan="2">项　　目</th><th rowspan="2">项目总分</th><th rowspan="2">要　　求</th><th colspan="4">评分等级及分值</th><th rowspan="2">实际得分</th></tr>
<tr><th>A</th><th>B</th><th>C</th><th>D</th></tr>
<tr><td rowspan="15">护理过程</td><td>接诊</td><td>5</td><td>接诊及时，态度热情</td><td>5</td><td>4</td><td>3</td><td>2—0</td><td></td></tr>
<tr><td>评估</td><td>5</td><td>评估及时，判断正确</td><td>5</td><td>4</td><td>3</td><td>2—0</td><td></td></tr>
<tr><td>组织</td><td>5</td><td>立即通知医生并做好准备</td><td>5</td><td>4</td><td>3</td><td>2—0</td><td></td></tr>
<tr><td rowspan="9">护理</td><td rowspan="3">术前15</td><td>术前备皮</td><td>5</td><td>4</td><td>3</td><td>2—0</td><td></td></tr>
<tr><td>术前肠道准备</td><td>5</td><td>4</td><td>3</td><td>2—0</td><td></td></tr>
<tr><td>术前健康教育</td><td>5</td><td>4</td><td>3</td><td>2—0</td><td></td></tr>
<tr><td rowspan="6">术后40</td><td>体位</td><td>5</td><td>4</td><td>3</td><td>2—0</td><td></td></tr>
<tr><td>造口护理</td><td>10</td><td>8</td><td>6</td><td>4—0</td><td></td></tr>
<tr><td>会阴部护理</td><td>10</td><td>8</td><td>6</td><td>4—0</td><td></td></tr>
<tr><td>引流管护理</td><td>5</td><td>4</td><td>3</td><td>2—0</td><td></td></tr>
<tr><td>指导饮食</td><td>5</td><td>4</td><td>3</td><td>2—0</td><td></td></tr>
<tr><td>健康教育</td><td>5</td><td>4</td><td>3</td><td>2—0</td><td></td></tr>
<tr><td rowspan="3">观察</td><td rowspan="3">20</td><td>观察造口情况</td><td>10</td><td>8</td><td>6</td><td>4—0</td><td></td></tr>
<tr><td>观察生命体征</td><td>5</td><td>4</td><td>3</td><td>2—0</td><td></td></tr>
<tr><td>观察切口情况</td><td>5</td><td>4</td><td>3</td><td>2—0</td><td></td></tr>
<tr><td rowspan="2">质量控制</td><td rowspan="2"></td><td rowspan="2">10</td><td>术前术后护理准确</td><td>5</td><td>4</td><td>3</td><td>2—0</td><td></td></tr>
<tr><td>操作规范熟练，护患沟通良好</td><td>5</td><td>4</td><td>3</td><td>2—0</td><td></td></tr>
<tr><td>总计</td><td></td><td>100</td><td></td><td colspan="4"></td><td></td></tr>
</table>

BEI JING ZHI SHI

背景知识

一、发病原因

直肠癌的发病原因仍不十分清楚，多数认为与食物或遗传有关。最近十多年来，从各方面的研究证明，酸性食品的摄入是癌症的元凶，癌症是酸性体质的代表表现。

1. 直肠慢性炎症。慢性溃疡性结肠炎、慢性血吸虫病形成的肉芽肿等与结直肠癌的发生有直接的关系。其病程愈长，发生结直肠癌的可能性愈高，患病 20 年以上的溃疡性结肠炎患者结直肠癌的发生率约为 20%～40%。

2. 直肠腺瘤癌变。

3. 饮食与致癌物质。流行病学研究显示，结直肠癌的发生与经济状况、饮食结构有明显的联系。经济发达地区、饮食中动物脂肪和蛋白质所占比例高、纤维素含量低的地域和群体发病率明显高。

4. 遗传因素。除了家族性息肉病或溃疡性结肠炎恶变引起的结直肠癌患者外，在其他结直肠癌患者中，约有 5%～10%的患者有明显的家族肿瘤史，统称为遗传性非家族息肉病性结直肠癌，又称 Lynch 综合征。

二、临床表现

1. 排便习惯改变、血便、脓血便、里急后重、便秘、腹泻等。

2. 大便逐渐变细，晚期则有排便梗阻、消瘦甚至恶病质。

3. 梗阻症状。为直肠被癌肿梗阻，有排便困难，伴腹痛、腹胀。甚者可见肠型并有肠鸣音亢强等。

三、辅助检查

1. 直肠指检。是诊断直肠癌的必要检查步骤。约80%的直肠癌患者可通过直肠指检被发现。指检可触及质硬、凹凸不平包块；晚期可触及肠腔狭窄，包块固定；指套见含粪的污浊脓血。

2. 直肠镜检。可窥见肿瘤大小、形状、部位，并可直接取组织作病理检查。

ZHI SHI TUO ZHAN

知识拓展

肠造口的发展历史

肠造口手术早在16世纪就已开始，但是有目的有计划的造口手术仅有200年的历史。16世纪，肠造口多因病、伤后自然形成，而称为自然性肠造口。当时患者死亡率高，极少数能带着肠瘘而幸存。自16世纪后，才有人开始用肠造口术治疗腹部外伤及肠梗阻，这是腹部肠造口的开端。

1961年，Rupert Turnbull首先提出肠造口治疗是一门新的学科——造口治疗学，并培养了世界上第一位专业肠造口治疗师NormaGill。1954年，NormaGill本人因患溃疡性结肠炎行回肠造口，在与疾病斗争及护理自己及家人的过程中，她深深感受到造口患者的痛苦，从此投身于对其他患者进行帮助、辅导教育以及培养专业造口护理人员的造口事业中。全力协助Turnbull医生培养了数百名专业造口治疗师。1993年，她亲自来到上海、杭州讲学，传授肠造口护理经验及最新概念，并用她的奖学金资助我国2名护士赴澳大利亚造口学校学习肠造口治疗，为我国培养了2名肠造口治疗师，填补了我国的空白。

1968年美国成立了造口治疗师协会，后改为国际造口治疗师协会(IAET)。1978年成立了世界造口治疗师协会(World Council of Enterostomal Therapists，WCET)。目前有48个国家有WCET。WCET的正式会员是造口治疗师，副会员是医生和造口材料公司人员。每两年召开一次世界性学术会议。

肠造口治疗师的职责是负责腹部造口的护理、预防及治疗肠造口并发症，为患者及家属提供与肠造口有关的咨询服务和心理护理，以达到患者完全康复的最终目的。除此而外，造口治疗师尚需负责慢性伤口、瘘管、大小便失禁、褥疮及足部溃疡等的护理。国际造口协会(International Ostomy Association，IOA)会员主要是造口患者，但医生、护士也可参加，由58个正式协会和4个非正式协会组成。亚洲造口协会成立于1993年9月，由中国、日本、印度、泰国、马来西亚和我国香港地区组成。各个国家也都有自己的协会。中国造口协会于1996年4月在沈阳成立，喻德洪教授为主席。

中国造口事业的发展离不开被誉为中国造口之父的喻德洪教授。在他的不懈努力下，先后创办了中国造口图书馆、造口博物馆，编写了《肠造口治疗》一书，率先成立了上海造口联谊会，并带动了全国造口联谊会的开展。2000 年，他在荷兰获得国际造口协会职业奉献奖，是此奖设立以来世界上第三位获此殊荣者，也是亚洲第一位。在他的倡导和支持下，中国开设了 4 所国际认证的造口治疗学校，分别在广州、北京、南京、上海。

世界卫生组织将 1993 年 10 月 2 日定为第一个“世界造口日”，以后第三年举行一次，时间在 10 月份的第一个星期六。

【小结】

完成该任务必须了解直肠癌的病因、临床表现、主要的辅助检查，能针对性收集资料，并作出正确的病情判断，能够提出护理问题，根据提出的护理问题按照轻重缓急先后次序进行相应的处置。

能力训练

程某，男，67 岁，退休教师。直肠癌住院患者，打算做 Mill 手术，患者担心以后的生活质量，不愿做人工肛门，你如何对患者做心理护理?

【练习题】

1. 直肠癌有哪些临床表现?
2. 如何对造口患者进行饮食指导?
3. 说出结肠造口的护理措施。

任务九　骨折患者的临床处置

学习目标

技能目标

1. 熟练收集骨折患者的资料。
2. 根据收集到的具体资料初步判断疾病和存在的护理问题。
3. 根据所做的判断熟练进行相应处置。
4. 学会骨牵引护理。

知识目标

1. 掌握骨折的临床表现、主要护理问题和护理要点。
2. 熟悉骨折的检查。
3. 了解骨折愈合的过程。

任务描述

陈某，男，29 岁，建筑工人。从 5m 高的脚手架坠落造成左胫、腓骨骨折。伤后及时送来医院。

作为接诊护士，请对新患者陈某进行接诊和临床处置。

任务实施

一、接诊及评估

1. 接诊及时，态度热情。

2. 收集资料。

(1) 病史。患者从 5m 高的脚手架坠落，当时左脚先着地，随后右脚着地，之后摔倒，感有左小腿疼痛。工友发现后随即送来医院。途中未作任何处理。

(2) 体格检查。体温 36.7℃，脉搏 95 次/分，呼吸 20 次/分，血压 135/85mmHg。患者清醒，痛苦面容，表情紧张。头部无损伤，心肺正常。腹平软，无压痛和反跳痛。左小腿皮肤青紫、肿胀、畸形，触之疼痛。其余肢体正常，活动自如。

(3) 心理—社会状况。患者对摔伤的过程仍感恐惧、紧张状态。另外担心是否会落下残疾。工地负责人表示愿意支付医疗费用及误工费用。

(4) 辅助检查。X 线检查：左胫腓骨下 1/3 斜行骨折。

二、判断

1. 初步评估该患者的疾病诊断及其依据，发病原因是什么？

初步评估患者为左胫腓骨闭合性骨折。

依据为外伤史和 X 线检查结果。

发病原因：外伤。

2. 目前患者主要存在哪些护理问题？

(1) 疼痛。与骨折有关。

(2) 焦虑。与担心疾病预后有关。

(3) 潜在并发症，如出血、神经损伤、脂肪栓塞。

三、组织

立即通知医生并进行救护。

四、护理

1. 术前护理。

(1) 体位。采取仰卧位。

(2) 协助做好相关检查。如头颅 CT、腹部 B 超等，以防漏诊。

(3) 开通静脉通道，抽血做相关检查。

(4) 通知患者禁食禁饮,做好皮肤准备、术前宣教等。

(5) 麻醉前用药。手术前半小时应用阿托品 0.01～0.02mg/kg 肌注,抑制腺体分泌。地西泮 10mg 肌注,稳定患者紧张焦虑情绪。

(6) 观察病情。

1) 生命体征。特别注意血压的变化。

2) 注意观察有无颅脑损伤和脏器迟发型破裂等症状的发生。

(手术:采用切开复位,髓内钉固定加跟骨牵引)

2. 术后护理。

(1) 观察伤口情况。保持敷料清洁干燥。

(2) 观察患侧肢体的血液循环。注意肢体有无肿胀、皮温降低、颜色改变、运动障碍等,如发现异常及时给予相应处理。

(3) 维持循环功能,抬高患肢。根据患者具体情况,适当抬高患肢,促进静脉回流,减轻肢体水肿。

(4) 预防感染。注意钢钉针眼处,每天滴 75%酒精 1～2 滴,每天 3 次。

五、健康教育

1. 疾病知识指导。告知患者骨折的部位、治疗的方法以及可能出现的并发症,积极配合治疗和护理以及正确的功能锻炼,会减少或避免并发症的发生。

2. 康复训练指导。肢体应保持功能位,并进行被动或主动运动,促进肌肉、关节活动和改善肌张力。应分阶段进行锻炼:

愈合期:

(1) 手术后取平卧位,患侧下肢用软枕稍垫高,以利于静脉回流。

(2) 3～4 天后在卧位下开始做保健体操,进行上肢肌力的练习,患肢髋、踝、趾的主动练习,患肢股四头肌的等长收缩练习。

(3) 约 2 周后增加髋、膝、踝关节主动屈、伸和趾的等长收缩、髋部抗阻练习。

(4) 6 周后可持双腋拐做三点式步行,患肢不着地。

(5) 可在足底沿纵轴进行叩击,每日 2 次,每次叩击 200 下。

恢复期:

(1) 去除外固定后,增加膝、踝关节的主动练习,于斜板床站立,2 周后开始在扶持下做起坐练习,双足站立下做踮足尖、下蹲练习。

(2) 做患肢髋屈、伸、内收、外展和膝踝关节的屈伸抗阻练习。

(3) 1 个月后在扶杆站立位练习改为双下肢交替步行,增加踝内外翻的抗阻练习,以后扶腋拐做四点步行,逐渐增加患肢的负重。

3. 饮食指导。

(1) 骨折早期(伤后 1～2 周)。饮食应以清淡开胃、易消化、易吸收的食物为主,如蔬菜、蛋类、豆制品、水果、清淡鱼汤、瘦肉等。另外要要注意补充补充锌、铁、锰等微量元素。动物肝脏、海产品、黄豆、葵花子、蘑菇中含锌较多;动物肝脏、鸡蛋、豆类、绿叶蔬菜、小麦面粉中含铁较多;麦片、芥菜、蛋黄、乳酪中含锰较多,骨折患者可适当多吃。

(2) 骨折中期(伤后 2～4 周)。饮食上应从清淡转为适当的高营养补充,以满足骨骼生长的需要。可在初期的食谱上加上骨头汤、田七煲鸡、鱼类、蛋类、奶类以及动物肝脏等食物。适当多吃一些青椒、西红柿、苋菜、萝卜等维生素C含量丰富的蔬菜，以促进骨痂生长和伤口愈合。

(3) 骨折后期(伤后5周以上)。饮食上无禁忌，可食用各种高营养食物及富含钙、磷、铁等矿物质的食物。此期食谱可再配以老母鸡汤、猪肾汤、羊肾汤、鹿筋汤、鱼汤等。

4. 安全教育。活动时注意安全，出院后劳动时注意安全。

【任务实施流程图】

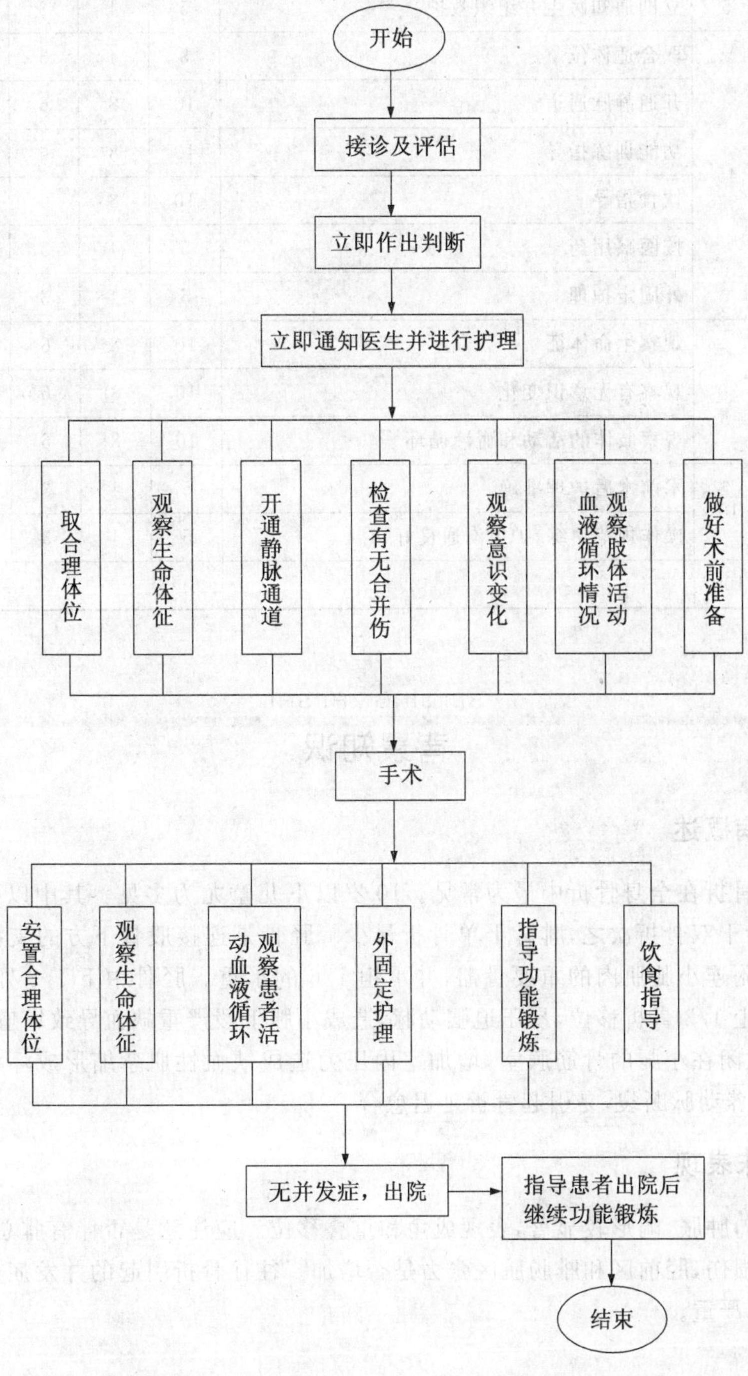

【评价标准】

项目		项目总分	要求	评分等级及分值				实际得分
				A	B	C	D	
护理过程	接诊	5	接诊及时，态度热情	5	4	3	2—0	
	评估	5	评估及时，判断正确	5	4	3	2—0	
	组织	5	立即通知医生并组织救护	5	4	3	2—0	
	护理	45	取合适体位	5	4	3	2—0	
			开通静脉通道	10	8	6	4—0	
			功能训练指导	10	8	6	4—0	
			饮食指导	10	8	6	4—0	
			按医嘱用药	5	4	3	2—0	
			外固定护理	5	4	3	2—0	
	观察	30	观察生命体征	10	8	6	4—0	
			观察有无意识变化	10	8	6	4—0	
			观察肢体的活动和血液循环	10	8	6	4—0	
质量控制		10	术前术后护理准确	5	4	3	2—0	
			操作规范熟练，护患沟通良好	5	4	3	2—0	
总计		100						

BEI JING ZHI SHI

背景知识

一、疾病概述

胫、腓骨骨折在全身骨折中最为常见。10岁以下儿童尤为多见。其中以胫骨干单骨折最多，胫、腓骨干双骨折次之，腓骨干单骨折最少。胫骨是连接股骨下方的支撑体重的主要骨骼，腓骨是附连小腿肌肉的重要骨骼，并承担1/6的承重。胫骨中下1/3处形态转变，易于骨折，胫骨上1/3骨折移位，易压迫腘动脉，造成小腿下段严重缺血导致坏疽。胫骨中1/3骨折淤血可关闭在小腿的骨筋膜室，增加室内压力造成缺血性肌挛缩形成坏疽。胫骨中下1/3骨折使滋养动脉断裂，易引起骨折延迟愈合。

二、临床表现

局部疼痛，肿胀，畸形较显著，表现成角和重叠移位。应注意是否伴有腓总神经损伤，胫前、胫后动脉损伤，胫前区和腓肠肌区张力是否增加。往往骨折引起的并发症比骨折本身所产生的后果更严重。

三、辅助检查

1. X线检查。可了解骨折的部位、范围、性质、程度和周围软组织的关系，为治疗提供参考。指导骨折的整复、牵引、固定，观察治疗效果和病变的发展及预后的判断等。

2. CT扫描。从横断面图像观察脊柱、骨盆、四肢关节较复杂的解剖部位和骨折情况。

3. 磁共振检查(MRI)。主要检查骨折附近的软组织及韧带的损伤、半月板及椎间盘的损伤等。

ZHI SHI TUO ZHAN

知识拓展

可降解的骨科内固定材料

目前骨科常用的内固定材料有金属和非金属两种。传统的金属内固定材料主要有不锈钢、钛合金等。这些都是永久性植入材料，需要在患者骨折愈合后进行二次手术取出，大大增加了患者的痛苦和经济负担。

非金属内固定材料日益显出其优越性，其不仅能起到金属内固定材料所起到的作用，还具有其独特的优点，即不用二次手术，更有利于骨折愈合。可吸收内固定材料从20世纪80年代后期逐步应用于临床，1984年，芬兰Rokkanen教授首先将可吸收技术应用于临床，并取得了良好的效果。我国也于1993年开始临床应用，同样取得了满意的疗效。

我国目前应用的可吸收内固定材料主要有：① 进口的高分子聚合物——自身增强聚乙交酯(SR－PGA)和自身增强聚丙交酯(SR－PLLA)制成的不同规格的螺钉和固定棒；② 国产的高分子聚-DL-乳酸(PDLLA)制成的不同规格的螺钉和固定棒；③ 生物聚酯制成不同形态的人工韧带。这些内固定材料具有良好的组织相容性，其最终降解产物为二氧化碳和水。

近期国际上对可降解吸收的金属材料研究也已经起步，如德国、瑞士等研究的稀土镁合金、镁铝锌合金等，国内许多研究机构也在研究镁钙合金、镁锰锌合金等。这些研究都针对骨科植入器械、血管内支架等领域开发目标产品。资料显示，国外稀土镁合金的血管支架已经进行了人体实验，但目前临床还没有投入使用的产品。

【小结】

完成该任务必须了解胫骨、腓骨骨折的临床表现、主要的辅助检查，能针对性收集资料，并作出正确的伤情判断，能够提出护理问题，根据提出的护理问题按照轻重缓急先后次序进行相应的处置。

能力训练

田某，男，5岁，玩耍时不慎至右肱骨髁上闭合性骨折。当时即送往医院。现患者大哭，右肘部肿胀、屈曲、畸形。

作为值班护士应从哪些方面对患者进行护理评估？患者现存的主要护理问题是什么？目前该做哪些检查？

【练习题】

1. 骨折的临床表现是什么？

2. 影响骨折愈合的因素是什么？

3. 如何指导骨折后的患者进行功能训练？

任务十　前列腺增生患者的临床处置

学习目标

技能目标

1. 熟练掌握膀胱持续冲洗护理。

2. 掌握会阴部备皮技术。

知识目标

1. 掌握前列腺增生的临床表现、主要护理问题和护理要点。

2. 熟悉前列腺增生的病因、治疗原则。

3. 了解前列腺增生的发病机制。

任务描述

患者，男，69 岁，2 个月前无明显诱因下出现夜间尿频，4～5 次/夜。近 2 天来尿频加重，并出现排尿困难。由门诊收治入院。

作为接诊护士，请对新患者进行接诊和临床处置。

任务实施

一、接诊及评估

1. 接诊及时，态度热情。

2. 收集资料。

(1) 病史。患者近两年来，夜间排尿次数增多，为 2～3 次/夜，2 个月前排尿次数增多至 4～5次/夜，患者没有重视。近 2 天，夜间排尿次数增至 6～7 次，并出现排尿困难。既往糖尿病病史 6 年，规律服用降糖药物格列齐特和阿卡波糖，空腹血糖控制在 4.0～6.0mmol/L。

(2) 体格检查。体温 37℃，脉搏 78 次/分，呼吸 20 次/分，血压 110/80mmHg。血糖(餐后 2 小时)6.6mmol/L。肛门指检：前列腺Ⅱ度增大，中央沟变浅。

(3) 心理—社会状况。对自己疾病情况不了解，对尿频等症状焦虑不安。有社会医疗保险。家人对患者关心，积极配合治疗。

(4) 辅助检查。

1) 实验室检查：血糖 6.6mmol/L，前列腺特异性抗原(PSA)4μg/L，游离前列腺特异性抗原(F-PSA)0.7μg/L。

2) 心电图检查：窦性心律，正常心电图。

二、判断

1. 初步评估该患者的疾病诊断及其依据，发病原因是什么？

初步评估患者所患的疾病为前列腺增生、糖尿病。

依据为：① 老年男性；② 典型的临床表现：尿频、进行性排尿困难；③ 肛门指检：前列腺Ⅱ度增大，中央沟变浅；④ 糖尿病病史 6 年。

发病原因：目前对前列腺增生的病因至今尚无定论。有人认为在老年时期，体内雄激素和雌激素的平衡失调，可能是前列腺增生的发病原因之一。也可能与细胞老化相关，随着年龄的增长，细胞老化进程加快，老化上皮的积聚可能对前列腺增生起重要作用。

2. 目前患者主要存在哪些护理问题？

(1) 舒适性改变。与夜间尿频、睡眠不足、排尿困难等有关。

(2) 知识缺乏。与缺乏有关本病病因及防治知识有关。

(3) 潜在并发症。尿路梗阻可能继发尿路感染。

三、组织

立即通知医生并进行护理。

四、护理

1. 术前护理。

(1) 了解患者夜间尿频的程度，观察每次尿量、尿液颜色和排尿间隔时间，做好护理记录。

(2) 对患者有高度的同情心，鼓励患者多饮水，安慰患者。

(3) 做好各项检查前准备工作，向患者解释各项检查项目。注意事项，解除患者顾虑，取得患者合作。

(4) 术前规律应用格列齐特和阿卡波糖等降血糖药物，维持血糖正常水平。

(5) 做好手术前准备。

1) 备皮：按会阴部手术备皮范围进行备皮。

2) 肠道准备：灌肠或口服离子泻剂。

3) 术前宣教：消除患者紧张焦虑等，使之配合治疗和护理。

(患者完善各项检查和术前准备在腰麻下行经尿道前列腺电切＋耻骨上膀胱造瘘术)

2. 术后护理。

(1) 术后体位及活动。术后返回病房去枕平卧 6 小时后，可取舒适体位，术后第二天可床上活动，停止膀胱冲洗后，可逐渐离床活动。

(2) 密切观察生命体征的变化。

(3) 维持水、电解质平衡。注意观察血钠的变化，防止稀释性低钠血症的发生。

(4) 监测血糖变化。

(5) 膀胱持续冲洗护理。

1) 准确记录冲洗量和排出量。

2) 观察排出液的颜色。根据排出液的颜色及时调整冲洗速度。

3) 保持膀胱冲洗通畅。

4) 观察有无膀胱痉挛引起的疼痛。

(6) 术后应用止血药物、抗感染药物。

(7) 预防并发症。

1) 防止感染，因患者术后免疫力低下，加之留置导尿管，易引起尿路感染，应注意观察体温及白细胞变化，做好会阴部护理。

2) 定时翻身叩背，防止压疮、肺部并发症发生。

五、观察

1. 生命体征。注意心率、心律、血压和血糖的变化，特别观察体温变化，预防感染。

2. 膀胱持续冲洗效果。根据冲出液颜色及时调整冲洗速度。

3. 观察腹痛、膀胱痉挛情况，如发生及时分析原因并处理。

六、健康教育

1. 减少腹内压增高诱因。预防感冒和上呼吸道感染等防止咳嗽；预防便秘。

2. 术后一段时间可能仍会出现尿频、尿失禁现象，指导患者加强盆底肌训练。

3. 少食辛辣刺激性食品，忌饮酒。防止前列腺及膀胱颈充血水肿而诱发尿潴留。

4. 不可憋尿，有尿意及时排尿。不可过度劳累。

5. 规律服用降糖药物，监测血糖变化。

6. 避免久坐，经常参加文体活动及气功锻炼等，有助于减轻症状。

7. 适量饮水。

8. 经常按摩小腹，有利于膀胱功能恢复。小便后稍加压力按摩，可促进膀胱排空，减少尿量残余。

【任务实施流程图】

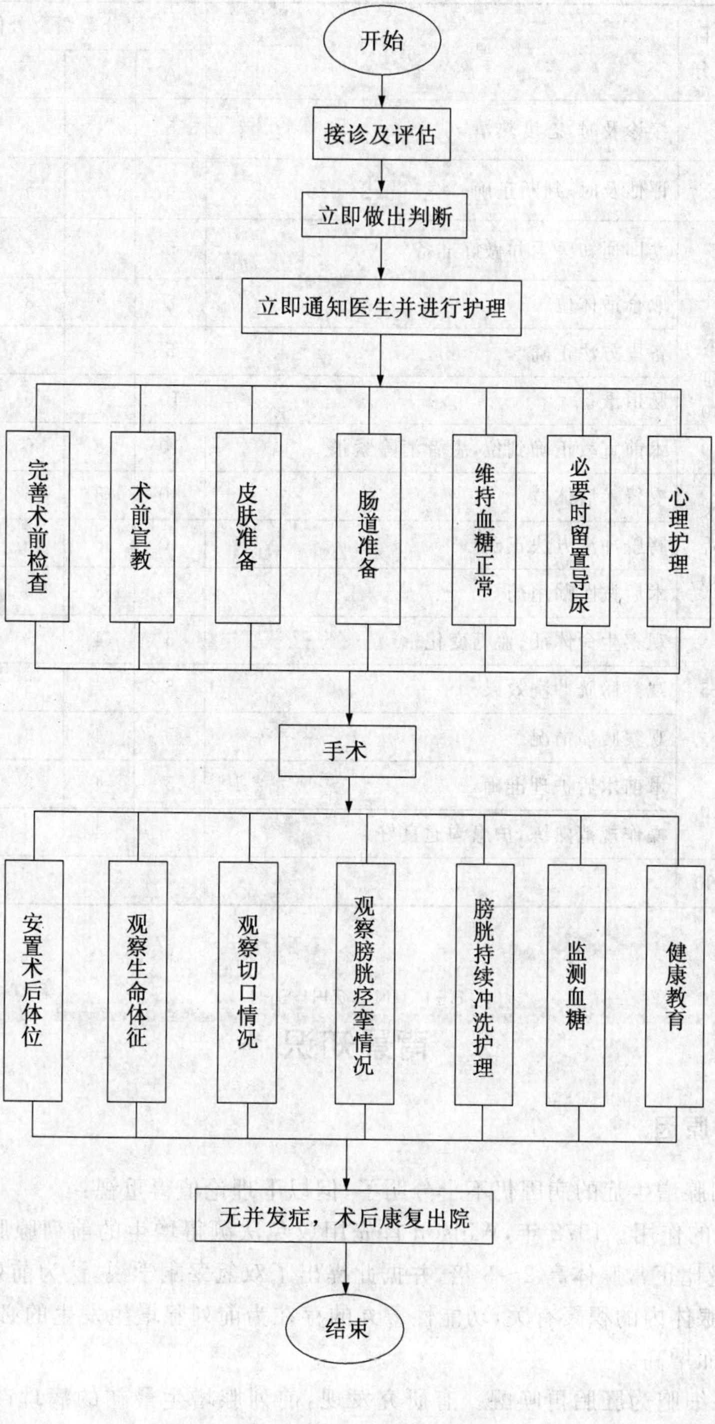
开始
接诊及评估
立即做出判断
立即通知医生并进行护理
完善术前检查
术前宣教
皮肤准备
肠道准备
维持血糖正常
必要时留置导尿
心理护理
手术
安置术后体位
观察生命体征
观察切口情况
观察膀胱痉挛情况
膀胱持续冲洗护理
监测血糖
健康教育
无并发症，术后康复出院
结束

【评价标准】

<table>
<tr><th colspan="2" rowspan="2">项 目</th><th rowspan="2">项目总分</th><th rowspan="2">要 求</th><th colspan="4">评分等级及分值</th><th rowspan="2">实际得分</th></tr>
<tr><th>A</th><th>B</th><th>C</th><th>D</th></tr>
<tr><td rowspan="15">护理过程</td><td>接诊</td><td>5</td><td>接诊及时,态度热情</td><td>5</td><td>4</td><td>3</td><td>2—0</td><td></td></tr>
<tr><td>评估</td><td>5</td><td>评估及时,判断正确</td><td>5</td><td>4</td><td>3</td><td>2—0</td><td></td></tr>
<tr><td>组织</td><td>5</td><td>立即通知医生并做好准备</td><td>5</td><td>4</td><td>3</td><td>2—0</td><td></td></tr>
<tr><td rowspan="7">护理</td><td rowspan="4">术前30</td><td>取合适体位</td><td>5</td><td>4</td><td>3</td><td>2—0</td><td></td></tr>
<tr><td>备皮方法正确</td><td>5</td><td>4</td><td>3</td><td>2—0</td><td></td></tr>
<tr><td>肠道准备</td><td>10</td><td>8</td><td>6</td><td>4—0</td><td></td></tr>
<tr><td>术前宣教正确到位,患者消除紧张</td><td>10</td><td>8</td><td>6</td><td>4—0</td><td></td></tr>
<tr><td rowspan="3">术后30</td><td>安置术后体位</td><td>10</td><td>8</td><td>6</td><td>4—0</td><td></td></tr>
<tr><td>膀胱冲洗方法正确</td><td>10</td><td>8</td><td>6</td><td>4—0</td><td></td></tr>
<tr><td>术后按医嘱用药</td><td>10</td><td>8</td><td>6</td><td>4—0</td><td></td></tr>
<tr><td rowspan="3">观察</td><td rowspan="3">15</td><td>观察生命体征、血糖变化</td><td>5</td><td>4</td><td>3</td><td>2—0</td><td></td></tr>
<tr><td>观察膀胱冲洗效果</td><td>5</td><td>4</td><td>3</td><td>2—0</td><td></td></tr>
<tr><td>观察腹痛情况</td><td>5</td><td>4</td><td>3</td><td>2—0</td><td></td></tr>
<tr><td colspan="2" rowspan="2">质量控制</td><td rowspan="2">10</td><td>术前术后护理准确</td><td>5</td><td>4</td><td>3</td><td>2—0</td><td></td></tr>
<tr><td>操作规范熟练,护患沟通良好</td><td>5</td><td>4</td><td>3</td><td>2—0</td><td></td></tr>
<tr><td colspan="2">总计</td><td>100</td><td></td><td></td><td></td><td></td><td></td><td></td></tr>
</table>

BEI JING ZHI SHI

背景知识

一、发病原因

目前,前列腺增生症的病因仍不十分明了,但以下理论值得重视:

1. 性激素的作用。1972 年,Willson 首先用放免法测得增生的前列腺腺体内的双氢睾酮(DHT)含量比正常腺体高 2～3 倍,并据此提出了双氢睾酮学说,认为前列腺增生的发生与双氢睾酮在腺体内的积聚有关,功能性睾丸的存在为前列腺增生发生的必要条件,其发病率随年龄增大而增高。

2. 前列腺细胞为胚胎再唤醒。有研究发现,前列腺增生最初的病理改变即增生结节的形成只发生于占前列腺腺体 5%～10%的区域内,即接近前列腺括约肌的移行区和位于此括约肌内侧的尿道周围区,前列腺增生结节的最初改变是腺组织的增生,即以原有腺管形成新的分支,长入附近间质内,经过复杂的再分支后形成新的构架结构(即结节),

McNeal根据胚胎发育的基本特征提出了前列腺增生的胚胎再唤醒学说，认为前列腺增生结节的形成是某个前列腺间质细胞在生长过程中自发地转为胚胎发育状态的结果。

3. 细胞群比例的改变。有人认为，前列腺结构存在着严格的等级方式：干细胞→放大细胞→过渡细胞，其中干细胞处于基底细胞层，是前列腺细胞正常生长的稳定因素，干细胞中一部分可发育成放大细胞，对前列腺细胞的生长有着正性作用，若其数目过多可致前列腺细胞整体数量的增加，但要通过其中一部分细胞在雄激素的作用下衍化成过渡细胞来实现，即雄激素刺激了所有过渡细胞的克隆增生才导致了前列腺增生的形成。

4. 多肽类生长因子。多肽类生长因子为一类调节细胞分化、生长的多肽类物质，有研究表明，多肽类生长因子可直接调节前列腺细胞的生长，而性激素只起间接的作用。目前发现在前列腺增生发生过程中起重要作用的多肽类生长因子，主要包括：表皮生长因子(EGF)、转化生长因子 α 和 β、成纤维细胞生长因子(FGF)和胰岛素样生长因子-Ⅰ等，其中碱性成纤细胞生长因子(bFGF)被证实具有促人类前列腺匀浆中几乎所有细胞的有丝分裂作用，在前列腺增生发病中的地位正日益受到重视。

二、临床表现

(一) 症状

1. 尿频。尿频为最早表现，首先为夜间尿频，随后白天也出现尿频，后期膀胱逼尿肌失代偿后剩余尿增多，膀胱有效容量减少，也使尿频更加严重。

2. 排尿困难。进行性排尿困难为该病的显著特点，症状可分为梗阻和刺激两类。梗阻症状为排尿踌躇、间断、终末滴沥、尿线细而无力、排尿不尽等。刺激症状为尿频、夜尿多、尿急、尿痛。症状可因寒冷、饮酒及应用抗胆碱药、精神病药物等加重。长期梗阻可导致乏力、嗜睡、恶心、呕吐等尿毒症症状。

3. 血尿。前列腺黏膜上毛细血管充血及小血管扩张，并受到膀胱充盈、收缩的牵拉而破裂出血。合并膀胱肿瘤时也会出现血尿。

(二) 体征

急性尿潴留时，下腹部膨隆。耻骨上区触及充盈的膀胱。直肠指检，前列腺增大，表面光滑，富于弹性，中央沟变浅或消失。可按照腺体增大的程度把前列腺增生分成3度。Ⅰ度肿大：前列腺较正常增大1.5～2倍，中央沟变浅，突入直肠的距离为1～2cm；Ⅱ度肿大：腺体呈中度肿大，大于正常2～3倍，中央沟消失或略突出，突入直肠2～3cm；Ⅲ度肿大：腺体肿大严重，突入直肠超过3cm，中央沟明显突出，检查时手指不能触及上缘。

三、辅助检查

1. 直肠指检。是诊断本病的重要检查步骤，多数前列腺增生病例经此项检查可明确诊断。阳性者前列腺体肿大、突起、中央沟消失，两侧边缘增宽，质韧而表面光滑。

2. 残余尿量测定。测定残余尿量对本病有重要意义。残余尿的多少，说明梗阻的程度。与病情关系密切的测定方法有：① 超声波检查法：简便易行，患者负担小；② 导尿法：患者自行排尿后，立即放入导尿管检查，能准确地测定残余尿量，并可取得尿标本作培养。但有引起损伤、出血、感染等的危险，故应慎重进行。如测定有大量残余尿时，应考虑将导尿管留置引流。

3. 膀胱镜检查。该方法不作为常规检查，仅在有指征时进行。可见膀胱颈部突出隆起，尿道内口变形。膀胱壁形成小梁、小室甚至憩室。如合并膀胱结石、膀胱肿瘤也可同时诊断。

4. 尿动力学检查。为无创性检查，测定时膀胱容量应＞150ml。主要指标有：最大尿流率（Qmax 正常＞15ml/s），膀胱容量（bladder capacity），正常男性 350～750ml，女性 250～550ml），逼尿肌收缩力等，对前列腺增生症的治疗选择及预后判断有重要意义。

5. 长期尿潴留影响肾功能时，肌酐、尿素氮升高，合并尿路感染时，尿常规检查有红细胞、脓细胞。

6. 前列腺特异抗原（PSA）测定。前列腺增生时 PSA 虽可增高，但测定 PSA 的意义不在于诊断前列腺增生，而在于早期发现前列腺癌。结合游离 PSA、直肠指检、B 超可发现大多数前列腺癌。

ZHI SHI TUO ZHAN

知识拓展

国际前列腺症状调查表

患者姓名＿＿＿＿　出生日期　　　　身份证号　　　　填表日期＿＿＿＿

初诊（　　）随访　　　治疗中（　　）治疗后＿＿＿＿　治疗/手术（　　）＿＿＿＿

国际前列腺症状评分(IPSS)：

症　状	无	少于 1/5	少于 1/2	约 1/2	多于 1/2	几乎总是
1. 过去 1 个月排尿不尽感	0	1	2	3	4	5
2. 过去 1 个月排尿后 2 小时内又要排尿	0	1	2	3	4	5
3. 过去 1 个月排尿时中断和开始多次	0	1	2	3	4	5
4. 过去 1 个月排尿不能等待	0	1	2	3	4	5
5. 过去 1 个月感觉尿线变细	0	1	2	3	4	5
6. 过去 1 个月感觉排尿费力	0	1	2	3	4	5
7. 过去 1 个月夜间睡觉时起床排尿次数	0	1	2	3	4	5

IPSS 总分＝

排尿症状对生活质量的影响：

非常好	好	多数满意	满意和不满意各半	多数不满意	不愉快	很痛苦
0	1	2	3	4	5	6

假如按现在排尿情况，你觉得今后的生活质量如何：

生活质量指数 QOL＝

1. 国际前列腺症状评分（IPSS）。根据患者回答有关排尿症状的 7 个问题给予评分。

(1) 过去1个月排尿不尽感；

(2) 过去1个月排尿后2小时以内又要排尿；

(3) 过去1个月排尿时中断和开始多次；

(4) 过去1个月排尿不能等待；

(5) 过去1个月感觉尿线变细；

(6) 过去1个月感觉排尿费力；

(7) 过去1个月夜间睡觉时起床排尿次数。

每个问题答案分为0～5的6个评分段，患者根据自己症状的严重程度和出现的概率选出6个评分中的1个。0无；1少于1/5；2少于1/2；3约1/2；4多于半数；5几乎总是。在第7个问题中夜尿无为0分，1次为1分，2次为2分……至5次及5次以上为5分。总的评分范围是0～35(从"无症状"至"非常严重的症状")。7个问题答案的计分：0～7为轻度症状；8～19为中度症状；20～35为重度症状。此项评分还可用于治疗前后疗效比较。按惯例，前列腺症状评分的书写表达符号为S(S_0～S_{35})。

2. 生活质量评分(QOL)。前列腺增生症患者常因排尿症状的出现，如夜尿增多、尿频、尿急、排尿困难、小便滴沥，甚或尿失禁等而影响生活质量。国际协调委员会推荐用一个问题作为生活质量的评估，即"假如按现在的排尿情况，你觉得今后的生活质量如何"。患者根据评估做出适当的回答，该问题答案从0"非常好"；1"好"；2"多数满意"；3"满意和不满意各半"；4"多数不满意"；5"不愉快"；6"很痛苦"；7个等级，相应的分别打0～6分。尽管单纯这一问题不能完全反映前列腺增生症状的轻重程度，尤其是排尿症状对生活质量的影响，但在医生和患者开始讨论这一重要内容时仍然很有意义，可以作为描述症状轻重程度和疗效观察的一种客观指标。按惯例，生活质量评估的书写表达符号为L(L_0～L_6)。

【小结】

完成该任务必须了解前列腺增生的发生原因、临床表现、主要的辅助检查，能针对性收集资料，并作出正确的病情判断，能够提出护理问题，根据提出的护理问题按照轻重缓急先后次序进行相应的处置。

能力训练

王某，男，67岁。近几年来夜间排尿次数增多，近1月来出现排尿困难，加重2天入院。

作为接诊护士，该如何评估病情，确诊需要做哪些检查？

【练习题】

1. 前列腺增生的病因和临床表现如何？
2. 如何对前列腺增生患者做健康教育？

项目三 妇产科疾病的临床处置

任务一 正常妊娠分娩的临床处置

学习目标

技能目标

1. 熟练掌握正常分娩产妇资料的收集。
2. 根据收集到的具体资料初步判断孕妇的情况和存在的护理问题。
3. 根据所做的判断熟练进行相应处置。
4. 学会胎心听诊、腹部四步触诊法。

知识目标

1. 掌握预产期的推算方法、正常分娩各产程的护理问题和护理要点。
2. 熟悉妊娠诊断、产前保健、分娩各产程的临床表现、分娩机制。
3. 了解妊娠生理。

任务描述 1

杜女士,26 岁,已婚。停经 48 天,恶心、呕吐 5 天。由门诊收治入院。

作为接诊护士,请对杜女士进行接诊和临床处置。

任务实施

一、接诊及评估

1. 接诊及时,态度热情。

2. 收集资料。

(1) 病史。患者平素月经规则,4～5 天 / 28～30 天,现停经 48 天,近一周自觉乏力、嗜睡、食欲不振,近 5 天出现恶心,晨起呕吐,呕吐物清水样,量少,遂来院就诊。婚育史:0－0－0－0,无慢性病史、外伤手术史、药物过敏史。

(2) 体格检查。体温 36.2℃,心率 84 次/分,呼吸 18 次/分,血压 105/65mmHg。妇科检查：见阴道壁及宫颈充血，软，呈紫蓝色，宫颈外口圆形未产式，光滑，双合诊检查子宫颈软，黑加征阳性，宫体增大如鸭蛋大小，软，两侧附件未触及。

（3）心理—社会状况。患者对妊娠过程了解不多，非常担忧出现妊娠并发症，公费医疗。

（4）辅助检查。

1）实验室检查：尿妊娠试验（＋）；

2）B超检查：宫内见37mm×38mm×27mm大小孕囊。

二、判断

1. 初步判断该患者所患的疾病及其依据，发病原因是什么？

初步评估患者所患的疾病：早期妊娠。

依据：① 明确的停经史：停经40天开始出现乏力、嗜睡、恶心、呕吐等不适及具有特点的晨吐，均为早孕最常见的症状；② 妇科检查阴道、宫颈、子宫变化均支持早孕诊断，子宫大小符合孕周，黑加征阳性为早孕特征性表现；③ 辅助检查：尿妊娠试验（＋），B超见宫内37mm×38mm×27mm大小孕囊，符合孕周。

发病原因：在妊娠早期（停经6周左右），孕妇体内绒毛膜促性腺激素（HCG）增多，胃酸分泌减少及胃排空时间延长，导致头晕乏力、食欲不振、喜酸食物或厌恶油腻、恶心、晨起呕吐等一系列反应，统称为早孕反应。这些症状一般不需特殊处理，妊娠12周后随着体内HCG水平的下降，多自然消失，食欲恢复正常。

2. 目前患者主要存在哪些护理问题？

（1）营养改变。低于机体需要量，与食欲不振、恶心、呕吐有关。

（2）知识缺乏。与妊娠及早孕保健知识来源缺乏有关。

（3）焦虑。与担心胎儿的健康有关。

三、组织

立即通知医生检查患者。

四、护理

1. 体位。指导孕妇左侧卧位。

2. 目前孕妇首要问题是营养改变，应采取措施减轻早孕反应，增加热量摄入。

（1）告知孕妇晨吐是妊娠早期常见的反应，一般在孕10～12周自然消失。

（2）应保持充足的睡眠，生活规律，心情舒畅，有利于减轻呕吐。

（3）应采取少量多餐以保证热量摄入，避免油腻及甜食，多食清淡易消化食物。

（4）如呕吐剧烈不能进食，应及时到医院就诊。

（5）遵医嘱口服维生素B_1、B_6等缓解恶心、呕吐症状的药物。

3. 对孕妇进行保健指导。妊娠早期是胚胎各器官分化发育时期，也是各种妊娠高危因素及早发现处理的重要阶段。告知孕妇早期妊娠保健应注意以下几点：

（1）应避免到人员密集的公共场所，勿接触传染病患者，以免交叉感染。预防感染性疾病，尤其是风疹病毒、巨细胞病毒、单纯疱疹病毒感染。

(2) 尽量不使用药物,如因疾病必须用药则应在医生指导下选择对胎儿无害的药物。

(3) 避免接触有害因素。吸烟和饮酒已被证明对胎儿有害;铅、汞等化学物质,放射性物质和高温、噪音等物理刺激也会对胎儿造成损害。

(4) 注意孕期卫生,保存外阴清洁,勤换内裤。孕3个月内避免性生活,以免机械性刺激引起盆腔充血、子宫收缩而造成流产。

4. 预约检查。孕妇于妊娠20周到产科就诊,开始接受定期产科检查。

任务描述2

病史详见前,孕妇自觉扪及下腹逐渐增大的子宫,1周前开始感到胎动,于妊娠20周到产科门诊就诊。

任务实施

一、接诊及评估

1. 接诊及时,态度热情。

2. 收集资料。

(1) 病史。孕早期恶心、呕吐等不适于2个半月时自然消失。近日阴道分泌物稍增多。月经史:月经规则4~5天/28~30天,LMP(末次月经)2008年1月8日。推算预产期:2008年10月15日。婚育史:0—0—0—0。既往史:以往体健,无慢性病史、药物过敏史。家属史:丈夫无肝炎、结核、性病史。家族中无高血压、糖尿病及遗传病史。

(2) 体格检查。身高160cm,体重58kg,血压110/65mmHg,水肿(—),营养状况良好。乳房发育正常,乳头稍凹陷。产科检查:腹部扪及增大子宫,宫底达脐下一指。腹围92cm,宫高18cm,胎心未闻及。骨盆外测量:髂棘间径24cm,髂嵴间径26.5cm,骶耻外径20.5cm,坐骨结节间径9cm。

(3) 心理—社会状况。患者对妊娠过程有所了解,但非常担忧胎儿发育畸形或出现妊娠并发症,公费医疗。

(4) 辅助检查。

1) 实验室检查:① 阴道分泌物查各病原体均为阴性,宫颈刮片未查见癌细胞;② 血常规、肝肾功能检测指标均在正常范围,乙型肝炎抗原抗体阴性;③ A型血型;④ 尿常规检查正常,尿蛋白(—),尿糖(—);⑤ 传播性疾病检测(—)。

2) 心电图检查:窦性心律,正常心电图。

3) 腹部B超:单胎妊娠,胎心146次/分,双顶径51mm,未发现胎儿明显畸形。

二、判断

1. 初步判断该孕妇的诊断及其依据。

初步判断该孕妇的诊断为:孕1产0(G_1P_0),孕20W,左枕前位(LOA),活胎。

依据为:① 停经20周及早孕反应时间、胎动出现时间,均支持孕周为20周;② 孕妇宫高18cm,B超胎儿双顶径51mm符合20孕周;③ 结婚1年,初次妊娠,为第一胎,G_1P_0。

2. 目前孕妇主要存在哪些护理问题?

(1) 知识缺乏。与知识来源缺乏有关。

(2) 舒适改变。与阴道分泌物增多有关。

三、组织

立即通知医生检查患者。

四、护理

1. 体位。建议孕妇取左侧卧位。

2. 加强自我监护。每日早、中、晚各数胎动1小时,3次之和乘以4即得12小时胎动数,12小时大于10次为正常。有条件者教会家属用胎心听筒听取胎心。胎心音在胎儿后背腹壁上最清楚,胎心率正常范围120～160次/分。妊娠期若有头昏、眼花、胸闷、阴道流血、阴道流水、发热等症状应及时到医院就诊。

3. 注意清洁卫生,尤其是外阴清洁,避免盆浴,以淋浴为宜。防止尿路感染,定期检测尿常规。妊娠最后6～8周避免性生活,以免引起羊膜感染和早产。注意休息并适当活动,每日保证8～10小时睡眠。采取平衡膳食,增加热量和各营养素的摄入。

4. 乳房护理。孕24周后每天用温水清洗乳头,有利于预防哺乳期乳头皲裂。28周后进行乳房按摩,做乳头伸展及牵拉2次/日,以纠正乳头内陷。

5. 做好产前准备。准备新生儿衣物,学习新生儿喂奶及护理知识,学习分娩放松技术。

6. 定期产前检查。妊娠28周以前每4周检查1次,孕28周以后每2周检查1次,孕36周后每周检查1次,一般产前检查不应少于9次。若发现异常,应增加检查次数。

7. 孕期变化与护理。

(1) 该孕妇孕30周主述小腿肌肉痉挛,常发生于夜间,护士如何判断并做好健康指导。告知孕妇小腿肌肉痉挛是妊娠期缺钙的表现。妊娠期母体及胎儿生长发育均需钙的储积,尤其妊娠7～8个月是胎儿骨骼生长发育最迅速的时期,对钙的需求急剧增加,孕中期应摄入钙1000mg/d。痉挛发作时,可将痉挛的下肢伸直并局部按摩,常可迅速缓解。应遵医嘱补充钙和维生素A、维生素D,多食含钙丰富的食品,如牛奶、豆制品、虾皮、海带等。还应该常进行户外活动,多晒太阳,以利于钙的吸收利用。

(2) 爬楼梯后感心慌、乏力,体格检查血压110/70mmHg,心率78次/分,律齐,复查心电图正常,查Hb 100g/L,RBC 3.1×10^{12}/L。为妊娠期生理性贫血,上述症状与妊娠期贫血和妊娠后体重负荷加重有关。正常妊娠6～8周开始循环血量增加,至妊娠32～34周达高峰,增加了30%～45%,其中血浆增加多于红细胞增加,出现血液稀释,导致生理性贫血。妊娠期红细胞增加需要铁,应指导孕妇多吃含铁丰富的食物,如动物肝、血,瘦肉,肾脏,豆类等,必要时给予补充维生素B_{12}。并定期复查血常规。

任务描述3

病史详见前。该孕妇定期接受产前检查,现孕39^{+5}周,腹痛1天加剧2小时伴阴道见红,来院急诊。

任务实施

一、接诊及评估

1. 接诊及时，态度热情。

2. 收集资料。

(1) 病史。孕妇今晨起下腹阵痛，0.5～1小时一次，持续时间长，阴道有少量血性分泌物，少于月经量。之后，腹痛逐渐增强，近2小时表现为腹痛，5～6分钟/次，每次持续约半分钟。

(2) 体格检查。血压115/65mmHg，水肿(－)。产科检查：胎位LOA，胎心146次/分，宫缩持续时间30～35秒，间隔时间5～6分钟，强度中等。肛查：宫颈管消失，宫颈口扩张2cm，胎先露头，下降位置－1cm。

(3) 辅助检查。胎心监护评分10分。

二、判断

1. 该产妇的产科诊断及其依据是什么，还需进行哪些评估？

产科诊断：G_1P_0 孕 39^{+5} 周，LOA，活胎。

依据：① 孕周胎产次如前述；② 腹部检查胎方位LOA；③ 出现规律的子宫收缩，肛查宫颈管消失，宫口开大2cm，为第一产程潜伏期，符合临产标志。

尚需对产力、产道、胎儿、精神心理因素的评估：

(1) 产力评估。宫缩持续时间为30～35秒，间隔时间5～6分钟，强度中等，为潜伏期正常宫缩。

(2) 产道的评估。经过两次骨盆外测量骨产道正常，软产道在孕期检查无畸形、异常。

(3) 胎儿的评估。孕期B超提示胎儿无畸形，现双顶径9.2cm，估计胎儿约3000g，胎位LOA，先露头，下降位置－1cm，均正常。

(4) 精神心理因素评估。由于初次妊娠，产妇情绪紧张，希望有丈夫陪伴，担心难产或胎儿畸形。

2. 目前产妇主要存在哪些护理问题？

(1) 疼痛。与逐渐增强的宫缩有关。

(2) 焦虑。与缺乏分娩经验，担心发生难产有关。

(3) 有受伤的危险。与分娩时会阴裂伤有关。

三、组织

立即通知医生和助产士检查患者。

四、护理

1. 体位。让产妇取舒适体位，尽量取左侧卧位，接产时取膀胱截石位。

2. 目前的首要问题是疼痛，故应围绕疼痛进行护理。① 提供休息放松的环境，介绍产房环境，讲解分娩过程及产程进展情况，可允其丈夫陪伴分娩；② 宫缩时指导产妇做深呼吸，并全身放松；③ 运用按摩法，按压腰骶部的酸胀处或按摩子宫下部，以减轻产妇的疼痛感。

3. 在整个产程中，尤其第一产程应鼓励产妇进食，取高热量易消化食物，并注意摄入足够的水分，以保证精力和体力充沛。

4. 严密观察产程。① 观察子宫收缩的强度，频率和持续时间；② 听胎心每小时 1 次；③ 肛查：潜伏期 2～4 小时一次，活跃期 1～2 小时一次，了解宫口扩张及先露部下降程度，并描记产程图；④ 注意有无破膜，以及破膜的时间、羊水色、量；⑤ 监测血压 4 小时 1 次。

5. 鼓励产妇每 2～4 小时排尿一次，防止尿潴留。

6. 产程的进展与护理。

(1) 产妇第一产程经历 16 小时后宫口开全，应如何判断和护理?

该产妇现进入第二产程，应采取以下措施：① 密切观察胎心，5～10 分钟听胎心一次；② 接产准备，送产妇至产床，给予外阴消毒；③ 指导产妇屏气，正确使用腹压；④ 配合接生者上台接生，帮助胎儿娩出。

(2) 宫口开全后一小时，胎头着冠后，行会阴左侧切开术，胎儿娩出，重 3200g，阿普加(Apgar)评分 10 分，此时应如何配合和护理?

现进入第三产程(胎盘娩出期)，护理工作有两方面。

1) 产妇护理：① 助产者协助胎盘娩出，检查胎盘胎膜，检查软产道。② 预防产后出血：胎头娩出后宫底注射缩宫素 10U，胎盘娩出后注意按摩子宫，促进子宫收缩。胎盘娩出后第三产程结束。③ 产妇应在产房留观 2 小时，预防产后出血。

2) 新生儿护理：① 身体外观评估：测新生儿身长和体重，查看有无畸形等；② 脐带处理；③ 注意保暖；④ 胎儿娩出后，协助母婴互动，进行早吸吮早接触。

五、观察

1. 胎心监护。观察宫内胎儿有无缺氧。胎儿正常的心率是在 120～160 次/分之间，若胎心率持续 10 分钟以上都<120 次/分或>160 次/分，表明胎心率异常。胎心异常多数情况下表示胎儿在宫内有缺氧，胎心异常的程度越严重，常意味着胎儿缺氧也越重。如确实有胎儿缺氧存在，应及早分娩。

2. 生命体征。注意心率、心律和血压的变化。

3. 产后 2 小时观察。子宫收缩情况宫底的高度，阴道出血量多少，血压是否稳定。

六、健康教育

1. 新生儿的宣教内容。① 新生儿的卧位：采取左侧或右侧卧位。② 新生儿喂奶时间：回病房后新生儿出现觅奶动作即可喂奶。喂奶间隔时间不定，按需哺乳。③ 新生儿观察内容：观察新生儿的面色、精神、呼吸、哭声、皮肤、脐部、大小便的性质和次数。

2. 产妇的健康宣教。

(1) 产妇的饮食。分娩产妇由产房回病房后即可饮食，多食营养丰富的汤水，禁食活血食物。

(2) 喂奶。坐位哺乳是最佳体位，一手斜抱新生儿，另一手“C”字形托住乳房。婴儿张大嘴含住乳头及大部分乳晕吸吮即可。喂奶前洗手，擦洗乳房，先吸空一侧，再吸另一侧乳房。如果婴儿未吸吮完，可用吸奶器将乳汁吸净，最后用几滴奶水涂抹在乳头上，预防乳头皲裂，初乳必须让婴儿食用。喂哺完毕，竖抱新生儿，轻拍背部使其嗳气，然后放于床上侧卧。

(3) 产后个人卫生。在停止会阴护理后，每晚用温开水清洗外阴，勤换护垫、内衣裤。

夏天可用温水擦洗全身、洗澡，但注意保暖，每日用软毛刷、温水刷牙，每天梳头。

（4）产妇休息与活动。① 休息：以左右侧卧位交替为好，以免子宫后倾。② 活动：产后第 2 天下床活动，活动时间长短以不劳累为宜。也可以在床上做保健体操如增强腹肌张力的抬腿，仰卧起坐，能锻炼盆底肌群及筋膜的缩肛动作。产后 2 周以后可取膝胸卧位，预防和纠正子宫后位。上述动作开始每天一次，每次 10～15 分钟。以后逐日增加运动量，对产后恢复十分有益。

（5）产后避孕措施。禁止性生活 6～8 周，待恶露干净后可采用工具方法避孕。

【任务实施流程图】

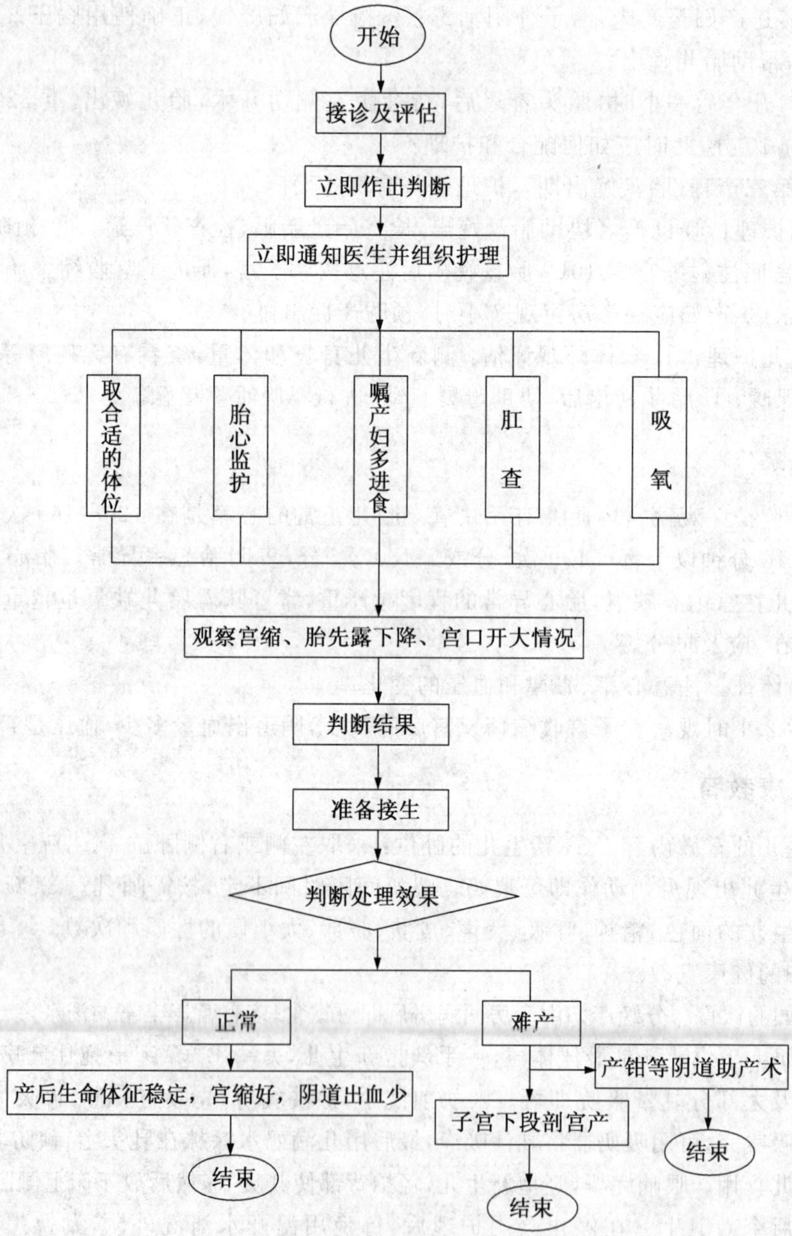

【评价标准】

项目		项目总分	要求	评分等级及分值				实际得分
				A	B	C	D	
护理过程	接诊	5	接诊及时，态度热情	5	4	3	2—0	
	评估	5	评估及时，判断正确	5	4	3	2—0	
	组织	5	立即通知医生和助产士并组织待产	5	4	3	2—0	
	体位	5	取合适体位	5	4	3	2—0	
	接生	50	吸氧方法正确，及时熟练	8	6	4	2—0	
			减轻产妇疼痛	8	6	4	2—0	
			接生准备	8	6	4	2—0	
			胎心监护	8	6	4	2—0	
			肛查	10	8	6	4—0	
			嘱产妇多进食	8	6	4	2—0	
	观察	15	观察产程进展	10	8	6	4—0	
			观察胎心监护	5	4	3	2—0	
质量控制		15	分娩结果判断正确	5	4	3	2—0	
			分娩后处理正确	5	4	3	2—0	
			操作规范熟练，护患沟通良好	5	4	3	2—0	
总计		100						

BEI JING ZHI SHI

背景知识

一、妊娠概述

妊娠是胚胎和胎儿在母体内发育成长的过程。成熟卵受精是妊娠的开始，胎儿及其附属物娩出是妊娠的终止。妊娠期分为3个时期：妊娠12周末以前称早期妊娠，第13～27周末称中期妊娠，第28周及其后称晚期妊娠。妊娠满37周至不满42周称足月妊娠。

二、早期妊娠

1．症状

（1）停经。生育年龄的已婚健康妇女，平时月经周期规律，一旦月经过期10日以上，应疑为妊娠。若停经已达8周，妊娠可能性更大。

（2）早孕反应。约半数以上妇女在停经6周前后开始出现头晕、疲乏、嗜睡、食欲不振、偏食、厌恶油腻、恶心、晨起呕吐等，称早孕反应。

(3) 尿频。由于妊娠早期增大的子宫，尤其是前位子宫，在盆腔内压迫膀胱及盆腔充血刺激所致，一般孕 12 周后子宫上升进入腹腔，尿频症状消失。

2. 体征。

(1) 生殖器的变化。妊娠后阴道黏膜及宫颈充血水肿、变软，呈紫蓝色。子宫体饱满，前后径增宽呈球形。双合诊检查时，感觉子宫颈和宫体似不相连，称黑加征。孕 8 周时，子宫约为非孕时的 2 倍；孕 12 周时，子宫为非孕时的 3 倍，可在耻骨联合上方触及。

(2) 乳房的变化。早孕时在雌激素的作用下腺管发育及脂肪沉积，孕激素促进腺泡发育。催乳激素、生长激素、胰岛素、皮质醇和上皮生长因子协同作用，使腺体干细胞分化为腺泡细胞和肌上皮细胞。在复杂的神经-内分泌调节下使乳房增大、肿胀疼痛，乳头乳晕着色加深，乳头周围出现蒙氏结节。

3. 辅助检查。

(1) 妊娠试验。一般受精后 7 日即可在血清中检测出 HCG。常用放射免疫法检测 HCG-β 亚型，若值小于 3μg/ml 为阴性，大于 6μg/ml 为阳性。临床上也常用试纸法检测尿中 HCG，该方法简便快捷。

(2) B 型超声。是检查早孕和确定胎龄最快速、准确的方法，最早可在孕 5 周时做出早期诊断。阴道超声较腹部超声可提前 5～7 日确诊早期妊娠。正常早期妊娠的超声图像为：① 妊娠囊：妊娠的最早标志，形态为圆形或椭圆形；② 卵黄囊：子宫内妊娠的标志，位于妊娠囊内一个亮回声环状结构，中间为无回声区；③ 胚芽与原始心管的搏动：阴道超声早在妊娠 5 周时可观察到胚芽，孕 8 周可见原始心管搏动；④ 妊娠 8 周后可测定头臀长，根据其大小可以预测胎龄。

(3) 超声多普勒法。在增大的子宫区内可听到有节律的单一高调胎心音，胎心率一般 150～160bpm，最早可出现在妊娠 7 周时，还可以听到脐带杂音。

(4) 宫颈黏液检查。早孕妇女宫颈黏液含蛋白较多，而水与钠较少，宫颈黏液量少而黏稠，形成宫颈黏液栓。取少量涂在玻璃片上，可见排列成行的椭圆体，无羊齿植物叶状结晶，早期妊娠可能性大。

(5) 基础体温(BBT)测定。如 BBT 成双相型，而体温升高持续 18 日不下降，早孕的可能性大；如果持续 3 周仍不下降，应考虑早孕。

(6) 黄体酮试验。对可疑早孕的妇女，可以每日肌注黄体酮 20mg，连用 3～5 日，停药后 2～7 日出现阴道流血，可以排除妊娠。

三、中、晚期妊娠

1. 症状。腹部逐渐增大，妊娠 18～20 周孕妇自觉胎动。胎动随妊娠进展逐渐增强，致妊娠 32～34 周达高峰，38 周后逐渐减少，正常胎动约每小时 3～5 次。

2. 体征。

(1) 子宫增大。根据手测宫底高度及尺测耻上子宫长度，可以判断妊娠周数。

(2) 胎动。有时在腹部检查时可以看见胎动或触到胎动。

(3) 胎心音。在妊娠 10 周应用多普勒可听到胎心音，18～20 周用听诊器经孕妇腹壁能听到胎心音。正常胎心率为 120～160bpm。

(4) 胎体。于妊娠 20 周以后，经腹壁可触到子宫内的胎体。妊娠 24 周后，能区别胎头、胎背、胎臀及胎儿肢体。胎头圆而硬，有浮球感；胎臀宽而软，形状略不规则；胎背宽而平坦，肢体小且有不规则活动。

3. 辅助检查。

(1) 超声检查。B型超声检查不仅能显示胎儿数目、胎产式、胎先露、胎方位、有无胎心搏动及胎盘位置及分级、羊水量、胎儿有无畸形，还能测量胎头双顶径、股骨长等多条经线，了解胎儿发育情况。

(2) 胎儿心电图。通常于妊娠12周后即可能显示较规律的图形，妊娠20周后的成功率更高，对诊断胎心异常有一定的价值。

ZHI SHI TUO ZHAN

知识拓展

非药物分娩镇痛

无痛分娩是指用药物或精神疗法减少产妇在分娩过程中的疼痛。为达到无痛分娩的目的，人们从药物与非药物分娩镇痛两个方向进行了研究，后者日益引起人们的关注。国内外使用的非药物分娩镇痛方法有：

1. 拉玛泽减痛分娩法。拉玛泽减痛分娩法也被称为心理预防式的分娩准备法，适用于无妊娠合并症及并发症、胎位正常可自然分娩的孕妇。其操作要点包括：① 妊娠及分娩的相关知识讲解；② 练习前准备；③ 神经与肌肉控制运动；④ 呼吸技巧训练（廓清式呼吸、胸式呼吸、浅而慢加速呼吸、浅呼吸、闭气用力呼吸、哈气呼吸、吹蜡烛呼吸）。

2. 导乐陪伴分娩。导乐陪伴分娩法是心理疗法最重要的模式。通过安慰产妇，消除疑虑，解除紧张与孤独，暗示或鼓励产妇增强信心，从而提高痛阈，减轻产痛。给产妇做按摩压迫，第1产程时取自由体位，第2产程时多解释、多鼓励，给予体力上的支持，使产妇在热情关怀、充满希望中度过。

3. 穴位刺激。包括：① 针刺麻醉镇痛法：传统针灸镇痛、耳针分娩镇痛、水针分娩镇痛；② 无痛分娩仪；③ 经皮电神经刺激法。

4. 穴位按摩。当产程临近或进入活跃期且明显感觉腰骶部胀痛时，助产士根据产妇宫缩时自述疼痛部位，用双手大拇指进行俞穴以及阿是穴痛点按摩。可有效地缓解分娩疼痛，缩短第1产程，一定程度上降低剖宫产率。

5. 水疗。有两种方式：水中待产指第1产程将热水浸浴覆盖至孕妇腹部，时间通常为数分钟至数小时，使产妇放松，从而减轻产痛，促进产程进展；水中分娩指浸浴直至水中娩出新生儿。

6. 音乐减痛法。由音乐治疗师协助产妇选择适当的音乐，从第1产程发动进入待产室开始播放平缓、轻柔、优美的轻音乐。音量掌握在70 dB以下，直至宫口开全。

7. 催眠疗法。常采用自我催眠，催眠时大脑产生α波，产妇深睡易接受暗示。方法有：①“手套式感觉缺失”，孕妇先想象其手麻木，再将手置于产痛区域，想象麻木传递该处；②“时间错觉”，孕妇想象宫缩期变短，而无痛的宫缩间期变长；③“想象转化”，想象疼痛无害并可承受，宫缩仅是能量起伏，具有轻微的压力感。催眠镇痛不宜用于精神病患者。

【小结】

完成该任务必须了解正常妊娠分娩的生理，熟悉正常妊娠的临床表现、辅助检查，能针对性地收集资料，并作出正确的病情和护理问题的判断，按照轻重缓急护理先后次序进行相应的处置。

能力训练

刘女士，25 岁，已婚，个体户。因孕 38 周，腹痛 2 天，阴道见红 1 小时，由门诊收治入院。

作为接诊护士，应该从哪些方面收集患者的资料并进行评估？患者有哪些护理问题？

【练习题】

1. 早期妊娠主要有哪些临床表现？
2. 如何推算预产期？
3. 正常分娩第 1 产程潜伏期主要有哪些护理问题和护理要点？
4. 如何对自然分娩的产妇及其家人进行健康教育？

任务二　异位妊娠患者的临床处置

学习目标

技能目标

1. 熟练掌握异位妊娠患者资料的收集。
2. 根据收集到的具体资料初步判断病情和存在的护理问题。
3. 根据所做的判断熟练进行相应处置。
4. 熟练进行异位妊娠术前准备。

知识目标

1. 掌握异位妊娠的主要护理问题和护理要点。
2. 熟悉异位妊娠的病因、临床表现、治疗原则。
3. 了解异位妊娠的病理、腹腔镜治疗异位妊娠的手术过程。

任务描述

王某，女，26 岁，已婚，因停经 55 天，不规则阴道出血 3 天，剧烈右下腹痛 2 小时，由急诊收治入院。

作为接诊护士，请对新患者进行接诊和临床处置。

任务实施

一、接诊及评估

1. 接诊及时，态度热情。

2. 收集资料。

(1) 病史。患者为已婚生育期妇女；起病急，有停经史；主要症状为不规则阴道出血 3 天，剧烈下腹痛 2 小时。月经史：患者既往月经规律，14 岁初潮，5 天/28～30 天，末次月经(LMP)：2008 年 8 月 5 日。婚育史：0－0－1－0。

(2) 体格检查。体温 37℃，心率 110 次/分，呼吸 20 次/分，血压 80/50mmHg。下腹有明显压痛及反跳痛，但肌紧张稍轻。叩诊：移动性浊音(＋)。盆腔检查：阴道内有少量血液，来自宫腔。子宫略大，软。后穹隆饱满，有触痛。将宫颈轻轻上抬可引起右下腹剧烈疼痛。子宫右侧可触及肿块，边界不清。

(3) 心理—社会状况。患者对该病的病因等一无所知，对疾病的预后非常担忧，自费，担心医疗费用过高无法承受。

(4) 辅助检查。

1) 实验室检查：WBC 7×10^9/L，Hb 100g/L，尿妊娠试验(＋)。

2) B 超检查：右侧附件低回声区，其内有妊娠囊。

3) 阴道后穹隆穿刺：抽出暗红色不凝固血液。

二、判断

1. 初步判断该患者所患的疾病及其依据，发病原因是什么？

初步判断患者所患的疾病：右侧输卵管妊娠。

依据：① 患者为已婚生育期妇女，停经 55 天；② 阴道不规则出血 3 天，突然出现剧烈下腹痛 2 小时，右下腹压痛明显，叩诊为移动性浊音；③ 面色苍白，血压 80/50mmHg，心率 110 次/分；④ 宫颈举痛明显，阴道后穹隆穿刺抽出暗红色不凝固血液，说明患者存在腹腔内出血；⑤ B 超检查显示：右侧附件低回声区，内有妊娠囊；⑥ 尿妊娠试验(＋)。

发病原因：可能与输卵管慢性炎症有关。

2. 目前患者主要存在哪些护理问题？

(1) 体液不足。与右侧输卵管妊娠破裂导致腹腔内出血有关。

(2) 疼痛。与右侧输卵管妊娠破裂刺激局部有关。

(3) 知识缺乏。与缺乏指导有关。

三、组织

立即通知医生并组织救护。

四、救护

1. 体位。取休克体位，头和躯干抬高 20°，下肢(床脚)抬高 30°，此体位可使膈肌和腹肌器官下移，有利于气体交换，增加回心血量，改善组织的血液灌注。

2. 迅速建立静脉通道，必要时采取两路静脉通道。

3. 绝对卧床休息，避免随意搬动患者及按压患者下腹部。

4. 严密观察意识及生命体征的变化，测血压、脉搏，30 分钟 1 次。

5. 给予氧气吸入，3～4L/min。

6. 做好术前准备，如备皮、配血、青霉素皮试等。腹腔镜手术备皮除了手术区域需要用肥皂水洗净刮毛外，特别还要将脐孔清洁干净。

7. 注意保暖。

8. 严禁在腹痛时使用止痛剂，以免掩盖病情而延误治疗。

9. 心理护理，消除紧张情绪。

10. 送手术室进行腹腔镜手术。

11. 术后去枕平卧 6 小时，观察生命体征的变化，注意留置导尿管是否通畅，术后一天记 24 小时出入量。

12. 术后 6 小时进食流质，术后 24 小时拔出导尿管，注意全麻后不良反应，如咽喉部不适，主要原因为全麻插管损伤咽喉部所致，可予雾化吸入改善。

13. 常规补液 3～5 天。

五、观察

1. 密切观察病情变化。监测生命体征，特别是血压及心律的变化，观察意识神志，测定血交叉、凝血功能、红细胞、血象等变化。

2. 术后记录 24 小时出入量。

3. 注意腹痛、阴道出血情况，应报告医生及时处理。

六、健康教育

1. 疾病知识指导。待术后患者清醒，使其了解什么是宫外孕、发生宫外孕的原因、治疗方法及护理措施。

2. 出院指导。告知患者宫外孕是妇科急症，大部分有停经史，发病急，病情发展迅速，表现为腹痛、下坠感、面色苍白等，常引起出血等严重并发症，如不及时治疗可危及生命。术后 2 个月复查，禁房事一个月，加强自我保健，采取有效的避孕方法，保持良好的卫生习惯，预防盆腔感染。计划怀孕时最好先向医生咨询，若有停经史，须尽早检查，及时就医，即使非计划妊娠，也不宜轻易终止妊娠。

【任务实施流程图】

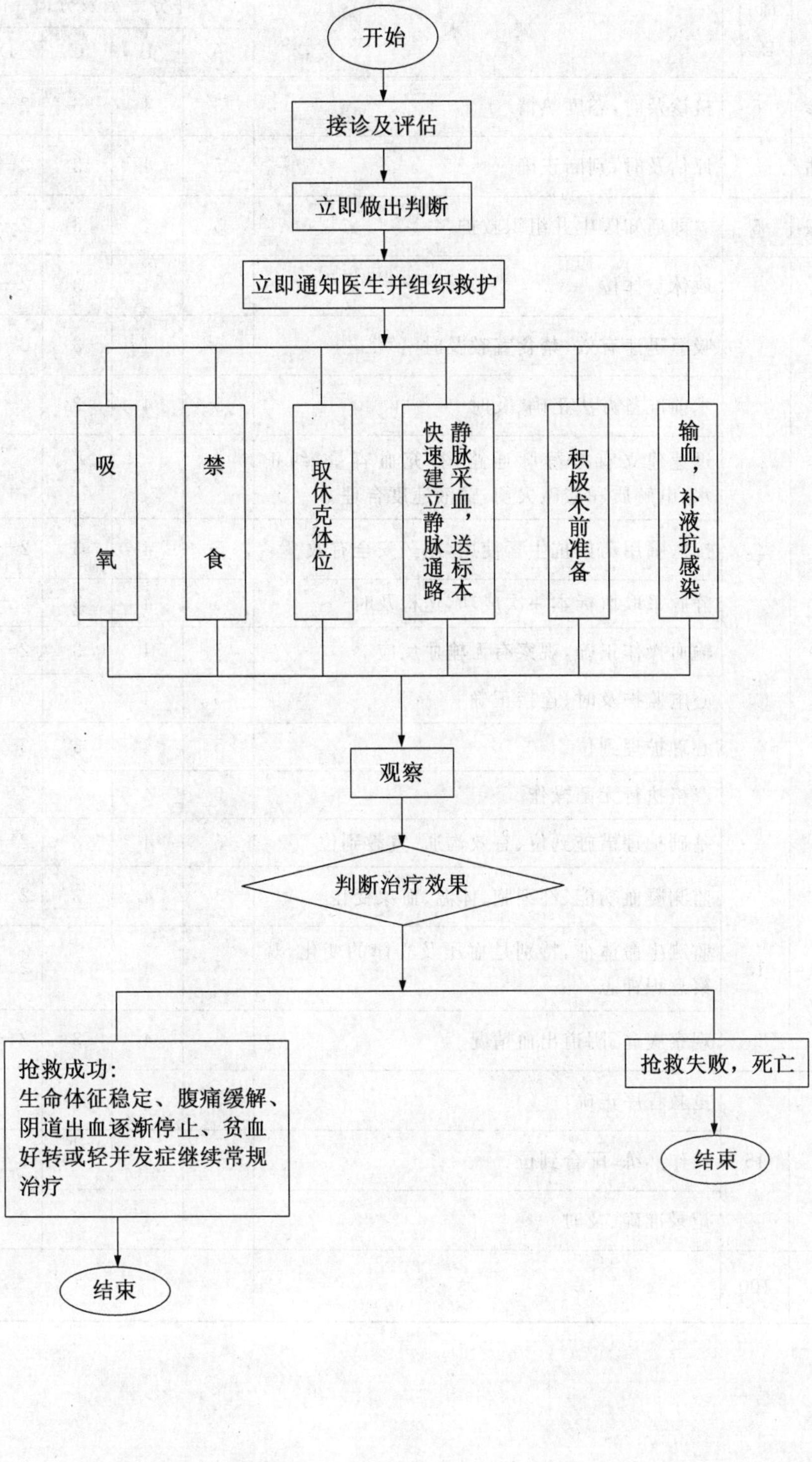
开始
接诊及评估
立即做出判断
立即通知医生并组织救护
吸氧
禁食
取休克体位
静脉采血，送标本
快速建立静脉通路
积极术前准备
输血，补液抗感染
观察
判断治疗效果
抢救成功:
生命体征稳定、腹痛缓解、阴道出血逐渐停止、贫血好转或轻并发症继续常规治疗
抢救失败，死亡
结束
结束

【评价标准】

项目		项目总分	要求	评分等级及分值				实际得分
				A	B	C	D	
护理过程	接诊	5	接诊及时,态度热情	5	4	3	2—0	
	评估	5	评估及时,判断正确	5	4	3	2—0	
	组织	5	立即通知医生并组织救护	5	4	3	2—0	
	抢救	55	取休克体位	5	4	3	2—0	
			吸氧迅速有效、禁食宣教及时	5	4	3	2—0	
			术前准备方法正确、及时	5	4	3	2—0	
			迅速建立有效静脉通路,补充血容量,纠正水、电解质和酸碱失衡,输液速度合理	5	4	3	2—0	
			按医嘱用药如抗生素使用,用药安全有效	5	4	3	2—0	
			静脉采取血标本一次成功,送检及时	5	4	3	2—0	
			输血操作正确,观察有无输血反应	5	4	3	2—0	
			心电监护及时、连接正确	5	4	3	2—0	
			心理护理到位	5	4	3	2—0	
			严格执行无菌操作	5	4	3	2—0	
			基础护理措施到位、有效沟通、宣教到位	5	4	3	2—0	
	观察	15	监测凝血功能、红细胞、体温、血象变化	5	4	3	2—0	
			监测生命体征,特别是血压及心律的变化,观察意识神志	5	4	3	2—0	
			观察腹痛、阴道出血情况	5	4	3	2—0	
质量控制		15	抢救程序正确	5	4	3	2—0	
			操作熟练,配合到位	5	4	3	2—0	
			记录准确、及时	5	4	3	2—0	
总计		100						

BEI JING ZHI SHI

背景知识

一、病因

宫外孕也称异位妊娠，是指受精卵在子宫腔以外的部位植入发育。异位妊娠中，以输卵管妊娠最多见，占90%以上。宫外孕是妇科最常见的急腹症之一，发病率约为1%，并有逐年增加的趋势。

确切病因尚未明了，可能与以下因素相关。

1. 输卵管炎症。可分为输卵管黏膜炎和输卵管周围炎，两者均为输卵管妊娠的常见病因。

2. 输卵管手术。曾患过输卵管妊娠的妇女，再次发生输卵管妊娠的可能性较大。由于原有的输卵管病变或手术操作的影响，不论何种手术(输卵管切除或保守性手术)后再次输卵管妊娠的发生率约为10%～20%。

3. 放置宫内节育器(IUD)。与异位妊娠的关系已引起国内外重视。随着IUD的广泛应用，异位妊娠发生率增高，其原因可能是由于使用IUD后的输卵管炎所致。

4. 输卵管发育不良或功能异常。输卵管发育不良常表现为输卵管过长、肌层发育差、黏膜纤毛缺乏等。输卵管功能(包括蠕动、纤毛活动以及上皮细胞的分泌)若调节失败，影响受精卵的正常运行。此外，精神因素可引起输卵管痉挛和蠕动异常，干扰受精卵的运送。

5. 受精卵游走。卵子在一侧输卵管受精，受精卵经宫腔或腹腔进入对侧输卵管称受精卵游走。移行时间过长，受精卵发育增大，即可在对侧输卵管内着床形成输卵管妊娠。

二、临床表现

1. 症状。

(1) 停经。除输卵管间质部妊娠停经时间较长外，多有6～8周的停经史。有20%～30%的患者无明显停经史，将异位妊娠时出现的不规则阴道流血误认为月经，或由于月经过期仅数日而不认为是停经。

(2) 腹痛。是输卵管妊娠患者的主要症状。在输卵管妊娠发生流产或破裂之前，由于胚胎在输卵管内逐渐增大，常表现为一侧下腹部隐痛或酸胀感。当发生输卵管妊娠流产或破裂时，可突感一侧下腹部撕裂样疼痛，常伴有恶心、呕吐。若血液局限于病变区，主要表现为下腹部疼痛，当血液集聚于直肠子宫陷凹处时，可出现肛门坠胀感。随着血液由下腹部流向全腹，疼痛可由下腹部向全腹扩散，血液刺激膈肌，可引起肩胛部放射性疼痛及胸部疼痛。

(3) 阴道流血。胚胎死亡后，常有不规则阴道流血，色暗红或深褐，量少呈点滴状，一般不超过月经量，少数患者阴道流血量较多，类似月经。

(4) 晕厥和休克。由于腹腔内出血及剧烈腹痛，轻者出现晕厥，严重者出现失血性休克。出血量越多越快，症状出现越迅速越严重，但与阴道流血量不成正比。

2. 体征。

(1) 腹部体征。下腹有明显压痛及反跳痛，尤以患侧为著，但腹肌紧张轻微。出血较多时，叩诊有移动性浊音。有些患者下腹部可触及包块，若反复出血并积聚，包块可不断增大变硬。

(2) 盆腔体征。阴道内常有少量血液，来自宫腔。输卵管妊娠未发生流产或破裂者，除子宫略大较软外，仔细检查可能触及胀大的输卵管及轻度压痛。输卵管妊娠流产或破裂者，阴道后穹隆饱满，有触痛。宫颈举痛或摇摆痛明显，将宫颈轻轻上抬或向左右摇动时引起剧烈疼痛，此为输卵管妊娠的主要体征之一，是因为加重了对腹膜的刺激。子宫稍大而软。内出血多时，检查子宫有漂浮感。子宫一侧或其后方可触及肿块，其大小、形状、质地常有变化，边界多不清楚，触痛明显。病变持续较久时，肿块机化变硬，边界亦渐清楚。

三、辅助检查

1. B型超声检查。已成为诊断输卵管妊娠的重要方法之一，输卵管妊娠的典型声像特点：宫腔内空虚，宫旁出现低回声区，其内探及胚芽及原始心管搏动，可确诊为妊娠。超声检查的准确率为77%～92%。

2. 妊娠试验。测定β-HCG为早期诊断异位妊娠的常用手段。由于异位妊娠时，患者体内β-HCG水平较宫内妊娠低，需采用灵敏度高的放射免疫法测定血β-HCG，该试验可进行定量测定，对保守治疗的效果评价具有重要意义。

3. 腹腔穿刺。包括经阴道后穹隆穿刺和经腹壁穿刺，简单可靠。内出血时，血压集聚于直肠子宫陷凹，后穹隆穿刺可抽出陈旧性不凝血。如抽出血液较红，放置10分钟内凝固，表明误入血管。当有血肿形成或粘连时，抽不出血液也不能否定妊娠的存在。当出血多，移动性浊音阳性时，可直接经下腹壁一侧穿刺。

4. 腹腔镜检查。腹腔镜可直视检查，且创伤小、术后恢复快，适用于输卵管妊娠未流产或未破裂时的早期确诊及治疗。出血量多或严重休克时不宜作腹腔镜检查。

5. 子宫内膜病理检查。诊断性刮宫见到蜕膜而无绒毛时可排除宫内妊娠；若见绒毛膜极少，需随访。

ZHI SHI TUO ZHAN

知识拓展

持续性异位妊娠

近年来，对输卵管行保守性手术的机会增多，若术中未完全清除胚囊，或残留有存活的滋养细胞而继续生长，致术后β-HCG不降反而上升，称为持续性异位妊娠(PEP)。PEP的临床表现无特异性，主要是异位妊娠经保守性手术或药物治疗后仍旧表现为下腹疼痛，未破裂者表现为隐痛或胀痛，少量出血，血液聚集在子宫直肠陷凹处而出现肛门坠胀感；破裂时出现下腹部撕裂样疼痛，血多时流向全腹引起全腹疼痛、恶心、呕吐；腹部体征和盆腔体征与异位妊娠相同。治疗PEP应视患者具体情况采取个体化治疗方案，通过评价临床症状、β-HCG变化选择具体方法，包括手术、药物治疗和期待疗法。约半数患者需再次手术治疗，少数无症状者可期待自愈。预防PEP主要是彻底治疗盆腔炎症疾病,包括严格控制性传播疾病,确保输卵管手术成功,避免产后感染,预防术后粘连。输卵管手术要严格按正规方式行全输卵管切除术,保持患侧输卵管解剖的完整性和通畅性。不需要保留生育能力者,在第一次异位妊娠手术时应行侧输卵管结扎术。

【小结】

完成该任务必须了解异位妊娠的病因,熟悉异位妊娠的临床表现、特异性的辅助检查,能针对性地收集资料,并作出正确的病情和护理问题的判断,按照轻重缓急护理先后次序进行相应的处置。

能力训练

患者王某,女,32岁,孕1产1,现停经56天,3天前开始有少量断续阴道流血,昨日始右下腹轻痛,今晨加强,呕吐两次。急诊收入院,诊断为异位妊娠。

作为值班护士应从哪些方面对王某进行资料收集?患者现存的主要护理问题是什么?说出主要的护理措施。

【练习题】

1. 输卵管妊娠主要有哪些临床表现?
2. 异位妊娠主要有哪些辅助检查?
3. 输卵管妊娠内出血多出现休克时如何配合医生抢救?
4. 如何对异位妊娠患者进行健康教育?

任务三　产后出血患者的临床处置

学习目标

技能目标

1. 熟练掌握产后出血患者的资料收集。
2. 根据收集到的具体资料初步判断疾病和存在的护理问题。
3. 根据所做的判断熟练进行相应处置。
4. 学会会阴护理。

知识目标

1. 掌握产后出血的主要护理问题和护理要点、急救措施和失血量的估计方法。
2. 熟悉产后出血的病因、临床表现、治疗原则。

任务描述

张某,女,29岁,因产后6小时感头昏、口渴、下腹胀痛,由急诊收治入院。

作为接诊护士,请对新患者张某进行接诊和临床处置。

任务实施

一、接诊及评估

1. 接诊及时,态度热情。

2. 收集资料。

(1) 病史。妊娠期未出现异常症状。分娩过程,第一产程活跃期子宫收缩持续时间25～30秒,而间隔时间5～6分钟(宫缩乏力),活跃期时程10.5小时(活跃期延长);第二产程2小时8分钟(第二产程延长)。产钳助产术后常规检查软产道,宫颈、阴道无损伤,检查胎盘完整。产时导尿一次200ml,产后未排尿。

(2) 体格检查。体温36.2℃,心率120次/分,呼吸22次/分,血压85/50mmHg。神智清楚,面色苍白,有冷汗。下腹部隆起,子宫软、轮廓不清,阴道流血不多。

(3) 心理—社会状态。患者对该病的病因等一无所知,对疾病的预后非常担忧,自费,担心医疗费用过高无法承受。

(4) 辅助检查。

实验室检查:血红蛋白(Hb)110g/L;血小板计数(PLT)135×10^9/L,凝血酶原时间11s,活化部分凝血活酶时间33s。

二、判断

1. 初步判断该患者所患的疾病及其依据,发病原因是什么?

初步判断患者所患的疾病:产后出血合并出血性休克。

依据:① 有宫缩乏力史(活跃期子宫收缩乏力、活跃期延长、第二产程延长),子宫收缩乏力为产后出血最常见的原因;② 产后2小时内持续出血较多达300ml,注射缩宫素后子宫变硬,出血减少,提示为产后子宫收缩不良致出血增多;③ 检查下腹隆起,子宫软、轮廓不清,阴道出血不多,提示子宫收缩不良并有宫腔内积血;④ 血压85/50mmHg,心率120次/分,面色苍白,有冷汗,提示血容量不足,有休克存在;⑤ 膀胱区充盈,产后6小时未排尿,有因膀胱过度充盈而影响子宫收缩的可能。

发病病因:根据上述病史和临床表现的特点,可初步确定该产妇为子宫收缩乏力引起产后出血合并出血性休克。同时应全面考虑是否有其他原因引起产后出血的可能或有数种原因并存的可能。进一步分析病史,该产妇产前实验室检查红细胞及凝血功能均属正常范围,产后检查胎盘胎膜完整、软产道无损伤,据此,不支持该产妇为胎盘残留、软产道损伤或凝血功能障碍引起的产后出血。所以,应判断为子宫收缩乏力引起的产后出血并迅速救治。

2. 目前产妇主要存在哪些护理问题?

(1) 有效血容量不足。与出血性休克有关。

(2) 尿潴留。与第二产程延长、产后会阴伤口疼痛和卧床有关。

(3) 恐惧。与头晕、冷汗、心慌而担心预后有关。

三、组织

立即通知医生并组织救护。

四、救护

1. 体位。予平卧位,注意保暖。

2. 迅速建立静脉通道,抽血以备做血型交叉配型,立即吸氧。

3. 按医嘱立即导尿。按摩子宫并按医嘱应用子宫收缩药物,促进子宫收缩。按摩子宫时注意子宫收缩是否改善,应持续按摩至子宫收缩恢复正常。

按摩子宫方法:双手四指(掌心朝着产妇头部)在产妇耻骨联合上缘按压下腹中部,将子宫上推,手掌同时按摩子宫底部,并间断地将宫腔内积血和血块压出,压迫时间持续5～10分钟。

4. 配合抗休克治疗。

5. 观察并准确估计阴道出血量并予以记录。

6. 严密监测血压、心率、面色并予以记录。

7. 救治过程中应注意减轻产妇的恐惧。护理操作中镇静、迅速、有序,保持环境安静,以平静的语言给予患者关心和安慰。

五、观察

1. 密切观察出血量并正确估算。胎儿娩出2小时内阴道出血达到或超过400ml,或胎儿娩出24小时内阴道出血达到或超过500ml定义为产后出血。阴道分娩者胎儿娩出后,立即放置一有刻度的特别塑料盆于产妇臀部,读取2小时数据;产妇回病房后24小时内出血量通过称重卫生巾和消毒巾来获得,或者按血液浸湿的面积10cm×10cm为10ml计算。

2. 生命体征。注意心率、心律和血压的变化。

3. 药物效果。子宫是否收缩;出血有无缓解;血压是否稳定。

六、健康教育

1. 疾病知识指导。待出血性休克纠正后,告知引起出血的原因、主要的治疗和护理措施等,使之积极配合治疗和护理。

2. 指导产妇出院后注意休息,加强营养,纠正贫血,增强抵抗力,预防晚期产后出血和感染的发生。

【任务实施流程图】

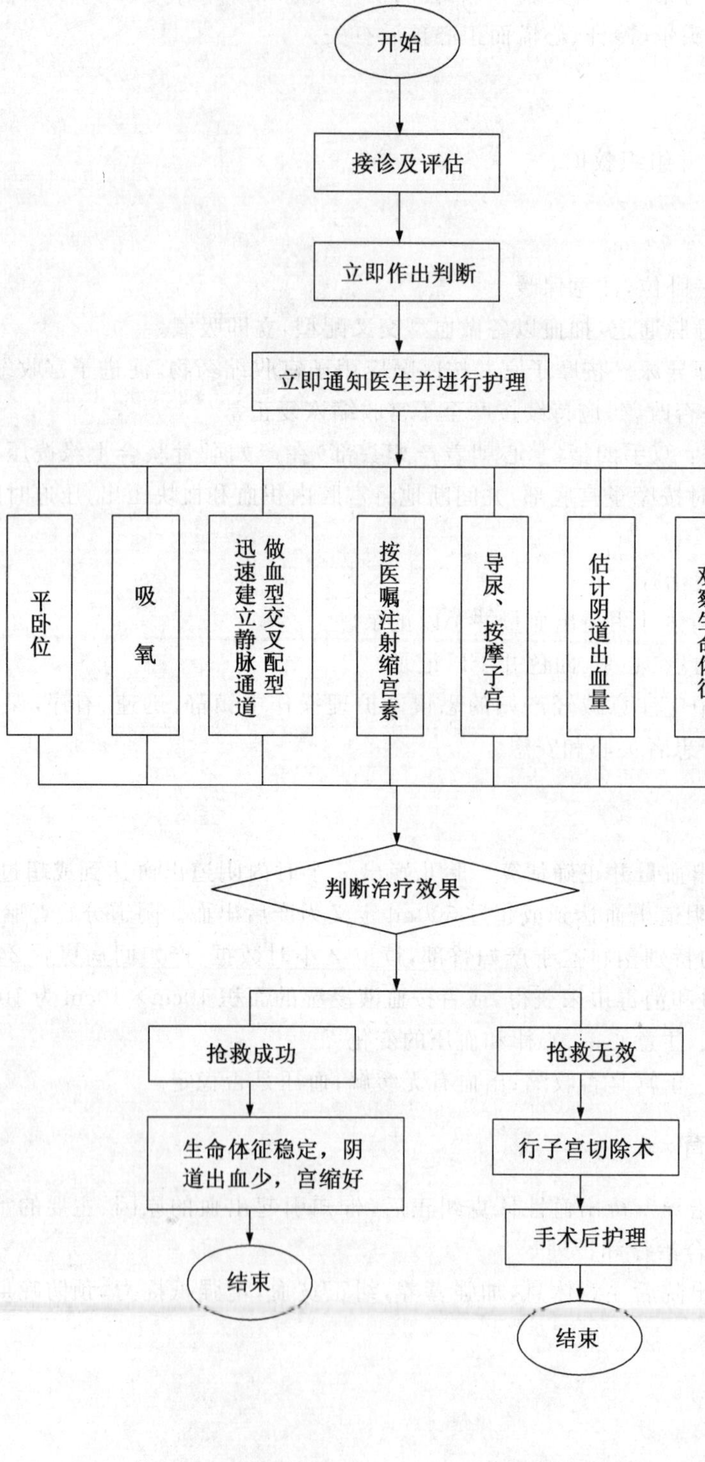
开始
接诊及评估
立即作出判断
立即通知医生并进行护理
平卧位
吸氧
做血型交叉配型迅速建立静脉通道
按医嘱注射缩宫素
导尿、按摩子宫
估计阴道出血量
观察生命体征
判断治疗效果
抢救成功
生命体征稳定，阴道出血少，宫缩好
结束
抢救无效
行子宫切除术
手术后护理
结束

【评价标准】

项目		项目总分	要求	评分等级及分值				实际得分
				A	B	C	D	
护理过程	接诊	5	接诊及时，态度热情	5	4	3	2—0	
	评估	5	评估及时，判断正确	5	4	3	2—0	
	组织	5	立即通知医生并组织救护	5	4	3	2—0	
	体位	5	取合适体位	5	4	3	2—0	
	救护	50	吸氧方法正确，及时熟练	10	8	6	4—0	
			按医嘱注射缩宫药	10	8	6	4—0	
			准备缩宫药物和两路静脉通路	10	8	6	4—0	
			估计阴道出血量	10	8	6	4—0	
			按医嘱给缩宫药肌注和静滴	10	8	6	4—0	
	观察	15	观察生命体征	10	8	6	4—0	
			观察药物效果	5	4	3	2—0	
质量控制		15	抢救结果判断正确	5	4	3	2—0	
			抢救后处理正确	5	4	3	2—0	
			操作规范熟练，护患沟通良好	5	4	3	2—0	
总计		100						

BEI JING ZHI SHI

背景知识

一、病因

产后出血是分娩期并发症，是产妇四大死亡原因之首。产后出血的发病率占分娩总数的2%～3%，由于测量和收集血量的主观因素较大，实际发病率更高。

引起产后出血的主要原因为子宫收缩乏力、胎盘因素、软产道损伤及凝血功能障碍。以上因素可共存或相互影响。

1. 子宫收缩乏力。常见因素有：① 全身因素。产妇精神过度紧张，对分娩恐惧；临产后镇静剂、麻醉剂或子宫收缩抑制剂过多使用；体质虚弱或合并有慢性全身性疾病等。② 产科因素。产程延长；产科并发症如前置胎盘、胎盘早剥、妊娠期高血压综合征，合并贫血、宫腔感染、盆腔炎等均可引起子宫肌水肿或渗血。③ 子宫因素。子宫肌纤维过分伸展如多胎妊娠、羊水过多、巨大胎儿；子宫肌壁损伤如剖宫产史、肌瘤剔除术后、产次过多造成子宫肌纤维损伤；子宫肌肉发育不良或病变如子宫畸形或肌瘤等。

2. 胎盘因素。按胎盘剥离状况可分为：① 胎盘滞留。膀胱充盈使已剥离胎盘滞留宫腔;子宫收缩药物应用不当,宫颈内口附近子宫肌出现环行收缩,使已剥离的胎盘嵌顿于宫腔;第三产程过早牵拉脐带或按压子宫,影响胎盘正常剥离,剥离面血窦开放而出血。② 胎盘粘连或植入。③ 胎盘部分残留。

3. 软产道损伤。常与下列因素有关:① 外阴组织弹性差;② 急产、产力过强、巨大儿;③ 阴道手术助产操作不规范;④ 会阴切开缝合时,止血不彻底,宫颈或阴道穹隆的裂伤未能及时发现。

4. 凝血功能障碍。见于:① 与产科有关的并发症如羊水栓塞、妊娠期高血压疾病、胎盘早剥及死胎均可并发DIC;② 产科合并血液系统疾病如原发性血小板减少、再生障碍性贫血等。

二、临床表现

产后出血的主要表现有阴道流血或伴有失血过多引起的并发症,如休克、贫血等。

1. 阴道流血。不同原因的产后出血临床表现不同。胎儿娩出后立即出现阴道流血,色鲜红,应先考虑软产道裂伤;胎儿娩出几分钟后开始流血,色较暗,应考虑为胎盘因素;胎盘娩出后出现流血,其主要原因是子宫收缩乏力或胎盘、胎膜残留;若阴道流血呈持续性且血液不凝固,应考虑凝血功能障碍引起的产后出血;阴道流血不多,但产妇失血表现明显,伴阴道疼痛,应考虑隐匿性软产道损伤如阴道血肿。

2. 休克症状。如果阴道流血量多或量虽少但时间长,产妇可出现休克症状,如头晕、脸色苍白、脉搏细数、血压下降等。

三、辅助检查

血、尿常规了解产妇感染与贫血、凝血情况。宫腔分泌物培养或涂片检查,了解官腔内有无残留物,若有宫腔刮出物,应进行标本检查。

ZHI SHI TUO ZHAN

知识拓展

手术治疗子宫收缩乏力引起的产后出血

若子宫收缩乏力经按摩子宫、应用缩宫素、宫腔纱条填塞等积极处理后,出血仍不止,可为产妇进行手术止血。

1. 结扎盆腔血管。可经阴道结扎子宫动脉上行支,如无效可经腹作子宫动脉上行支结扎,必要时行髂内动脉结扎及卵巢动脉子宫支结扎术。

2. 髂内动脉栓塞术。在放射科医师协助下,行股动脉穿刺插入导管至髂内动脉或子宫动脉,注入明胶海绵颗粒栓塞动脉,栓塞剂 2~3 周被吸收,血管复通。髂内动脉栓塞术仅适用于产妇生命体征稳定时。

3. 切除子宫。经积极治疗无效,出血可能危及产妇生命时,应进行子宫次全切术或子宫全切除术,以挽救产妇生命。

【小结】

完成该任务必须熟悉产后出血的病因、临床表现，能针对实际情况熟练收集资料，并作出正确的护理问题的判断，按照护理问题的轻重缓急先后次序进行相应的处置。

能力训练

周女士，29岁，公司职员。于凌晨两点产钳助产一女婴，重4050g，胎盘胎膜完整，产后1小时出血约400ml。

作为值班护士，还应收集哪些方面的资料？如何对该产妇进行护理评估？应实施怎样的护理措施？

【练习题】

1. 产后几小时是产后出血发生的高峰？
2. 引起产后出血的病因有哪些？
3. 如何正确估算阴道流血量？
4. 怎样配合医生抢救产后出血合并休克的患者？

任务四　子宫肌瘤患者的临床处置

学习目标

技能目标

1. 熟练掌握子宫肌瘤患者的资料收集。
2. 根据收集到的具体资料初步判断病情和存在的护理问题。
3. 根据所做的判断熟练进行相应处置。
4. 学会阴道冲洗。

知识目标

1. 掌握子宫肌瘤的主要护理问题和护理要点。
2. 熟悉子宫肌瘤的临床表现、治疗原则。
3. 了解子宫肌瘤的病因和发病机制。

任务描述

患者刘某，女，43岁。因月经量增多2年，发现下腹包块1个月，由门诊收治入院。作为主管护士，请对新患者刘某进行接诊和临床处置。

任务实施

一、接诊及评估

1. 接诊及时,态度热情。

2. 收集资料。

(1) 病史。患者两年前月经量增多,较既往月经量增加一半以上,有血块。近半年来经期延长至10天左右,有时有月经间期出血。1个月前洗澡时自觉下腹有一肿块如儿头大小。1年前体检时子宫前壁肌瘤,直径3cm,未随诊。

(2) 体格检查。贫血貌,肥胖,其他无异常。

(3) 心理—社会状况。患者对该病了解不多,对疾病的预后非常担忧,公费医疗。

(4) 辅助检查。

1) 实验室检查:Hb70g/L,宫颈癌细胞学检查(TCT)阴性。

2) B超检查:B超示子宫增大,形态失常,肌壁间多发中低回声,最大者直径10cm,子宫内膜厚1.7cm。

二、判断

1. 初步判断该患者所患的疾病及其依据,发病原因是什么?

初步评估患者所患的疾病为子宫肌瘤,中度贫血。

依据:① 典型的临床表现:月经量增多2年,经期延长半年,发现下腹包块1个月;② 特征性的B超改变:子宫增大,形态失常,肌壁间多发中低回声,最大者直径10cm;③ Hb 70g/L。

发病原因:子宫肌瘤好发于生育年龄妇女,绝经后肌瘤可停止生长,甚至萎缩、消失等,提示子宫肌瘤的发生可能与女性激素有关。雌激素能使子宫肌细胞增生肥大,肌层变厚,子宫增大。患者1年前体检时子宫前壁肌瘤,直径3cm,未随诊,故子宫肌瘤增大并发中度贫血。

2. 目前患者主要存在哪些护理问题?

(1) 营养失调。与月经改变、长期出血有关。

(2) 焦虑。与环境变化、疾病相关知识缺乏、疾病困扰有关。

(3) 有感染的危险。与失血过多,体质虚弱、机体抵抗力降低有关。

(4) 知识缺乏。缺乏有关子宫肌瘤治疗及保健知识。

三、组织

立即通知医生并进行护理。

四、护理

1. 体位。绝对卧床休息,协助患者选择舒适的体位,注意保暖。

2. 吸氧。给予高流量吸氧2~3天。

3. 按医嘱输血 400ml。

(1) 输血前护理。① 了解受血者健康状况，输血的目的，血液的品种，受血者有无心、肺、肾功衰竭等。② 要充分估计输血过程中可能发生的潜在危险。如大量输库存血易引起凝血因子稀释、血小板减少、枸橼酸钠中毒等输血知识，严密观察。③ 执行输血操作时，要反复查对受血者与供血者记录、血袋等各种记录，杜绝一切意外发生。一旦出现意外，应立即停止输血，严格观察病情变化，立即通知医生和输血科，保留余血以便查找原因，给予对症处置。

(2) 输血过程中的护理。输血时，护士不能立即离开，必须密切观察有无输血反应，倾听患者主诉，注意观察受血者的变化，发现异常立即查找原因。不要惊慌，以免影响患者的心态，待观察 15 分钟后无任何异常方可离去，但必须每隔 15 分钟巡视一次输血情况，以确保安全有效输血。

4. 生命体征监测。监测 2～3 天。

5. 建立静脉通路。给予补液、止血、抗炎、对症治疗。

6. 急诊手术准备。常规备皮，会阴消毒，阴道准备，做皮试，备血型交叉配型。

7. 按医嘱复查血象变化。观察血象的变化，了解患者有无继发感染。

8. 诊断性刮宫术。既可止血又可以用刮出物作病理检查，排除子宫内膜癌。

9. 准备全子宫切除术。

(1) 手术前一般准备。① 营养及饮食：术前一天晚饭减量，进软食，午夜后禁食；② 化验检查：检查血、尿、大便常规、肝肾功能、心电图等；③ 讨论术后可能出现的护理问题，如疼痛、排尿方式、腹胀等；④ 签手术同意书；⑤ 生命体征观察。

(2) 皮肤准备。术前沐浴，更衣，剪指甲，手术区备皮。

(3) 肠道准备。手术前一日灌肠 2 次或口服缓泻剂。

(4) 阴道准备。子宫全切患者术前 3 天用消毒液冲洗阴道，手术日晨再次阴道冲洗，冲洗后用棉球拭干，在宫颈和穹隆部涂 1%甲紫。

阴道冲洗：用窥阴器扩开阴道，将盛有温度适宜(38～43℃)的药液冲洗筒挂在高于床面 70cm 的支架上，松开夹子，排出灌洗管内空气，用手试温一次，先用灌洗液冲洗外阴，然后将冲洗头插入阴道，灌洗压力不宜太大，以避免冲洗液直冲子宫颈口。一边冲洗一边轻轻旋转窥阴器，特别注意穹隆部及阴道皱襞处，充分冲洗阴道壁各部分。一般用药液 500～1000ml，当冲洗液剩下 100ml 时，抽出冲洗头，再次冲洗外阴部。冲洗完毕后，用已消毒的干棉球或纱布擦净阴道、穹隆和外阴的液体。需上药者即可上药，取出窥阴器。如是未婚妇女，可用导尿管冲洗。

(5) 休息与睡眠。必要时术前一日晚按医嘱睡前给予镇静安眠药。

(6) 环境准备。床边有监护仪、负压吸引器、输液装置等。

10. 手术后护理。

(1) 密切观察病情。① 生命体征：手术后每 15～30 分钟监测一次血压、脉搏和呼吸，连续监测 6 次以后改为每 4～6 小时 1 次；24 小时以后，每日 2 次；② 切口：注意有无出血、渗血及红、肿、热、痛等；③ 麻醉的恢复：全麻患者应观察意识的恢复情况，腰麻及硬膜外麻醉患者观察下肢感觉恢复；④ 留置管的观察：一般负压引流液 24 小时不超过 200ml，留置导尿一般保留 12～48 小时；⑤ 肠道功能恢复的观察：一般 2～3 日恢复肠道功能。

(2) 环境。术后 24 小时一般住术后复苏室。

(3) 卧位。全麻手术者尚未清醒前应有专人守护，去枕平卧，头侧向一旁；蛛网膜下腔麻醉者，去枕平卧 12 小时；硬膜外麻醉者，去枕平卧 6～8 小时；术后次晨取半卧位。

(4) 心理护理。

(5) 疼痛的护理。在评估患者疼痛的基础上及时给予止痛。

(6) 营养及饮食。要考虑到肠道的恢复功能。

(7) 休息与活动。

(8) 协助患者提高自我护理能力。

五、观察

1. 输血反应。倾听患者主诉，注意观察受血者的变化，出现发热反应和过敏反应(发热反应往往发生于输液输血后 1～2 小时，突然寒战、高热，伴皮肤潮红、头痛、恶心、呕吐，甚至谵妄、昏迷。过敏反应表现为皮肤瘙痒，出现局限性或广泛性荨麻疹，或发生血管神经性水肿、支气管痉挛，严重者可导致过敏性休克)。立即查找原因，不要惊慌，以免影响患者的心态，待观察 15 分钟后无任何异常，方可离去。但必须每隔 15 分钟巡视一次输血情况，以确保安全有效输血。

2. 感染征象。注意体温和血象的变化。

3. 药物效果。阴道出血是否停止；红细胞是否上升；体温是否稳定。

六、健康教育

1. 疾病知识指导。为患者讲解子宫肌瘤的治疗方法、护理措施及预后，缓解患者紧张焦虑的情绪。

2. 出院指导。子宫全切除术者，一般需要休息 3 个月；术后 2 周内严密观察阴道流血量，一般不超过月经量，如超过月经量应及时来院检查，查明出血原因；子宫全切除术后 3 个月内禁止盆浴及性生活；子宫次全切除术 1 个月内禁止盆浴及性生活，以免影响组织愈合；避免重体力劳动；加强营养，饮食以清淡、易消化、高蛋白、高维生素、营养丰富饮食为主；饮食中应有粗纤维素，以防止发生便秘；保证按时复诊，术后 1 个月来门诊复查；保持外阴清洁，及时更换内衣裤及卫生护垫。

【任务实施流程图】

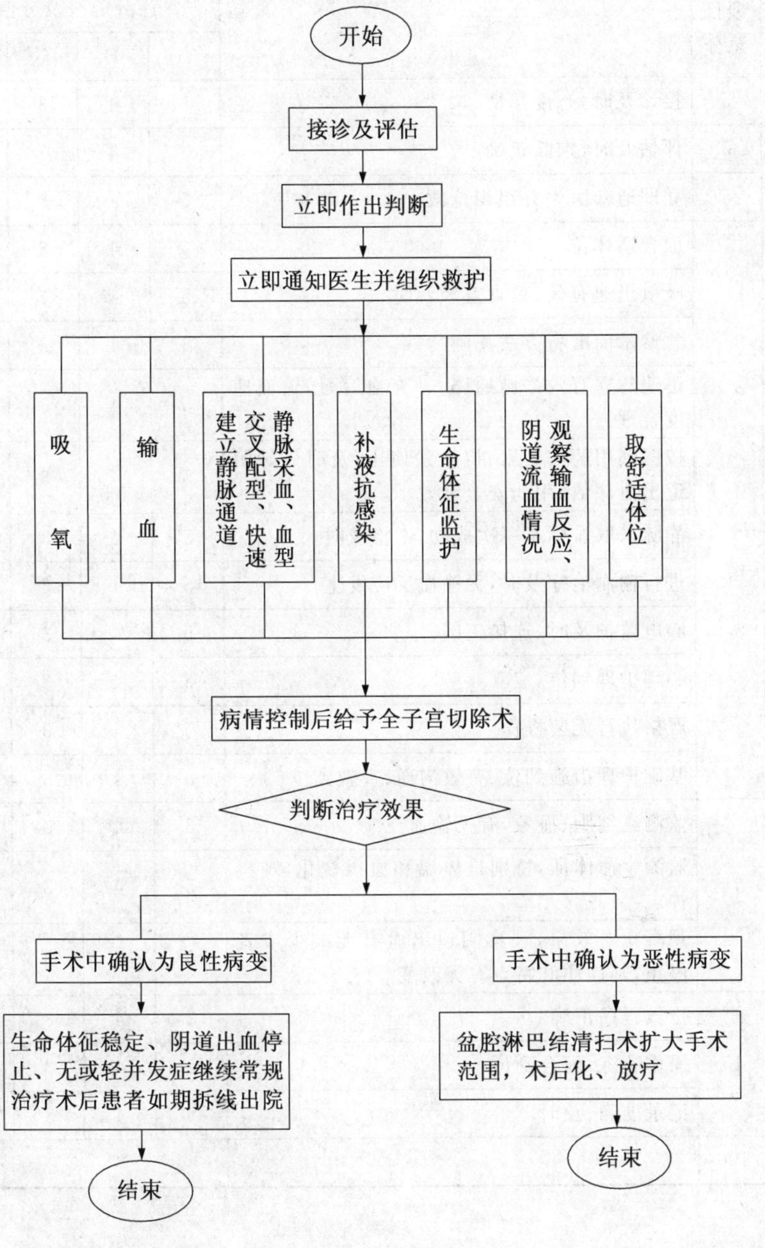
开始
接诊及评估
立即作出判断
立即通知医生并组织救护
吸氧
输血
静脉采血、血型交叉配型、快速建立静脉通道
补液抗感染
生命体征监护
观察输血反应、阴道流血情况
取舒适体位
病情控制后给予全子宫切除术
判断治疗效果
手术中确认为良性病变
手术中确认为恶性病变
生命体征稳定、阴道出血停止、无或轻并发症继续常规治疗术后患者如期拆线出院
盆腔淋巴结清扫术扩大手术范围，术后化、放疗
结束
结束

【评价标准】

项目		项目总分	要求	评分等级及分值				实际得分
				A	B	C	D	
护理过程	接诊	5	接诊及时,态度热情	5	4	3	2—0	
	评估	5	评估及时,判断正确	5	4	3	2—0	
	组织	5	立即通知医生并组织抢救	5	4	3	2—0	
	抢救	55	取合适体位	5	4	3	2—0	
			吸氧迅速有效、禁食宣教及时	5	4	3	2—0	
			急诊术前准备方法正确	5	4	3	2—0	
			迅速建立有效静脉通路,补充血容量,输液速度合理	5	4	3	2—0	
			按医嘱用药如激素、抗生素使用,及时做好阴道出血评估,用药安全有效	5	4	3	2—0	
			静脉采取血标本一次成功,送检及时	5	4	3	2—0	
			进行输血治疗及时,无输血反应发生	5	4	3	2—0	
			心电监护及时、连接正确	5	4	3	2—0	
			心理护理到位	5	4	3	2—0	
			严格执行无菌操作	5	4	3	2—0	
			基础护理措施到位、有效沟通、宣教到位	5	4	3	2—0	
	观察	15	监测红细胞、血象,有无输血反应	5	4	3	2—0	
			监测生命体征,特别是体温和血压变化,观察神志	5	4	3	2—0	
			观察止血效果,观察阴道出血有无减少或者停止,其性质和特点有无改变	5	4	3	2—0	
质量控制		15	抢救程序正确	5	4	3	2—0	
			操作熟练,配合到位	5	4	3	2—0	
			记录准确、及时	5	4	3	2—0	
总计		100						

BEI JING ZHI SHI

背景知识

一、疾病概述

子宫肌瘤是女性生殖器最常见的良性肿瘤,由平滑肌及结缔组织组成。常见于30～50岁妇女。确切病因尚未明了,可能与女性性激素相关。

子宫肌瘤分类：

1. 按肌瘤生长部位。分为宫体肌瘤(90%)和宫颈肌瘤(10%)。

2. 按肌瘤与子宫肌壁的关系分为3类：

(1) 肌壁间肌瘤。占60%～70%,肌瘤位于子宫肌壁间,周围均被肌层包围。

(2) 浆膜下肌瘤。约占20%,肌瘤向子宫浆膜面生长,并突出于子宫表面,肌瘤表面仅有子宫浆膜覆盖。若瘤体继续向浆膜面生长,仅有一蒂与子宫相连,称为带蒂浆膜下肌瘤,营养由蒂部血管供应。若血液不足,肌瘤可变性坏死。若蒂扭转断裂,肌瘤脱落形成游离性肌瘤。若肌瘤位于宫体侧壁向宫旁生长突出于阔韧带两叶之间,称阔韧带肌瘤。

(3) 黏膜下肌瘤。占10%～15%。肌瘤向宫腔方向生长,突出于宫腔,仅为黏膜层覆盖。黏膜下肌瘤易形成蒂,在宫腔内生长犹如异物,常引起子宫收缩,肌瘤可被挤出宫颈外口而突入阴道。

二、临床表现

1. 症状。多无明显症状,仅在体检时偶然发现。症状与肌瘤部位、有无变性有关,与肌瘤的数目、大小关系不大。常见症状有：

(1) 经量增多及经期延长。多见于大的肌壁间肌瘤及黏膜下肌瘤者,肌瘤使宫腔增大,子宫内膜面积增加,并影响子宫收缩,可有经量增多、经期延长等症状。长期经量增多可导致继发贫血、乏力、心悸等症状。

(2) 下腹包块。肌瘤初起时腹部摸不到肿块,当肌瘤逐渐增大使子宫超过了3个月妊娠大小较易从腹部触及。肿块居下腹正中部位,实性、可活动、无压痛、生长缓慢。

(3) 白带增多。肌壁间肌瘤使宫腔面积增大,内膜腺体分泌增多,并伴有盆腔充血致使白带增多;子宫黏膜下肌瘤一旦感染可有大量脓样白带,如有溃疡、坏死、出血时可有血性或脓血性有恶臭的阴道溢液。

(4) 腹痛、腰酸、下腹坠胀。患者通常无腹痛,浆膜下肌瘤蒂扭转时出现急性腹痛。肌瘤红色变时腹痛剧烈且伴发热。

(5) 压迫症状。肌瘤压迫膀胱时出现尿频、排尿障碍、尿潴留等。压迫输尿管可致肾盂积水。压迫直肠可致排便困难。

(6) 不孕。文献报道占25%～40%。可能是肌瘤压迫输卵管使之扭曲,或使宫腔变形,妨碍受精卵着床。

2. 体征。与肌瘤大小、位置、数目及有无变性有关。大肌瘤可在下腹部扪及实质性不规则肿块。妇科检查见子宫增大,表面不规则单个或多个结节状突起。浆膜下肌瘤可扪及单个实质性球状肿块,与子宫有蒂相连。黏膜下肌瘤位于宫腔内者子宫均匀增大;黏膜下肌瘤脱出子宫颈外口,检查即可看到子宫颈口有肿物,粉红色,表面光滑,宫颈四周边缘清楚,如伴感染可有坏死、出血及脓性分泌物。

三、辅助检查

据病史、症状和体征,诊断子宫肌瘤多无困难。但对小的、症状不明显或囊性变肌瘤有时诊断困难。可借助B型超声、探针探测宫腔深度及方向或采用子宫镜、腹腔镜、子宫输卵管造影等协助确诊。

1. B型超声。经腹或经阴道超声显示肌瘤位置大小及与子宫关系。B超典型特征为子宫增大，肿瘤与子宫不可分，肿瘤轮廓多不规则，呈结节状，肿物内有稀疏光点，提高灵敏度后，肿物内有密集光点反射呈"阳光充满图像"。

2. 宫腔镜检查。了解官腔形态，可查出黏膜下肌瘤，同时可刮取子宫内膜，对赘生物送病理检查。

3. 腹腔镜检查。直视下观察子宫大小、肿瘤生长部位，与卵巢肿瘤或消化道肿瘤相鉴别。

4. 子宫输卵管碘油造影。可了解宫腔有无充盈缺损，对不孕患者还可了解输卵管通畅情况。

5. 诊断性刮宫。简单易行，可探查宫腔有无内膜腺瘤样增生或子宫内膜癌，并刮取内膜送病理检查。

ZHI SHI TUO ZHAN

知识拓展

子宫肌瘤手术治疗的新进展

子宫肌瘤药物治疗多无效，多数患者需要手术治疗。手术方式有肌瘤切除术及子宫切除术，过去主要是经腹进行，随着医学科学的发展，子宫肌瘤手术方式也有了新的进展，有条件的医院已经开展宫腔镜下黏膜下子宫肌瘤切除术、腹腔镜下子宫肌瘤切除术、子宫次切术、腹腔镜辅助下阴式子宫切除术。无需开腹就能完成手术，术后无腹部瘢痕。近年来又开展经阴道行子宫肌瘤切除术、子宫次切术、子宫全切术，尤其大子宫，相当于妊娠 14 周大小左右的也能经阴道切除。即使是经腹手术也行小切口子宫肌瘤切除术及子宫切除术。另外还有不需开刀就能治疗的子宫肌瘤的方法，如介入、自凝刀、超声聚焦手术等。

【小结】

完成该任务必须熟悉子宫肌瘤的临床表现、分类，能针对性收集资料，并作出正确的疾病和护理问题的判断，按照轻重缓急护理先后次序进行相应的处置。

能力训练

患者高某，女，36 岁，待业，家庭经济情况尚可。因月经量增多 5 年，门诊以"子宫肌瘤，中度贫血"收治入院。

作为高某的主管护士，请问还应从哪些方面收集患者的资料？提出患者术前的主要护理问题并写出相应的护理措施。

【练习题】

1. 子宫肌瘤怎样分类？
2. 子宫肌瘤患者常见症状有哪些？
3. 遵医嘱为患者输血时有哪些注意事项？
4. 如何对子宫肌瘤子宫全切术后患者进行健康教育？

项目四 儿科疾病的临床处置

任务一 先天性心脏病患者的临床处置

学习目标

技能目标

1. 熟练掌握先天性心脏病患者的资料收集。
2. 根据收集到的具体资料初步判断先天性心脏病及其存在的护理问题。
3. 根据所做的判断熟练进行相应处置。
4. 学会先天性心脏病的常规护理操作,如小儿面罩吸氧。

知识目标

1. 熟悉先天性心脏病的临床表现、体征。
2. 熟悉先天性心脏病的主要护理问题,并阐述其护理要点。
3. 掌握先天性心脏病的健康教育。

任务描述

患儿,女,2 岁半。足月顺产,出生体重 3.3kg,母乳喂养,每次吃奶时间约需半到一小时。出生 2 个月左右发现患儿哭吵时有唇周发绀,平时容易“感冒”,曾因“肺炎”三次住院治疗。今以吃奶困难伴唇周发绀加重一天入院。

作为接诊护士,请对患儿进行接诊和临床处置。

任务实施

一、接诊及评估

1. 接诊及时,态度热情。
2. 收集资料。

(1) 病史。患儿,女,2 岁半,因唇周发绀、喂养困难 2 年入院。

(2) 体格检查。体温 36.7℃,呼吸 30 次/min,体重 10kg,唇周发绀,神清。心率 120

次/min，律齐，胸骨左缘第3～4肋间可闻3级全收缩期杂音，向心尖区传导，伴震颤。肺动脉瓣区第二音亢进。

二、判断

1. 初步判断该患者的疾病诊断及其依据，发病原因是什么？

初步判断患者所患的疾病为先天性心脏病：室间隔缺损。

依据典型的临床表现：① 有长期缺氧的表现如唇周发绀及喂养困难2年：出生不久起病，起病较早，出生2个月左右发现患儿哭吵时有唇周发绀；母乳喂养困难，每次吃奶时间约需半到一小时，体重10kg，较同龄儿落后；② 体质差：平时容易"感冒"，曾因"肺炎"三次住院治疗；③ 心脏杂音的性质：胸骨左缘第3～4肋间可闻3级全收缩期杂音，向心尖区传导，伴震颤，肺动脉瓣区第二音亢进。

发病原因：先天性心脏病与病毒、药物、孕母疾病、放射性物质等有关。

2. 目前患者主要存在哪些护理问题？

(1) 活动无耐力。与氧的供需失调有关。

(2) 有感染的危险。与机体免疫力低下有关。

(3) 营养失调，低于机体需要量。与心脏结构缺损导致体循环血流量减少，组织氧及营养缺乏有关。

(4) 先天性心脏病潜在并发症。① 脑血栓：与红细胞增多，血液黏稠度增高有关；② 心力衰竭：与心脏结构缺损，肺充血有关；③ 感染性心内膜炎：与心内膜损伤及感染有关。

(5) 恐惧。与疾病的威胁及陌生环境有关。

三、组织

立即通知医生并组织救护。

四、救护

1. 体位。卧床休息。

2. 密切观察药物反应，密切注意心率，防止意外发生。

3. 做好心理护理。关心患儿，建立良好护患关系，充分理解家长及患儿对检查、治疗、预后的期望心情，介绍疾病的有关知识、诊疗计划、检查过程、病室环境，消除恐惧心理，说服家长和患儿主动配合各项检查和治疗，使诊疗工作顺利进行。

4. 制定适合患儿活动量的生活制度。根据患儿的病情区别对待。轻型无症状者应与正常儿童一样生活；有症状患儿应限制活动，避免情绪激动和剧哭，以免加重心脏负担；重型患儿应卧床休息，给予妥善的生活照顾。

5. 预防感染。向患儿及家长介绍自我保护和防止感染的知识，避免与感染性疾病患者接触。病室要空气新鲜，穿着衣服冷热要适中，防止受凉。一旦发生感染应积极治疗。

6. 供给营养需要。给予高蛋白、高热量、高维生素饮食，以增强体质。适当限制食盐摄入，还要给予适量的蔬菜类粗纤维食品，以保证大便通畅。重型患儿喂养困难，应特别细心、耐心、少食多餐，以免导致呛咳、气促、呼吸困难等，必要时从静脉补充营养。

五、观察

1. 观察病情变化，防止并发症发生。
2. 注意心率、心律、脉搏、呼吸、血压及心杂音变化，必要时使用监护仪监测。

六、健康教育

1. 指导患儿及家长根据病情建立合理的生活制度和活动量，维持营养，增强抵抗力，防止各种感染，掌握观察病情变化的知识。
2. 行扁桃体摘除术与拔牙时，给予足量的抗生素。
3. 防止发生感染性心内膜炎。
4. 心功能较好者可按时预防接种。
5. 定期到医院就诊检查，使患儿能安全达到适合手术的年龄。

【任务实施流程图】

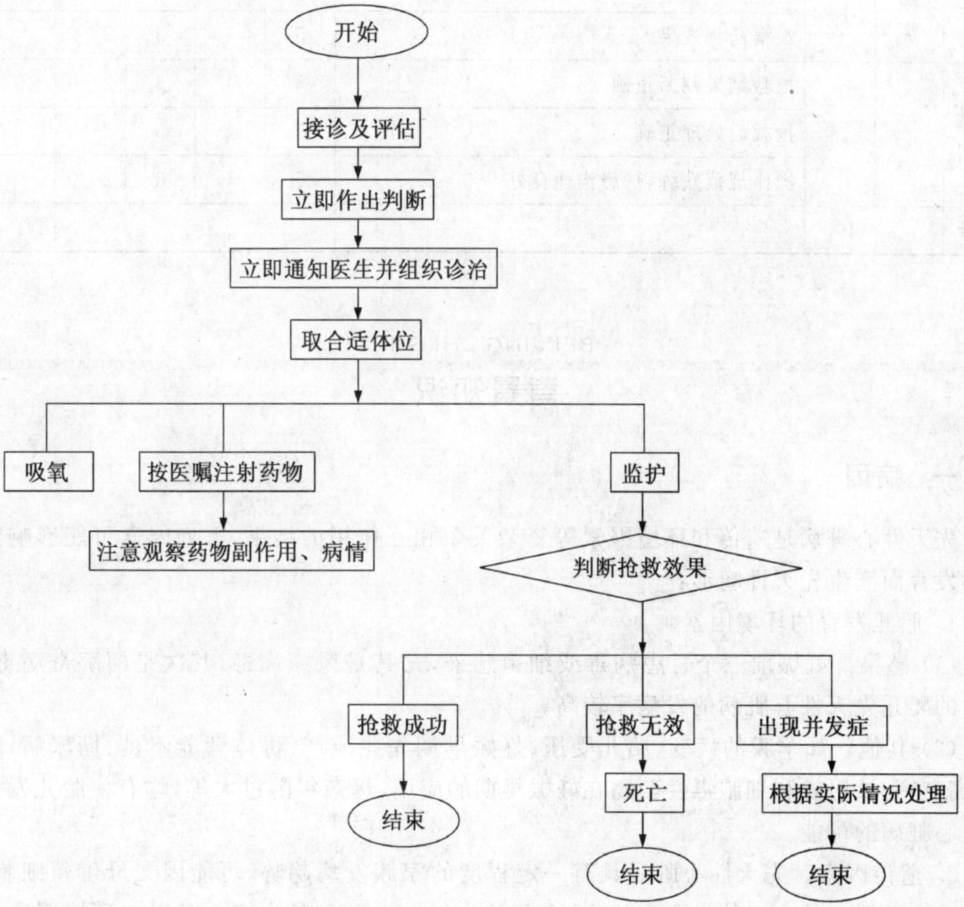

【评价标准】

<table>
<tr><th colspan="2" rowspan="2">项　目</th><th rowspan="2">项目总分</th><th rowspan="2">要　求</th><th colspan="4">评分等级及分值</th><th rowspan="2">实际得分</th></tr>
<tr><th>A</th><th>B</th><th>C</th><th>D</th></tr>
<tr><td rowspan="11">护理过程</td><td>接诊</td><td>5</td><td>接诊及时，态度热情</td><td>5</td><td>4</td><td>3</td><td>2—0</td><td></td></tr>
<tr><td>评估</td><td>5</td><td>评估及时，判断正确</td><td>5</td><td>4</td><td>3</td><td>2—0</td><td></td></tr>
<tr><td>组织</td><td>5</td><td>立即通知医生并组织救护</td><td>5</td><td>4</td><td>3</td><td>2—0</td><td></td></tr>
<tr><td>体位</td><td>5</td><td>取合适体位</td><td>5</td><td>4</td><td>3</td><td>2—0</td><td></td></tr>
<tr><td rowspan="5">救护</td><td rowspan="5">50</td><td>吸氧方法正确，及时熟练</td><td>10</td><td>8</td><td>6</td><td>4—0</td><td></td></tr>
<tr><td>按医嘱注射药物</td><td>10</td><td>8</td><td>6</td><td>4—0</td><td></td></tr>
<tr><td>准备抢救药物和两路静脉通路</td><td>10</td><td>8</td><td>6</td><td>4—0</td><td></td></tr>
<tr><td>监护</td><td>10</td><td>8</td><td>6</td><td>4—0</td><td></td></tr>
<tr><td>按医嘱给药如抗感染药物</td><td>10</td><td>8</td><td>6</td><td>4—0</td><td></td></tr>
<tr><td rowspan="2">观察</td><td rowspan="2">15</td><td>观察心电图生命体征</td><td>10</td><td>8</td><td>6</td><td>4—0</td><td></td></tr>
<tr><td>观察药物效果</td><td>5</td><td>4</td><td>3</td><td>2—0</td><td></td></tr>
<tr><td rowspan="3">质量控制</td><td rowspan="3"></td><td rowspan="3">15</td><td>抢救结果判断正确</td><td>5</td><td>4</td><td>3</td><td>2—0</td><td></td></tr>
<tr><td>抢救后处理正确</td><td>5</td><td>4</td><td>3</td><td>2—0</td><td></td></tr>
<tr><td>操作规范熟练，护患沟通良好</td><td>5</td><td>4</td><td>3</td><td>2—0</td><td></td></tr>
<tr><td>总计</td><td></td><td>100</td><td></td><td></td><td></td><td></td><td></td><td></td></tr>
</table>

BEI JING ZHI SHI

背景知识

一、病因

先天性心脏病是遗传和环境因素等复杂关系相互作用的结果，下列因素可能影响到胎儿的发育而产生先天性畸形：

1. 胎儿发育的环境因素。

（1）感染。妊娠前三个月患病毒或细菌感染，尤其是风疹病毒，其次是柯萨奇病毒，其出生的婴儿先天性心脏病的发病率较高。

（2）其他。如羊膜的病变、胎儿受压、妊娠早期先兆流产、母体营养不良、糖尿病、苯酮尿、高血钙、放射线和细胞毒性药物在妊娠早期的应用、母亲年龄过大等，均有使胎儿发生先天性心脏病的可能。

2. 遗传因素。先天性心脏病具有一定程度的家族发病趋势，可能因父母生殖细胞、染色体畸变所引起的。遗传学研究认为，多数的先天性心脏病是由多个基因与环境因素相互作用所形成的。

3. 其他。有些先天性心脏病在高原地区较多，有些先天性心脏病有显著的男女性别间发病差异，说明出生地海拔高度和性别也与本病的发生有关。在先天性心脏病患者中，能查到病因的是极少数，但加强对孕妇的保健，特别是在妊娠早期积极预防风疹、流感等病毒性疾病和避免与发病有关的一切因素，对预防先天性心脏病具有积极意义。

二、临床表现

1. 心力衰竭。新生儿心力衰竭被视为一种急症，大多数是由于患儿有较严重的心脏缺损。其临床表现则由肺循环、体循环充血，心排出量减少所致。患儿可见面色苍白，憋气，呼吸困难和心动过速，心率每分钟可达160～190次，血压常偏低；可听到奔马律；肝大，但外周水肿较少见。

2. 发绀。其产生是由于右向左分流而使动静脉血混合。在鼻尖、口唇、指(趾)甲床最明显。

3. 蹲踞。患有发绀型先天性心脏病的患儿，特别是法乐四联征的患儿，常在活动后出现蹲踞体征，这样可增加体循环血管阻力，从而减少心间隔缺损产生的右向左分流，同时也增加静脉血回流到右心，从而改善肺血流。

4. 杵状指(趾)和红细胞增多症。发绀型先天性心脏病几乎都伴杵状指(趾)和红细胞增多症。杵状指(趾)的机制尚不清楚，但红细胞增多症是机体对动脉低血氧的一种生理反应。

5. 肺动脉高压。当间隔缺损或动脉导管未闭的患者出现严重的肺动脉高压和发绀等综合征时，被称为艾森曼格综合征。临床表现为发绀、红细胞增多症、杵状指(趾)、右心衰竭征象，如颈静脉怒张、肝肿大、周围组织水肿，这时患者已丧失了手术的机会，只能等待心肺移植。患者大多数在40岁以前死亡。

6. 发育障碍。先天性心脏病的患儿往往发育不正常，表现为瘦弱、营养不良、发育迟缓等。

7. 其他。如胸痛、晕厥、猝死。

三、辅助检查

1. X线检查。可有肺纹理增加或减少、心脏增大。但是肺纹理正常，心脏大小正常，并不能排除先天性心脏病。

2. 超声检查。对心脏各腔室和血管大小进行定量测定，用以诊断心脏解剖上的异常及其严重程度，是目前最常用的先天性心脏病的诊断方法之一。

3. 心电图检查。能反映心脏位置，心房、心室有无肥厚及心脏传导系统的情况。

4. 心脏导管检查。是先天性心脏病进一步明确诊断和决定手术前的重要检查方法之一。通过导管检查，了解心腔及大血管不同部位的血氧含量和压力变化，明确有无分流及分流的部位。

5. 心血管造影。通过导管检查仍不能明确诊断而又需考虑手术治疗的患者，可作心血管造影。将含碘造影剂通过心导管在机械的高压下，迅速地注入心脏或大血管，同时进行连续快速摄片，或拍摄录像，观察造影剂所显示心房、心室及大血管的形态、大小、位置以及有无异常通道或狭窄、关闭不全等。

ZHI SHI TUO ZHAN

知识拓展

先天性心脏病的治疗

一、治疗方法

先天性心脏病治疗方法有两种：手术治疗与介入治疗。

1. 手术治疗为主要治疗方式，适用于各种简单先天性心脏病（如室间隔缺损、房间隔缺损、动脉导管未闭等）及复杂先天性心脏病（如合并肺动脉高压的先心病、法乐四联征以及其他有发绀现象的心脏病）。

2. 介入治疗。为近几年发展起来的一种新型治疗方法，主要适用于动脉导管未闭、房间隔缺损及部分室间隔缺损不合并其他需手术矫正的畸形患儿。

治疗时医生穿刺患者血管（一般采用大腿根部血管），通过特制的直径为 2～4mm 的鞘管，在X线和超声的引导下，将大小合适的封堵器送至病变部位封堵缺损或未闭合的动脉导管，以达到治疗目的。通过临床实践证实，先心病介入封堵具有创伤小、手术时间短（约 1 小时）、恢复快（术后第二天即可下床）、不需特殊麻醉及体外循环、住院周期短（约 1 周）等优点。只有当患者年龄小、不能配合手术者才需要全身麻醉。该封堵术的适应证很广，房间隔缺损、动脉导管未闭、室间隔缺损均可以采用介入方法进行治疗。介入治疗先心病也有其局限性，它不适合于已有右向左分流、严重肺动脉高压、合并需要外科矫正的畸形、边缘不佳的巨大缺损等。

先心病介入治疗与外科手术相比有如下优点：

1. 无需在胸背部切口，仅在腹股沟部留下一个针眼（3mm 左右）。由于创伤小，痛苦小，术后几天就能愈合，不留瘢痕；也无需打开胸腔，更不需切开心脏。

2. 治疗时无需实施全身体外循环。患儿仅需不插管的基础麻醉就能配合，大龄患儿仅需局部麻醉。这样，可避免体外循环和麻醉意外的发生，也不会对儿童的大脑发育产生影响。

3. 由于介入治疗出血少，不需要输血，从而避免了输血可能引起的不良反应。

4. 相比外科手术，介入治疗手术时间较短，住院时间短，术后恢复快。一般在 30 分钟至 1 个小时就开始进饮，术后 20 小时就可下床活动，住院 1～3 天即可出院，局部麻醉的患儿可在门诊完成。

5. 目前，对合适做介入治疗的患儿，各种介入治疗的成功率在 98%以上，术后并发症少于外科手术。它就像外科手术一样，可起到根治效果。

二、最佳治疗时间

手术最佳最佳治疗时间取决于多种因素，其中包括先天畸形的复杂程度、患儿的年龄及体重、全身发育及营养状态等。简单先天性心脏手术，建议在 1～5 岁。因为年龄过小，体重偏低，全身发育及营养状态较差，会增加手术风险；年龄过大，心脏会代偿性增大，有的甚至会出现肺动脉压力增高，同样会增加手术难度，术后恢复时间也较长。对于合并肺动脉高压、先天畸形严重且影响生长发育、畸形威胁患儿生命、复杂畸形需分期手术者，手术越早越好，不受年龄限制。

三、愈合可能

先天性心脏病一般是无法自行愈合的，均需通过手术或者介入方法根治。但是对于缺损口径小于0.5cm的室缺或房缺，可以无需治疗，它不会对患儿心脏功能及生长发育产生不良影响。但由于孩子存在心脏杂音，对将来升学、就业、婚姻有一定影响，而现在手术非常成熟，有些家长由于这些社会因素还是选择手术。还有一些小的缺损，比如干下部位的室缺，由于靠近主动脉瓣，即使小于0.5cm也需要积极手术治疗。对于缺损口径大于0.5cm的患儿建议行手术治疗。

【小结】

完成该任务必须了解先天性心脏病的病因、临床表现、特异性的辅助检查，能针对性收集资料，并作出正确的疾病和护理问题的判断，按照轻重缓急护理先后次序进行相应的处置。

能力训练

患儿，男，5周岁。和小伙伴玩耍时突然晕倒，口唇发绀，呼吸急促，家长发现后送来急诊。

值班护士应从哪些方面对急诊入院的患儿进行护理评估，根据目前的评估资料说明患者存在哪些护理问题，还应从哪些方面进行护理评估？

【练习题】

1. 先天性心脏病的常见护理问题有哪些？
2. 怎样配合医生抢救先天性心脏病的患儿？
3. 如何对先天性心脏病的患儿进行保健指导？

任务二　小儿腹泻患者的临床处置

学习目标

技能目标

1. 熟练掌握小儿腹泻患者的资料收集。
2. 根据收集到的具体资料初步判断疾病和存在的护理问题。
3. 学会小儿脱水程度的判断，学会代谢紊乱的观察，学会低血钾的观察。
4. 学会记录24小时进出量。
5. 学会混合溶液的配置。

知识目标

1. 熟悉小儿腹泻的临床表现。
2. 熟悉小儿腹泻主要护理问题，并阐述其护理要点。
3. 掌握小儿腹泻的护理。

任务描述

患儿，女，4个月，因腹泻伴发热3天入院。患儿于入院前3天无明显诱因出现腹泻，大便每日数十次，呈黄色蛋花汤样便，有时呈稀水便，量多，伴有发热，体温波动于38.5～40℃之间，进食易吐，吐出胃内容物量少，呈非喷射状，每日3～4次，伴咳嗽、咳痰、流涕。发病后患儿精神差，食少，口渴，6小时内未排尿。

作为接诊护士，请对患儿进行接诊和临床处置。

任务实施

一、接诊及评估

1. 接诊及时，态度热情。

2. 收集资料。

(1) 病史。患儿，女，4个月，因腹泻伴发热3天入院。

(2) 体格检查。体温39.8℃，脉搏130次/min，呼吸40次/min，体重5kg，昏睡，皮肤干燥，弹性极差，前囟约2.5cm×2.5cm，深凹陷，口唇及口腔黏膜极干燥，口唇呈樱桃红，咽红，双肺呼吸音清，呼吸130次/min，律齐，无杂音，腹胀，肝脾肋下未及，肠鸣音1次/min，四肢凉，膝腱反射减弱。

(3) 实验室辅助检查。血钠135mmol/L，血钾3.0mmol/L，血HCO_3^- 12mmol/L。

二、判断

1. 初步判断该患者的疾病诊断及其依据，发病原因是什么？

初步判断患者所患的疾病为：感染性腹泻（急性、重型）。

依据：① 发病急，典型的胃肠道症状：大便每日数十次，呈黄色蛋花汤样便，有时呈稀水便，量多，伴呕吐。② 有脱水的表现：患儿精神差，食少，口渴，6小时内未排尿。

发病原因：疑进食不洁食物。

2. 目前患者主要存在哪些护理问题？

(1) 腹泻。与喂养不当、感染导致肠道功能紊乱有关。

(2) 体液不足与腹泻、呕吐丢失过多和摄入量不足有关。

(3) 体温过高。与肠道感染有关。

(4) 有皮肤完整性受损的危险。与大便次数增多刺激臀部皮肤有关。

三、组织

立即通知医生并组织救护。

四、抢救

1. 严格消毒隔离，防止感染传播。按肠道传染病隔离，做好床边隔离。护理患儿前后要认真洗手，防止交叉感染。

2. 根据病情，补充液体。

(1) 口服补液。用于轻、中度脱水及无呕吐或呕吐不剧烈且能口服的患儿，鼓励患儿少量多次口服ORS补液盐。

(2) 静脉补液。

1) 建立静脉通路，保证液体按计划输入，特别是重度脱水者，必须尽快(30分钟内)补充血容量。

2) 按照先盐后糖、先浓后淡、先快后慢、见尿补钾原则，补钾浓度应小于0.3%，每日补钾总量静脉点滴时间不应短于6～8小时，严禁直接静脉推注。

3) 每小时巡回记录输液量，必须根据病情调整输液速度，了解补液后第1次排尿时间，以估计疗效。

(3) 正确记录24小时出入量。

五、观察

1. 监测体温变化。体温过高应给予患儿多喝水、擦干汗液、减少衣服、头枕冰袋等物理降温措施，做好口腔及皮肤护理。

2. 监测代谢性酸中毒表现。当患儿出现呼吸深快、精神委靡、口唇樱桃红，二氧化碳结合率下降时，应及时报告医师及使用碱性药物纠正。

3. 观察低血钾表现。常发生于输液后脱水纠正时，当发现患儿全身乏力、不哭或哭声低下、吃奶无力、肌张力低下、反应迟钝、恶心呕吐、腹胀及听诊发现肠鸣音减弱或消失，心音低钝，心电图显示T波平坦或倒置、U波明显、S-T段下移和(或)心律失常，提示有低血钾存在，应及时补充钾盐。

六、健康教育

1. 提倡母乳喂养，合理添加辅食，避免在夏季和婴儿患病时断奶，人工喂养要注意餐具卫生，定时定量喂养。

2. 培养孩子良好的卫生习惯，饭前、便后洗手，不吃存放过久的饮料、食品。

3. 做好便器、尿布、玩具等物品的清洁与消毒工作。

4. 注意气候变化对婴幼儿的影响。适时给孩子增减衣服，避免过热或受凉；加强身体锻炼，增强抵抗力。

5. 避免滥用广谱抗生素，以免肠道菌群失调。

6. 对腹泻患儿要调整饮食，不需禁食。母乳喂养者暂停添加辅食，人工喂养者可喂以稀饭、牛奶、米汤、面条等易消化食物，逐渐过渡到正常饮食。对有脱水的患儿，可采用世界卫生组织推荐的口服补液盐溶液，健康安全，疗效好，或其他饮料如白开水、胡萝卜汤、菜汤等。鼓励患儿进食。

7. 腹泻患儿的护理。每次大便后，用温开水由前向后擦洗肛门及周围，并用干净软布揩干，如有红臀，可局部涂抹植物油。

【任务实施流程图】

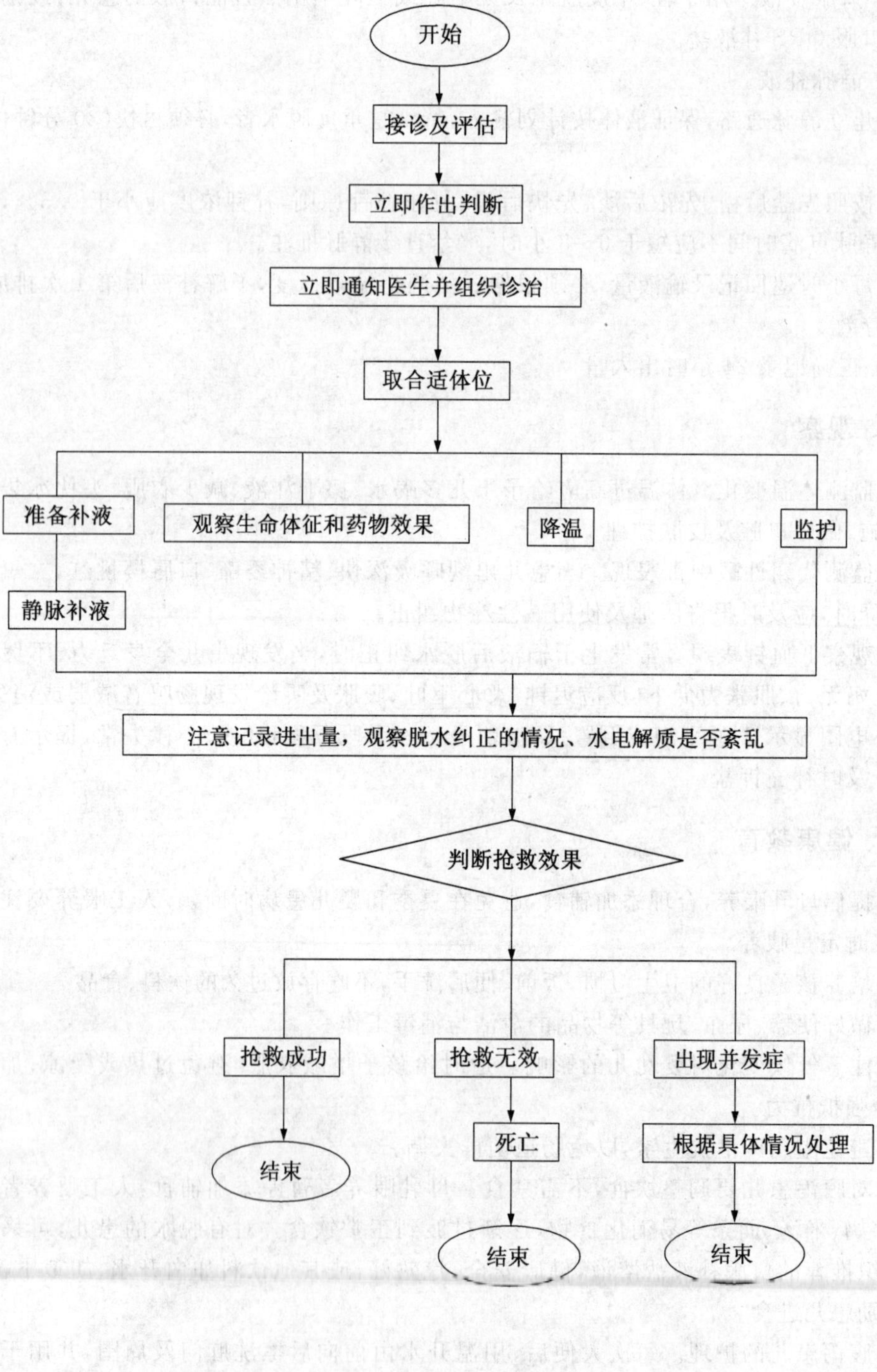
开始
接诊及评估
立即作出判断
立即通知医生并组织诊治
取合适体位
准备补液
观察生命体征和药物效果
降温
监护
静脉补液
注意记录进出量，观察脱水纠正的情况、水电解质是否紊乱
判断抢救效果
抢救成功
抢救无效
出现并发症
结束
死亡
根据具体情况处理
结束
结束

【评价标准】

项目		项目总分	要求	评分等级及分值				实际得分
				A	B	C	D	
护理过程	接诊	5	接诊及时，态度热情	5	4	3	2—0	
	评估	5	评估及时，判断正确	5	4	3	2—0	
	组织	5	立即通知医生并组织救护	5	4	3	2—0	
	体位	5	取合适体位	5	4	3	2—0	
	救护	50	建立静脉通路	10	8	6	4—0	
			按医嘱注射镇静药	10	8	6	4—0	
			准备抢救药物	10	8	6	4—0	
			监护	10	8	6	4—0	
			按医嘱给药如抗感染药物	10	8	6	4—0	
	观察	15	观察生命体征、脱水情况、出入量	10	8	6	4—0	
			观察药物效果	5	4	3	2—0	
质量控制		15	补液效果判断正确	5	4	3	2—0	
			补液处理正确	5	4	3	2—0	
			操作规范熟练，护患沟通良好	5	4	3	2—0	
总计		100						

BEI JING ZHI SHI

背景知识

一、病因

婴幼儿消化系统发育不良，各种消化酶的分泌较少，活力较低，对食物的耐受力差，不能适应食物质、量的较大变化，因生长发育快，所需营养物质相对较多，消化道负担较重，经常处于紧张状态，易于发生消化功能紊乱。胃内酸度比成人低，抗菌能力差，血液中免疫球蛋白和胃肠道 SIgA 均较低，易患肠道感染。

发病机制：小儿腹泻的病因较复杂，发病机制也各不同。

1. 感染性腹泻。大多数病原微生物通过食入污染的水、食物或通过污染的手传播而进入消化道。当机体的防御功能下降，大量的微生物侵袭并产生毒力时可引起腹泻。如轮状病毒侵入肠道后，使小肠绒毛细胞受损，小肠黏膜回收水、电解质能力下降，引起腹泻；同时，继发的双糖酶分泌不足，使肠腔内的糖类消化不完全，并被肠道内细菌分解，使肠液的渗透压增高，进一步造成水和电解质的丧失，加重腹泻。细菌感染所致腹泻包括肠毒性肠炎、侵袭性肠炎。而致病性大肠埃希菌不产生肠毒素及侵袭力，发病机制尚不清楚。

2. 非感染性腹泻。主要是由饮食不当引起,以人工喂养的患儿为主。当摄入食物的量、质突然改变超过消化道的承受能力时,食物不能被充分消化吸收而堆积于小肠上部,使局部酸度降低,肠道下部细菌上移和繁殖,造成内源性感染和消化功能紊乱,肠蠕动增加,引起腹泻及水电解质紊乱。

其他机制:如牛奶过敏、胰腺功能障碍、胰液缺乏等均可致慢性腹泻。

二、临床表现

小儿腹泻两大临床表现:

1. 排便次数增多。腹泻的主要临床表现为大便次数增多,粪质稀薄或如水样,或夹有不消化食物,严重的还有呕吐、水及电解质紊乱的表现。正常小儿每天排便1～2次。腹泻时会比正常情况下排便增多,轻者4～6次,重者可达10次以上,甚至数十次。

2. 大便变得稀薄。正常小儿的大便性状为黄色条状物,腹泻时粪质稀薄,可为稀水便、蛋花汤样便,有时是黏液便或脓血便。小儿同时伴有吐奶、腹胀、发热、烦躁不安、精神不佳等表现。

不同病因引起的腹泻常具有相似的临床表现,但各有其特点。

根据临床表现分为轻型腹泻、重型腹泻。

1. 轻型腹泻。多为饮食因素或肠道外感染引起。主要表现为食欲不振、腹泻,偶有恶心或呕吐。一般无全身症状。一天大便可达10次左右,每次大便量少,呈黄色或黄绿色,粪质不多,水分略多时大便呈"蛋花汤"样。大便镜检可见大量脂肪球和少量白细胞。

2. 重型腹泻。多为肠道内感染所致。起病较急,除食欲不振、腹泻呕吐等较重胃肠道症状外,还有脱水、水电解质紊乱及发热等明显的全身症状。

(1) 胃肠道症状。食欲低下,常伴有呕吐,严重者可吐咖啡样液体。腹泻频繁,每天十次至数十次。大便呈黄绿色水样、量多,可有少量黏液。大便镜检可见脂肪球及少量白细胞。

(2) 水、电解质和酸碱平衡紊乱症状。

1) 脱水:由于吐泻丢失体液和摄入量的不足,导致不同程度脱水。由于腹泻时水和电解质两者丧失的比例不同,从而引起体液渗透压的变化,即造成等渗、低渗或高渗性脱水。临床上以等渗性脱水最常见。

2) 代谢性酸中毒:由于腹泻丢失大量碱性物质,摄入热量不足引起酮血症;血容量减少,血液浓缩,血流缓慢,使组织灌注不良、缺氧和乳酸堆积,肾血流不足,尿少,酸性产物潴留等。因此,腹泻时,绝大多数患儿都存在代谢性酸中毒,脱水越重,酸中毒越重。

3) 低血钾:由于腹泻、呕吐丢失大量钾及钾摄入不足,中、重度脱水患儿都有不同程度缺钾。但在纠正脱水酸中毒前,由于血液浓缩、酸中毒时细胞内钾向细胞外转移及尿少致排钾量减少等原因,虽体内钾总量减少,但血钾多数正常。当输入不含钾的溶液时,随着血液被稀释、酸中毒被纠正和输入的葡萄糖合成糖原使钾从细胞外向细胞内转移、利尿后排钾增加以及大便继续失钾,血钾迅速下降。一般当血钾低于3.5mmol/L时,即出现不同程度的缺钾症状。

4) 低钙、低镁、低磷血症:腹泻较久、营养不良或有活动性佝偻病的患儿,当脱水和酸中毒被纠正时,大多有钙、磷缺乏,少数可有镁缺乏。低血钙(低血镁)时表现为手足搐搦、惊厥;重症低血磷时出现嗜睡、精神错乱或昏迷,肌肉、心肌收缩无力等,应注意纠正。大多数小儿腹泻缺磷一般不严重,故不需要另外补充磷盐即可恢复。

三、辅助检查

常规化验血常规和生化检查可了解有无贫血、白细胞增多和糖尿病以及电解质和酸碱平衡情况。

新鲜粪便检查是诊断急、慢性腹泻病因的最重要步骤,可发现出血、脓细胞、原虫、虫卵、脂肪球、未消化食物等。

隐血试验可检出不显性出血。

粪培养可发现致病微生物。

鉴别分泌性腹泻和高渗性腹泻有时需要检查粪电解质和渗透性。

ZHI SHI TUO ZHAN

知识拓展

小儿腹泻家居护理重点

1. 及早补充身体丢失的水分。很多患儿家长只要宝宝一腹泻,便急着往医院跑。其实,宝宝在腹泻一开始时,多为轻度脱水。只要在医生的指导下,完全可在家里进行治疗。这样既及时又方便,还能减少很多不必要的麻烦,对宝宝恢复病情很有利处。那么,患儿家长首先要做的是判断宝宝是否是轻度脱水。轻度脱水的宝宝有口渴感,口唇稍干,尿比平时要少,颜色发黄,并且表现出烦躁、爱哭。

患儿家长可从以下几种补液方法中选择一种:用自制的糖盐水补液,即在5000ml的温开水中加入1.75g精食盐和10g白糖,1.75g精食盐相当于啤酒瓶盖的一半,10g白糖相当于2小勺;用自制的米汤加盐液体补液,即在500ml温开水加入1.75g的精食盐;用医生给开出来的ORS(口服补液盐)补液。ORS补液盐是已配好的干粉,使用时按说明书配成液体即可。

然后,在最初4小时里,按宝宝的每千克体重给予20～40ml液体。此后,随时口服,能喝多少喝多少。2岁以下的宝宝可每隔1～2分钟便喂上一小勺,大一点的宝宝则可用小杯子喝。如果宝宝呕吐,待10分钟后再慢慢地喂;一旦宝宝出现眼睑浮肿,表明补液有些过量,应暂时改喝白开水或母乳。

爱心提示:不要把ORS补液盐加在奶、米汤、果汁或其他饮料中,并且按说明配制完毕之后,不能再往里加糖,否则影响补液效果。

2. 给宝宝丰富的食物以防止营养不良。传统的腹泻治疗方法,主张让患儿禁食一段时间。然而,这样有碍于身体的营养补充,容易发生营养不良。现在主张不要让腹泻的宝宝禁食,但需遵循少量多餐的原则,每日至少进食6次。母乳喂养的宝宝继续吃母乳,但患儿家长的饮食含脂量要低些,否则会使腹泻加重;6个月以内人工喂养的宝宝,可按平时量喝奶;6个月以上已经添加离乳食品的宝宝,可进食一些易消化的食物,如稀粥、烂面条、鱼肉末、少量蔬菜泥、新鲜水果汁或香蕉泥,直至腹泻停止后2周。

3. 对宝宝的臀部要倍加呵护。由于宝宝排便的次数增加了许多,所以会不断地污染臀部。而且腹泻时排出的粪便对皮肤刺激较大。因此,宝宝每次排便后,患儿家长都要用温水清洗臀部,特别是注意肛门和会阴部的清洁，最好用柔软清洁的棉尿布，且要勤换洗，以免发生红臀及尿路感染。如果小屁屁发红了，应将它暴露在空气中自然干燥，然后涂抹一些尿布疹膏。

4. 严密观察宝宝病情的发展。如果宝宝烦躁不安加重，囟门和眼窝出现凹陷，哭时眼泪少，看上去口干舌燥，并且，用手捏起大腿内侧的皮肤然后马上松手时，皮肤皱褶变平的时间超过2秒。这种情况表明宝宝的身体脱水已经较重了；或在家已经治疗了3天，但病情总不见好转，出现频繁的大量水样便，呕吐、口渴加剧，不能正常进食进水，补液后尿仍很少，宝宝发热及便中带血等症状，则需赶快带宝宝去医院进行诊治。

【小结】

完成该任务必须了解小儿腹泻的病因、临床表现、特异性的辅助检查，能针对性收集资料，并作出正确的疾病和护理问题的判断，按照轻重缓急护理先后次序进行相应的处置。

能力训练

患儿，男，12个月，因腹泻伴发热2天入院。精神状态差，皮肤干燥，弹性极差，尿少，急诊入院。发病季节是夏季，疑进食不洁食物。

值班护士已从哪些方面对小儿腹泻急诊入院的患儿进行了护理评估，根据目前的评估资料说明患者存在哪些护理问题，还应从哪些方面进行护理评估?

【练习题】

1. 小儿腹泻的常见护理问题有哪些?
2. 怎样配合医生护理小儿腹泻的患儿?
3. 如何对小儿腹泻的患儿进行保健指导?

任务三　小儿重症肺炎患者的临床处置

学习目标

技能目标

1. 熟练掌握小儿重症肺炎患者的资料收集。
2. 根据收集到的具体资料初步判断疾病和存在的护理问题。
3. 根据所做的判断熟练进行相应处置。
4. 学会小儿重症肺炎并发心力衰竭的急救护理。
5. 学会小儿头皮静脉注射。

知识目标

1. 熟悉小儿重症肺炎并发心力衰竭的临床表现。
2. 熟悉小儿重症肺炎并发心力衰竭的主要护理问题，并阐述其护理要点。
3. 掌握小儿重症肺炎并发心力衰竭的病情观察。

任务描述

患儿，男，8个月，因发热、咳嗽5天，加重1天入院。

作为接诊护士，请对患儿进行接诊和临床处置。

任务实施

一、接诊及评估

1. 接诊及时，态度热情。

2. 收集资料。

(1) 病史。患儿，男，8个月，因发热、咳嗽5天，加重1天，由门诊收治入院。

(2) 体格检查。体温：38.5℃，脉搏：180次/min，呼吸：65次/min。精神委靡，口周发绀，鼻翼扇动，轻度三凹症，心音稍低钝，双肺可闻及中、小湿啰音。腹软，肝肋下3cm，质软。神经系统无异常。

二、判断

1. 初步判断该患者的疾病诊断及其依据，发病原因是什么？

初步判断患者所患的疾病为小儿重症肺炎并发心力衰竭。

依据为典型的临床表现：发热、咳嗽5天，加重1天入院。起病急骤，病情进展快，以右心衰竭为主。体格检查有重症肺炎合并心衰的表现：体温38.5℃，脉搏180次/min，呼吸65次/min。精神委靡，口周发绀，鼻翼扇动，轻度三凹症，心音稍低钝，双肺可闻及中、小湿啰音。腹软，肝肋下3cm。

发病原因：发热、咳嗽5天。

2. 目前患者主要存在哪些护理问题？

(1) 心力衰竭。与重症肺炎有关。

(2) 清理呼吸道无效。与呼吸道阻塞有关。

(3) 气体交换受损。与肺泡壁增厚，弥散阻力增加或支气管黏膜充血、水肿有关。

(4) 体温过高。与肺部感染有关。

(5) 有潜在的并发症。脓胸。

三、组织

立即通知医生并组织救护。

四、抢救

1. 体位。婴幼儿取头高斜坡位，以减少回心血液，可减轻呼吸困难。

2. 密切观察药物反应，密切注意心率和观察药物反应，防止意外发生。

(1) 给洋地黄类药物时，给药前后均应数心率，如发现婴幼儿心率低于90～100次/min，并有恶心、视力改变、头痛、头昏等，应暂停使用。如出现二联律或三联律、突发心动过速或过缓，应立即抢救。

（2）给利尿剂时，应观察有无水、电解质紊乱症状，如恶心、呕吐、腹胀、肌肉软弱无力、嗜睡、心律不齐等为低钾症状，可使患儿饮用些橘汁，必要时补钾。

（3）由静脉给氨茶碱，速度不宜过快，药物浓度不要过高。

（4）按医嘱使用抗生素。

3. 休息。是极重要的治疗措施，卧床休息可减轻心脏负担，应采取各种办法避免患儿烦躁、哭闹，必要时，可适当应用镇静药物。

4. 饮食。给予易消化和富有营养的食物，避免食用刺激性和易产气食物。因心衰患儿易疲劳，每次进食量应少些，尤其是晚餐应少食，以免因过饱影响睡眠。婴儿喂奶宜少量多次。年长儿钠盐应限制在 0.5～1.0g/日以下，对有水肿和呼吸困难者尤为重要。当心衰症状消失，水肿消退可先给低盐饮食，再过渡到正常饮食。

5. 各种护理、检查及治疗等，都应有计划地集中进行。

五、观察

1. 认真观察病情，注意呼吸及神志的变化，发现异常，及时处理。

2. 密切观察药物反应，密切注意心率，防止意外发生。

六、健康教育

1. 加强婴幼儿护理，定期健康检查。

2. 保证合理饮食，积极治疗佝偻病、小儿贫血等疾病，增强抵抗力。

3. 保持室内空气新鲜，增强户外活动，随气候变化为婴儿加减衣服。

4. 少去公共场所，尽可能避免接触呼吸道传染患者。

5. 儿童一旦患病应及早治疗。患儿宜少活动，要保持室内空气清新，饮食宜清淡。加强护理，注意观察病情变化。发生新的症状或原有症状加重时，要立即去医院诊治，防止出现危及生命的情况。

【任务实施流程图】

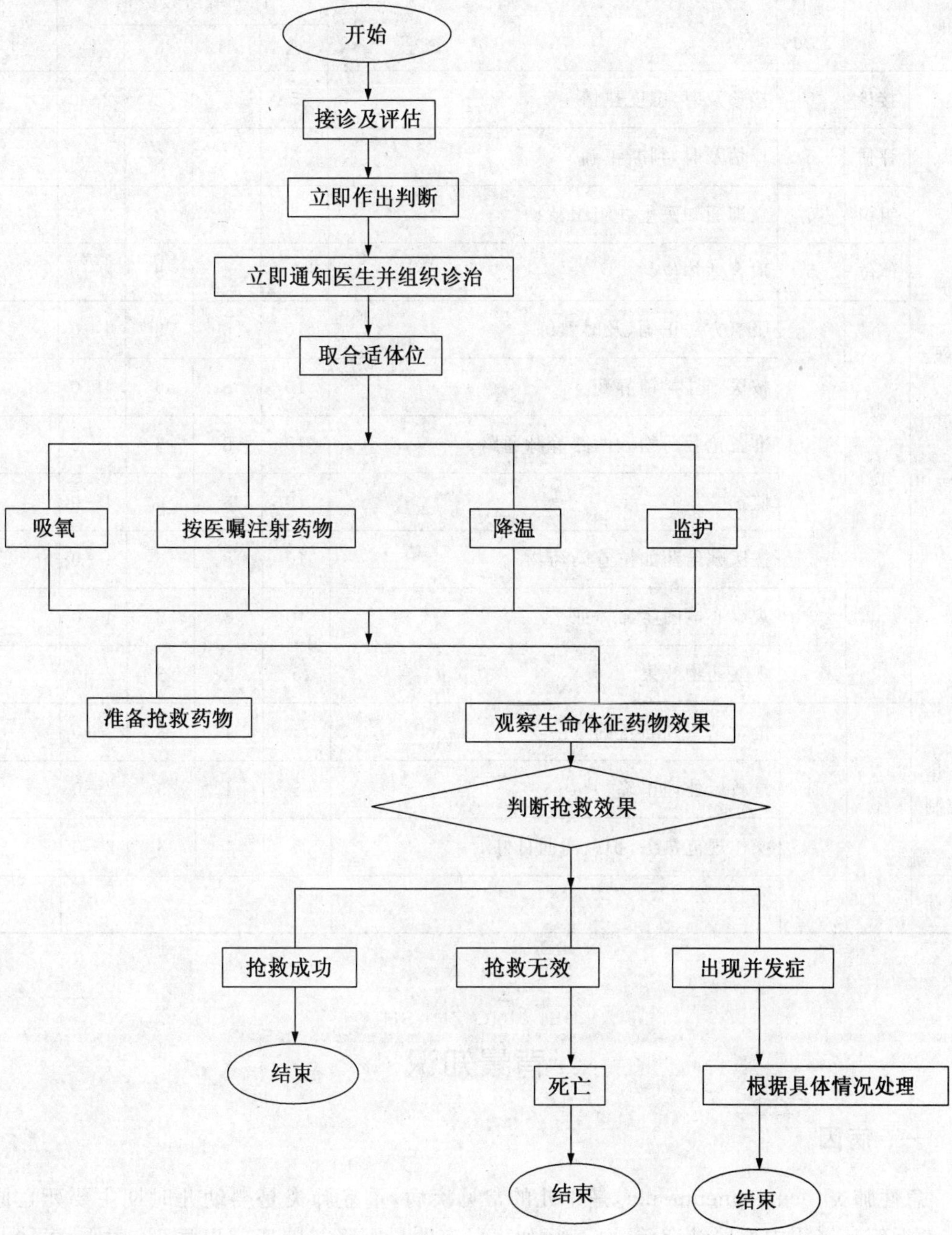
开始
接诊及评估
立即作出判断
立即通知医生并组织诊治
取合适体位
吸氧
按医嘱注射药物
降温
监护
准备抢救药物
观察生命体征药物效果
判断抢救效果
抢救成功
抢救无效
出现并发症
结束
死亡
根据具体情况处理
结束
结束

【评价标准】

<table>
<tr><th colspan="2" rowspan="2">项目</th><th rowspan="2">项目总分</th><th rowspan="2">要求</th><th colspan="4">评分等级及分值</th><th rowspan="2">实际得分</th></tr>
<tr><th>A</th><th>B</th><th>C</th><th>D</th></tr>
<tr><td rowspan="11">护理过程</td><td>接诊</td><td>5</td><td>接诊及时，态度热情</td><td>5</td><td>4</td><td>3</td><td>2—0</td><td></td></tr>
<tr><td>评估</td><td>5</td><td>评估及时，判断正确</td><td>5</td><td>4</td><td>3</td><td>2—0</td><td></td></tr>
<tr><td>组织</td><td>5</td><td>立即通知医生并组织救护</td><td>5</td><td>4</td><td>3</td><td>2—0</td><td></td></tr>
<tr><td>体位</td><td>5</td><td>取合适体位</td><td>5</td><td>4</td><td>3</td><td>2—0</td><td></td></tr>
<tr><td rowspan="5">救护</td><td rowspan="5">50</td><td>吸氧方法正确，及时熟练</td><td>10</td><td>8</td><td>6</td><td>4—0</td><td></td></tr>
<tr><td>按医嘱注射镇静药</td><td>10</td><td>8</td><td>6</td><td>4—0</td><td></td></tr>
<tr><td>准备抢救药物和两路静脉通路</td><td>10</td><td>8</td><td>6</td><td>4—0</td><td></td></tr>
<tr><td>监护</td><td>10</td><td>8</td><td>6</td><td>4—0</td><td></td></tr>
<tr><td>按医嘱给药如抗感染药物</td><td>10</td><td>8</td><td>6</td><td>4—0</td><td></td></tr>
<tr><td rowspan="2">观察</td><td rowspan="2">15</td><td>观察心电图生命体征</td><td>10</td><td>8</td><td>6</td><td>4—0</td><td></td></tr>
<tr><td>观察药物效果</td><td>5</td><td>4</td><td>3</td><td>2—0</td><td></td></tr>
<tr><td colspan="2" rowspan="3">质量控制</td><td rowspan="3">15</td><td>抢救结果判断正确</td><td>5</td><td>4</td><td>3</td><td>2—0</td><td></td></tr>
<tr><td>抢救后处理正确</td><td>5</td><td>4</td><td>3</td><td>2—0</td><td></td></tr>
<tr><td>操作规范熟练，护患沟通良好</td><td>5</td><td>4</td><td>3</td><td>2—0</td><td></td></tr>
<tr><td colspan="2">总计</td><td>100</td><td></td><td colspan="4"></td><td></td></tr>
</table>

BEI JING ZHI SHI

背景知识

一、病因

急性肺炎(acuterpneumonia)是小儿的常见疾病，重症肺炎是婴幼儿时期主要死亡原因之一，近年来采用中西医结合治疗，其病死率已有明显下降。临床常以病理、病原、病情及病程分类，婴幼儿以急性支气管肺炎为多见。

病原体病毒是本病发生的主要病原体。以往，我国北方地区以腺病毒3、7型多见，且7型多致重症肺炎；近来，腺病毒感染有下降趋势，而呼吸道合胞病毒(RSV)上升，其他如副流感病毒、流感病毒、轮状病毒等感染的肺炎亦有报道。

引起支气管肺炎的细菌很多，多继发于病毒感染，亦有原发即为细菌感染者。常见的细菌有肺炎双球菌、金黄色葡萄球菌、溶血性链球菌、大肠杆菌等，流感杆菌亦可致肺炎，其他细菌感染少见。

肺炎支原体肺炎多见于年长儿，而真菌性肺炎多见于长期滥用抗生素、肾上腺皮质激素的婴幼儿、营养不良患儿。

重症肺炎的病因有：肺脏微小血管痉挛致肺动脉高压；病原体毒素损害心肌；能量产生减少造成心脏收缩无力；各种原因影响钙离子在心脏作功时的耦联作用；血管舒缩失调导致循环障碍；血液黏滞，循环阻力增加；缺氧引起血流动力学改变，加重心脏后负荷。

二、小儿重症肺炎合并心力衰竭的临床表现

1. 心率突然加快，超过 180 次/min。
2. 呼吸突然加快，超过 60 次/min。
3. 突然极度烦躁不安，明显发绀，面色苍灰，指甲循环再充盈时间延长。
4. 肝脏迅速增大。
5. 心音低钝，或有奔马律，颈静脉怒张。

三、辅助检查

1. 血常规。细菌性肺炎患儿白细胞总数大多增高，一般可达$(15\sim30)\times10^9/L$，偶可高达$50\times10^9/L$。中性粒细胞达 0.60～0.90。但在重症金黄色葡萄球菌或革兰阴性杆菌肺炎，白细胞可不高或降低。病毒性肺炎时，白细胞数多数低下。

2. 细菌检查。要作出准确反映肺部病变的细菌病原诊断是比较困难的。肺穿刺细菌学检查最可靠而被认为是“黄金标准”，但很难被医师及患儿接受。咽培养结果一般不能反映下呼吸道病情。痰培养，尤其通过纤维支气管镜取分泌物作培养较为可靠，但也可能污染。细菌性肺炎菌血症只是一过性的，加之国内严重存在滥用抗生素的情况以及培养方法上存在一些问题，血培养最多只有 10％的阳性结果。抗体检测只是回顾性的，且有个体差异。细菌抗原检测用于小儿肺炎病原学诊断近年来发展较快，作为快速简便的诊断方法，有一定推广价值。血和尿抗原阳性虽然不能肯定地说病原菌成分一定来自肺部，但毕竟表示体内有相应细菌感染。

3. 其他病原学检查。病毒学检查以病毒分离最为可靠、重复性好、特异性强，但需时间长、操作繁琐，需一定技术和设备条件。血清学检查特异性抗体有诊断意义。RSV 感染可采用中和试验和酶联吸附试验（ELISA）；腺病毒感染一般采用补体结合试验、中和试验、免疫荧光技术和 ELISA 等方法诊断，目前较多采用微量血凝抑制试验、操作较为简单。流感病毒感染采用血凝抑制试验，鼻病毒和冠状病毒感染时可用中和试验。凡恢复期血清抗体比急性期高 4 倍或 4 倍以上有诊断价值。病毒的特异性快速诊断方法目前应用较多的是免疫荧光技术、电子显微镜技术和免疫酶技术。电镜技术复杂、费用较高，难以推广；免疫酶技术常用 ELISA 技术等。此外还有用同位素标记抗体的放射免疫法。近几年有用多聚酶链反应（PCR）方法检测标本中的病毒 DNA，可达到早期快速诊断。支原体病学诊断中冷凝集试验是非特异性的，只可作为参考。特异性诊断方法为支原体培养和血清抗体测定和 PCR 检测。

4. 血气分析、血乳酸盐和服离子间隙（AG）测定。对重症肺炎有呼吸衰竭者，可以依

此了解缺氧与否和严重程度、电解质与酸碱失衡的类型和程度，有助于诊断治疗和判断预后。

ZHI SHI TUO ZHAN

知识拓展

小儿肺炎心衰补液

小儿支气管肺炎在发病时，除了呼吸道的症状与体征相对明显外，一般引起的脱水不太明显，不主张补液；而在肺炎感染严重，引起并发症时，患儿的脱水程度及其性质就有所改变，必须加以区分进行。如在病程中，患儿伴有呕吐、腹泻及食欲不振或不能进食，再加上心率增快，以及病程的延长、生长发育欠佳等等，都能直接引起患儿体内热量需要增加，导致水及电解质的平衡失调，则需要适当补液。

然而，对于小儿肺炎的液体疗法，按儿科理论要求，一般肺炎患儿可经口摄入液体，不需静脉补液；对不能进食的患儿，可按生理需要进行静脉输液，但总量不宜过多，速度应较慢，总补液量以 60～80ml/kg · d 为宜，一般选 1/4 张溶液，速度应控制在 5ml/kg · h 以下，如果主要目的在于通过静脉途径滴注药物，则一次量以不超过 20ml/kg · d，主要是用 10%葡萄糖液。肺炎如伴有重症腹泻出现脱水和代谢性酸中毒时，可按消化不良的补液原则处理，但液体总量及电解质液体量均应较同等脱水者减少约 1/4，输液速度应较慢。

在临床实践中，在抢救治疗肺炎心衰的同时，在加强用药和补液等措施上是矛盾的，这就需要严格限制补液量。液体选择应以高渗溶液为主，更要限制钠盐的补充，这样可防止诱发心衰。但在典型病例中，越是心衰严重，感染越严重，补液治疗越是矛盾对立。通过减慢滴速控制心衰，随时调整药物的用法及用量。

综上所述，多年来在诊治抢救小儿肺炎心衰及合并脱水时，都采用了静脉补液给药的办法，可使许多危重患儿及时地得到医治和挽救。

【小结】

完成该任务必须了解小儿重症肺炎的病因、临床表现、特异性的辅助检查，能针对性收集资料，并作出正确的疾病和护理问题的判断，按照轻重缓急护理先后次序进行相应的处置。

能力训练

患儿，女，10 个月，因发热、咳嗽 3 天，气促 1 天，由门诊收治入院。体格检查：体温：39.5℃，脉搏：160 次 /min，呼吸：60 次 /min。精神委靡，口周发绀，鼻翼扇动，轻度三凹症，心音稍低钝，双肺可闻及中、小湿啰音。急诊入院。

值班护士已从哪些方面对患儿进行了护理评估，根据目前的评估资料说明患者存在哪些护理问题，还应从哪些方面进行护理评估?

【练习题】

1. 小儿重症肺炎的常见护理问题有哪些？
2. 怎样配合医生小儿重症肺炎的患儿？
3. 如何对小儿重症肺炎的患儿进行保健指导？

任务四　小儿高热惊厥患者的临床处置

学习目标

技能目标

1. 熟练掌握小儿高热惊厥患者的资料收集。
2. 根据收集到的具体资料初步判断疾病和存在的护理问题。
3. 根据所做的判断熟练进行相应处置。
4. 学会小儿高热惊厥的急救护理。
5. 学会小儿口服给药法、物理降温(冰袋使用、酒精擦拭)。

知识目标

1. 熟悉小儿高热惊厥的临床表现。
2. 熟悉小儿高热惊厥的主要护理问题,并阐述其护理要点。
3. 掌握小儿高热惊厥的急救护理。

任务描述

患儿,男,9个月,高热1天,10分钟前开始神志不清,伴口吐白沫,急诊入院。作为接诊护士,请对患儿进行接诊和临床处置。

任务实施

一、接诊及评估

1. 接诊及时,态度热情。

2. 收集资料。

(1) 病史。患儿,男,9个月。急性上呼吸道感染2天,高热1天,半年前高热惊厥1次。

(2) 体格检查。体温:39.5℃,脉搏:145次/min,呼吸:25次/min。神志不清,牙关紧闭,两眼球固定,凝视,面色苍白。胸廓对称,双肺呼吸音清。腹软。四肢抽搐,肌张力高。

(3) 社会—心理状况。家属认知缺乏、恐惧。

(4) 实验室辅助检查。暂无。

二、判断

1. 初步判断该患者的疾病诊断及其依据，发病原因是什么？

初步判断患者所患的疾病为高热惊厥。

依据为典型的临床表现：高热，突然发作，全身或局部肌群强直性或阵挛性抽搐，意识丧失，口吐白沫，牙关紧闭，两眼球固定或上翻，凝视或斜视，呼吸节律不规则或暂停。有时可伴有小便失禁，持续时间短。

发病原因：高热。

2. 目前患者主要存在哪些护理问题？

(1) 体温过高。与感染或惊厥持续状态有关。

(2) 有窒息的危险。与惊厥发作、意识障碍、咳嗽反射和呕吐反射减弱有关。

(3) 有损伤的危险。与抽搐有关。

(4) 有潜在并发症。脑水肿、颅内高压等。

三、组织

立即通知医生并组织救护。

四、抢救

1. 体位。绝对卧床休息。取侧卧位或仰卧且头偏一侧，立即松解患儿颈部衣扣，清除口鼻分泌物，保持呼吸道通畅，防止分泌物吸入窒息，保持皮肤清洁干燥，用清洁纱布包裹压舌板插入臼齿之间，防止咬伤舌头。

2. 及时予以吸氧。躁狂、神志不清、抽搐连续发作伴有缺氧、发绀者，及时给予氧吸入。

3. 止惊措施。惊厥时医护人员要沉着冷静，首先尽快控制惊厥，以免抽搐过久引起脑损伤。抽搐发作时，用拇指指甲压按或针刺人中、合谷、涌泉穴，以开窍醒神，直至抽搐缓解，并尽快使用止药。

4. 高热时应采取退热措施，力求将患儿体温控制在38.5℃以下。

(1) 物理降温。可用温水或25%～30%温乙醇擦浴，也可采用头部冰敷，将冰袋置入颈部或腋下及腹股沟等大血管处。

(2) 药物降温。可给服小儿回春丹3～5粒/次，或用安乃近滴鼻，如用亚冬眠疗法全身降温，需注意定时吸痰，因氯丙嗪可使呼吸道分泌物增多，易致呼吸道阻塞。

(3) 针刺降温。针刺大椎、曲池、合谷等穴。

(4) 夏季高温季节，室内要有降温措施，以助退热定惊。

5. 抽搐时要专人护理，以防坠床或碰伤。若四肢抽搐或颈项强直者，切忌强直按压，以免造成脱臼或骨折。加强巡视，每15～30分钟巡视1次，必要时保持护理。在做完各种治疗后应扣紧床栏。

6. 按时监测生命体征及神志、面色、瞳孔、二便等，准备好抢救药品、器械及各种用药放于床旁备用，如有异常，及时报告医生，并配合抢救。

7. 医护人员应用非语言性行为给予家属及患儿安慰及关心，并提供信息，使患儿及家属产生好感，以配合后面的治疗。

8. 注意事项。

(1) 保持室内空气新鲜、流通,清洁卫生,温、湿度适宜,并保持环境安静,避免大声喧哗及噪音等不良刺激。

(2) 进食宜清淡、富有营养、易消化的高蛋白及高热量流质和半流质食物。禁食生冷辛辣刺激食物,不能进食患儿可给予鼻饲。

(3) 认真观察病情,注意呼吸及神志的变化,发现抽搐先兆者,及时处理。

(4) 各种护理、检查及治疗等,都应有计划的集中进行。

五、观察

1. 观察患儿口腔黏膜、牙齿、牙龈、舌、唇的异常情况及机械性损伤的变化,并及时采取措施。做好口腔护理,3 次/天。口唇开裂,可涂麻油,若出血者,可给予鲜藕汁饮服以止血。鼓励患儿多饮水或清凉饮料,如西瓜汁、藕汁等,以补充体液。

2. 注意观察抽搐发作次数、部位、程度及诱发因素、每次发作时的持续时间等,做好记录,以了解疾病过程及脑损伤程度。

3. 患儿退热后,要观察体温、出汗情况。若汗出热退,则病情好转,及时为患儿擦干净汗液,更换衣服及被褥,以防感受风寒。若体温升高时,及时做好降温。

六、健康教育

1. 平时加强锻炼,多晒太阳,增强体质。

2. 注意饮食卫生。

3. 患儿发热时及时处理,尤其对有发热惊厥病史的患儿,应注意防止高热惊厥的再次发生。

4. 避免惊恐,注意季节变化,减少及控制上感,防止发生惊厥。

【任务实施流程图】

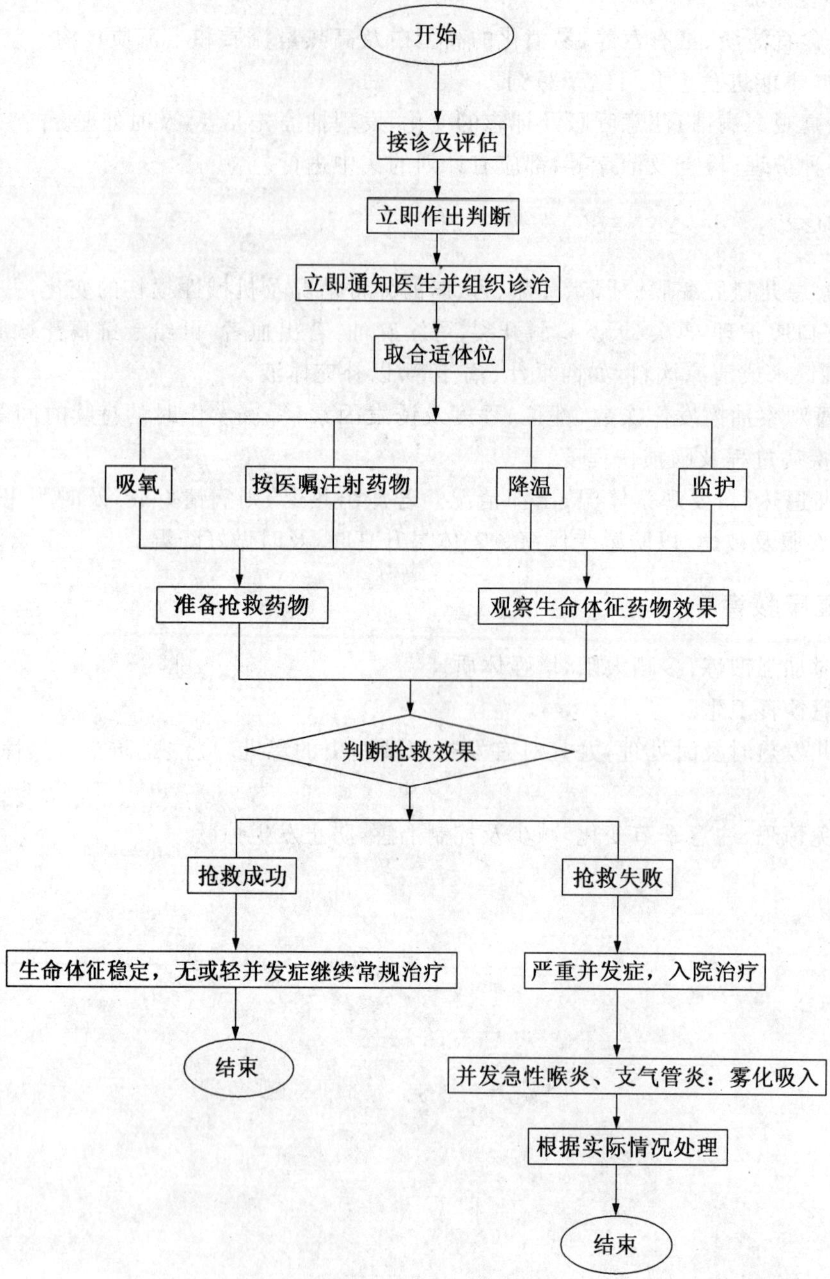
开始
接诊及评估
立即作出判断
立即通知医生并组织诊治
取合适体位
吸氧
按医嘱注射药物
降温
监护
准备抢救药物
观察生命体征药物效果
判断抢救效果
抢救成功
抢救失败
生命体征稳定，无或轻并发症继续常规治疗
严重并发症，入院治疗
结束
并发急性喉炎、支气管炎：雾化吸入
根据实际情况处理
结束

【评价标准】

项目		项目总分	要求	评分等级及分值				实际得分
				A	B	C	D	
护理过程	接诊	5	接诊及时，态度热情	5	4	3	2—0	
	评估	5	评估及时，判断正确	5	4	3	2—0	
	组织	5	立即通知医生并组织救护	5	4	3	2—0	
	体位	5	取合适体位	5	4	3	2—0	
	救护	50	吸氧方法正确，及时熟练	10	8	6	4—0	
			按医嘱注射镇静药	10	8	6	4—0	
			准备抢救药物和两路静脉通路	10	8	6	4—0	
			监护	10	8	6	4—0	
			按医嘱给药如抗感染药物	10	8	6	4—0	
	观察	15	观察心电图生命体征	10	8	6	4—0	
			观察药物效果	5	4	3	2—0	
质量控制		15	抢救结果判断正确	5	4	3	2—0	
			抢救后处理正确	5	4	3	2—0	
			操作规范熟练，护患沟通良好	5	4	3	2—0	
总计		100						

BEI JING ZHI SHI

背景知识

一、病因

小儿惊厥的病因可分为两类：按感染的有无，分为感染性（热性惊厥）及非感染性（无热惊厥）。按病变累及的部位分为颅内与颅外两类。

1．感染性惊厥（热性惊厥）。

（1）颅内疾病。① 病毒感染：如病毒性脑炎、乙型脑炎；细菌感染，如化脓性脑膜炎、结核性脑膜炎，脑脓肿、静脉窦血栓形成；② 真菌感染：如新型隐球菌脑膜炎等；③ 寄生虫感染：如脑囊虫病、脑型疟疾、脑型血吸虫病、脑型肺吸虫病、弓形虫病。

（2）颅外疾病。高热惊厥、中毒性脑病（重症肺炎、百日咳、中毒性痢疾、败血症为原发病）、破伤风等。

2．非感染性惊厥（无热惊厥）。

（1）颅内疾病。颅脑损伤，如产伤、脑外伤、新生儿窒息、颅内出血；脑发育异常，如先天性脑积水、脑血管畸形、头大（小）畸形、脑性瘫痪及神经皮肤综合征；颅内占位性疾病，如脑肿瘤、脑囊肿；癫痫综合征，如大发作、婴儿痉挛症；脑退行性病变，如脱髓鞘性脑病、脑黄斑变性。

(2) 颅外疾病。代谢性疾病，如低血钙、低血糖、低血镁，低血钠、高血钠、维生素 B_1 或 B_6 缺乏症等；遗传代谢性病，如糖原累积病、半乳糖血症、苯丙酮尿症、肝豆状核变性、粘多糖病；全身性疾病，如高血压脑病、尿毒症、心律紊乱、严重贫血、食物或药物及农药中毒等。

二、临床表现

惊厥发作前少数可有先兆。如在问诊或体检时，见到下列临床征象的任何一项，应警惕惊厥的发作：极度烦躁或不时“惊跳”，精神紧张；神情惊恐，四肢肌张力突然增加；呼吸突然急促、暂停或不规律(新生儿尤需注意)；体温骤升，面色剧变；瞳孔大小不等；边缘不齐。多数为骤然发作。典型者为突然意识丧失或跌倒，两眼上翻或凝视、斜视，头向后仰或转向一侧，口吐白沫，牙关紧闭，面部、四肢呈强直性或阵挛性抽搐伴有呼吸屏气，发绀，大小便失禁，经数秒、数分钟或十几分钟后惊厥停止，进入昏睡状态。在发作时或发作后不久检查，可见瞳孔散大、对光反应迟钝、病理反射阳性等体征，发作停止后不久意识恢复。低钙血症抽搐时，患儿可意识清楚。若意识尚未恢复前再次抽搐或抽搐反复发作呈持续状态者，提示病情严重，可因脑水肿、呼吸衰竭而死亡。如限局性抽搐部位恒定，常有定位意义。部分病例，仅有口角、眼角轻微抽动，或一肢体抽动或两侧肢体交替抽动。新生儿惊厥表现为全身性抽动不多，常表现为呼吸节律不整或暂停，阵发性青紫或苍白，两眼凝视，眼球震颤，眨眼动作或吸吮、咀嚼动作等。发作持续时间不一有时很短暂，须仔细观察才能做出正确诊断。

三、辅助检查

1. 血、尿、便常规，血白细胞增高提示细菌感染。

2. 夏季高热惊厥、中毒症状重者应用冷盐水灌肠取大便检查。

3. 根据需要做血糖、血钙、血镁、血钠、尿素氮及肌酐等检查。

4. 疑有颅内感染时应做脑脊液检查。

5. 头颅 X 线平片、脑血管造影、气脑造影等可协助诊断脑肿瘤及脑血管疾病，必要时做头颅 CT 扫描。

6. 脑电图有助于癫痫的诊断。

ZHI SHI TUO ZHAN

知识拓展

健康教育：小儿惊厥的家庭急救

惊厥也叫惊风、抽风，是小儿常见的急性病症，特别是 3 岁以内的小儿更为多见，严重时可以危及小儿的生命。小儿惊厥的发生是由于大脑发育不完善，对刺激的分析鉴别能力差，弱的刺激就可使大脑运动神经元异常放电，引起惊厥。夏季气候炎热，由于高热等各种原因引起的小儿惊厥日益增多。根据统计，有 3%～4% 的儿童至少发生过一次高热惊厥。

惊厥发作的时候，表现为意识突然丧失，而且伴有两眼上翻、凝视或斜视；面部和四肢肌肉强直、痉挛，或者不停地抽动。持续数秒钟或数分钟，一般不超过 15 分钟，可伴有口唇青紫发绀，有时可伴有大小便失禁。如果不及时处理，很可能会留下后遗症。

那么，一旦小儿发生惊厥，家长该怎么办呢？

首先要立即将小儿侧卧或头偏向一侧，解开衣领，用软布或手帕包裹压舌板或筷子放在上、下磨牙之间，防止咬伤舌头，保持呼吸道通畅。用手指捏、按压小儿的人中、合谷、内关等穴位两三分钟，并保持周围环境的安静。尽量少搬动患儿，减少不必要的刺激。加强看护，防止小儿撞跌头部引起脑外伤，不能随意用手打小儿头部。有条件的话及时测量体温，这对疾病的诊断很有帮助。待惊厥缓解后及时送医院进一步治疗。

高热引起的惊厥一般出现在高热（体温 39℃以上）出现不久，或体温突然升高之时。一次发热过程中发作次数仅一次者为多，高热惊厥时需要给小孩紧急降温，打开房间的窗户，使室内空气新鲜。出汗多时用毛巾擦干身体，换一套贴身衣服。用冷湿毛巾置于腋窝、腹股沟、腘窝（膝关节后面）处，每 3～5 分钟更换一次，这些部位血管比较丰富，并且离体表近，易于散热。也可用温水擦浴，将孩子放到约 32～34℃的温水中，浸浴 10～15 分钟，然后用毛巾包裹擦干身体。必要时口服退热药，如美林、泰洛林等。抽搐 5 分钟以上不能缓解，或短时间内反复发作，预示病情较重，必须急送医院。就医途中，让小孩暴露在外，伸直颈部保持气道通畅。切勿将小孩包裹太紧，使口鼻受堵，造成呼吸道不通畅，甚至窒息死亡。小孩高热时常处于嗜睡状态，此时要注意变换小孩体位，并经常按摩其背部、臀部，促进血液循环。如果小孩能够进食，要及时哺喂母乳，较大儿童可给予流食，并鼓励多饮水，多喝白开水或果汁，避免脱水。

【小结】

完成该任务必须了解小儿惊厥的病因、临床表现、特异性的辅助检查，能针对性收集资料，并作出正确的疾病和护理问题的判断，按照轻重缓急护理先后次序进行相应的处置。

能力训练

患儿，女，18 个月。晚上高热 2 小时，半小时前开始神志不清，伴有两眼上翻，口吐白沫，急诊入院。

值班护士已从哪些方面对急诊入院的患儿进行了护理评估，根据目前的评估资料说明患者存在哪些护理问题，还应从哪些方面进行护理评估？

【练习题】

1. 小儿惊厥的常见护理问题有哪些？
2. 怎样配合医生抢救小儿惊厥的患儿？
3. 如何对小儿惊厥患儿进行保健指导？

项目五 急诊科疾病的临床处置

任务一 多发伤、休克患者的临床处置

学习目标

技能目标

1. 熟练掌握动脉置管行有创血压监测、呼吸机使用的护理及多参数监护仪的使用。
2. 学会静脉留置、留置导尿、输液泵使用。

知识目标

1. 掌握多发伤的定义、救护要点,休克的定义、病情评估、救治原则与护理要点。
2. 熟悉多发伤的伤情评估,休克的病因、分类、病理生理、病情判断。

任务描述

患者,男,42 岁,车祸致昏迷伴多处出血 12 小时急诊来院。

作为急诊科接诊护士,请对患者进行接诊和临床处置。

任务实施

一、接诊及评估

1. 接诊及时,态度热情。

2. 收集资料。

(1) 病史。患者 12 小时前因车祸致昏迷伴全身多处出血,被送往当地医院急诊抢救,经输液(具体不详)及右下肢清创缝合后收住院。时有躁动,呕吐多次,呕吐物为胃内容物,排尿 1 次,量少,色淡红。而后出现血压下降,腹胀加重而转送入院。既往体健,不吸烟不喝酒。

(2) 体格检查。体温低于 35℃,脉搏 120 次/min,血压 54/25mmHg,呼吸 62 次/min(机械通气频率),血氧饱和度 97%。昏迷,双侧瞳孔散大、固定,直径 5mm;头面部肿胀,左眼周淤血;人工呼吸,两肺呼吸音清,对称;腹部饱胀明显,移动性浊音(+),腹腔穿刺抽出不

凝固血液；右下肢广泛皮肤裂伤。小便失禁。

(3) 辅助检查。

1) 实验室检查：血红蛋白 4.6g/L，血小板 17×10^9/L，凝血时间 33.0 秒。

2) B 超显示：腹腔积液(少到中等量)；脾实质回声不均，脾破裂可能；左肾挫裂伤伴肾周积液。

3) CT 显示：脑挫裂伤(右额叶)，硬膜下血肿，腰$_1$椎体爆裂骨折。

二、判断

1. 初步判断该患者所患的疾病及其依据，发病原因是什么？

初步评估患者所患的疾病为多发伤，创伤性失血性休克、脾破裂、颅脑损伤、硬膜下血肿、左肾挫裂伤、右下肢软组织挫裂伤，腰椎骨折，脊髓损伤。

依据有以下几点：

(1) 病史。车祸致昏迷。

(2) 典型的临床表现。体温不升，脉搏 120 次/min，血压 54/25mmHg，呼吸 62 次/min(予机械通气)。昏迷，双侧瞳孔散大、固定；头面部肿胀，左眼周淤血，腹部饱胀明显，移动性浊音(＋)，腹腔穿刺抽出不凝固血液；右下肢广泛皮肤裂伤。双下肢瘫痪，小便失禁。

(3) 辅助检查。B 超示腹腔积液(少到中等量)；脾实质回声不均，脾破裂可能；左肾挫裂伤伴肾周积液。CT 显示脑挫裂伤(右额叶)，硬膜下血肿，腰$_1$椎体爆裂骨折。

发病原因：车祸后引起各个脏器损伤，失血引起有效循环血量不足，微循环障碍，发生休克。

2. 目前患者主要存在哪些护理问题？

(1) 意识障碍。与颅脑损伤、休克有关。

(2) 体液不足。与出血有关。

(3) 组织灌注量改变。与有效循环血量减少有关。

(4) 颅内压增高。与脑挫裂伤、硬膜下血肿有关。

(5) 清理呼吸道无效。与患者昏迷、气道分泌物增多而无法咳出有关。

(6) 自理缺陷。与患者昏迷有关。

三、组织

立即通知医生并组织救护。

四、救护

1. 体位。休克卧位，下肢抬高 15～20cm，以利静脉回流，防止脑缺血。注意保暖，避免不必要的搬动。

2. 给予多参数监护。

(1) 心电监护。正确粘贴电极片，选择导联，调整波形，选择波速，并设置相应合理的报警界限。

(2) 呼吸监护。正确选择呼吸监护的来源和呼吸的波速。

(3) 氧饱和度监测。将氧饱和度传感器正确安放于患者手指、足趾或者耳郭处，使其光源透过局部组织，保证接触良好，根据患者病情调整波幅及报警界限。

(4) 无创血压监测。正确放置袖带，选择测量模式，根据患者病情调整报警界限。

(5) 肛温监测。正确放置温度探头至直肠内，调整报警界限。

3. 保证呼吸道通畅，给予有效的机械通气。此患者已在外院行气管插管，故连接呼吸机，遵医嘱调节各参数，并注意报警情况。

4. 建立两条静脉通路，有条件时可协助医生开通一条深静脉通路，一路输血，一路快速补液。

(1) 补液原则。失血补血、失液补液，需多少补多少。

(2) 一般大量补充晶体液，适量补充胶体液。常用的晶体液是等渗生理盐水或乳酸钠林格液，胶体液可用中分子右旋糖酐、血浆、全血。右旋糖酐具有高渗透性，能提高血容量，抑制红细胞和血小板聚集，降低血液黏稠度，每日500～1000ml为宜，大量输入易引起出血。

(3) 测定中心静脉压，并根据中心静脉压、血压调整输液速度和输液量。

5. 按医嘱使用止血药物、血管活性药物、抗生素。

(1) 常用的止血药物为血凝酶(立止血、巴曲停)、对氨甲基苯甲酸(止血芳酸)、酚磺乙胺(止血敏)等。

(2) 血管活性药物包括血管收缩剂如肾上腺素、去甲肾上腺素、间羟胺和血管扩张剂如酚妥拉明等，临床常用多巴胺、去甲肾上腺素。使用血管扩张剂注意，在补足有效血容量基础上使用，由低浓度、慢速度开始，切忌忽快忽慢，必要时与血管收缩药联合使用。

(3) 预防性应用抗生素。

6. 急诊抽血复查血气、电解质。结果显示：pH 7.1，$PaCO_2$ 40mmHg，HCO_3^- 16mmol/L。

7. 纠正酸中毒：根本措施是恢复有效循环血量，改善组织灌注。患者pH<7.2，遵医嘱静脉滴注5%碳酸氢钠250ml。

8. 协助医生进行桡动脉穿刺，行有创血压监测并做好相应护理。医生经皮桡动脉穿刺置管后，正确连接压力连接管、压力换能器、连续冲洗装置和监护仪，调零(患者仰卧，换能器位置平右心房水平即腋中线第四肋间，换能器通大气→按监护仪上"调零"键→换能器通患者)，根据患者病情调整报警界限，监测血压，准确记录。并注意以下几点：

(1) 严格无菌操作。

(2) 保持动脉管路通畅，固定妥当。

(3) 密切观察压力波形和数值，测压时换能器位置平右心房水平。

(4) 体位改变、波形异常、动脉采血后均需重新调零。

(5) 每24小时更换肝素生理盐水冲洗液。

(6) 观察穿刺点有无渗血、发红等情况，观察穿刺侧肢体的血运情况。

(7) 敷贴潮湿、松动、渗血时及时更换。

9. 紧急术前准备。备血、备皮、心电图检查、胸片检查、CT检查、留取血、尿标本、留置导尿。

10. 送手术室，急诊全麻下行剖腹探查、脾切除术、硬膜下血肿清除术。

五、观察

1. 心电监护。观察有无严重心律失常发生。

2. 生命体征和意识、瞳孔、出入量。病情危重时每15分钟记录1次，如有特殊用药或剂量调整立即记录。

3. 监测重要脏器的功能。注意观察出血现象，观察有无DIC的发生。快速补液时注意有无肺水肿的发生。

六、健康教育

1. 疾病知识指导。跟患者家属解释疾病的相应知识，让其明白病情的严重性，并积极配合治疗和护理。

2. 术前指导。跟患者家属解释手术的必要性，取得理解与支持并签署知情同意书。

【任务实施流程图】

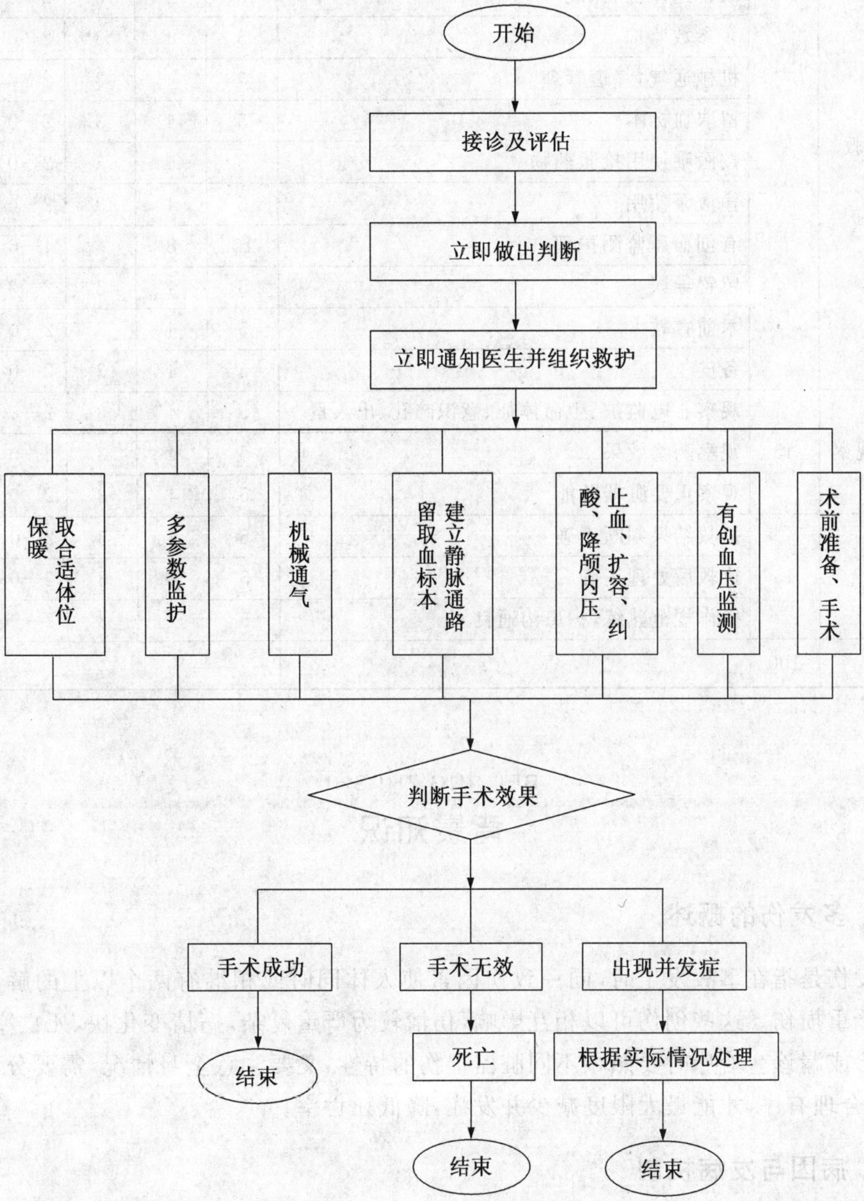

【评价标准】

项目		项目总分	要求	评分等级及分值				实际得分
				A	B	C	D	
护理过程	接诊	5	接诊及时，态度热情	5	4	3	2—0	
	评估	5	评估及时，判断正确	5	4	3	2—0	
	组织	5	立即通知医生并组织抢救	5	4	3	2—0	
	救护	55	取合适体位、保暖	5	4	3	2—0	
			多参数监护	5	4	3	2—0	
			机械通气，气道管理	5	4	3	2—0	
			留取血标本	5	4	3	2—0	
			按医嘱使用抢救药物	5	4	3	2—0	
			输液泵使用	5	4	3	2—0	
			有创血压监测护理	10	8	6	4—0	
			留置导尿	5	4	3	2—0	
			术前宣教	5	4	3	2—0	
			备皮	5	4	3	2—0	
	观察	15	观察心电监护、生命体征、意识瞳孔、出入量	5	4	3	2—0	
			观察药物效果	5	4	3	2—0	
			观察重要脏器功能	5	4	3	2—0	
质量控制		15	抢救结果判断正确	5	4	3	2—0	
			抢救后处理正确	5	4	3	2—0	
			操作规范熟练，护患沟通良好	5	4	3	2—0	
总计		100						

BEI JING ZHI SHI

背景知识

一、多发伤的概述

多发伤是指在事故发生时，同一致伤因素使人体同时或相继有两个以上的解剖部位或脏器较严重损伤。这些创伤可以相互影响，伤情较为严重复杂，病情变化快，死亡率高，容易造成误诊或漏诊。治疗时要照顾不同脏器损伤的特性，又要注意全身情况，需要分清轻重缓急，处置合理有序，才能最大限度减少并发症，降低死亡率。

二、病因与发病机制

多发伤常由高处坠落、交通事故、埋压、爆炸、意外灾害等因素引起。严重多发伤常伴随一系列复杂的应激反应，发生血容量急剧减少、组织低灌注、缺氧、疼痛等一系列病理生理变化，并迅速发生一系列并发症而危及伤员生命，故死亡率较高。

三、多发伤的伤情评估

1. 危及生命的伤情评估，并进行现场急救。在彻底检查前，应先作快速、全面的粗略检查，及时发现及优先处理可能存在的下述三种凶险情况：气道情况、呼吸情况和循环情况。呼吸道梗阻者立即解除梗阻；心跳、呼吸停止者，应立即施行人工呼吸、胸外心脏按压；有出血者，立即止血补液；观察和记录神志、瞳孔、呼吸、脉搏和血压的变化情况，为下一步确诊提供资料。在这一阶段，快速检查、诊断和紧急处理是穿插进行的。

2. 全身伤情评估。在患者窒息、出血、休克获得初步控制后，生命体征平稳时，进行进一步的必要诊查，获得尽可能准确的诊断，以进行有效的治疗。

(1) 病史采集。可询问患者或护送人员、事故目击者。首先了解受伤的机制，此外还要询问受伤的现场环境，患者伤后有无短暂昏迷史，接受过何种药物治疗，患者过去有何特殊病史。

(2) 查体时可参考 CRASHPLAN 循序，即心脏(cardiac)，呼吸(respiration)，腹部(abdomen)，脊柱(spine)，头颅(head)，骨盆(pelvis)，四肢(limbs)，动脉(arteries)，神经(nerves)。也可采用从头到脚评估法。

3. 辅助检查

(1) 血标本化验。

(2) X线检查。头颅X线片可提示是否有颅骨骨折。胸部X线片可发现是否存在肋骨或胸骨骨折，是否有血气胸或肺不张存在，心脏纵隔有无移位，横膈破裂时可见腹部空腔脏器进入胸腔内，两肺有“雪花状”阴影时提示发生 ARDS。腹部X线平片可显示膈下是否有游离气体、肠内积液和积气的情况；腹膜后脏器破裂时腰肌边缘阴影消失，肠管外区域可有气泡。

(3) 超声检查。可发现各脏器病变，尤其是心、腹部和盆腔部器官损伤，如腹腔积液、肝脾破裂等。

(4) MRI。在神经系统应用较为成熟，如脊髓损伤等。

ZHI SHI TUO ZHAN

知识拓展

脊髓损伤患者的体位护理

脊髓损伤患者的体位及翻身方法关系到患者的预后。搬运时应保持脊柱水平位，使身体在同一纵轴上，防止脊柱弯曲扭转，注意搬动时动作要一致。翻身时需2人同时进行，成轴位翻身或板状翻身，防止脊柱上下部分反向扭转，以免加重病情。同时向患者讲解翻身的注意事项，使患者能掌握好翻身的方法，主动做好配合。

【小结】

完成该任务必须了解多发伤的原因、临床表现，能针对性收集资料，并做出正确的疾病和护理问题的判断，按照轻重缓急护理先后次序进行相应的处置。

能力训练

患者，男，32岁，建筑工人。从五层楼高建筑工地上坠落后被人救起，急诊来院。

如果您是急诊护士，应从哪些方面对急诊来院的患者进行护理评估，并根据评估结果给予相应临床处置。

【练习题】

1. 多发伤、复合伤的区别是什么？
2. 如何对多发伤患者进行伤情评估？
3. 多发伤患者现场紧急处理的关键是什么？

任务二 有机磷杀虫剂中毒患者的临床处置

学习目标

技能目标

1. 熟练掌握洗胃、简易呼吸皮囊使用及气道管理。
2. 学会静脉输液、留置导尿、留置胃管。

知识目标

1. 掌握有机磷杀虫剂的中毒机制、临床表现、病情判断、急救原则、护理措施。
2. 熟悉有机磷杀虫剂的中毒途径、辅助检查。
3. 了解有机磷杀虫剂的种类。

任务描述

患者，女，40岁。自服家中杀虫剂后2小时急诊来院。

作为急诊科的接诊护士，请对新患者进行接诊和临床处置。

任务实施

一、接诊及评估

1. 接诊及时，态度热情。

2. 收集资料。

(1) 病史。因与丈夫争吵而服用“1605”杀虫剂约200ml，被家人发现后紧急送入医院。既往体健，育有一儿一女。

(2) 体格检查。体温37℃，脉搏90次/min，呼吸30次/min，血压160/82mmHg。患者

神志不清、身上、呕吐物中有大蒜味，大汗淋漓、口吐白沫、瞳孔呈针尖样改变。肌肉震颤，两肺可闻及湿性啰音。生理、病理反射均未引出，小便失禁。

(3) 心理—社会状况。患者已婚，与丈夫不合，家庭关系较紧张。较少参加社会活动，经济收入较少，生活拮据。

二、判断

1. 初步判断该患者所患的疾病及其依据，发病原因是什么？

初步评估患者所患的疾病为重度有机磷杀虫剂中毒。

依据如下：

(1) 病史。有明确的口服有机磷杀虫剂史，身上、呕吐物中有大蒜味。

(2) 典型的临床表现。患者出现毒蕈碱样症状如呼吸增快、大汗淋漓、口吐白沫、瞳孔呈针尖样改变、两肺可闻及湿性啰音等；患者出现烟碱样症状如肌肉震颤；患者出现中枢神经系统症状如神志不清，生理、病理反射均未引出，小便失禁等。

发病原因：患者口服有机磷杀虫剂约 200ml。有机磷杀虫剂是一种强烈的胆碱酯酶抑制剂，进入体内的有机磷化合物可以与胆碱酯酶结合形成磷酰化胆碱酯酶，使胆碱酯酶失去分解乙酰胆碱的能力，造成乙酰胆碱积聚，引起胆碱能神经先兴奋后抑制。

2. 目前患者主要存在哪些护理问题？

(1) 急性意识障碍。与有机磷杀虫药对中枢神经的毒性作用有关。

(2) 不能维持自主呼吸。与有机磷杀虫药对呼吸中枢的抑制作用有关。

(3) 清理呼吸道无效。与患者昏迷、气道分泌物增多有关。

(4) 自理缺陷。与患者昏迷有关。

三、组织

立即通知医生并组织救护。

四、救护

1. 迅速清除毒物。脱去污染衣物，用清水彻底清洗污染的皮肤、毛发、外耳道、手部。

2. 体位。患者平卧，头偏向一侧，避免呕吐物误吸引起窒息。

3. 留置胃管并洗胃，阻止毒物吸收，留取毒物送检。

(1) 洗胃液的选择。选用 2%碳酸氢钠解毒剂。

(2) 洗胃的方法。留置胃管后使用电动洗胃机洗胃。

(3) 洗胃的注意事项。① 选择合适的洗胃管：口径大、硬度适宜，头端有多个侧孔；② 插管动作轻柔；③ 胃管插好后，判断是否在胃内；④ 洗胃液的温度以微温为宜；⑤ 严格掌握洗胃原则：先出后进，快进快出，出入基本平衡，每次灌洗量为 300～500ml，至洗胃液变清无色无味为止；⑥ 严密观察病情，首次抽吸物送检。洗胃过程中防止误吸，有出血、窒息、抽搐及胃管堵塞时应立即停止洗胃并查找原因；⑦ 注意吸引负压，防止空吸、空洗；⑧ 洗胃完毕，保留胃管一段时间，便于反复洗胃。

4. 多参数监护。

5. 留取血标本，检测血常规、血生化、血气、全血胆碱酯酶活力(CHE)。结果显示 CHE

为20%。

6. 建立两路静脉通路，一路补液，一路使用解毒剂。

(1) 使用阿托品。

1) 机制：与乙酰胆碱竞争胆碱受体，起到阻断乙酰胆碱作用。只拮抗毒蕈碱样和中枢神经症状，改善呼吸中枢。

2) 原则：早期、足量、反复，减量和停药不能太快。

3) 用法：遵医嘱阿托品10mg静推，每10～30分钟给药一次，直到出现阿托品化表现，再逐渐减量或延长间隔时间。

4) 阿托品化表现：瞳孔较前扩大，面部潮红，口干、皮肤干燥，心率增快，肺部啰音消失。

5) 阿托品中毒表现：若患者病情好转，又出现高热、烦躁、谵妄、皮肤干燥紫红，瞳孔明显散大，常超过5mm，心动过速或室颤，则考虑阿托品中毒。处理方法为停用阿托品，至中毒症状不明显时，再小剂量应用。

(2) 使用胆碱酯酶复能剂，临床常用氯磷定。早期使用，首次足量，与阿托品合并用药，注意有无呼吸抑制、室性早搏的发生；注意配伍禁忌，避免与碱性药物合用；其刺激性强，避免肌注。

(3) 使用解磷注射液。

7. 在简易呼吸皮囊使用下配合医生进行气管插管，并注意相应护理。

(1) 机械通气的吸氧浓度在30%～40%，根据血气分析、氧饱和度等监测指标及时调整潮气量、每分钟通气量、呼吸频率、吸气时间、吸氧浓度等各通气参数。

(2) 气管导管必须确切固定，以防止移位。

(3) 调节湿化器，使人工气道吸入气体温度在32～37℃，相对湿度100%。

(4) 检测插管的气囊压力，避免压力不足漏气或压力过大压迫气管损伤黏膜。

(5) 重视口腔护理。及时检查口腔黏膜有无损伤，并给予清洗。

(6) 防止套管堵塞，及时吸痰。采用适当的吸引压力，吸痰前后给予纯氧吸入2分钟，吸痰时间每次不超过15秒。

(7) 管道处置。呼吸机管道一般48～72小时应更换消毒，包括所有送气回路及测压系统管路、湿化瓶。

(8) 及时准确处理各报警情况。

8. 留置导尿。

9. 心理护理。待病情平稳后，鼓励其多与家人沟通，多交朋友，保持乐观开朗的心态。

五、观察

1. 生命体征观察。

2. 神志、瞳孔变化的观察，评估意识障碍的程度。

3. 应用阿托品的观察与护理。导致"阿托品化"和阿托品中毒的剂量接近，注意区别，使患者达到阿托品化但避免阿托品中毒。

4. 应用胆碱酯酶复能剂的观察和护理。

5. 密切观察，防止"反跳"与猝死的发生。常因为首次洗胃不彻底、毒物重新从血中弥散到胃液中、胃皱襞内残留的毒物入胃腔或停药过早过快所致，所以必须反复洗胃，药物减量不宜过快，停药不宜过早，若出现反跳的先兆即迅速阿托品化。

六、健康教育

全面了解患者服毒的原因，相关社会、家庭背景，根据不同的心理特点给予相应的心理疏导，去除患者自杀念头，并避免患者独处，移去床旁的危险品，防止患者再次自杀。同时做好患者家属的思想工作。

【任务实施流程图】

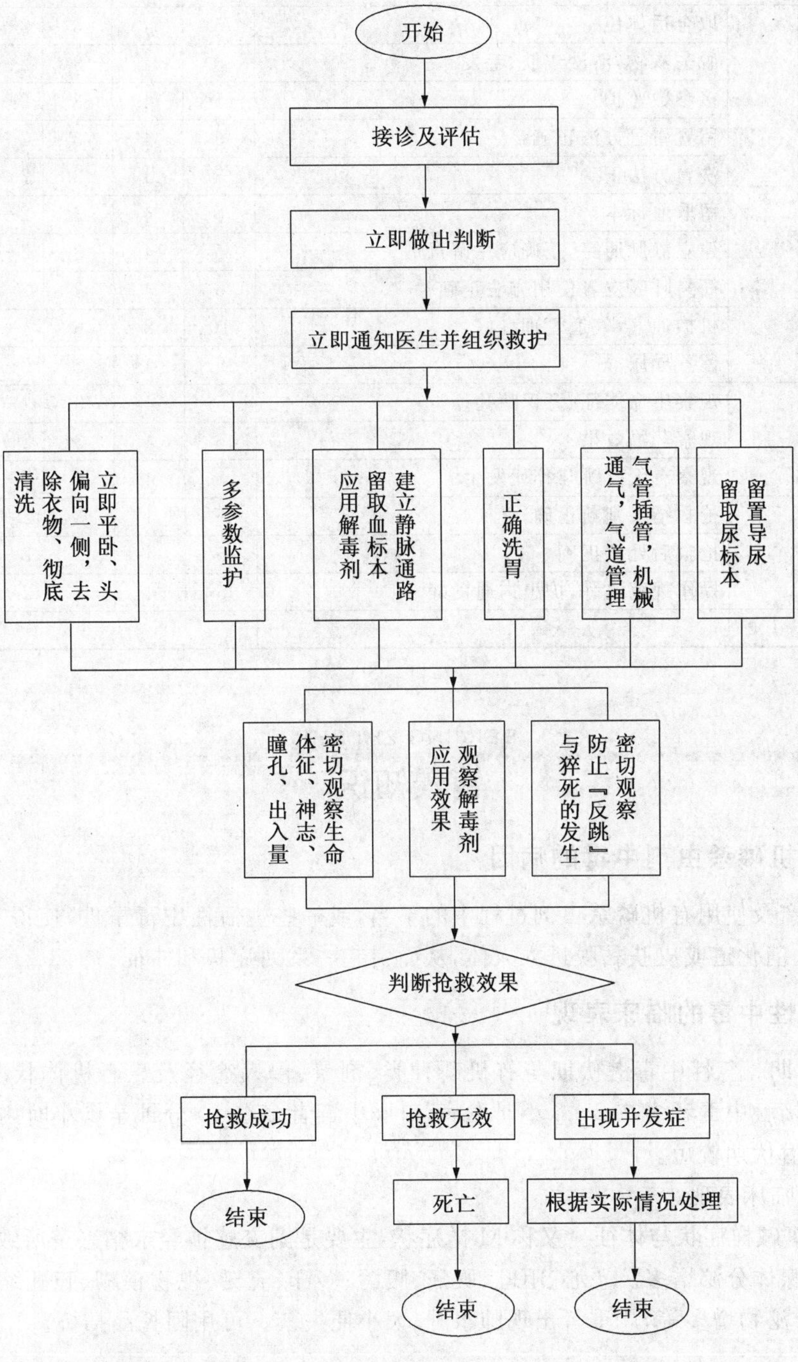

【评价标准】

项目		项目总分	要求	评分等级及分值				实际得分
				A	B	C	D	
护理过程	接诊	5	接诊及时，态度热情	5	4	3	2—0	
	评估	5	评估及时，判断正确	5	4	3	2—0	
	组织	5	立即通知医生并组织抢救	5	4	3	2—0	
	救护	55	取合适体位	5	4	3	2—0	
			脱去衣物，清洗皮肤、毛发	5	4	3	2—0	
			多参数监护	5	4	3	2—0	
			留置胃管方法正确	5	4	3	2—0	
			洗胃方法正确	5	4	3	2—0	
			留取血标本	5	4	3	2—0	
			建立静脉通路，正确应用解毒剂	5	4	3	2—0	
			简易呼吸皮囊使用方法正确	5	4	3	2—0	
			机械通气，气道管理良好	10	8	6	4—0	
			留置导尿	5	4	3	2—0	
	观察	15	观察生命体征、意识瞳孔	5	4	3	2—0	
			观察药物效果	5	4	3	2—0	
			观察有无反跳与猝死发生	5	4	3	2—0	
质量控制		15	抢救结果判断正确	5	4	3	2—0	
			抢救后处理正确	5	4	3	2—0	
			操作规范熟练，护患沟通良好	5	4	3	2—0	
总计		100						

BEI JING ZHI SHI

背景知识

一、有机磷杀虫剂中毒的病因

由于生产及使用有机磷杀虫剂过程中的不当，或一些生活性中毒事件，使得有机磷杀虫剂从呼吸道、消化道或皮肤黏膜进入人体，从而引起一系列症状和体征。

二、急性中毒的临床表现

1. 潜伏期。急性中毒潜伏期与有机磷种类、剂量、侵入途径及患者机体状况等因素有关。经皮肤接触中毒者多在2～6小时发病，口服中毒者多在10分钟至1小时内发病，经呼吸道吸入者潜伏期较短。

2. 典型临床表现。

(1) 毒蕈碱样症状与体征。又称M样症状，主要是副交感神经末梢兴奋所致，表现为平滑肌痉挛和腺体分泌增多。恶心、呕吐、腹痛、腹泻、多汗、流涎、视物模糊、瞳孔缩小、心率减慢、呼吸道分泌物增多等，严重者出现肺水肿、大小便失禁。可用阿托品拮抗。

(2) 烟碱样症状与体征。又称 N 样症状，出现肌束震颤，多见于面部肌肉、胸大肌和四肢肌肉，重者全身肌肉强直痉挛。

(3) 中枢神经系统症状与体征。头痛、头晕、乏力、焦虑、烦躁、意识模糊，重者出现昏迷、抽搐、中枢性呼吸衰竭等。

3. 其他临床表现。

(1) 局部表现。皮肤接触后，出现过敏性皮炎、水泡和剥脱性皮炎，滴入眼部可引起结膜充血和瞳孔缩小。

(2) 中毒后反跳。有机磷杀虫剂口服中毒，经急救后症状好转，可在数日至 1 周后突然急剧恶化，重新出现有机磷急性中毒的症状，甚至发生肺水肿或突然死亡。这与清洗不彻底、首次洗胃不彻底、毒物重新从血中弥散到胃液中、胃皱襞内残留的毒物入胃腔等导致重吸收或药物减量过快，停药过早有关。

(3) 中间综合征。急性中毒后 1～4 天内，即在急性期之后和迟发性神经病发生之前，出现肢体近端肌肉无力及呼吸肌麻痹为特征的表现，严重者可致死亡。

(4) 迟发性多发性神经病。急性中毒患者在重度中毒症状消失后 1～3 周后发生迟发性神经损害，出现感觉、运动性多发性神经病变表现，累及肢体末端，可发生下肢瘫痪肌肉萎缩。

三、辅助检查

1. 全血胆碱酯酶(CHE)活力测定。是诊断有机磷中毒的特异性实验指标。正常人全血胆碱酯酶活力为 80%～100%，如果血胆碱酯酶活力降为 50%～70%，为轻度中毒，血胆碱酯酶活力降为 30%～50%为中度中毒，血胆碱酯酶活力降为 30%以下，为重度中毒。

2. 尿中有机磷杀虫剂分解产物测定。

ZHI SHI TUO ZHAN

知识拓展

中间综合征的观察与护理

中间综合征(intermediate syndrome，IMS)是急性有机磷杀虫剂中毒所引起的，发生在急性胆碱能危象和迟发性神经病变之间的一组以肌无力为突出表现的综合征，患者多因呼吸肌麻痹而死亡。文献报道其病死率为 23.52%～42.0%。以往医护人员对此认识不足，把患者病情变化误认为是“反跳”而盲目加大阿托品用量，使病情进一步恶化。

急性有机磷杀虫剂中毒致呼吸肌麻痹是中间综合征中最有临床意义的危象。对 IMS 呼吸衰竭的及时识别并积极建立人工通气，做好人工气道的护理，是抢救成功的关键。机械通气过程中加强呼吸道管理，防止痰栓窒息以及预防呼吸道感染对有机磷农药中毒患者极为重要。由于患者无力排痰，机械通气后气道湿化不够或补液不足，液体丢失过多等因素都可使痰液黏稠形成痰栓堵塞管口而造成窒息。因此在加强物理排痰方法的基础上还应使用呼吸机的加温湿化系统，对气体进行有效的湿化。吸入气体温度控制在 30～35℃之间，以减少气道干燥和肺感染。

【小结】

完成该任务必须了解急性有机磷杀虫剂中毒的病因、临床表现、特异性的辅助检查，能针对性收集资料，并做出正确的疾病和护理问题的判断，按照轻重缓急护理先后次序进行相应的处置。

能力训练

患者，33 岁，农民。在田间喷洒农药后感恶心、胸闷，休息后仍未缓解，遂于下午四时急诊来院。

如果您是急诊护士，应从哪些方面对急诊来院的患者进行护理评估？根据评估结果给予相应临床处置。

【练习题】

1. 有机磷杀虫剂中毒的常见临床表现有哪些？
2. 有机磷杀虫剂中毒的救治原则如何？
3. 解毒剂阿托品的机制、使用方法如何？
4. 如何判断患者阿托品化或阿托品中毒？

任务三　淹溺、心搏骤停患者的临床处置

学习目标

技能目标

1. 熟练掌握心电监护、简易呼吸器使用、徒手心肺复苏技术、电击除颤及有创血压监测护理。
2. 学会呼吸机的使用、气道管理、静脉留置、留置导尿、输液泵使用。

知识目标

1. 掌握心肺脑复苏不同阶段的抢救重点和淹溺患者的主要急救措施及护理要点。
2. 熟悉心脏骤停的原因、类型、临床表现和淹溺的发病机制与病情评估。
3. 了解复苏后的监测与护理。

任务描述

患者，男，19 岁。在河中游泳不慎溺水 15 分钟而来院急诊。

作为急诊科的接诊护士，请对新患者进行接诊和临床处置。

任务实施

一、接诊及评估

1. 接诊及时，立即开放绿色通道。

2. 收集资料。

(1) 病史。患者游泳溺水，同伴发现后立即救出水面。此时意识丧失，呼之不应，呼吸停止，现场予以简单倒水、脱去湿冷衣服并用被褥裹好身体后，立即送往医院。既往体健。

(2) 体格检查。面部青紫、肿胀，全身湿冷，体温 36℃，呼吸、心跳停止，颈动脉搏动无法触及，双侧瞳孔散大，对光反射消失，腹部膨隆、胃扩张。

(3) 心理—社会状况。患者意识丧失，无法评估。

二、判断

1. 初步判断该患者所患的疾病及其依据，发病原因是什么？

初步评估患者所患的疾病为淹溺伴心搏骤停。

依据如下：

(1) 明确的淹溺史。

(2) 典型的临床表现。面部青紫、肿胀，腹部膨隆、胃扩张，意识丧失，呼吸、心跳停止，大动脉搏动消失，双侧瞳孔散大，对光反射消失。

发病原因：患者游泳不慎发生溺水，氧气不能进入体内，引起严重缺氧和代谢性酸中毒。进入呼吸道的水属低渗液体，迅速通过肺泡壁毛细血管进入血循环引起肺水肿和心力衰竭。淡水进入血液循环，稀释血液，引起低钠、低氯及低蛋白血症。红细胞在低渗血浆中被破坏而发生血管内溶血，引起高钾血症甚至心搏骤停。

2. 目前患者主要存在哪些护理问题？

(1) 意识障碍。与心脏停搏致脑组织缺血缺氧有关。

(2) 血液灌注不足。与心脏停搏有关。

(3) 气体交换受损。与窒息、肺水肿有关。

三、组织

立即通知医生并组织救护。

四、救护

1. 体位。复苏体位，即患者平卧在硬板上，头、颈部、躯干在同一轴线上，双上肢放置在身体两侧。

2. ABC_S 评估，进行院内 CPR。

(1) 清理口、鼻、咽腔内异物和分泌物，迅速开放气道。

(2) 迅速、准确连接简易呼吸器，固定面罩手法正确(EC 手法)，挤压深度适宜(送气量约 600～800ml)，频率正确(与胸外按压比率 2∶30)。

(3) 胸外心脏按压。按压部位为胸骨下半段，两乳头连线的中点处。按压手法为一手掌跟放在按压部位处，另一手平行掌跟重叠，双肘部伸直用力，利用上身重量垂直下压，连续规则，按压深度约 4～5cm，按压频率为 100 次/min。

3. 多参数监护。迅速准确连接监护仪。当心电监护显示从直线变为粗颤性室颤时，行电击除颤。选择非同步除颤，选择能量(成人单相波 360J，双相波 150J)，均匀涂抹导电糊，充电，电极板放置于除颤部位后清场，双手同时放电。

4. 抽取血标本，送检。血气分析：pH 值为 7.1，HCO_3^- 17mmol/L；血常规：RBC

2.44×10^{12}/L，Hb 66g/L；电解质：血钠 116mmol/L，血氯 66mmol/L，血钾 7.6mmol/L。

5. 建立两路及以上静脉通路。使用静脉留置针建立肘前或颈外静脉通道，若人员充足，配合医生行中心静脉置管。其中一路补液治疗并注意严格控制输液速度，另一路则使用常用复苏药物。

(1) 肾上腺素。可增快心率、增加心肌收缩力和外周血管阻力，根据医嘱使用标准剂量或较大剂量。

(2) 5%碳酸氢钠。根据医嘱静脉滴注。

(3) 阿托品。首剂 1.0mg 静注，根据医嘱调整。

6. 麻醉师或医生气管插管后连接呼吸机，进行气道管理。

7. 有创血压监测护理。医生经皮桡动脉穿刺置管后，正确连接压力连接管、压力换能器、连续冲洗装置和监护仪，调零（患者仰卧，换能器位置平右心房水平即腋中线第四肋间），根据患者病情调整报警界限，监测血压，准确记录。并注意以下事项：

(1) 严格无菌操作。

(2) 保持动脉管路通畅，固定妥当。

(3) 密切观察压力波形和数值，测压时换能器位置平右心房水平。

(4) 体位改变、波形异常、动脉采血后均需重新调零。

(5) 每 24 小时更换肝素生理盐水冲洗液。

(6) 观察穿刺点有无渗血、发红等情况，观察穿刺侧肢体的血运情况。

(7) 敷贴潮湿、松动、渗血时及时更换。

8. 留置导尿。

五、观察

1. 评估复苏效果。患者是否具有自主呼吸以及呼吸的频率、节律；自主心跳是否恢复（心音，大动脉搏动）；瞳孔变化（大小、对光反射）；脑功能是否有开始好转的迹象（意识、肌张力、自主呼吸等）。

2. 有创血压监测。注意压力及各波形变化，保持测压管路通畅，定时校对零点，保证换能器平心脏水平，注意有无并发症的出现，如远端肢体缺血、局部出血、血肿和感染。

3. 心电监护。观察有无严重心律失常。如心脏停搏时心电图上房室均无激动波可见，呈一直线；室颤时心电图表现为 QRS 波群消失，代之以大小不等、形态各异的颤动波，频率为 200～400 次/min。

4. 药物观察。

(1) 肾上腺素。复苏成功后立即控制使用，避免使用过量引起脑出血。

(2) 5%碳酸氢钠。严密监测血气，避免造成碱中毒，诱发低钾血症。

(3) 阿托品。避免用药过度后发生高热、面色紫红、瞳孔散大、心动过速、中枢抑制等阿托品中毒。

【任务实施流程图】

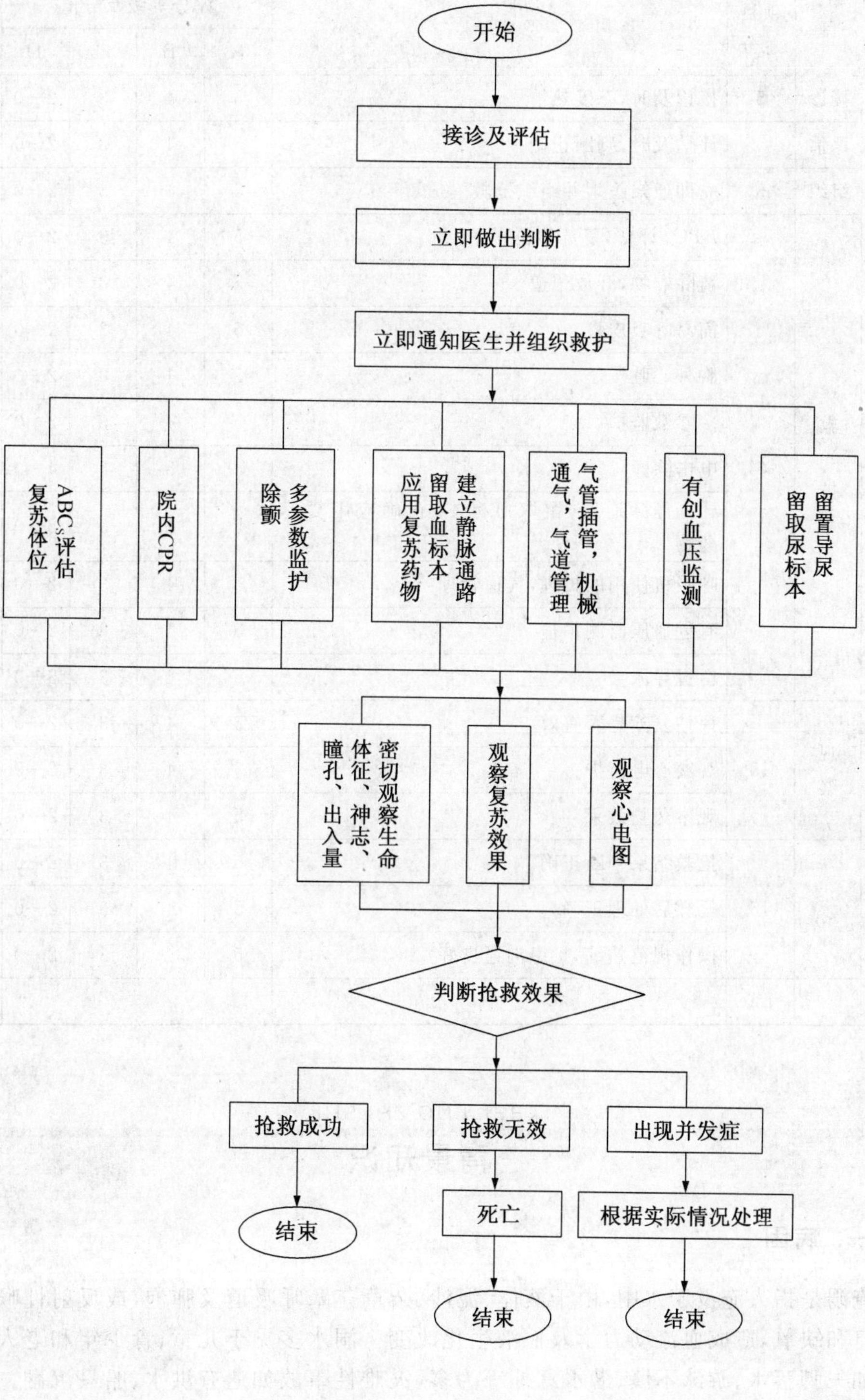
开始
接诊及评估
立即做出判断
立即通知医生并组织救护
ABCs评估复苏体位
院内CPR
多参数监护除颤
建立静脉通路留取血标本应用复苏药物
气管插管，机械通气，气道管理
有创血压监测
留置导尿留取尿标本
密切观察生命体征、神志、瞳孔、出入量
观察复苏效果
观察心电图
判断抢救效果
抢救成功
抢救无效
出现并发症
结束
死亡
根据实际情况处理
结束
结束

【评价标准】

项目		项目总分	要求	评分等级及分值				实际得分
				A	B	C	D	
护理过程	接诊	5	接诊及时,态度热情	5	4	3	2—0	
	评估	5	评估及时,判断正确	5	4	3	2—0	
	组织	5	立即通知医生并组织抢救	5	4	3	2—0	
	救护	55	ABC_S 评估,复苏体位	5	4	3	2—0	
			清除衣物,开放气道	5	4	3	2—0	
			简易呼吸皮囊	5	4	3	2—0	
			胸外心脏按压	5	4	3	2—0	
			多参数监护	5	4	3	2—0	
			电击除颤	10	8	6	4—0	
			建立静脉通路,留取血标本,正确应用复苏药物	5	4	3	2—0	
			呼吸机使用的护理,气道管理	5	4	3	2—0	
			有创血压监测护理	5	4	3	2—0	
			留置导尿	5	4	3	2—0	
	观察	15	评估复苏是否有效	5	4	3	2—0	
			观察心电监护	5	4	3	2—0	
			观察药物效果	5	4	3	2—0	
质量控制		15	抢救结果判断正确	5	4	3	2—0	
			抢救后处理正确	5	4	3	2—0	
			操作规范熟练,护患沟通良好	5	4	3	2—0	
总计		100						

BEI JING ZHI SHI

背景知识

一、病因

淹溺是指人淹没于水中,由于液体、泥沙、杂草充塞呼吸道及肺泡,或反射性喉痉挛,发生窒息和缺氧,造成血流动力学及血液生化改变。溺水多见于儿童、青少年和老人,以意外事故如失脚落水、游泳不慎、潜水意外等为多,灾难性事故如遇有洪水、船只沉翻、空难坠海等也是重要原因,偶有自杀和谋杀事件等。

二、临床表现

患者口鼻充满水和淤泥杂草，呼吸和心跳微弱或停止，血压不稳，意识障碍；皮肤黏膜苍白或发绀，四肢厥冷，腹部饱胀；尿呈橘红色，可有少尿或无尿。

三、辅助检查

1. 血常规。白细胞总数可增高。

2. 电解质。溺淡水时，血浆电解质钠、钙、镁、氯浓度下降，红细胞水肿、大量损伤发生溶血，引起高钾血症；溺海水时，血浆电解质钠、钙、镁、氯浓度升高，钾离子浓度变化不大。

3. 血气分析。有代谢性酸中毒表现。

4. 尿常规。大量游离血红蛋白堵塞肾小球，尿液检查可见蛋白和管型。

5. X 线检查显示肺阴影增大、肺野中有大小不等的絮状物渗出，或两肺呈弥漫性肺水肿表现。

ZHI SHI TUO ZHAN

知识拓展

生命链

所谓"生命链"，是指对突然发生的心搏骤停患者，所采取的一系列规律有序的步骤、规范有效的救护措施，将这些抢救序列以环链 X 形式连接起来，就构成了一个挽救生命的"生命链"(chain of survival)。美国心脏病学会于 1992 年 10 月在《美国医学杂志》上正式启用。现代急救，尤其是现场救护，挽救生命的程序通常以此来叙述。

第一环称为早期通路，即"快打电话" 或者"先打电话"，早期启动急诊医疗服务体系(emergency medical service system，EMSS)。心搏骤停一旦发生，现场在旁的"第一目击者"具有识别猝死的基本知识，立即打电话给"120"或当地社区的急救电话，寻找救援。

第二环为早期心肺复苏(CPR)。它是指呼救同时现场人员对患者实施 CPR。如果"第一目击者"缺乏 CPR 知识技能，急救医疗服务体系的通讯指挥系统在接到呼救后，在电话中给予技术指导，即抓住"救命的黄金时间"进行 CPR，直到专业人员赶到现场及时救治。

第三环为早期电复律。心搏骤停初始以节律性心室纤颤(85%～92%)最多见，CPR 并不能使室颤转变为正常节律，治疗心室纤颤最有效的措施为电击除颤。除颤愈早预后愈好，成功的可能性随时间延长而减少，每延误 1 分钟，室颤性心搏骤停的存活率便降低 7%～10%，如迟在 15 分钟后实施，则抢救几乎不能成功。心律如为室上性心动过速、室性心动过速或室颤均为电复律指征。自动体外心脏除颤器(AED)是进行早期除颤的简便易学、效果可靠的仪器，现已被大力推荐并迅速普及。不仅救护车、巡逻车、消防车，有严重冠心患者家中也可配置。其 4 个基本步骤如下：打开电源；正确粘贴电击片(避免汗、胸部多毛影响)；分析心律(5～15 秒，距离)；离开患者和按"电击"按钮。

第四环是早期进一步生命支持。它是指早期对生命支持给予相应的高级复苏措施，诸如气管插管、静脉输液、使用药物等。

【小结】

完成该任务必须了解淹溺的病理生理变化、临床表现，能针对性收集资料，并做出正确的疾病和护理问题的判断，按照轻重缓急护理先后次序进行相应的处置。

能力训练

患者，女，23 岁，工人。投河后 5 分钟被人救起急诊来院。

如果您是急诊护士，应从哪些方面进行护理评估，并根据评估结果给予相应临床处置。

【练习题】

1. 淹溺患者的水、电解质、酸碱平衡紊乱有哪些？
2. 如何对淹溺患者进行现场救护？
3. 心搏骤停患者的常见心电图改变有哪些？
4. 简述 CPR 中的 ABC 及注意事项。

任务四　中暑患者的临床处置

学习目标

技能目标

1. 熟练掌握物理降温的方法：头部降温、冰水或酒精擦浴、降温毯降温。
2. 学会多功能监护仪的使用、口腔护理、皮肤护理。

知识目标

1. 掌握中暑的病情评估、急救护理措施。
2. 熟悉中暑的定义。
3. 了解中暑的病因、发病机制。

任务描述

患者，男，30 岁。夏天在烈日下的建筑工地上施工 4 小时后晕倒而来院急诊。

作为接诊护士，请对患者进行接诊和临床处置。

任务实施

一、接诊及评估

1. 接诊及时，态度热情。

2. 收集资料。

(1) 病史。高温下劳作，无防暑降温措施，穿着不透风，既往体健。

(2) 体格检查。体温 41.7℃，脉搏 120 次/min，呼吸 32 次/min，血压 90/60mmHg，神志不清、皮肤干热无汗、双侧瞳孔等大等圆，对光反射迟钝，其余检查未见异常。

(3) 心理—社会状况。患者神志不清，无法评估。

(4) 辅助检查。尚未做。

二、判断

1. 初步判断该患者所患的疾病及其依据、发病原因是什么？

初步评估患者所患的疾病为重度中暑、热射病。

依据如下：

(1) 典型的病史。夏日高温下劳作，无防暑降温措施，穿着不透风。既往体健。

(2) 典型的临床表现。高热、无汗、意识障碍。

发病原因：高温环境下强体力劳动，机体产热增加，环境温度增高，机体散热绝对或相对不足，汗腺疲劳，引起体温调节中枢功能障碍，致体温急剧增高，产生严重的生理和生化异常而发生热射病。

2. 目前患者主要存在哪些护理问题？

(1) 体温过高。与体内热量蓄积有关。

(2) 意识障碍。与体内热量蓄积、中枢神经系统损伤有关。

(3) 知识缺乏。缺乏相应的防暑降温知识，与缺乏指导有关。

三、组织

立即通知医生并组织救护。

四、救护

1. 体位。卧床休息，进行生活护理。

2. 吸氧。给予高流量吸氧 2～3 天，重者可以面罩给氧。

3. 降温。使用合适的降温方法。

(1) 环境降温。将患者安置在 20～25℃的房间内。

(2) 头部降温。可选用橡皮冰帽、电子冰帽或颈部置冰袋。

(3) 酒精擦浴。用 40%～50%的酒精拍打式擦拭背、臀及四肢，禁止擦胸部、腹部及阴囊处。

(4) 体内降温。用 4℃的葡萄糖生理盐水静脉滴注，开始时速度稍慢，30～40 滴/min，持续 5～10 分钟，防止心脏因温度变化较快而诱发心律失常。

(5) 使用降温毯。确认机器性能良好，正确使用降温毯。注意观察体温探头的放置位置。合理调节毯面温度，控制降温速度，使体温不至于急剧下降。

(6) 药物降温。遵医嘱使用氯丙嗪、地塞米松、对乙酰氨基酚、阿司匹林、安乃近及氨基比林等。

4. 抽取血标本，送检。结果显示谷丙转氨酶、谷草转氨酶轻度增高。

5. 建立两路静脉通道，一路用于补液，输入5%的葡萄糖盐水，一路用于药物降温。

6. 对症支持治疗。应用利尿剂如甘露醇等，保证尿量在每小时50～100ml，以达到保护肾功能的目的。

7. 留置导尿，并做好会阴护理，避免泌尿系统感染。

8. 口腔护理。清洁口腔，防止感染和溃疡。

9. 皮肤护理。高热大汗时及时更换衣裤及被褥，注意皮肤清洁卫生。

10. 惊厥的护理。患者置于保护床内，防止坠床和碰伤。为防止舌咬破，床边应备开口器与舌钳。

11. 饮食护理。以清淡易消化、半流质为主，加强多种营养，保证生理需求。

五、观察

1. 密切观察生命体征、神志、瞳孔、出入量。因为低温状态下会引起血压降低和心率减慢，配合心电监护和血氧饱和度的监测。

2. 降温效果的观察。

(1) 降温过程中密切监测肛温，每15～30分钟测量一次，根据肛温变化调整降温措施。

(2) 如有呼吸抑制、深昏迷、血压下降则停用药物降温。

3. 并发症的观察。

(1) 水、电解质失衡。按医嘱查电解质，记录出入量。

(2) 急性肾功能衰竭。行导尿管留置术，正确记录尿量、尿比重，如有横纹肌溶解迹象，及时碱化尿液。

(3) 脑水肿。密切监测神志、瞳孔、呼吸、脉搏的变化，遵医嘱使用激素或利尿剂。

(4) 感染与DIC。密切观察体温变化；监测皮肤、黏膜、穿刺部位有无出血倾向，监测凝血酶时间、血小板计数、纤维蛋白原。

(5) 压疮。由于降温毯置于患者躯干部、背部和臀部，皮肤温度较低，血循环减慢，容易产生压疮。保持床单位干燥平整，注意肢体温度和颜色，每两小时翻身拍背，经常变换体位。

4. 观察与高热同时存在的其他症状。

六、健康教育

指导患者正确预防中暑，避免在炎热的天气下进行剧烈的活动；注意自身的体能情况；穿戴合适的衣物；饮食合理，随时补充水分；避免喝含酒精、咖啡因的饮料。

【任务实施流程图】

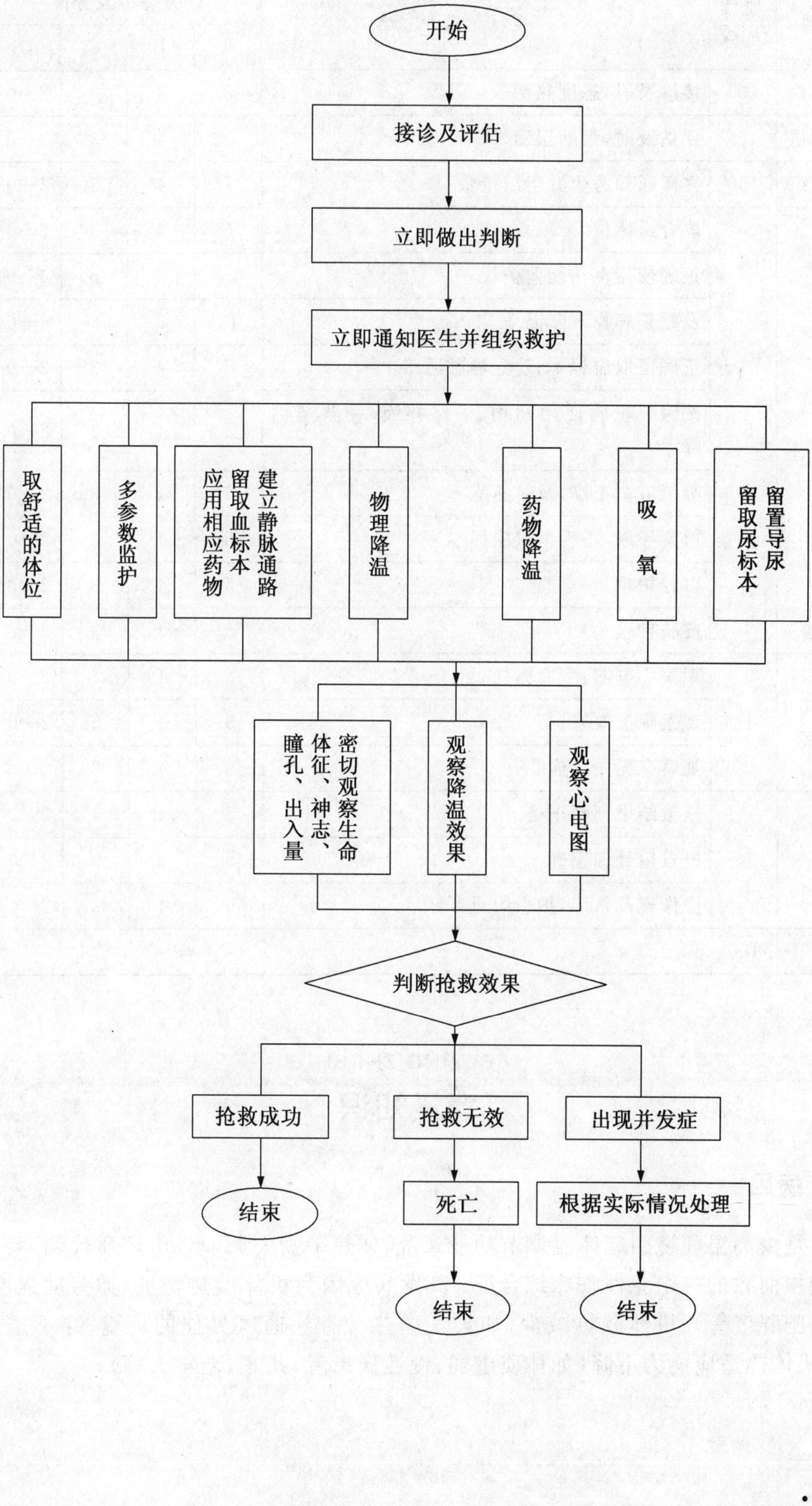
开始
接诊及评估
立即做出判断
立即通知医生并组织救护
取舒适的体位
多参数监护
建立静脉通路留取血标本应用相应药物
物理降温
药物降温
吸氧
留置导尿留取尿标本
密切观察生命体征、神志、瞳孔、出入量
观察降温效果
观察心电图
判断抢救效果
抢救成功
抢救无效
出现并发症
结束
死亡
根据实际情况处理
结束
结束

【评价标准】

<table>
<tr><th colspan="2" rowspan="2">项　目</th><th rowspan="2">项目总分</th><th rowspan="2">要　求</th><th colspan="4">评分等级及分值</th><th rowspan="2">实际得分</th></tr>
<tr><th>A</th><th>B</th><th>C</th><th>D</th></tr>
<tr><td rowspan="15">护理过程</td><td>接诊</td><td>5</td><td>接诊及时，态度热情</td><td>5</td><td>4</td><td>3</td><td>2—0</td><td></td></tr>
<tr><td>评估</td><td>5</td><td>评估及时，判断正确</td><td>5</td><td>4</td><td>3</td><td>2—0</td><td></td></tr>
<tr><td>组织</td><td>5</td><td>立即通知医生并组织抢救</td><td>5</td><td>4</td><td>3</td><td>2—0</td><td></td></tr>
<tr><td rowspan="9">救护</td><td rowspan="9">55</td><td>取合适体位</td><td>5</td><td>4</td><td>3</td><td>2—0</td><td></td></tr>
<tr><td>正确使用多功能监护仪</td><td>10</td><td>8</td><td>6</td><td>4—0</td><td></td></tr>
<tr><td>及时正确物理降温</td><td>10</td><td>8</td><td>6</td><td>4—0</td><td></td></tr>
<tr><td>正确留取血标本，建立静脉通路</td><td>5</td><td>4</td><td>3</td><td>2—0</td><td></td></tr>
<tr><td>按医嘱正确使用药物，一路补液，一路药物降温</td><td>5</td><td>4</td><td>3</td><td>2—0</td><td></td></tr>
<tr><td>吸氧方法正确，及时熟练</td><td>5</td><td>4</td><td>3</td><td>2—0</td><td></td></tr>
<tr><td>留置导尿，正确留取尿标本</td><td>5</td><td>4</td><td>3</td><td>2—0</td><td></td></tr>
<tr><td>口腔护理</td><td>5</td><td>4</td><td>3</td><td>2—0</td><td></td></tr>
<tr><td>皮肤护理</td><td>5</td><td>4</td><td>3</td><td>2—0</td><td></td></tr>
<tr><td rowspan="3">观察</td><td rowspan="3">15</td><td>观察心电图、生命体征</td><td>5</td><td>4</td><td>3</td><td>2—0</td><td></td></tr>
<tr><td>观察降温效果</td><td>5</td><td>4</td><td>3</td><td>2—0</td><td></td></tr>
<tr><td>观察有无并发症</td><td>5</td><td>4</td><td>3</td><td>2—0</td><td></td></tr>
<tr><td colspan="2" rowspan="3">质量控制</td><td rowspan="3">15</td><td>抢救结果判断正确</td><td>5</td><td>4</td><td>3</td><td>2—0</td><td></td></tr>
<tr><td>抢救后处理正确</td><td>5</td><td>4</td><td>3</td><td>2—0</td><td></td></tr>
<tr><td>操作规范熟练，护患沟通良好</td><td>5</td><td>4</td><td>3</td><td>2—0</td><td></td></tr>
<tr><td colspan="2">总计</td><td>100</td><td></td><td colspan="4"></td><td></td></tr>
</table>

BEI JING ZHI SHI

背景知识

一、病因

中暑是由高温环境引起体温调节功能紊乱，体热平衡失调，水、电解质代谢紊乱，或脑组织细胞受损而致的一组急性临床综合征。其发病原因为机体产热增加（如劳动强度大、时间长；孕妇、肥胖者等）、机体散热减少（如天气酷热、潮湿、通风欠佳的环境；穿不透风或紧身衣）以及机体热适应能力下降（如体质虚弱、慢性病患者，儿童，老年人等）。

二、临床表现

1. 先兆中暑。高温环境下出现大汗、口渴、无力、头晕、眼花、耳鸣、恶心、心悸、注意力不集中、四肢发麻等，体温不超过38℃。

2. 轻度中暑。上述症状加重，同时体温在38℃以上；面色潮红、皮肤灼热；并有大汗、皮肤湿冷、脉搏细弱、心率快、血压下降等循环衰竭的症状及体征。

3. 重度中暑。根据发病机制不同分为以下三类：

(1) 热痉挛。多见于健康青壮年，由于高温下体力劳动，大量体液丢失后只饮水而未补充盐分，导致血钠、氯化物降低，血钾亦可降低，而引起阵发性疼痛性肌肉痉挛(俗称抽筋)。临床表现为大量出汗，突发腹壁及(或)肠平滑肌痉挛性剧痛、肢体痛，以腓肠肌为甚，神志清醒，体温不高。

(2) 热衰竭。最多见，身体因大量出汗，流失水分和电解质，致使周围血液循环不足造成衰竭。体内无热蓄积。临床表现为无高热、仅头痛、头晕、胸闷、心悸、恶心呕吐、口渴、面色苍白、皮肤湿冷、大汗淋漓、血压下降，常有晕厥。

(3) 热射病。最严重，多见于老年人，由于高温环境，散热不足，汗腺疲劳，体温调节中枢功能障碍，体温急剧增高。体内大量热蓄积。临床表现为高热(体温在40℃以上)、无汗、头痛、不安、嗜睡甚至昏迷等意识障碍。

三、辅助检查

1. 血常规。热射病时白细胞总数和中性粒细胞可增高；热痉挛、热衰竭明显失水时血红蛋白和血细胞比容相应增高。

2. 电解质。热痉挛时，血浆电解质钠、氯浓度下降；热衰竭时，血钠低；钾离子浓度依不同情况而定。

3. 血气分析。热射病时可有代谢性酸中毒表现。

4. 尿常规。热射病时可见蛋白和管型。

ZHI SHI TUO ZHAN

知识拓展

人工冬眠低温疗法

人工冬眠低温疗法是药物与物理降温相结合的一种降低患者体温的方法。人工冬眠能减轻机体的过度应急反应，使机体处于冬眠状态，降低代谢，减轻细胞耗氧，改善微循环，使细胞免遭更严重损害，给原发病的治疗争取时间。一般体温降至33℃，脑体积缩小1/3，脑血流减少，能减轻脑水肿，降低颅内压，利于功能恢复。

人工冬眠的适应证有：严重感染引起的高热、中枢性高热、中暑、惊厥；各种因素引起的颅内压增高不降时；其他重症脑病。

人工冬眠的方法是根据医嘱首先肌肉注射或静脉滴注足量的冬眠药物，如冬眠一号合剂(氯丙嗪、异丙嗪、哌替啶)或冬眠二号(哌替啶、异丙嗪、双氯麦角碱)。待患者自主神经被充分阻滞，御寒反射消失，进入昏睡状态后，再用物理降温措施，头部戴冰帽，在颈动脉、腋动脉、肱动脉、股动脉等主干动脉表浅处放置冰袋或使用冰毯。停止冬眠治疗时，应先停用物理降温方法，然后撤去冬眠药物，使体温自行逐渐恢复到正常。

在应用人工冬眠方法时需要注意降温平稳、复温缓慢。

【小结】

完成该任务必须了解中暑的病理生理变化、临床表现，能针对性收集资料，并做出正确的疾病和护理问题的判断，按照轻重缓急护理先后次序进行相应的处置。

能力训练

患者，女，19 岁，学生。军训时晕厥 5 分钟后急诊来院。

如果您是急诊护士，应从哪些方面对该患者进行护理评估，并根据评估结果给予相应临床处置。

【练习题】

1. 重度中暑患者如何分型？
2. 中暑患者常见的临床表现有哪些？
3. 如何对中暑患者进行现场救护？

任务五　高血糖危象患者的临床处置

学习目标

技能目标

1. 熟练掌握指测血糖仪的使用。
2. 学会微泵使用、血气分析。

知识目标

1. 掌握高血糖危象的定义、类型、急救护理措施。
2. 熟悉高血糖危象的病因、诱因、病情评估。
3. 了解高血糖危象的发病机制。

任务描述

患者，男，35 岁。因上腹痛、多饮、多尿、多食、消瘦 2 个月，昏迷 2 小时而急诊来院。

作为接诊护士，请对患者进行接诊和临床处置。

任务实施

一、接诊及评估

1. 接诊及时，态度热情。

2. 收集资料。

(1) 病史。患者近2个月来出现恶心、多饮、多尿、多食、体重下降，未引起重视，2小时前突然出现意识丧失而入院。既往高血压病史1年，平时规律服用卡托普利降压药物，血压维持在110～130/70～80mmHg，不吸烟，不喝酒。

(2) 体格检查。体温37℃，脉搏115次/min，呼吸26次/min，血压130/80 mmHg。平卧位，浅昏迷，呼吸深大，无特殊气味，皮肤黏膜干燥，弹性差；双侧瞳孔等大等圆，对光反应消失。颈软，心律齐，双肺呼吸音清，腹部无异常发现。

(3) 辅助检查。未做。

二、判断

1. 初步判断该患者所患的疾病及其依据，发病原因是什么？

初步评估患者所患的疾病为：糖尿病酮症酸中毒、高钠高氯血症、高血压。

依据：

(1) 典型的临床表现与既往史。出现多饮、多尿、多食、消瘦2个月，昏迷2小时，高血压病史1年。

(2) 辅助检查。血糖、尿糖、尿酮高，二氮化碳结合率(CO_2CP)低、血氯血钠高。

发病原因：患者胰岛素缺乏和胰岛素拮抗激素增加，糖代谢障碍，血糖不能正常利用，血糖增高；脂肪的动员和分解加速，生成大量酮体，当酮体生成超过组织利用和排泄的速度时，发展成酮症以致酮症酸中毒。

2. 目前患者主要存在哪些护理问题？

(1) 意识障碍。与极度高血糖、高渗性利尿、脑细胞脱水有关。

(2) 潜在并发症。低血糖。

三、组织

立即通知医生并组织救护。

四、救护

1. 体位。安排舒适体位。

2. 吸氧。给予高流量吸氧2～3天，重者可以面罩给氧。

3. 指测血糖，并急诊抽血查血气、电解质，留取尿标本。结果显示血糖36.2mmol/L，尿糖、尿酮强阳性，钾5.2mmol/L，钠158mmol/L，氯126mmol/L，pH 7.2，CO_2CP 22.2mmol/L。

4. 建立两路静脉通路，立即补液。早期静脉输入等渗盐水，以便较快扩张微循环而补充血容量，由于心肺功能正常，于开始2小时内快速补入液体1000～2000ml，一般第1天输入3000～5000ml，补液过程中密切观察患者心肺功能。待血糖降至13.9mmol/L后，改为5%葡萄糖溶液静脉滴注。以防血糖骤降引起急性脑水肿等并发症。

5. 应用胰岛素。采用小剂量胰岛素治疗，按每千克体重每小时0.1 U计算，给药途径以静脉滴注和静脉推注为首选。

6. 纠正水电解质和酸碱失衡。应积极补钾，治疗一开始即补钾。在糖尿病酮症酸中毒时，由于酸中毒，钾离子从细胞内进入细胞外，即使血钾正常仍有失钾，故应积极补钾，以免酸中毒纠正后血钾骤降。第1天补钾6～10g。由于胰岛素可抑制酮体的生成，促使酮体氧化产生碳酸氢根，可使酸中毒自行纠正，而且由于碱能使组织周围用氧障碍，二氧化碳又很容易透过血脑屏障致使脑组织pH下降，从而使意识障碍加重，因此酌量应用碱性药物，遵医嘱静脉滴注5%碳酸氢钠125ml。

7. 合理控制血压。应用降压药血管转换酶抑制剂如卡托普利降压，根据血压监测情况合理调整用药剂量，并注意监测血钾浓度。

8. 多参数监护。密切观察心率、呼吸、血压、脉搏和氧饱和度的变化。

五、观察

1. 心电监护。严密观察生命体征和神志变化。
2. 及时采血、留尿，送检复查尿糖、血糖、血酮、电解质及血气等。
3. 准确记录24小时出入量，根据失水程度调节补液的量和速度。
4. 补液时密切观察有无肺水肿、脑水肿的发生。

六、健康教育

1. 健康教育的重点是糖尿病、高血压饮食治疗、运动治疗及服药指导。
2. 帮助患者改变不良生活习性如吸烟、熬夜等，建立健康生活方式。
3. 宣讲运动治疗对降低血糖的意义和运动治疗的适宜证，指导进行适当的体育锻炼。

4. 宣讲患者使用的药物名称、种类、作用、用法、副作用，并要求其掌握。教会患者及其家属自测血糖、尿糖及注射胰岛素的方法，了解到血糖偏高或偏低时，应向医生请示，不可自已随意加减胰岛素剂量，并定期门诊随访。讲解胰岛素使用的注意事项及低血糖的急救措施。

5. 使患者懂得高血糖危象的诱因，懂得保持清洁卫生、防感冒、防感染、控制饮食的重要性和方法，随身携带疾病卡。

【任务实施流程图】

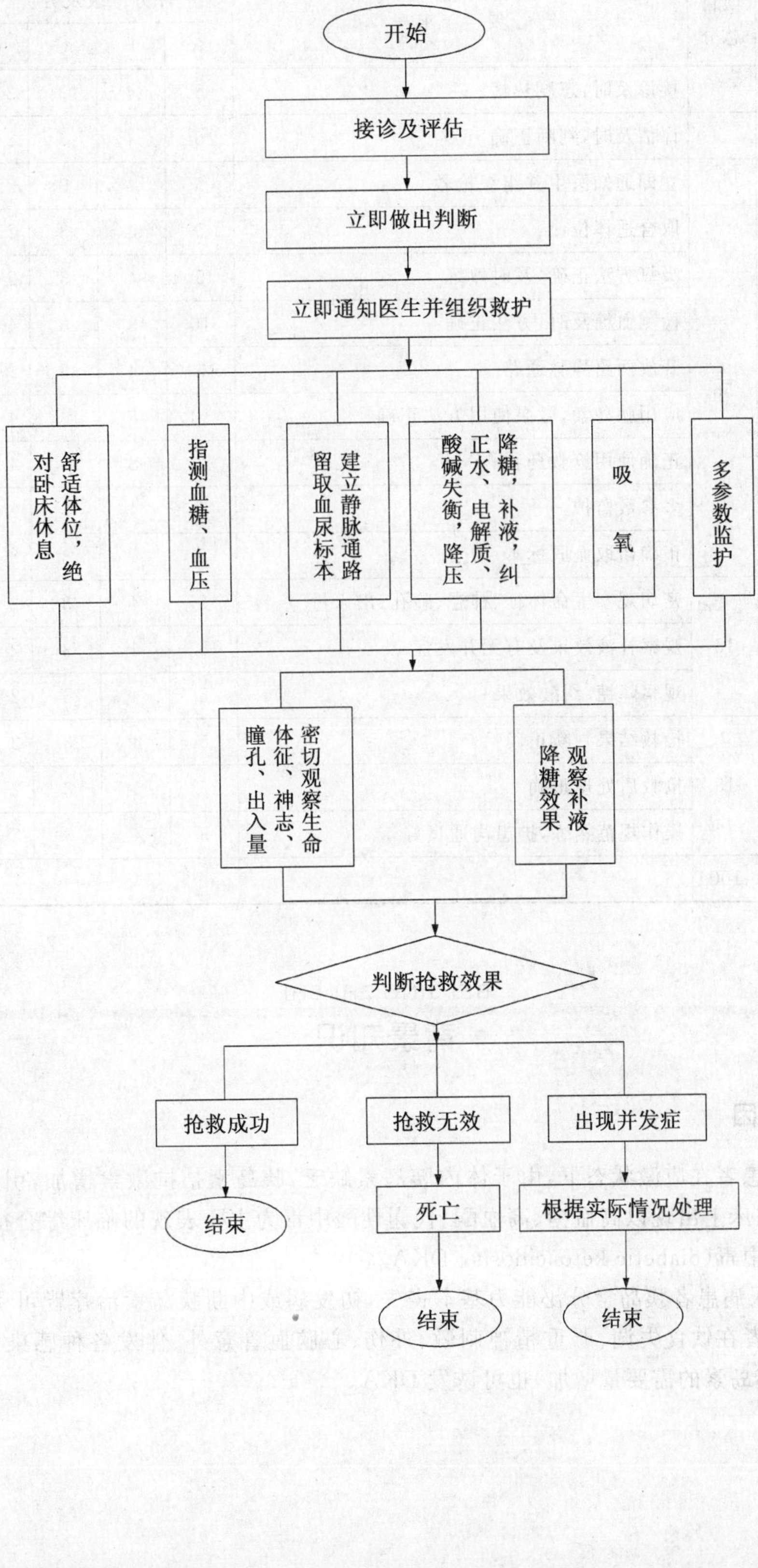
开始
接诊及评估
立即做出判断
立即通知医生并组织救护
舒适体位，绝对卧床休息
指测血糖、血压
建立静脉通路留取血尿标本
降糖，补液，纠正水、电解质、酸碱失衡，降压
吸氧
多参数监护
密切观察生命体征、神志、瞳孔、出入量
观察补液降糖效果
判断抢救效果
抢救成功
抢救无效
出现并发症
结束
死亡
根据实际情况处理
结束
结束

【评价标准】

项目		项目总分	要求	评分等级及分值				实际得分
				A	B	C	D	
护理过程	接诊	5	接诊及时，态度热情	5	4	3	2—0	
	评估	5	评估及时，判断正确	5	4	3	2—0	
	组织	5	立即通知医生并组织抢救	5	4	3	2—0	
	抢救	55	取合适体位	5	4	3	2—0	
			吸氧方法正确，及时熟练	5	4	3	2—0	
			检测血糖及时，方法正确	10	8	6	4—0	
			开放两路静脉通路	5	4	3	2—0	
			应用胰岛素，微泵使用方法正确	10	8	6	4—0	
			正确使用抢救药物	10	8	6	4—0	
			多参数监护	5	4	3	2—0	
			正确留取血尿标本	5	4	3	2—0	
	观察	15	密切观察生命体征、神志、瞳孔、出入量	5	4	3	2—0	
			观察补液效果及有无并发症	5	4	3	2—0	
			观察降糖、纠酸效果	5	4	3	2—0	
质量控制		15	抢救结果判断正确	5	4	3	2—0	
			抢救后处理正确	5	4	3	2—0	
			操作规范熟练，护患沟通良好	5	4	3	2—0	
总计		100						

BEI JING ZHI SHI

背景知识

一、病因

糖尿病患者在应激状态下，由于体内胰岛素缺乏，胰岛素拮抗激素增加，引起糖和脂肪代谢紊乱，临床上出现以高血糖、高血酮、代谢性酸中毒为主要表现的临床综合征，这就是糖尿病酮症酸中毒(diabetic ketoacidosis，DKA)。

1型糖尿病患者胰岛素分泌能力基本丧失，初发病或中断胰岛素治疗皆可引发DKA；2型糖尿病患者在饮食失调、严重精神刺激、外伤、心脑血管意外、伴发各种感染等应激情况下，机体对胰岛素的需要量增加，也可诱发DKA。

二、临床表现

1. 出现"三多一少"症状或原有症状加重。患者出现明显口渴、多饮、体重下降。

2. 疲乏无力，头痛头晕，与脱水程度有关。

3. 消化系统症状。常有恶心呕吐、食欲减退，少数患者出现不同程度的腹痛，严重者可误诊为急腹症。

4. 脱水状态，皮肤干燥，弹性差，血压下降，脉搏细速，早期休克表现。

5. 呼出气体有烂苹果味，出现深而慢的酸中毒呼吸形式。

6. 出现不同程度的意识障碍。

三、辅助检查

实验室检查显示，高血糖（血糖水平多为 16.7～33.3mmol/L）；血液中酮体水平升高，尿酮体阳性；动脉血 pH 降低，CO_2CP、PCO_2、HCO_3^- 降低。由于渗透性利尿，电解质丢失，患者可出现脱水、低钠、低氯改变。脱水严重者，血尿素氮呈一过性升高。

ZHI SHI TUO ZHAN

知识拓展

胰岛素泵的使用

糖尿病患者传统的胰岛素治疗方法是每天皮下注射 1～4 次，这对降低血糖起到了重要作用，但这种方法不能提供身体在正常生理状态下对基础胰岛素的需求，另一方面注射不仅带来痛苦，而且需要随身携带注射用品，给日常生活和工作带来诸多不便，同时也给患者心理上带来一定压力。

目前世界上糖尿病强化治疗的最佳手段是使用胰岛素泵。胰岛素泵能模拟正常胰腺胰岛素分泌模式，持续 24 小时向患者体内输入微量胰岛素，从而使血糖达到理想的控制标准，并能显著改善糖尿病患者的脂类代谢、神经传导、肾小球基底膜增厚、微量蛋白尿及胰岛素抵抗等代谢指标，从而延缓糖尿病患者心、脑、肾等重要脏器性并发症的发生。

操作方法：安装前要先调试胰岛素泵，使基本程序设置无误。检查胰岛素有无失效，并提前将其放置在室温下。用专用的胰岛素贮药器抽取所需的胰岛素并排尽贮药器内的空气。选择合适的注射部位，常选择下腹部距脐 4～5cm 区域并避开腰带处，新输注部位与上一次输注部位要相隔 2～3cm 以上。安装胰岛素泵时安装者清洁双手，用碘伏由内向外消毒输注部位，自然干燥后将穿刺针刺入皮下，以无菌贴敷盖，妥善固定泵管，并将胰岛素泵固定腰部。正确设定基础量和餐前追加量。

应用胰岛素泵的心理护理与健康宣教：护士应该从患者的认知水平到动手能力给予全面评估。主动向患者及家属介绍胰岛素泵治疗的作用原理，基本常识，治疗的目的、意义、效果及步骤，以解除患者的顾虑，更好地配合治疗。指导患者识别和处理高血糖、低血糖反应。

应用胰岛素泵时需要监测血糖。应用胰岛素泵前 3 天分别检测 7 次血糖，根据血糖情况计算适当的胰岛素基础量和餐前追加量。用胰岛素泵后 3 天内每天检测 4～7 次，以了解治疗效果并调整胰岛素用量。

应用胰岛素泵的皮肤护理：观察用泵后的局部反应，一般7～10天更换一次输注部位，若有泵管脱出，则要及时更换。

【小结】

完成该任务必须了解酮症酸中毒的诱因、临床表现、特异性的辅助检查，能针对性收集资料，并做出正确的疾病和护理问题的判断，按照轻重缓急护理先后次序进行相应的处置。

能力训练

患者，女，13岁，学生。因恶心、呕吐、腹痛加重、突然意识丧失15分钟而急诊来院。

如果您是急诊护士，应从哪些方面对急诊来院的患者进行护理评估？根据评估结果给予相应临床处置。

【练习题】

1. 糖尿病酮症酸中毒、糖尿病高渗性昏迷、低血糖昏迷的区别如何？
2. 糖尿病酮症酸中毒的救治原则如何？

附录　临床常用护理技术

一、膀胱冲洗技术

【操作目的】

通过实验使学生掌握膀胱冲洗的目的意义及护理方法。

【用物准备】

膀胱冲洗液、Y 形接管、导尿管、引流尿袋、手套。

【操作步骤】

1. 洗手，戴口罩。
2. 准备好用物。
3. 将膀胱冲洗液悬挂在输液架上，将冲洗管与冲洗液连接，Y 形管一头连接冲洗管，另外两头分别连接导尿管和尿袋。连接前对各个连接部进行消毒。
4. 打开冲洗管，夹闭尿袋，根据医嘱调节冲洗速度。
5. 夹闭冲洗管，打开尿袋，排出冲洗液。如此反复进行。
6. 如需要膀胱持续冲洗，则把冲洗管和尿袋管均打开。
7. 在冲洗过程中，观察患者的反应及冲洗液的量及颜色。评估冲洗液入量和出量，观察有无膀胱痉挛引起的疼痛等。
8. 冲洗完毕，取下冲洗管，消毒导尿管口接尿袋，妥善固定，位置低于膀胱，以利引流尿液。
9. 妥善安置患者体位。

【注意事项】

1. 严格执行无菌操作。
2. 冲洗时若患者感觉不适，应当减慢冲洗速度，必要时停止冲洗。
3. 密切观察，若患者感到剧痛或者引流液中有鲜血时，应当停止冲洗，通知医生处理。
4. 冲洗速度根据流出液的颜色进行调节，一般为 80～100 滴/min。
5. 寒冷天气下，冲洗液应加温至 35℃左右，以防冷水刺激膀胱，引起膀胱痉挛。
6. 冲洗过程中注意观察引流管是否通畅，避免扭曲、折叠等。

膀胱冲洗技术评分标准

项目	项目总分	操作要求	评分等级及分值				实际得分
			A	B	C	D	
仪表	5	工作衣、帽、鞋穿戴整齐，戴好口罩	5	4	3	2—0	
操作前准备	10	修剪指甲，洗手	5	4	3	2—0	
		环境符合要求，备齐用物，放置合理	5	4	3	2—0	
操作过程	75	确认有效医嘱，认真核对床号、姓名	5	4	3	2—0	
		向患者、家属做好解释工作	5	4	3	2—0	
		把膀胱冲洗液挂在输液架上，高度适宜(瓶内液面距床面约60cm)	5	4	3	2—0	
		正确连接管道	5	4	3	2—0	
		打开冲洗管，夹闭尿袋，根据医嘱调节冲洗速度。夹闭冲洗管，打开尿袋，排出冲洗液。如此反复进行。(如需要膀胱持续冲洗，则把冲洗管和尿袋管均打开)	10	8	4	2—0	
		正确调节冲洗速度，一般为60～80滴/min	10	8	4	2—0	
		冲洗过程中保持管道通畅	10	8	4	2—0	
		注意冲洗液温度，冬季加温到35℃	5	4	3	2—0	
		病情观察(患者的反应、冲洗液的量和性状)	10	8	4	2—0	
		冲洗完毕，取下冲洗管，消毒导尿管口接尿袋，妥善固定	10	8	4	2—0	
操作后	5	合理安置患者，正确用物处置	5	4	3	2—0	
质量控制	5	态度，与患者沟通，关心患者，操作熟练程度	5	4	3	2—0	
总计	100						

二、更换胸腔闭式引流瓶技术

【操作目的】

通过实验让学生掌握更换胸腔闭式引流瓶的方法，并能熟练进行胸腔闭式引流瓶的更换，了解闭式引流装置的原理。

【用物准备】

消毒水封瓶、血管钳2把、生理盐水、胶布、消毒弯盘(内放消毒纱布一块、镊子一把)、碘伏棉球、手套。

【操作步骤】

1. 准备水封瓶。检查消毒日期,检查水封瓶有无破损,按要求正确连接各管,按要求向瓶内倒入生理盐水。

2. 携用物至床旁,核对床号、姓名,向患者解释。

3. 戴手套。

4. 更换水封瓶。

(1) 安置患者低半卧位或平卧位。

(2) 正确放置水封瓶。

(3) 检查伤口,观察水柱波动及有无气泡溢出。

(4) 将水封瓶包布或水封瓶外包装袋垫在引流管接口处,挤压引流管,用两把血管钳夹住胸腔引流管近端。

(5) 用碘伏棉球消毒接口处2次(范围5cm)。

(6) 用纱布裹住脱开连接处,再用碘伏棉球消毒引流管的管口。

(7) 胸腔引流管和水封瓶连接,检查各连接处,确保不漏气。放开血管钳,检查管道是否通畅。

5. 妥善安置患者,观察引流液的量、颜色、性质。

6. 用物处理。

7. 记录引流液的量、颜色、性质。

【注意事项】

1. 严格无菌操作。

2. 保持引流装置密闭状态。

3. 引流管妥善固定。

4. 保持引流管通畅,避免受压、扭曲等。

5. 拔除引流管后24小时内要密切观察患者有无胸闷、憋气、呼吸困难、气胸、皮下气肿等。观察局部有无渗血、渗液,如有变化,要及时报告医生处理。

更换胸腔闭式引流瓶技术评分标准

项目		项目总分	操作要求	评分				实际得分
				A	B	C	D	
仪表		5	工作衣、帽、鞋穿戴整齐,符合规范	5	4	3	2—0	
操作前准备	自身准备	5	环境清洁	2	1.5	1	0	
			已修剪指甲、规范洗手,戴好口罩	3	2	1	0	
	物品准备	15	检查胸腔闭式引流瓶的外包装、有效期,打开	3	2	1	0	
			连接倒水漏斗	2	1.5	1	0	
			检查外用生理盐水质量	3	2	1	0	
			向引流瓶内倒生理盐水	2	1.5	1	0	
			正确连接管道,注意无菌技术和密闭性	3	2	1	0	
			引流管接口处用无菌纱布包裹	2	1.5	1	0	

续 表

项　目		项目总分	操作要求	评　分 A	B	C	D	实际得分
操作过程	更换引流袋	65	将用物放于治疗车，推车至床尾	2	1.5	1	0	
			核对床号姓名，向患者解释	2	1.5	1	0	
			松被尾，注意保暖	3	2	1	0	
			取合适体位，引流瓶挂于床边，头端反折于床垫下	5	4	3	2—0	
			检查伤口，暴露引流管	5	4	3	2—0	
			引流瓶外包装垫于引流管接口下	2	1.5	1	0	
			挤压引流管	3	2	1	0	
			两把血管钳交叉夹紧引流管接口上3～5cm处	8	6	4	2—0	
			正确消毒连接处(先围绕接口环形消毒一圈，然后以接口为起点向上纵形消毒2.5cm，再围绕接口环形消毒一圈，同法向下纵形消毒2.5cm)	10	8	6	4—0	
			取无菌纱布垫于引流管接口下方	5	4	3	2—0	
			正确消毒引流管口横断面	5	4	3	2—0	
			连接胸腔引流瓶	2	1.5	1	0	
			检查引流瓶是否连接正确，松血管钳	5	4	3	2—0	
			再次挤压引流管，观察引流瓶内水柱波动情况	5	4	3	2—0	
			妥善固定	3	2	1	0	
操作后		5	整理床单位、妥善安置患者、分类处理用物污物	5	4	3	2—0	
质量控制		5	态度，与患者沟通，关心患者，操作熟练程度	5	4	3	2—0	
总计		100						

三、更换引流袋技术

【操作目的】

使学生掌握普通引流袋的更换方法。

【用物准备】

治疗车、治疗盘、血管钳1把、一次性引流袋1只、污物桶1只、消毒弯盘2只(内放消毒纱布1块、镊子1把)、PVP碘液、棉签、手套。

【操作步骤】

1. 戴帽子、口罩、洗手。

2. 将所有用物放置治疗车上，推至患者床边，核对床号、姓名，向患者解释，安置患者体位（半卧位或平卧位）。

3. 检查伤口，注意保暖。

4. 检查无菌引流袋是否密封、过期，打开外包装，检查引流袋有无破损或管子扭曲，将引流袋挂于床沿，再将引流袋外包装垫在引流管接口下面。

5. 挤压引流管，用血管钳夹住引流管尾端上 3～6cm。

6. 用 PVP 碘液消毒引流管连接处，先以连接口为中心，环形消毒，然后向接口以上纵形消毒 3cm。再更换消毒棉球环形消毒接口处，然后向接口以下纵形消毒 3cm。

7. 取无菌纱布裹住连接处，脱开引流管。

8. 再用 PVP 碘液棉签消毒引流管的横截面。

9. 连接无菌引流袋，松开血管钳，并挤压引流管，观察是否通畅。

10. 妥善放置引流袋。

11. 妥善安置患者，观察引流液量、颜色、性质。

12. 用物处理。

13. 记录引流液的量、颜色、性质。

【注意事项】

1. 严格无菌操作，保持引流袋低于引流部位。

2. 保持引流管通畅，定时挤压，避免引流管受压、扭曲、折叠。

3. 观察引流液的量、性状、颜色变化，与病情是否相符。每天记录，发现异常需及时与医生联系。

4. 引流管妥善固定。

更换引流袋技术评分标准

项　目	项目总分	操作要求	评分等级及分值				实际得分
			A	B	C	D	
仪　表	5	工作衣、帽、鞋穿戴整齐，符合规范	5	4	3	2—0	
操作前准备	10	修剪指甲，洗手	5	4	3	2—0	
		环境符合要求，备齐用物，放置合理	5	4	3	2—0	
操作过程	75	确认有效医嘱，认真核对床号、姓名	10	8	4	2—0	
		向患者、家属做好解释工作	5	4	3	2—0	
		取合适体位，检查伤口，暴露引流管，注意保暖	5	4	3	2—0	
		检查无菌引流袋是否密封、过期，打开外包装，检查引流袋有无破损或管子扭曲，将引流袋挂于床沿，再将引流袋外包装垫在引流管接口下面	10	8	4	2—0	

续 表

项　　目	项目总分	操作要求	评分等级及分值				实际得分
			A	B	C	D	
操作过程	75	挤压引流管,用血管钳在引流管尾端上 3cm 夹住	5	4	3	2—0	
		正确消毒引流管接口周围(围绕接口环形消毒一圈,然后以接口为起点向上纵形消毒 2.5cm,再围绕接口环形消毒一圈,同法向下纵形消毒 2.5cm)	10	8	4	2—0	
		取消毒纱布捏住连接处的引流管部分,脱开连接处	5	4	3	2—0	
		再用 PVP 碘棉签消毒引流管的管口边	10	8	4	2—0	
		连接无菌引流袋,松开血管钳,并挤压引流管,观察是否通畅,将引流管固定	5	4	3	2—0	
		妥善安置患者体位,整理用物	5	4	3	2—0	
		正确记录引流液量、性质	5	4	3	2—0	
操作后	5	合理安置患者,正确用物处置	5	4	3	2—0	
质量控制	5	态度,与患者沟通,关心患者,操作熟练程度	5	4	3	2—0	
总计	100						

四、更换造口袋技术

【操作目的】

通过实验使学生掌握更换造口袋的方法。

【用物准备】

脸盆、小毛巾、造口袋、剪刀 1 把、人工肛门袋 1 只、测量工具、溃疡粉、手套等。

【操作步骤】

1. 携用物至患者床边,向患者解释。

2. 关门窗或置屏风,戴手套,注意患者保暖。协助患者取平卧位、半卧位或坐位。

3. 揭去原来造口袋,注意用一手按住皮肤,避免扯伤皮肤,从上往下撕。

4. 清洁造口周围皮肤,顺序由外向内。

5. 观察造口形状、颜色。

6. 测量其大小。

7. 根据测量到的造口形状、大小等情况,用剪刀裁剪造口袋底盘。

8. 由下往上粘贴造口袋底盘(一件式造口袋一次性粘贴即可),扣上造口袋,方向正确,用夹子夹紧袋尾部。

9. 观察造口袋密闭性。

10. 安置患者舒适体位。

11. 整理用物。

12. 记录排泄物性质、量、颜色、气味，造口周围皮肤情况，患者心理情况等。

【注意事项】

1. 护理过程中注意向患者详细讲解操作步骤。

2. 更换造口袋时应当防止袋内容物排出污染伤口。

3. 撤离造口袋时注意保护皮肤，防止皮肤损伤，做好皮肤护理。

4. 造口袋底盘与造口黏膜之间保持适当空隙(1～2mm)。

5. 评估患者体力恢复情况、学习能力，进行健康教育，指导患者和家属更换、清洁造口袋、扩张造口等。

更换造口袋技术评分标准

项　目	项目总分	操作要求	评分等级及分值				实际得分
			A	B	C	D	
仪　表	5	工作衣、帽、鞋穿戴整齐，符合规范	5	4	3	2—0	
操作前准备	10	修剪指甲，洗手	5	4	3	2—0	
		环境符合要求，备齐用物，放置合理	5	4	3	2—0	
操作过程	75	确认有效医嘱，认真核对床号、姓名	5	4	3	2—0	
		向患者、家属做好解释工作	5	4	3	2—0	
		取合适卧位，注意遮挡和保暖，保护隐私	5	4	3	2—0	
		垫一次性中单于腰臀下，弯盘接造瘘口	5	4	3	2—0	
		正确撕离已用的人工肛门袋(由上到下)，并观察内容物	10	8	4	2—0	
		清洁造瘘口皮肤(肥皂水和生理盐水棉球)	10	8	4	2—0	
		清洁造瘘口肠壁(盐水棉球)	5	4	3	2—0	
		观察造口形状、颜色	5	4	3	2—0	
		量度(用造瘘口量度表量度造瘘口的大小、形状，绘线，作记号)	5	4	3	2—0	
		修剪人工肛门袋底盘，必要时可涂防漏膏、保护膜	5	4	3	2—0	
		由下往上粘贴造口袋底盘(一件式造口袋一次性粘贴即可)，扣上造口袋，方向正确，用夹子夹紧袋尾部	10	8	4	2—0	
		观察造口袋密闭性	5	4	3	2—0	
操作后	5	合理安置患者，正确用物处置	5	4	3	2—0	
质量控制	5	态度，与患者沟通，关心患者，操作熟练程度	5	4	3	2—0	
总计	100						

五、会阴消毒技术

【操作目的】

使学生掌握会阴消毒的方法，为阴道操作、自然分娩、妇产科手术做准备。

【用物准备】

盛 38～40℃ 消毒药水的 1000ml 的容器、消毒液、大棉签、手套、便盆（患者自备）、治疗巾、污物筒、衣裤、每日执行本。

【操作步骤】

1. 核对患者，告知其目的，做好解释。

2. 调节环境适宜的温度、光线，注意遮挡患者。

3. 洗手戴口罩，携用物至床旁，协助患者取外展膝位或膀胱截石位，臀部垫治疗巾、放便盆，注意保暖。

4. 戴手套，用清水或者肥皂水依顺序冲洗/擦洗会阴。冲洗/擦洗顺序：伤口或尿道口→小阴唇→大阴唇→阴阜→左右大腿内侧上 1/3 处→会阴体→肛周→肛门。

5. 依照同样的顺序用大棉签擦干，然后同样的顺序用消毒液消毒，消毒范围不超过冲洗的范围。

6. 取下便盆，协助患者垫好治疗巾，穿好衣裤。

7. 脱手套，整理用物。

8. 洗手并记录。

【注意事项】

1. 告知患者操作过程中注意配合，如臀部不要抬起，以免冲洗水流入后背等。

2. 消毒原则应当是由内向外，自上而下。

3. 操作过程中注意保护患者隐私、体位舒适、保暖。

4. 遵循无菌操作的原则。

会阴消毒技术评分标准

项　目	项目总分	操作要求	评分等级及分值				实际得分
			A	B	C	D	
仪　表	5	工作衣、帽、鞋穿戴整齐，戴好口罩	5	4	3	2—0	
操作前准备	13	修剪指甲，洗手	5	4	3	2—0	
		环境符合要求，备齐用物，放置合理	8	4	2	0	
操作过程	72	核对正确，解释合理	5	4	3	2—0	
		患者卧位正确	5	4	3	2—0	
		治疗巾、便盆放置合理并注意保暖	4	3	2	1—0	
		戴手套，冲洗或擦洗顺序正确	10	6	2	0	
		擦干顺序正确	10	6	2	0	

续　表

项　目	项目总分	操作要求	评分等级及分值				实际得分
			A	B	C	D	
操作过程	72	蘸取消毒液方法正确、不污染	8	4	2	0	
		消毒顺序正确，消毒范围合理	10	6	2	0	
		取便盆，治疗巾、衣裤整理妥当	5	4	3	2—0	
		处理用物正确	5	4	3	2—0	
		记录正确	5	4	3	2—0	
		整个过程注意沟通，关心患者	5	4	3	2—0	
操作后	5	合理安置患者，正确用物处置	5	4	3	2—0	
质量控制	5	态度，与患者沟通，关心患者，操作熟练程度	5	4	3	2—0	
总计	100						

六、婴幼儿口服给药技术

【操作目的】

1. 掌握婴幼儿口服给药法。

2. 熟悉操作中的注意事项及相关理论知识。

【用物准备】

发药车、药盘、服药本、小药卡、药杯、药匙、量杯、滴管、研钵、湿纱布、包药纸、饮水管、水壶(内盛温开水)、小药勺、治疗巾。

【操作步骤】

1. 护士仪表端庄，洗手，戴口罩。

2. 环境清洁、光线充足，根据患者用药情况备齐药物和用物，放置有序。

3. 核对服药本与小药卡，将小药卡按顺序插入药盘内，放好药杯。

4. 根据药物剂型不同采取不同的取药方法。

固体药：一手取药瓶，瓶签朝向自己；另一手用药匙取出所需药量，放入药杯。

液体药：一手持量杯，拇指置于所需刻度，使其刻度与视线平；另一手将药液有瓶签的一面朝上，倒药液至所需刻度；将药液倒入药杯，摇匀药液；用湿纱布擦净瓶口，放药瓶回原处。

油剂、按滴计算的药液或药量不足 1ml 时，于药杯内倒入少许温开水，用滴管吸取药液。不足 1ml 时，用滴管吸取计量(1ml=15 滴)所需药液。

5. 全部药物备好后，与服药本再核对。

6. 发药前与另一护士再核对。

7. 查对准确无误后，盖上治疗巾或关上药盘，将其他物品归还原处。

8. 按规定时间携用物至床边，核对。

9. 向患者及家属解释用药目的及注意事项，协助患者取舒适体位。

10. 倒温开水或使用饮水管，协助患者服药，确认服下。

11. 发药后再次核对床号、姓名、药物。

12. 协助患者取舒适体位，整理床单位。

13. 收回药杯并清洁消毒。

14. 同时清洁药盘，洗手，必要时做好记录。

【注意事项】

1. 不能吞咽药片、药丸的婴幼儿，应将药片研成粉状，再用糖水 10ml 溶化。

2. 在喂药中患儿若出现恶心，应暂停喂药，轻拍其背部或转移注意力，待好转后再喂，防止呛咳、误吸。如不能避免呕吐时，应将头转向一侧，以避免吸入气管。

3. 婴儿喂药应在喂奶前或两次喂奶之间进行，以免因服药时呕吐而将奶吐出。

4. 给油类药物(如鱼肝油)时，可滴在小勺药面上同服，或用塑料滴管，吞咽障碍者或新生儿应注意避免强行喂油剂，以免发生吸入性肺炎。

5. 做记录时如因故未能给药，应在给药记录单上所指定的时间处划上"O"，并简单写明原因。或患儿在服药后有不良反应或拒绝服药时，应通知医生，给予处理，再将整个过程记录在护理记录单上。

婴幼儿口服给药技术评分标准

项目		项目总分	操作要求	评分等级及分值				实际得分
				A	B	C	D	
仪表		5	工作衣、帽、鞋穿戴整齐，戴好口罩	5	4	3	2—0	
操作前准备		12	修剪指甲，洗手	6	4	3	2—0	
			环境符合要求，备齐用物，放置合理	6	4	3	2—0	
操作过程	配药	28	核对，检查服药本与小药卡	5	4	3	2—0	
			固体药剂量正确、方法合理	6	4	3	2—0	
			液体药剂量正确、方法合理	6	4	3	2—0	
			取不足 1ml 药物剂量正确、方法合理	6	4	3	2—0	
			再次核对	5	4	3	2—0	
	发药	45	核对，做好解释，询问过敏史	5	4	3	2—0	
			发药到口	10	8	6	4—0	
			针对不同患儿协助服药方法正确	10	8	6	4—0	
			对患儿进行正确指导	10	8	6	4—0	
			再次核对	5	4	3	2—0	
			因故不能按时服药者做好交接班	5	4	3	2—0	
操作后		5	收回药杯，整理用物，并清洁消毒药杯、药盘	5	4	3	2—0	
质量控制		5	态度、与患者沟通，关心患者，操作熟练程度。严格执行"三查七对"	5	4	3	2—0	
总计		100						

七、多参数监护仪使用技术

【操作目的】

1. 掌握多功能监护仪的连接和监护技术。
2. 熟悉各参数的正常值、临床意义。

【用物准备】

多功能监护仪、模块、导联线、电极片、袖带、氧饱和度探头、温度探头等。

【操作步骤】

1. 规范洗手、戴口罩。
2. 准备用物，检查监护仪功能及各模块、导线、探头连接。
3. 携用物到患者床旁，核对床号、姓名。正确连接电源线，连接电源，预热。
4. 环境准备。患者床单位周围宽阔，便于操作，周围无电磁波干扰。
5. 患者准备。解释，取得患者或家属合作。患者取安静平卧位，全身肌肉松弛。准备粘贴电极片的皮肤，保证电极与皮肤表面接触良好；清洁局部皮肤或者指(趾)甲，保证氧饱和度仪能正确读数。

A 心电监护

6. 正确粘贴电极片。将电极片连接至监测仪导联线上，按照监测仪标识要求贴于患者胸部正确位置，避开伤口，必要时应当避开除颤部位。
7. 选择导联，调整波形，选择波速，保证监测波形清晰、无干扰，设置相应合理的报警界限，一般在自身心率上下的30%。

B 呼吸监护

8. 选择呼吸监护的来源。一般选用依靠心电监护左下和右上的电极片来感知胸阔的阻抗变化，感知呼吸的波形和数值。
9. 正确选择呼吸的波速。

C 氧饱和度监测

10. 将氧饱和度传感器正确安放于患者手指、足趾或者耳郭处，使其光源透过局部组织，保证接触良好。
11. 根据患者病情调整波幅及报警界限。

D 无创血压监测

12. 正确放置袖带。
13. 选择成人、儿童或新生儿模式。
14. 选择测量模式，手动、自动、快速测定等。
15. 根据患者病情调整报警界限。

E 肛温监测

16. 正确放置温度探头至直肠内。
17. 根据患者病情调整报警界限。

18. 记录各参数的情况。

19. 监测完毕，松解电极片、氧饱和度传感器、袖带、温度探头。

20. 正确处理用物。

【注意事项】

1. 密切观察各波形，及时处理干扰和电极、探头脱落。

2. 根据病情正确设定报警界限，不能关闭报警声音。

3. 嘱患者不要自行移动或摘除电极片，避免在监测仪附近使用手机，以免干扰监测波形。

4. 定期观察患者粘贴电极片处的皮肤，定时更换电极片和电极片位置。

5. 观察患者局部皮肤及指(趾)甲情况，定时更换传感器位置。

6. 观察袖带固定处皮肤，未测压时及时松解。

7. 观察监测结果，发现异常及时分析原因并报告医生。

多参数监护仪使用技术评分标准

项目	项目总分	操作要求	评分等级及分值				实际得分
			A	B	C	D	
仪表	5	工作衣、帽、鞋穿戴整齐，符合规范	5	4	3	2—0	
操作前准备	10	环境清洁、安静，光线明亮	3	2	1	0	
		已修剪指甲，规范洗手，戴好口罩	3	2	1	0	
		备齐用物，放置合理	4	3	2	1—0	
操作过程	75	核对患者的信息(姓名、年龄、性别)	3	2	1	0	
		患者取安静平卧位，全身肌肉松弛	3	2	1	0	
		解释多功能监护仪的操作目的，配合方法	3	2	1	0	
		校验多功能监护仪机，检查各组成部分性能是否正常	3	2	1	0	
		正确连接电源线，连接电源，预热	4	3	2	1—0	
		患者四肢及胸前安置电极部位的皮肤擦洗干净，并涂上导电液体	5	4	3	2—0	
		连接导联线，按规定位置安放电极片	5	4	3	2—0	
		选择导联，调整波形，选择波速，设置相应合理的报警界限	5	4	3	2—0	
		选择呼吸监护的来源，正确选择呼吸的波速，设置相应合理的报警界限	5	4	3	2—0	
		按规定位置安放氧饱和度传感器	3	2	1	0	
		根据患者病情调整波幅及报警界限	3	2	1	0	
		正确放置袖带	3	2	1	0	

续表

项　　目	项目总分	操作要求	评分等级及分值				实际得分
			A	B	C	D	
操作过程	75	选择成人、儿童或新生儿模式及选择测量模式	3	2	1	0	
		根据患者病情调整报警界限	3	2	1	0	
		正确放置温度探头至直肠内	3	2	1	0	
		根据患者病情调整报警界限	3	2	1	0	
		记录各参数的情况	5	4	3	2—0	
		监测完毕，松解电极片、氧饱和度传感器、袖带、温度探头	5	4	3	2—0	
		切断电源，正确处理用物及监护仪	5	4	3	2—0	
		再次核对患者信息	3	2	1	0	
操作后	5	整理床单位、分类处理污物用物	5	4	3	2—0	
质量控制	5	态度，与患者沟通，关心患者，操作熟练程度	5	4	3	2—0	
总计	100						

八、呼吸机操作技术

【操作目的】

1. 掌握呼吸机使用的适应证、禁忌证，呼吸参数的调节。

2. 熟悉呼吸机模式的选用、呼吸机保养方法。

3. 了解呼吸机的基本构造、类型和性能。

【用物准备】

呼吸机、呼吸机管路、湿化器、湿化纸、灭菌蒸馏水、积水杯、温度探头、模拟肺、氧气筒、减压表、扳手。

【操作步骤】

1. 评估。患者的年龄、体重、意识、生命体征、心肺情况、血气分析报告等。

2. 规范洗手、戴口罩。

3. 准备用物。根据病情配置合适的呼吸机，备齐用物，放置合理。

3. 连接呼吸机、湿化器电源。打开机器电源总开关，通电检查电源是否正常。

4. 连接气源，检查氧气是否充足。

5. 注入蒸馏水，安装湿化器。

6. 呼吸机管路连接。吸气过滤器→管道→湿化器→吸气管→积水杯→吸气管→患者→三通接头→呼气管→积水杯→呼气管→呼气过滤器→呼吸机气体呼出端口→温度探头与患者三通接头的吸气端连接。

7. 固定管路于支架上。

8. 开电源开关，调节湿化器温度。

9. 呼吸机设置。模式设置、参数设置、报警设置。

10. 呼吸机接模拟肺，试用。

11. 携呼吸机到患者床旁，核对床号、姓名。

12. 患者准备后连气管导管。

13. 半小时后依血气分析结果调整参数。

14. 呼吸机治疗期间注意气道管理。

15. 呼吸机的撤离。气管导管与患者三通接头分离→关闭电源→关闭气源→用物处置：分离、清洗、消毒呼吸机附件。

16. 记录。

【注意事项】

1. 呼吸机管路连接正确。

2. 开、关机顺序正确。

3. 呼吸机参数设置基本符合要求。

4. 呼吸机报警设置基本符合要求。

呼吸机操作技术评分标准

<table>
<tr><th colspan="2" rowspan="2">项　目</th><th rowspan="2">项目总分</th><th rowspan="2">操作要求</th><th colspan="4">评分等级及分值</th><th rowspan="2">实际得分</th></tr>
<tr><th>A</th><th>B</th><th>C</th><th>D</th></tr>
<tr><td colspan="2">仪表</td><td>5</td><td>工作衣、帽、鞋穿戴整齐，符合规范</td><td>5</td><td>4</td><td>3</td><td>2—0</td><td></td></tr>
<tr><td rowspan="5">操作前</td><td>评估</td><td>5</td><td>评估：患者的年龄、病情、治疗情况、心肺情况、生命体征、血气分析报告、意识、体重、营养、睡眠、心理等状况</td><td>5</td><td>4</td><td>3</td><td>2—0</td><td></td></tr>
<tr><td rowspan="4">准备</td><td rowspan="4">10</td><td>环境清洁</td><td>2</td><td>1.5</td><td>1</td><td>0</td><td></td></tr>
<tr><td>已修剪指甲，规范洗手，戴好口罩</td><td>2</td><td>1.5</td><td>1</td><td>0</td><td></td></tr>
<tr><td>根据病情配置合适的呼吸机，备齐用物，放置合理</td><td>4</td><td>3</td><td>2</td><td>1—0</td><td></td></tr>
<tr><td>检查一次性物品质量</td><td>2</td><td>1.5</td><td>1</td><td>0</td><td></td></tr>
<tr><td colspan="2" rowspan="6">操作过程</td><td rowspan="6">70</td><td>连接电源，打开机器电源总开关，通电检查电源是否正常</td><td>5</td><td>4</td><td>3</td><td>2—0</td><td></td></tr>
<tr><td>连接气源，检查氧气是否充足，打开气源</td><td>5</td><td>4</td><td>3</td><td>2—0</td><td></td></tr>
<tr><td>注入蒸馏水，安装湿化器</td><td>5</td><td>4</td><td>3</td><td>2—0</td><td></td></tr>
<tr><td>正确连接各管道，固定管路于支架上</td><td>5</td><td>4</td><td>3</td><td>2—0</td><td></td></tr>
<tr><td>开电源开关，调节湿化器温度</td><td>5</td><td>4</td><td>3</td><td>2—0</td><td></td></tr>
<tr><td>根据患者情况，合理进行呼吸机的模式、参数、报警设置</td><td>10</td><td>8</td><td>6</td><td>4—0</td><td></td></tr>
</table>

续　表

项　目	项目总分	操作要求	评分等级及分值				实际得分
			A	B	C	D	
操作过程	70	呼吸机接模拟肺，试用	5	4	3	2—0	
		确认有效医嘱，认真核对床号、姓名、向患者、家属做好解释工作	5	4	3	2—0	
		患者准备后连气管导管	5	4	3	2—0	
		半小时后依血气分析结果调整参数	5	4	3	2—0	
		呼吸机治疗期间注意气道管理	5	4	3	2—0	
		正确撤离呼吸机	5	4	3	2—0	
		整理床单位，洗手并记录	5	4	3	2—0	
操作后	5	正确用物处置：分离、清洗、消毒呼吸机附件	5	4	3	2—0	
质量控制	5	态度，与患者沟通，关心患者，操作熟练程度	5	4	3	2—0	
总计	100						

九、洗胃技术

【操作目的】

1. 掌握洗胃的适应证、禁忌证，洗胃液的选择，洗胃注意事项。

2. 根据患者的不同情况，进行正确洗胃。

【用物准备】

电动洗胃机及附件（进水管、出水管、进胃管）、手套、弯盘 2 只、胃管、纱布 2 块、棉签、石蜡油、注射器、布胶、牙垫、血管钳、有刻度的水桶和污物桶各一、试管、水温计、各种洗胃液（2%碳酸氢钠或 1∶5000 高锰酸钾等）。

【操作步骤】

1. 评估。患者中毒的时间、途径、毒物的种类、性质、量，是否呕吐，患者心理状态、生命体征、意识、瞳孔，口腔黏膜及气味，有无禁忌等。

2. 规范洗手、戴口罩。

3. 准备用物，配置合适的洗胃液。

4. 携用物到患者床旁，核对床号、姓名。解释，取得患者或家属合作。

5. 环境准备。患者床单位周围宽阔，便于操作。

6. 洗胃机连接电源，打开机器电源总开关，通电检查电源是否正常。

7. 连接管道，并放入水桶中。

8. 管道排气。接通电源，按“启动”键，管道排气，关闭“启动”键，将出水管放入污物桶。

9. 患者准备。清醒者取坐位，中毒较重者左侧卧位，昏迷患者平卧头偏向一侧，注意保暖。胸前铺巾，戴手套，清洁鼻腔，从口腔插管者取下患者活动性义齿。

10. 检查胃管是否通畅，测量插管长度(成人为 55～60cm)，做好标记。

11. 用石蜡油润滑胃管前端后自鼻腔或口腔插管。

12. 判断胃管位置及固定，遵医嘱留取毒物标本送检。

13. 洗胃。连接洗胃机管道，调节参数，每次注入洗胃液 300～500ml；洗胃过程中，密切观察患者病情、生命体征变化及洗胃情况，观察洗胃液出入量的平衡、洗出液的颜色、气味。

14. 拔管。在出胃状态末停机，用血管钳夹闭胃管或用手反折胃管，在患者吸气末拔出胃管。有机磷农药中毒者，保留胃管 24 小时以上，以便反复洗胃。

15. 安置患者。协助患者漱口，擦净患者面部污物，整理床边用物，脱去手套，调整患者体位，交代注意事项。

16. 记录。灌洗液名称、液量及洗出液的量、颜色、气味等。

17. 洗胃结束后评估。有无损伤胃黏膜，患者胃内毒物清除状况，中毒症状有无缓解。

18. 用物处置，清洗、消毒、保养洗胃机。

【注意事项】

1. 插管时动作要轻快，切勿损伤患者食管及误入气管。

2. 患者中毒物质不明时，及时抽取胃内容物送检，应用温开水或者生理盐水洗胃。

3. 患者洗胃过程中出现血性液体，立即停止洗胃。

4. 幽门梗阻患者，洗胃宜在饭后 4～6 小时或者空腹时进行，并记录胃内潴留量，以了解梗阻情况，供补液参考。

5. 吞服强酸、强碱等腐蚀性毒物患者，切忌洗胃，以免造成胃穿孔。

6. 及时准确记录灌注液名称、液量，洗出液量及其颜色、气味等洗胃过程。

7. 保证洗胃机性能处于备用状态。

8. 注意保暖，观察意识、生命体征及有关并发症。

洗胃技术评分标准

项目		项目总分	操作要求	评分等级及分值				实际得分
				A	B	C	D	
仪表		5	工作衣、帽、鞋穿戴整齐，符合规范	5	4	3	2—0	
操作前	评估	5	评估：患者中毒的时间、途径、毒物的种类、性质、量、是否呕吐，患者心理状态、生命体征、意识、瞳孔，口腔黏膜及气味，有无禁忌	5	4	3	2—0	
	准备	10	环境清洁	2	1.5	1	0	
			已修剪指甲，规范洗手，戴好口罩	2	1.5	1	0	
			根据病情配置洗胃液，备齐用物，放置合理	4	3	2	1—0	
			检查一次性物品质量	2	1.5	1	0	
操作过程		65	确认有效医嘱，认真核对床号、姓名、洗胃液名称，向患者、家属做好解释工作	3	2	1	0	
			洗胃机连接电源，打开机器电源总开关，通电检查电源是否正常	3	2	1	0	
			正确连接、放置各管道	5	4	3	2—0	

续　表

项　　目	项目总分	操作要求	评分等级及分值				实际得分
			A	B	C	D	
操作过程	65	取合适卧位(清醒者取坐位,中毒较重者左侧卧位,昏迷患者平卧头偏向一侧),注意保暖	3	2	1	0	
		胸前铺巾	2	1.5	1	0	
		戴手套、清洁鼻腔(从口腔插管者需检查及取下活动义齿)	3	2	1.5	0	
		检查胃管是否通畅,测量插管长度(成人为55～60cm)做好标记	5	4	3	2—0	
		用石蜡油润滑胃管前端后自鼻腔或口腔插管,方法正确	8	7—5	4	3—0	
		判断胃管位置及固定,胃液送检	5	4	3	2—0	
		正确连接胃管,按"自动"键机器对胃自行冲洗至洗出液澄清无味为止	7	6—4	3	2—0	
		会正确使用"反冲"键	5	4	3	2—0	
		观察:洗胃过程中随时注意洗出液的性质、颜色、气味、量及患者面色、生命体征变化	3	2	1	0	
		拔管:洗毕反折胃管口轻柔缓慢拔管,拔管至咽部时,迅速拔出	5	4	3	2—0	
		协助患者漱口,擦净患者面部污物,整理床边用物,脱去手套,调整体位,交代注意事项	5	4	3	2—0	
		记录灌洗液名称、量及洗出液的量、色、味等	3	2	1	0	
操作后	10	评估:有无损伤胃黏膜,患者胃内毒物清除状况,中毒症状有无缓解	5	4	3	2—0	
		正确清洗、消毒洗胃机及各管道	5	4	3	2—0	
质量控制	5	态度,与患者沟通,关心患者,操作熟练程度	5	4	3	2—0	
总计	100						

十、简易呼吸器/呼吸皮囊使用技术

【操作目的】

掌握简易呼吸器/呼吸皮囊使用的正确方法和性能检查。

【用物准备】

简易呼吸器/呼吸皮囊,氧气连接管,气源,加压面罩。

【操作步骤】

1. 规范洗手、戴口罩。
2. 准备用物。
3. 安全性能检查。

(1) 面罩。充盈度适当(约 2/3)。

(2) 活瓣。瓣膜完整性、弹性、密闭性的检查。

(3) 储气囊与储氧袋。弹性好,进气阀完好,无漏气。

(4) 压力限制阀。打开压力限制阀的盖子,堵塞患者接口端和压力监测端,挤压球囊,当压力接近一定水平时(不同简易呼吸器有不同的标准,常见的有 45cmH_2O 或 60cmH_2O),气体释放。

(5) 氧气连接管。完好无破损,无扭曲折叠。

4. 携用物到患者床旁,核对床号、姓名。

5. 患者准备。解释,取得患者合作,取去枕平卧位;评估患者口鼻腔皮肤及黏膜有无损伤、炎症或者其他情况。

6. 环境准备。患者床单位周围宽敞,便于操作;操作者可站立于患者床头。

7. 连接氧气管,调节氧流量 10L/min。

8. 清理呼吸道,开放气道。一般采用仰头举颏法,怀疑颈椎损伤者用双下颌上提法。

9. 用 EC 法固定面罩。

10. 挤压面罩,送气。每次送气 2 秒,送气量以 1L 皮囊挤压 1/3～2/3,2L 皮囊挤压 1/3 为宜,频率 10～12 次/min,吸呼比根据病情调节。

11. 观察通气效果。观察患者胸阔起伏、呼吸音、皮肤颜色、氧饱和度、生命体征等。

12. 并发症观察。急性胃胀气,导致反射性呕吐,可引起窒息和吸入性肺炎的发生。

13. 整理患者,并记录。

14. 终末处理。清洗消毒后,连接处于应急状态。

【注意事项】

1. 皮囊性能检查正确。

2. 固定面罩,按紧不漏气。

3. 挤压皮囊频率、潮气量正确。

简易呼吸器使用技术评分标准

项目	项目总分	操作要求	评分等级及分值				实际得分
			A	B	C	D	
仪表	5	工作衣、帽、鞋穿戴整齐,符合规范	5	4	3	2—0	
操作前准备	10	环境清洁,光线明亮	2	1.5	1	0	
		已修剪指甲,规范洗手,戴好口罩	2	1.5	1	0	
		备齐用物,放置合理	2	1.5	1	0	
		检查简易人工呼吸器的质量	4	3	2	1—0	
操作过程	70	评估患者的病情,特别是呼吸情况	10	9—6	5	4—0	
		向患者和/或家属解释原因和目的	5	4	3	2—0	
		简易人工呼吸器连接面罩、氧气并调节氧流量	5	4	3	2—0	

续　表

项　　目	项目总分	操作要求	评分等级及分值				实际得分
			A	B	C	D	
操作过程	70	正确连接简易人工呼吸器与气管插管或气管套管	5	4	3	2—0	
		如果在没有气管插管及气管套管的情况下应用简易呼吸器，应先清理呼吸道、开放气道	10	9—6	5	4—0	
		固定面罩手法正确（一手将面罩置于患者的口鼻部并注意密闭性，同时将下颌向前拉，另一手挤压皮囊）	10	9—6	5	4—0	
		按压频率正确，按压深度正确。一般，成年人氧流量10～15L/min，频率10～12次/min，潮气量有氧时6～7ml/kg，呼吸比1∶2或1∶1	10	9—6	5	4—0	
		观察通气效果，并注意有无发生并发症，如有异常，及时处理	10	9—6	5	4—0	
		记录抢救过程及患者的反应	5	4	3	2—0	
操作后	10	整理床单位，妥善安置患者	5	4	3	2—0	
		呼吸器消毒处理	5	4	3	2—0	
质量控制	5	动作迅速、准确、有效	5	4	3	2—0	
总计	100						

十一、心肺复苏技术

【操作目的】

1. 掌握CPR操作的正确方法和有效指征。

2. 根据不同的心搏骤停患者给予正确的CPR。

【用物准备】

CPR模拟人，指示器，纱布，木板垫。

【操作步骤】

A：开放气道

1. 评估环境是否安全。

2. 意识。判断患者有无意识（大声呼叫、轻拍肩膀）。

3. 呼救。如患者无意识，立即高声呼救。

4. 体位。仰卧位放置于硬质平面，救护者跪于患者一侧肩部位置（一般右侧）。

5. 清除气道异物。如患者口腔中有分泌物或异物，应将患者头偏向一侧，用手清除异物，取下患者活动义齿。

6. 开放气道。一般采用仰头举颏法，怀疑颈椎损伤者用双下颌上提法。

B：人工呼吸

7. 判断呼吸。抢救者低下头，侧脸使面颊和耳朵贴近患者口鼻，用看、听、感(看：胸部有无起伏；听：有无呼吸音；感觉：有无气流逸出)来判断患者有无呼吸，时间5～10秒。

8. 人工呼吸。如无呼吸，立即进行人工呼吸。

(1) 院外。口对口人工呼吸。救护者深吸气，张大嘴，捏紧患者鼻子，嘴包住嘴，吹气2次，每次2秒，吹气量以500～600ml为宜，吹气频率12次/min。

(2) 院内。球囊面罩给予2次呼吸，每次送气2秒，送气量以1L皮囊挤压1/3～2/3，2L皮囊挤压1/3为宜，频率12次/min。

C：人工循环：胸外心脏按压

9. 判断动脉搏动。触摸颈动脉(由喉结向外滑行2指)，用5～10秒判断有无脉搏。如无，则立即行胸外心脏按压。

10. 胸外心脏按压。

(1) 正确定位。胸骨下半段，两乳头连线中点。

(2) 按压动作。救护者双手手指交叉握紧，手掌根紧贴患者胸壁，肘关节伸直，肩关节垂直地面，以髋关节为支点按压。

(3) 按压方法。按压频率100次/min，按压次数30次，按压深度4～5cm，按压后完全放松，使胸廓回复原位，连续规则反复进行。

(4) 成人按压和吹气频率为30∶2。

11. 评估复苏效果。操作5个循环后再次判断颈动脉搏动及人工呼吸10秒，如已恢复，进行进一步生命支持；如颈动脉搏动及人工呼吸未恢复，继续上述操作5个循环后再次判断，直至高级生命支持人员及仪器设备的到达。

【注意事项】

1. 判断意识时应注意轻拍重喊。

2. 判断呼吸时间足够，不能少于5秒。

3. 人工呼吸时记得捏紧鼻子，包住患者嘴，防止漏气。吹气量要充足，但应避免过大，防止胃胀气。新的CPR指南根据实际情况已将人工呼吸改为可选项目，根据救护者的意愿实施。

4. 判断动脉搏动已改为可选项目，对非专业人员可以不做动脉搏动判断。

5. 胸外按压时要确保足够的频率及深度，尽可能不中断胸外按压，每次胸外按压后要让胸廓充分的回弹，以保证心脏得到充分的血液回流。

6. 胸外按压动作正确，肩、肘、腕在一条直线上，避免肘关节弯曲，并与患者身体长轴垂直，避免用手部力量按压。按压时，手掌掌根不能离开胸壁。

7. 总时间从评估呼吸到吹气结束，耗时2分30秒到2分40秒。

心肺复苏技术评分标准

<table>
<tr><th colspan="2" rowspan="2">项 目</th><th rowspan="2">项目总分</th><th rowspan="2">操作要求</th><th colspan="4">评分等级及分值</th><th rowspan="2">实际得分</th></tr>
<tr><th>A</th><th>B</th><th>C</th><th>D</th></tr>
<tr><td rowspan="20">操作过程</td><td>评估</td><td>5</td><td>评估环境安全，评估患者判断有无意识，拍肩膀，大声询问，禁忌剧烈摇晃患者</td><td>5</td><td>4</td><td>3</td><td>2—0</td><td></td></tr>
<tr><td>呼救</td><td>5</td><td>高声呼救，拨 120 急救电话(口头说明)</td><td>5</td><td>4</td><td>3</td><td>2—0</td><td></td></tr>
<tr><td>安置体位</td><td>5</td><td>仰卧位放到硬质平面上</td><td>5</td><td>4</td><td>3</td><td>2—0</td><td></td></tr>
<tr><td>清除口腔异物</td><td>5</td><td>检查口腔有无异物，取出活动性假牙及异物</td><td>5</td><td>4</td><td>3</td><td>2—0</td><td></td></tr>
<tr><td>开放气道</td><td>5</td><td>开放气道：仰头举颏法(左手肘关节着地，左手掌压低前额，右手的食指和中指托起下颌骨)或者双下颌上提法(用无名指钩住下颌关节，双手将下颌往前往上提拉，不能抬颈)</td><td>5</td><td>4</td><td>3</td><td>2—0</td><td></td></tr>
<tr><td rowspan="4">评估呼吸</td><td rowspan="4">20</td><td>抢救者面向患者，侧脸使面颊和耳朵靠近患者口鼻，看胸廓有无起伏</td><td>5</td><td>4</td><td>3</td><td>2—0</td><td></td></tr>
<tr><td>听口鼻有无气流声</td><td>5</td><td>4</td><td>3</td><td>2—0</td><td></td></tr>
<tr><td>感觉有无气流</td><td>5</td><td>4</td><td>3</td><td>2—0</td><td></td></tr>
<tr><td>评估时间 5～10 秒(7～8 秒)</td><td>5</td><td>4</td><td>3</td><td>2—0</td><td></td></tr>
<tr><td rowspan="3">人工呼吸</td><td rowspan="3">15</td><td>正确吸气后张口完全包住患者的口并密合</td><td>5</td><td>4</td><td>3</td><td>2—0</td><td></td></tr>
<tr><td>吹气时用放在患者前额一手的拇指和食指捏闭患者鼻孔，呼气时放松(吹气 1～1.5 秒，呼气 2 秒)</td><td>5</td><td>4</td><td>3</td><td>2—0</td><td></td></tr>
<tr><td>每次吹气 1 秒钟以上，给予足够的潮气量(500～600ml)。口对口吹气 2 次(10 秒内完成)(共 2 次，7～8 秒，要有撑开嘴唇的动作)</td><td>5</td><td>4</td><td>3</td><td>2—0</td><td></td></tr>
<tr><td>评估脉搏</td><td>5</td><td>操作者同侧颈动脉检查脉搏时间不超过 10 秒(7～8 秒)</td><td>5</td><td>4</td><td>3</td><td>2—0</td><td></td></tr>
<tr><td rowspan="5">胸外心脏按压</td><td rowspan="5">25</td><td>按压部位：胸骨下半段，位于两乳头连线的中点处</td><td>5</td><td>4</td><td>3</td><td>2—0</td><td></td></tr>
<tr><td>按压姿势手法：一手掌根部放在胸部两乳头之间的胸骨上，另一手平行重叠压在其手背上，肘部伸直，掌根用力，手指抬离胸壁，实施连续规则的按压</td><td>5</td><td>4</td><td>3</td><td>2—0</td><td></td></tr>
<tr><td>按压深度：约 4～5cm</td><td>5</td><td>4</td><td>3</td><td>2—0</td><td></td></tr>
<tr><td>按压频率：每分钟 100 次，按压中中断不超过 10 秒(按压 30 次，要求 17～19 秒完成)</td><td>5</td><td>4</td><td>3</td><td>2—0</td><td></td></tr>
<tr><td>按压通气比值 30：2</td><td>5</td><td>4</td><td>3</td><td>2—0</td><td></td></tr>
<tr><td>评估效果</td><td>5</td><td>按压 5 个循环后评估脉搏、呼吸(总时间从评估呼吸到吹气结束：耗时 150～160 秒)</td><td>5</td><td>4</td><td>3</td><td>2—0</td><td></td></tr>
<tr><td colspan="2">质量控制</td><td>5</td><td>仪表、态度、操作熟练程度</td><td>5</td><td>4</td><td>3</td><td>2—0</td><td></td></tr>
<tr><td colspan="2">总计</td><td>100</td><td></td><td></td><td></td><td></td><td></td><td></td></tr>
</table>

十二、除颤技术

【操作目的】

1. 掌握同步与非同步除颤的适应证、电能的选择。

2. 能根据患者病情进行正确的除颤。

【用物准备】

除颤仪、导电糊、抢救设备。

【操作步骤】

1. 评估。检查患者心前区检测电极的连接情况，患者意识、心电图状况，准确判断患者是否存在除颤指征。

2. 规范洗手、戴口罩。

3. 准备用物。迅速备齐物品、放置合理，检查除颤仪的情况。

4. 携用物到患者床旁，核对床号、姓名。

5. 环境准备。患者床单位周围宽阔，便于操作。

6. 患者准备。解释，取得患者或家属合作。

7. 开除颤仪。选择 Paddle 导联，查看心律，若细颤除颤前遵医嘱给予药物，以提高除颤阈值。

8. 确认电复律方式为非同步方式。

9. 选择合适能量。成人单相波 360J，双相波选择 150J；儿童首次 2J/kg，以后 4J/kg。

10. 电极板上涂以适量导电糊。

11. 放置电极板。位置安放正确，电极板与皮肤紧密接触，压力适当。观察示波屏，再次确认患者处于心脏除颤指征状态。

12. 充电。

13. 清场。请“旁人离开”。

14. 与患者保持安全距离(除颤前环视四周确定周围人员无直接或间接与患者接触，操作者身体不能与患者接触)。

15. 放电。

16. 除颤结束，移开电极板，立即行胸外心脏按压 2 分钟，评估患者心电图波形。

17. 除颤成功，妥善安置患者，整理床单位。

18. 整理好除颤器，除颤器充电、备用。

【注意事项】

1. 除颤前确定患者除颤部位无潮湿、无敷料。如患者带有植入性起搏器，应避开起搏器部位至少 10cm。

2. 除颤前确定周围人员无直接或者间接与患者接触。

3. 操作者身体不能与患者接触，不能与金属类物品接触。

4. 动作迅速，准确。

5. 保持除颤器完好备用。

除颤技术评分标准

<table>
<tr><th colspan="2" rowspan="2">项 目</th><th rowspan="2">项目总分</th><th rowspan="2">操作要求</th><th colspan="4">评分等级及分值</th><th rowspan="2">实际得分</th></tr>
<tr><th>A</th><th>B</th><th>C</th><th>D</th></tr>
<tr><td colspan="2">仪表</td><td>2</td><td>工作衣、帽、鞋穿戴整齐，符合规范</td><td>2</td><td>1.5</td><td>1</td><td>0</td><td></td></tr>
<tr><td rowspan="4">操作前</td><td rowspan="2">评估</td><td rowspan="2">10</td><td>检查患者心前区检测电极的连接情况</td><td>5</td><td>4</td><td>3</td><td>2—0</td><td></td></tr>
<tr><td>准确判断患者是否存在除颤指征</td><td>5</td><td>4</td><td>3</td><td>2—0</td><td></td></tr>
<tr><td rowspan="2">准备</td><td rowspan="2">8</td><td>迅速备齐物品、放置合理</td><td>2</td><td>1.5</td><td>1</td><td>0</td><td></td></tr>
<tr><td>检查除颤仪的情况（系统检测和功能检测）</td><td>6</td><td>4</td><td>2</td><td>0</td><td></td></tr>
<tr><td colspan="2" rowspan="11">操作过程</td><td rowspan="11">70</td><td>暴露患者胸壁并保持干燥清洁、无敷料，监护电极应避开除颤部位；去除患者身上所有金属物</td><td>5</td><td>4</td><td>3</td><td>2—0</td><td></td></tr>
<tr><td>正确开启除颤仪，调至除颤位置</td><td>5</td><td>4</td><td>3</td><td>2—0</td><td></td></tr>
<tr><td>若细颤除颤前遵医嘱给予药物，以提高除颤阈值</td><td>5</td><td>4</td><td>3</td><td>2—0</td><td></td></tr>
<tr><td>选择合适能量（成人单相波 360J，双相波选择 150J，小孩选择 2J/kg）</td><td>5</td><td>4</td><td>3</td><td>2—0</td><td></td></tr>
<tr><td>将除颤器电极板均匀涂抹导电糊或胸部电极板放置处置盐水纱布（8 层）</td><td>5</td><td>4</td><td>3</td><td>2—0</td><td></td></tr>
<tr><td>电极板位置安放正确，用力按压电极板（25 磅），电极板与皮肤紧密接触，不得歪斜。观察示波屏，再次确认患者处于心脏除颤指征状态</td><td>10</td><td>9—6</td><td>5</td><td>4—0</td><td></td></tr>
<tr><td>电极板充电，请“旁人离开”</td><td>5</td><td>4</td><td>3</td><td>2—0</td><td></td></tr>
<tr><td>与患者保持安全距离（除颤前环视四周确定周围人员无直接或间接与患者接触，操作者身体不能与患者接触）</td><td>8</td><td>7—5</td><td>4</td><td>3—0</td><td></td></tr>
<tr><td>放电：除颤仪充电并显示可以除颤时，双手拇指同时按压放电按钮电击除颤</td><td>5</td><td>4</td><td>3</td><td>2—0</td><td></td></tr>
<tr><td>从擦干患者胸部皮肤开始至除颤放电完毕的时间要求：不超过 20 秒（21～25 秒扣 2 分，26～30 秒扣 4 分，31～35 秒扣 6 分，>35 秒 0 分）</td><td>10</td><td>9—6</td><td>5</td><td>4—0</td><td></td></tr>
<tr><td>除颤结束，移开电极板，立即行胸外心脏按压 2 分钟，评估患者心电图波形</td><td>7</td><td>6—4</td><td>3</td><td>2—0</td><td></td></tr>
<tr><td colspan="2" rowspan="2">操作后</td><td rowspan="2">5</td><td>除颤成功，妥善安置患者，整理床单位</td><td>2</td><td>1.5</td><td>1</td><td>0</td><td></td></tr>
<tr><td>整理好除颤器，除颤器充电、备用</td><td>3</td><td>2</td><td>1</td><td>0</td><td></td></tr>
<tr><td colspan="2" rowspan="2">质量控制</td><td rowspan="2">5</td><td>动作熟练，抢救迅速</td><td>3</td><td>2</td><td>1</td><td>0</td><td></td></tr>
<tr><td>与医生配合协调</td><td>2</td><td>1.5</td><td>1</td><td>0</td><td></td></tr>
<tr><td colspan="2">总计</td><td>100</td><td></td><td></td><td></td><td></td><td></td><td></td></tr>
</table>

十三、无菌技术

【操作目的】

通过实验使学生掌握无菌技术操作原则，培养无菌观念；学会常用无菌技术的操作方法。

【用物准备】

治疗盘、无菌持物钳、无菌容器、无菌包、无菌溶液、消毒液，无菌手套、污物杯。

【操作步骤】

无菌持物钳使用法

1. 评估操作环境是否符合要求。
2. 检查无菌持物钳包有无破损、潮湿，消毒指示胶带是否变色及是否在有效期内。
3. 打开无菌钳包，取出镊子罐置于治疗台面上。
4. 取放无菌钳时，钳端闭合向下，不可触及容器口边缘，用后立即放回容器内。
5. 标明打开日期及时间。

无菌容器使用法

1. 评估操作环境是否符合要求。
2. 打开无菌容器时，应当将容器盖内面朝上置于稳妥处，或者拿在手中。
3. 用毕即将容器盖严。
4. 手持无菌容器时，应当托住底部。
5. 从中取物品时，应将盖子全部打开，避免物品碰触边缘而污染。

取用无菌溶液法

1. 评估操作环境是否符合要求。
2. 对所使用的无菌溶液进行检查、核对。
3. 按照无菌技术要求取出无菌液体。
4. 手握标签面，先倒少量溶液于弯盘内，再由原处倒所需液量于无菌容器内，盖好治疗巾。
5. 取用后立即塞上橡胶塞，消毒瓶塞边缘。
6. 记录开瓶日期、时间，已打开的溶液有效使用时间是 24 小时。

铺无菌盘法

1. 评估操作环境是否符合要求。
2. 检查无菌包有无破损、潮湿，消毒指示胶带是否变色及其有效期。
3. 打开无菌包，用无菌钳取出 1 块治疗巾，放于治疗盘内。
4. 双手捏住无菌巾上层两角的外面，轻轻抖开，双折铺于治疗盘内，上层向远端呈扇形折叠，开口边向外。
5. 放入无菌物品后，将上层盖于物品上，上下层边缘对齐，开口处向上翻折两次，两侧边缘向下翻折一次。

戴无菌手套法

1. 评估操作环境是否符合要求。
2. 选择尺码合适的无菌手套，检查有无破损、潮湿及其有效期。

3. 取下手表,洗手。

4. 按照无菌技术原则和方法戴无菌手套。

5. 双手对合交叉调整手套位置,将手套翻边扣套在工作服衣袖外面。

【注意事项】

无菌持物钳使用法

1. 无菌持物钳不能夹取未灭菌的物品,也不能夹取油纱布。

2. 取远处物品时,应当连同容器一起搬移到物品旁使用。

3. 使用无菌钳时不能低于腰部。

4. 打开包后的干镊子罐、持物钳应当 4 小时更换。

无菌容器使用法

1. 使用无菌容器时,不可污染盖内面、容器边缘及内面。

2. 无菌容器打开后,记录开启的日期、时间,有效使用时间为 24 小时。

取用无菌溶液法

1. 不可将无菌物品或者非无菌物品伸入无菌溶液内蘸取或者直接接触瓶口倒液。

2. 已倒出的溶液不可再倒回瓶内。

铺无菌盘法

1. 铺无菌盘区域必须清洁干燥,无菌巾避免潮湿。

2. 非无菌物品不可触及无菌面。

3. 注明铺无菌盘的日期、时间,无菌盘有效期为 4 小时。

戴无菌手套法

1. 戴手套时应当注意未戴手套的手不可触及手套的外面,戴手套的手不可触及未戴手套的手或者另一手套的里面。

2. 戴手套后如发现有破洞,应当立即更换。

3. 脱手套时,应翻转脱下。

无菌技术评分标准

项目		项目总分	操作要求	评分等级及分值				实际得分
				A	B	C	D	
仪表		4	工作衣、帽、鞋穿戴整齐,符合规范	4	3	2	1—0	
操作前准备		8	已修剪指甲,规范洗手,戴好口罩	3	2	1	0	
			环境符合要求,备齐用物,放置合理	5	4	3	2—0	
操作过程	无菌持物钳的使用法	13	持钳方法正确	2	1.5	1	0	
			取、放钳方法正确	3	2	1	0	
			使用钳符合无菌原则,不污染	8	4	2	0	
	无菌容器使用法	15	开启无菌容器方法正确	2	1.5	1	0	
			手臂不跨越无菌区	7	4	2	0	
			手、持物钳不触及无菌容器边缘	2	1.5	1	0	

续 表

<table>
<tr><th colspan="2" rowspan="2">项 目</th><th rowspan="2">项目总分</th><th rowspan="2">操作要求</th><th colspan="4">评分等级及分值</th><th rowspan="2">实际得分</th></tr>
<tr><th>A</th><th>B</th><th>C</th><th>D</th></tr>
<tr><td rowspan="24">操作过程</td><td rowspan="2">无菌容器使用法</td><td rowspan="2">15</td><td>物品取出后不放回</td><td>2</td><td>1.5</td><td>1</td><td>0</td><td></td></tr>
<tr><td>盖容器盖方法正确</td><td>2</td><td>1.5</td><td>1</td><td>0</td><td></td></tr>
<tr><td rowspan="7">取用无菌溶液法</td><td rowspan="7">16</td><td>核对、检查(讲明核对内容)</td><td>3</td><td>2</td><td>1</td><td>0</td><td></td></tr>
<tr><td>开瓶盖不污染</td><td>2</td><td></td><td></td><td>0</td><td></td></tr>
<tr><td>冲洗瓶口</td><td>1</td><td></td><td></td><td>0</td><td></td></tr>
<tr><td>倒液时瓶签向上</td><td>1</td><td></td><td></td><td>0</td><td></td></tr>
<tr><td>倒液高度适宜,液体不外漏</td><td>5</td><td>3</td><td>1</td><td>0</td><td></td></tr>
<tr><td>正确消毒瓶口</td><td>2</td><td>1.5</td><td>1</td><td>0</td><td></td></tr>
<tr><td>盖瓶口不污染</td><td>2</td><td>1.5</td><td>1</td><td>0</td><td></td></tr>
<tr><td rowspan="9">铺无菌盘法</td><td rowspan="9">22</td><td>治疗盘清洁干燥</td><td>2</td><td>1.5</td><td>1</td><td>0</td><td></td></tr>
<tr><td>打开无菌包前检查</td><td>2</td><td>1.5</td><td>1</td><td>0</td><td></td></tr>
<tr><td>开包方法正确</td><td>3</td><td>2</td><td>1</td><td>0</td><td></td></tr>
<tr><td>拿取治疗巾方法正确</td><td>3</td><td>2</td><td>1</td><td>0</td><td></td></tr>
<tr><td>铺巾方法正确、不污染</td><td>3</td><td>2</td><td>1</td><td>0</td><td></td></tr>
<tr><td>扇形折叠方法正确、整齐</td><td>3</td><td>2</td><td>1</td><td>0</td><td></td></tr>
<tr><td>物品放置合理,不跨越无菌区</td><td>3</td><td>2</td><td>1</td><td>0</td><td></td></tr>
<tr><td>放物品后边缘反折,外观整齐</td><td>2</td><td>1.5</td><td>1</td><td>0</td><td></td></tr>
<tr><td>无菌包内物品未用完注明开包时间</td><td>1</td><td></td><td></td><td>0</td><td></td></tr>
<tr><td rowspan="5">戴无菌手套法</td><td rowspan="5">16</td><td>检查无菌手套有效期</td><td>3</td><td>2</td><td>1</td><td>0</td><td></td></tr>
<tr><td>取手套方法正确</td><td>3</td><td>2</td><td>1</td><td>0</td><td></td></tr>
<tr><td>戴手套方法正确,不污染</td><td>7</td><td>5</td><td>3</td><td>0</td><td></td></tr>
<tr><td>脱手套方法正确</td><td>2</td><td>1.5</td><td>1</td><td>0</td><td></td></tr>
<tr><td>用后处理方法正确</td><td>1</td><td></td><td></td><td>0</td><td></td></tr>
<tr><td colspan="2">质量控制</td><td>6</td><td>操作有条不紊、动作轻、稳,关心患者</td><td>6</td><td>4</td><td>2</td><td>0</td><td></td></tr>
<tr><td colspan="2">总计</td><td>10</td><td></td><td></td><td></td><td></td><td></td><td></td></tr>
</table>

十四、密闭式静脉输液技术

【操作目的】

通过实验让学生掌握密闭式静脉输液的操作过程,能按照医嘱正确为患者实施输液治疗。

【用物准备】

一次性输液皮管、按医嘱准备溶液及药液、注射盘内放消毒液、棉签、止血带、网套、胶布、无菌敷贴、开瓶器、输液架、污物盒、输液卡及笔，必要时备夹板棚带，如需加药时备无菌注射器、砂轮。

【操作步骤】

1. 环境清洁，洗手，戴口罩。
2. “三查七对”按医嘱准备好所需药物。
3. 在治疗室按医嘱加好药液，插好输液器。
4. 携用物至患者旁，做好核对，协助患者做好准备工作，取舒适体位。
5. 将药液挂上输液架，排好气待用，选择适宜的穿刺部位。
6. 在穿刺处上方系紧止血带，消毒注射部位皮肤，嘱患者握紧拳头，使静脉充盈。
7. 再次核对，排气，按无菌技术原则进行穿刺，成功后“三松”，正确固定。
8. 正确调节输液速度，记录并挂好输液卡。
9. 再次核对，交代输液中的注意事项，协助患者取舒适卧位，整理床单位。
10. 处理用物。
11. 及时观察患者情况及有无输液反应。

【注意事项】

1. 严格无菌操作及查对制度。
2. 对长期输液的患者，应当注意保护和合理使用静脉。
3. 输液过程中加强巡视，密切观察，及时处理输液故障。及时更换输液瓶，输液完毕后及时拔针，防止空气进入血管形成气栓。
4. 根据患者年龄、病情、药物性质调节滴速。一般成人 40～60 滴/min，儿童 20～40 滴/min。
5. 患者发生输液反应时应当及时处理。

密闭式静脉输液技术评分标准

<table>
<tr><th colspan="2" rowspan="2">项　目</th><th rowspan="2">项目总分</th><th rowspan="2">操作要求</th><th colspan="4">评分等级及分值</th><th rowspan="2">实际得分</th></tr>
<tr><th>A</th><th>B</th><th>C</th><th>D</th></tr>
<tr><td colspan="2">仪表</td><td>4</td><td>工作衣、帽、鞋穿戴整齐，符合规范</td><td>4</td><td>3</td><td>2</td><td>1—0</td><td></td></tr>
<tr><td colspan="2" rowspan="3">操作前准备</td><td rowspan="3">6</td><td>环境清洁</td><td>2</td><td>1.5</td><td>1</td><td>0</td><td></td></tr>
<tr><td>已修剪指甲，规范洗手，戴好口罩</td><td>2</td><td>1.5</td><td>1</td><td>0</td><td></td></tr>
<tr><td>备齐用物，放置合理</td><td>2</td><td>1.5</td><td>1</td><td>0</td><td></td></tr>
<tr><td rowspan="3">操作过程</td><td rowspan="3">准备药液</td><td rowspan="3">35</td><td>“三查七对”按医嘱准备好所需药物</td><td>3</td><td>2</td><td>1</td><td>0</td><td></td></tr>
<tr><td>检查药物：药物名称、浓度、剂量、有效期；瓶盖有无松动，瓶体有无裂纹；溶液有无浑浊、沉淀、絮状物、结晶</td><td>5</td><td>4</td><td>3</td><td>0</td><td></td></tr>
<tr><td>经第二人核对准确无误后贴输液标签或直接将患者的床号、姓名输液内容写在瓶签上</td><td>2</td><td>1.5</td><td>1</td><td>0</td><td></td></tr>
</table>

续 表

项 目		项目总分	操作要求	评分等级及分值				实际得分
				A	B	C	D	
操作过程	准备药液	35	去输液瓶盖、消毒瓶塞	2	1.5	1	0	
			锯安瓿，正确消毒安瓿，打开安瓿	3	2	1	0	
			正确取用一次性注射器	5	4	3	2—0	
			再次查对药物，正确手法吸取药液	5	4	3	2—0	
			加药液并检查，套上网套	5	4	3	2—0	
			消毒后正确打开并插入一次性输液器	5	4	3	2—0	
	输液	45	核对	5	4	3	2—0	
			做好沟通取得患者合作，做好输液前的准备	4	3	2	1—0	
			一次排气成功，液面高度合适	5	4	3	2—0	
			选择静脉，扎止血带	5	4	3	2—0	
			消毒皮肤方法，范围正确，备胶布	5	4	3	2—0	
			再次排气	2	1.5	1	0	
			进针稳准，一针见血	5	4	3	2—0	
			穿刺后做好"三松"	5	4	3	2—0	
			正确固定针头(正确、牢固、美观)	4	3	2	1—0	
			正确调节滴速 再次查对，记录输液时间，签名，向患者解释	5	4	3	2—0	
操作后		5	整理患者单位，妥善安置患者，整理用物	5	4	3	2—0	
质量控制		5	操作熟练，有条不紊	5	4	3	2—0	
总计		100						

附 1　静脉留置针技术

【操作目的】

让学生掌握静脉留置针的操作过程，能按医嘱正确给患者实施输液治疗。

【用物准备】

静脉留置针、肝素帽、透明敷贴，余同静脉输液。

【操作步骤】

1. 环境清洁，洗手，戴口罩。
2. "三查七对"按医嘱准备好所需药物。
3. 在治疗室按医嘱加好药液，插好输液器。
4. 携用物至患者旁，做好核对，协助患者做好准备工作，取舒适体位。
5. 将药液挂上输液架，排好气待用，准备好肝素帽、透明膜，静脉留置针。

6. 选择患者适宜的穿刺部位，系紧止血带，消毒注射部位皮肤，嘱患者握紧拳头，使静脉充盈。

7. 进行穿刺，穿刺成功后，松开止血带，并压住导管前端处的静脉，抽出针芯，连接肝素帽或者正压接头，用无菌透明膜作封闭式固定。

8. 将输液器与肝素帽或者正压接头连接。

9. 正确调节输液速度，记录并挂好输液卡。

10. 在无菌透明膜上注明穿刺日期。

11. 再次核对，交代注意事项，协助患者取舒适卧位，整理床单位。

12. 处理用物。

13. 封管时消毒肝素帽或者正压接头，用5～10ml肝素盐水正压封管。

【注意事项】

1. 更换透明贴膜后，也要记录当时穿刺日期。

2. 静脉套管针保留时间可参照使用说明。

3. 每次输液前后应当检查患者穿刺部位及静脉走向有无红、肿，询问患者有关情况，发现异常时及时拔除导管，给予处理。

4. 告知患者注意保护使用留置针的肢体，不输液时，也尽量避免肢体下垂姿势，以免由于重力作用造成回血堵塞导管。

附2　头皮静脉穿刺技术

【操作目的】

通过实验让学生掌握小儿头皮静脉穿刺的操作过程。

【用物准备】

头皮针、备皮用物，余同静脉输液。

【操作步骤】

1. 环境清洁，洗手，戴口罩。

2. “三查七对”按医嘱准备好所需药物。

3. 在治疗室按医嘱加好药液，套好网套，插好输液器。

4. 携用物至患者旁，核对，向家长解释，将药液挂上输液架，排好气待用。

5. 穿刺者位于患儿头端，助手固定患儿头部，选择静脉，必要时剃去局部毛发。

6. 操作者消毒皮肤后，左手绷紧皮肤，右手持针将针头向心方向平行刺入，见回血后如无异常，胶布固定。

7. 正确调节输液速度，记录并挂好输液卡。

8. 再次核对，交代注意事项，协助患者取舒适卧位，整理床单位。

9. 处理用物。

10. 及时观察患者情况及有无输液反应。

【注意事项】

1. 穿刺前熟悉头皮静脉的解剖以及头皮动脉和静脉的区别，找准静脉。

2. 头皮静脉表浅，管径细，穿刺时持针必须稳、直、深浅适宜。

3. 穿刺成功后应妥善固定针头，以免针头刺透血管壁，或针头从血管内滑出造成穿刺失败。

十五、肌内注射技术

【操作目的】

通过实验使学生掌握肌内注射的操作方法。能够通过肌内注射给患者实施药物治疗。

【用物准备】

注射盘铺无菌巾、注射盘内放消毒液、无菌注射器、药液、棉签、砂轮、开瓶器、污物盒、注射单和笔。

【操作步骤】

1. 环境清洁，洗手，戴口罩。
2. “三查七对”按医嘱准备好所需药物。
3. 正确抽吸药液，放在无菌盘内。
4. 携用物至患者旁，做好解释、核对工作。
5. 协助患者取合适体位。
6. 正确定位。
7. 消毒皮肤，再次排尽空气，绷紧皮肤，正确进针。
8. 固定针栓，确定无回血，均匀缓慢推注药液。
9. 注射毕，快速拔针，正确按压穿刺点。
10. 再次核对，协助患者取舒适卧位，整理床单位。
11. 处理用物。

【注意事项】

1. 严格无菌操作，严格“三查七对”。
2. 两种药物同时注射时，应注意配伍禁忌。
3. 选择合适的注射部位，避免刺伤神经和血管，无回血时方可注射。
4. 注射应当避开炎症、硬结、瘢痕等部位。
5. 对经常注射的患者，应当更换注射部位。
6. 注射时切勿将针梗全部刺入，以防针梗从根部折断。

肌内注射技术评分标准

项　目	项目总分	操作要求	评分等级及分值				实际得分
			A	B	C	D	
仪　表	5	工作衣、帽、鞋穿戴整齐，符合规范	5	4	3	2—0	
操作前准备	10	环境清洁、光线明亮	2	1.5	1	0	
		已修剪指甲、规范洗手，戴好口罩	2	1.5	1	0	
		备齐用物，放置合理	3	2	1	0	
		检查一次性物品质量	3	2	1	0	

续　表

项目		项目总分	操作要求	评分等级及分值				实际得分
				A	B	C	D	
操作过程	准备药液	27	确认有效医嘱，按医嘱备好所需药物	3	2	1	0	
			查对药物名称、浓度、剂量、有效期	3	2	1	0	
			经第二人核对准确无误	3	2	1	0	
			正确铺无菌盘	5	4	3	2—0	
			锯安瓿前后均需消毒	3	2	1	0	
			按要求使用一次性注射器。手法正确、抽药液不余、不漏、不污染	5	4	3	2—0	
			再次查对药物名称、剂量、浓度、有效期	2	1.5	1	0	
			再次核对后弃去安瓿，将注射器放入无菌盘内	3	2	1	0	
	注射	48	推车至患者床前，床边查对床号、姓名，询问过敏史、向患者解释	5	4	3	2—0	
			协助患者取合适的注射体位	5	4	3	2—0	
			正确定位	6	5	4	3—0	
			用消毒棉签消毒皮肤：以穿刺点为中心，直径5cm作环形消毒	5	4	3	2—0	
			从无菌盘内取出药液，再次核对患者床号、姓名，再次排气，检查有无排尽气泡	5	4	3	2—0	
			正确手法进针：左手绷紧皮肤，右手持针，以90°角快速进针，进针深度为针梗的2/3	10	9—6	5	4—0	
			固定针栓，确定无回血，均匀缓慢推注药液	5	4	3	2—0	
			注射毕，快速拔针，正确按压穿刺点	4	3	2	1—0	
			再次核对床号、姓名	3	2	1	0	
操作后		5	整理床单位妥善安置患者、分类处理污物用物	5	4	3	2—0	
质量控制		5	态度，与患者沟通，关心患者，操作熟练程度	5	4	3	2—0	
总计		100						

十六、皮内注射技术

【操作目的】

通过实验使学生掌握皮内注射的操作方法，能够正确实施药物过敏试验。

【用物准备】

注射盘铺无菌巾、注射盘内放消毒液、1ml 无菌注射器、药液、抢救药物、棉签、砂轮、污物盒、注射单和笔。

【操作步骤】

1. 环境清洁，洗手，戴口罩。
2. "三查七对"按医嘱准备好所需药物。
3. 正确抽吸药液，放在无菌盘内。
4. 携用物至患者旁，做好解释、核对工作，询问有无过敏史。
5. 选择正确注射部位。
6. 消毒皮肤，再次排尽空气，绷紧皮肤，正确进针。
7. 固定针栓，正确推注药液。
8. 注射毕，快速拔针，勿按揉及压迫。
9. 再次核对，交代注意事项。
10. 及时观察，判断结果，正确记录。
11. 用物处理。

【注意事项】

1. 如患者对皮试药物有过敏史，禁止皮试。
2. 皮试药液要现用现配，剂量要准确，并备肾上腺素等抢救药品及物品。
3. 皮试结果阳性时，应告知医生、患者及家属，并予注明。

皮内注射技术评分标准

项目		项目总分	操作要求	评分等级及分值				实际得分
				A	B	C	D	
仪表		5	工作衣、帽、鞋穿戴整齐，符合规范	5	4	3	2—0	
操作前准备		10	环境清洁、光线明亮	2	1.5	1	0	
			已修剪指甲、规范洗手，戴好口罩	2	1.5	1	0	
			备齐用物，放置合理	3	2	1	0	
			检查一次性物品质量	3	2	1	0	
操作过程	准备药液	27	确认有效医嘱，按医嘱备好所需药物	3	2	1	0	
			查对药物名称、浓度、剂量、有效期	3	2	1	0	
			经第二人核对准确无误	3	2	1	0	
			正确铺无菌盘	5	4	3	2—0	
			锯安瓿前后均需消毒	3	2	1	0	
			按要求使用一次性注射器。手法正确、抽药液不余、不漏、不污染	5	4	3	2—0	
			再次查对药物名称、剂量、浓度、有效期	2	1.5	1	0	
			再次核对后弃去安瓿，将注射器放入无菌盘内	3	2	1	0	

续　表

项　目		项目总分	操作要求	评分等级及分值				实际得分
				A	B	C	D	
操作过程	注射	48	推车至患者床前，床边查对床号、姓名，询问过敏史、向患者解释	5	4	3	2—0	
			选择正确注射部位	5	4	3	2—0	
			用消毒棉签消毒皮肤：以穿刺点为中心，直径5cm作环形消毒	5	4	3	2—0	
			从无菌盘内取出药液，再次核对患者床号、姓名，再次排气，检查有无排尽气泡	4	2	2	1—0	
			正确手法进针：左手绷紧皮肤，右手持针，斜面向上以5°角进针，使针头斜面完全进入	10	9—6	5	4—0	
			固定针栓，推注药液	4	3	2	1—0	
			注射毕，快速拔针，勿按揉及压迫	4	3	2	1—0	
			再次核对床号、姓名	3	2	1	0	
			交代注意事项、及时观察、判断结果、做好记录	8	7—5	4	3—0	
操作后		5	整理床单位妥善安置患者、分类处理污物用物	5	4	3	2—0	
质量控制		5	态度，与患者沟通，关心患者，操作熟练程度	5	4	3	2—0	
总计		100						

十七、皮下注射技术

【操作目的】

通过实验使学生掌握皮下注射的操作方法，能够通过皮下注射给患者实施药物治疗。

【用物准备】

注射盘铺无菌巾、注射盘内放消毒液、无菌注射器、药液、棉签、砂轮、开瓶器、污物盒、注射单和笔。

【操作步骤】

1. 环境清洁，洗手，戴口罩。
2. “三查七对”按医嘱准备好所需药物。
3. 正确抽吸药液，放在无菌盘内。
4. 携用物至患者旁，做好解释、核对工作。
5. 选择正确注射部位。
6. 消毒皮肤，再次排尽空气，绷紧皮肤，正确进针。
7. 固定针栓，确定无回血，均匀缓慢推注药液。
8. 注射毕，快速拔针，正确按压穿刺点。

9. 再次核对，协助患者取舒适卧位，整理床单位。

10. 用物处理。

【注意事项】

1. 尽量避免应用刺激性较强的药物做皮下注射。

2. 选择注射部位时应当避开炎症、破溃或者有肿块的部位。

3. 经常注射者应每次更换注射部位。

4. 针头刺入角度不宜超过 45°，以免刺入肌层。

5. 注射少于 1ml 的药液时，必须用 1ml 注射器抽吸药液，以保持注入药液的剂量准确无误。

皮下注射技术评分标准

项目		项目总分	操作要求	评分等级及分值				实际得分
				A	B	C	D	
仪表		5	工作衣、帽、鞋穿戴整齐，符合规范	5	4	3	2—0	
操作前准备		10	环境清洁、光线明亮	2	1.5	1	0	
			已修剪指甲、规范洗手，戴好口罩	2	1.5	1	0	
			备齐用物，放置合理	3	2	1	0	
			检查一次性物品质量	3	2	1	0	
操作过程	准备药液	27	确认有效医嘱，按医嘱备好所需药物	3	2	1	0	
			查对药物名称、浓度、剂量、有效期	3	2	1	0	
			经第二人核对准确无误	3	2	1	0	
			正确铺无菌盘	5	4	3	2—0	
			锯安瓿前后均需消毒	3	2	1	0	
			按要求使用一次性注射器。手法正确、抽药液不余、不漏、不污染	5	4	3	2—0	
			再次查对药物名称、剂量、浓度、有效期	2	1.5	1	0	
			再次核对后弃去安瓿，将注射器放入无菌盘内	3	2	1	0	
	注射	48	推车至患者床前，床边查对床号、姓名，询问过敏史、向患者解释	6	5	4	3—0	
			选择合适注射部位	6	5	4	3—0	
			用消毒棉签消毒皮肤：以穿刺点为中心，直径 5cm 作环形消毒	6	5	4	3—0	
			从无菌盘内取出药液，再次核对患者床号、姓名，再次排气，检查有无排尽气泡	5	4	3	2—0	
			正确手法进针：左手绷紧皮肤，右手持针，斜面向上以 30°～40°角快速进针，进针深度为针梗的 2/3	10	9—6	5	4—0	

续　表

项目		项目总分	操作要求	评分等级及分值				实际得分
				A	B	C	D	
操作过程	注射	48	固定针栓，确定无回血，均匀缓慢推注药液	5	4	3	2—0	
			注射毕，快速拔针，正确按压穿刺点	5	4	3	2—0	
			再次核对床号、姓名	5	4	3	2—0	
操作后		5	整理床单位、妥善安置患者、分类处理污物用物	5	4	3	2—0	
质量控制		5	态度，与患者沟通，关心患者，操作熟练程度	5	4	3	2—0	
总计		100						

十八、超声雾化吸入技术

【操作目的】

通过实验使学生掌握超声雾化吸入的操作方法，能够通过超声雾化吸入疗法给患者实施治疗。

【用物准备】

治疗车上置超声波雾化器一套、药液、蒸馏水、水温计。

【操作步骤】

1. 环境清洁，洗手，戴口罩。
2. 检查雾化器各部件性能和连接是否良好，水槽内加冷蒸馏水约250ml，要浸没雾化罐底部的透声膜。
3. 雾化罐内放入药液稀释至30～50ml，将罐盖拧紧，把雾化罐放入水槽内将水槽盖盖紧。
4. 备齐用物推车到病床旁，做好核对，解释，取得合作，协助患者取舒适体位。
5. 接通电源，先开电源开关，再开雾化开关，此时药液成雾状喷出。
6. 根据需要调节雾量，将含嘴放入患者口中或将面罩罩住口鼻，嘱其深呼吸，每次治疗时间20分钟。
7. 治疗毕，先关雾化开关，再关电源开关。
8. 再次核对，安置患者，协助患者取舒适卧位，整理床单位。
9. 整理用物，分类处理。
10. 做好记录。

【注意事项】

1. 水槽和雾化罐中切忌加温水或者热水。
2. 水温超过60℃时，应停机调换冷蒸馏水。
3. 在水槽内无足够的冷水及雾化罐内无液体的情况下不能开机。

4. 若要连续使用，中间须间歇半小时。

5. 整个吸入过程中，注意观察病情变化。

超声雾化吸入技术评分标准

项目		项目总分	操作要求	评分等级及分值 A	B	C	D	实际得分
仪表		5	工作衣、帽、鞋穿戴整齐，符合规范	5	4	3	2—0	
操作前准备		10	环境清洁	2	1.5	1	0	
			已修剪指甲、规范洗手，戴好口罩	2	1.5	1	0	
			备齐用物，放置合理	3	2	1	0	
			检查一次性物品质量	3	2	1	0	
操作过程	准备药液	25	按医嘱准备好药物，经第二人核对无误	3	2	1	0	
			查对药物名称、浓度、剂量、有效期。查瓶体有无裂纹及液体性状	3	2	1	0	
			正确手法倒冷蒸馏水入水槽(约250ml，浸没雾化罐底部的透声膜)	5	4	3	2—0	
			锯安瓿前后均需消毒	3	2	1	0	
			按要求使用一次性注射器，正确手法配置雾化液，抽药液不余、不漏、不污染	5	4	3	2—0	
			去除针头，将药液注入雾化罐内，禁忌加入温水和热水	3	2	1	0	
			正确连接雾化螺纹管及面罩(口含嘴)	3	2	1	0	
	雾化	50	推车至患者床前，床边查对床号、姓名，向患者解释	3	2	1	0	
			取舒适卧位，摇高床头	3	2	1	0	
			雾化器接通电源，打开开关，预热3～5分钟	3	2	1	0	
			颌下垫巾	3	2	1	0	
			正确设定时间及雾量(雾化时间15～20分钟；大档雾量为3ml/min，中档为2ml/min，小档为1ml/min，一般用中档)。药液成雾状喷出	10	9—6	5	4—0	
			正确方法吸入(将面罩罩住患者口鼻或将口含嘴放入其口中，指导患者口吸气、鼻呼气的方法进行深呼吸)。必要时帮助翻身拍背协助排痰	15	14—10	9—6	5—0	
			观察病情(面色、呼吸、咳嗽情况)及治疗效果	5	4	3	2—0	
			时间到，取下面罩(口含嘴)，按顺序关开关(先关雾化开关，后关电源开关)，连续使用雾化器时需间隔30分钟	5	4	3	2—0	
			清洁鼻面部	3	2	1	0	

续　表

项　目	项目总分	操作要求	评分等级及分值				实际得分
			A	B	C	D	
操作后	5	整理床单位、妥善安置患者、分类处理污物用物	5	4	3	2—0	
质量控制	5	态度，与患者沟通，关心患者，操作熟练程度	5	4	3	2—0	
总计	100						

附 1　氧气雾化吸入技术

【操作目的】

通过实验使学生氧气超声雾化吸入的操作方法，能够通过氧气雾化吸入疗法给患者实施治疗。

【用物准备】

治疗车上置氧气雾化器吸入装置一套、氧气装置、药液。

【操作步骤】

1. 环境清洁，洗手，戴口罩。

2. 检查氧装置→倒去氧气湿化瓶内的水→将药液注入雾化器贮药瓶内→连接雾化吸入器各部件。

3. 备齐用物推车到病床旁，做好核对、解释，取得合作，协助患者取舒适体位。

4. 将雾化器的接气口与氧气输气管连接→调节氧流量至 6～10L/min，使药液呈雾状喷出。

5. 将面罩扣于患者口鼻上，包紧患者口鼻，或指导患者手持雾化器，将吸嘴放入口中，嘱患者缓慢深吸气后屏息片刻后（以便药物更好地沉积），用鼻轻轻呼气。每次治疗时间 15～20 分钟。

6. 治疗过程中注意观察氧装置状况，治疗效果和反应。

7. 治疗毕，先取下雾化器，再关氧气开关。

8. 协助患者漱口、擦净面部、取舒适体位，整理床单位。

9. 整理用物，分类处理。

10. 做好记录。

【注意事项】

1. 氧气湿化瓶内勿装水。

2. 氧流量调节至 6～10L/min。

3. 整个吸入过程中，注意观察病情变化。

十九、微泵操作技术

【操作目的】

通过实验让学生掌握微泵的操作过程，能按照医嘱正确为患者实施微泵治疗。

【用物准备】

微泵仪、延长管、按医嘱准备药液、注射盘、注射卡。

【操作步骤】

1. 环境清洁,洗手,戴口罩。

2. “三查七对”按医嘱准备好所需药物。

3. 正确抽吸药液,放在无菌盘内。

4. 携用物至患者旁,做好解释、核对工作。

5. 将微泵放置在合适的位置并固定,接通电源。

6. 正确安装。将注射器与延长管连接并排气后,正确固定于微泵槽内,调整好速度,按“快进”键,确认管路通畅。

7. 将延长管与患者静脉通道连接。

8. 再次查对后,按“开始”键,开始输注,贴注射卡,注明开始时间。

9. 关照患者,交代注意事项,观察病情。

10. 注射完毕,按“停止”键。正确拔针。

11. 再次核对,交代注意事项,协助患者取舒适卧位,整理床单位。

12. 用物处理,记录。

【注意事项】

1. 仔细阅读说明书后方能使用。

2. 注意观察注射部位有无液体外渗,出现外渗及时给予相应处理。

3. 启动使用时,一定要预置好液体输注速度,护士随时查看微泵的工作状态,及时排除报警、故障。

4. 使用后保洁,并妥善放置。

微泵操作技术评分标准

项目		项目总分	操作要求	评分等级及分值				实际得分
				A	B	C	D	
仪表		5	工作衣、帽、鞋穿戴整齐,符合规范	5	4	3	2—0	
操作前准备		10	环境清洁、光线明亮	2	1.5	1	0	
			已修剪指甲、规范洗手,戴好口罩	2	1.5	1	0	
			备齐用物,放置合理	3	2	1	0	
			检查微泵,性能完好	3	2	1	0	
操作过程	准备药液	27	确认有效医嘱,按医嘱备好所需药物	3	2	1	0	
			查对药物名称、浓度、剂量、有效期	3	2	1	0	
			经第二人核对准确无误	3	2	1	0	
			正确铺无菌盘	5	4	3	2—0	
			锯安瓿前后均需消毒	3	2	1	0	
			按要求使用一次性注射器。手法正确、抽药液不余、不漏、不污染	5	4	3	2—0	

续 表

项目		项目总分	操作要求	评分等级及分值				实际得分
				A	B	C	D	
操作过程	准备药液	27	贴药物执行卡于注射器针管上	2	1.5	1	0	
			再次核对后弃去安瓿，将注射器放入无菌盘内	3	2	1	0	
	注射	48	推车至患者床前，床边查对床号、姓名，询问过敏史、向患者解释	5	4	3	2—0	
			将微泵放置在合适的位置并固定	5	4	3	2—0	
			接通电源，打开电源开关	4	3	2	1—0	
			检查药液，将注射器与延长管连接并排气	5	4	3	2—0	
			将注射器正确固定于微泵槽内	5	4	3	2—0	
			调整好速度，按“快进”键，确认管路通畅	5	4	3	2—0	
			将延长管与患者静脉通道连接	4	3	2	1—0	
			再次查对，按“开始”键，开始输注	5	4	3	2—0	
			贴注射卡，注明开始时间	3	2	1	0	
			关照患者、交代注意事项，观察病情	4	3	2	1—0	
			注射完毕，按“停止”键。正确拔针	3	2	1	0	
操作后		5	整理床单位、妥善安置患者、分类处理用物。做好记录	5	4	3	2—0	
质量控制		5	态度，与患者沟通，关心患者，操作熟练程度	5	4	3	2—0	
总计		100						

附 1 输液泵操作技术

【操作目的】

通过实验让学生掌握输液泵的操作过程，能按照医嘱正确为患者实施输液泵治疗。

【用物准备】

静脉输液泵，余同静脉输液所需物品。

【操作步骤】

1. 环境清洁，洗手，戴口罩。
2. “三查七对”按医嘱准备好所需药物。
3. 在治疗室按医嘱加好药液，套好网套，插好输液器。
4. 携用物至患者旁，做好核对，协助患者做好准备工作，取舒适体位。
5. 将静脉输液泵放置在合适的位置并固定，接通电源。
6. 按静脉输液步骤完成静脉穿刺。
7. 将输液器管路正确安装于输液泵内。
8. 按照医嘱设定输液速度和输液量以及其他需要设置的参数。

9. 关照患者，交代注意事项，观察病情。

10. 输注完毕，正确拔针。

11. 再次核对，交代注意事项，协助患者取舒适卧位，整理床单位。

12. 用物处理，记录。

【注意事项】

1. 仔细阅读说明书后方能使用。

2. 正确设定输液速度及其他必需参数，防止设定错误延误治疗。

3. 护士随时查看输液泵的工作状态，及时排除报警、故障，防止液体输入失控。

4. 使用后保洁，并妥善放置。

二十、女患者导尿(留置导尿)技术

【操作目的】

通过实验使学生掌握女患者导尿术的目的、意义及操作步骤，在操作过程中树立严格的无菌观念，并能应用到护理实践过程中。学会尊重、关心患者。

【用物准备】

1. 治疗盘内备下列物品。

(1) 无菌导尿包。内装治疗碗或弯盘 2 只、粗细不同的导尿管各 1 根(一次性导尿管可外置)、小药杯 1 只(内装 3～4 只棉球)、润滑油棉球瓶 1 只、标本瓶 1 只、血管钳 2 把、纱布 2 块、洞巾 1 块。

(2) 清洁外阴包。弯盘 2 只、大棉球 6 只、小药杯 1 只(内装小棉球 3 个)、镊子 2 把、无菌指套 1 只(或左手套 1 只)。

(3) 无菌持物钳及容器 1 套，无菌手套 1 双，消毒溶液 1 瓶。

(附：一次性导尿包包括了上述所有物品)

2. 其他用物。屏风，便盆及便盆巾，一次性中单，治疗车 1 辆。

【操作步骤】

1. 准备工作。

(1) 自身准备。着装整洁、洗手、剪指甲、戴口罩。

(2) 物品准备。齐全、放置合理有序。检查一次性导尿包的质量。

(3) 环境准备。关门窗、酌情关闭门窗屏风遮挡、调节室温。

2. 导尿前。

(1) 核对解释。备齐用物携至床旁，核对患者，解释导尿的目的，以取得配合。

(2) 清洗外阴，根据情况剃去阴毛(患者自己进行。昏迷等自己不能进行者由护士进行)。

(3) 置便盆于床尾椅上，松开床尾盖被。

(4) 安置体位。护士站于患者右侧，患者取仰卧位，两腿屈膝，略外展。脱对侧裤腿盖于近侧的大腿上，对侧腿用盖被遮盖。

3. 导尿。

(1) 垫巾置盘。患者取屈膝仰卧位，两腿略外展，暴露外阴。将一次性垫巾垫于臀下。

治疗碗或弯盘置患者外阴旁。

(2) 会阴初步消毒。左手戴手套或指套，右手持血管钳夹取棉球擦拭消毒阴阜、大阴唇。再以戴手套的手分开大阴唇，擦拭小阴唇、尿道口。擦拭顺序自上而下，由外向内。每个棉球限用一次。

(3) 开包倒液。在患者两腿之间打开导尿包外层包布，再按无菌技术操作打开内层包布，用无菌持物钳显露小药杯，倒消毒液于药杯内，浸湿棉球。(一次性导尿包不需要)

(4) 戴套铺巾。戴无菌手套，铺孔巾。

(5) 检查润滑导尿管。打开导尿包，按无菌要求取出一次性气囊导尿管，润滑导尿管并向气囊内注入无菌生理盐水，检查气囊有无破损后抽出。

(6) 再次消毒。左手拇指、食指分开并固定小阴唇，右手持血管钳夹消毒液棉球依次消毒尿道口、两侧小阴唇、尿道口(擦拭顺序内→外→内，自上而下，每个棉球限用一次)。用过的血管钳、污棉球置弯盘内移至无菌区边缘。

(7) 插管引尿。左手继续固定小阴唇，右手将包内治疗碗或弯盘移至孔巾口旁，嘱患者张口呼吸，用另一血管钳夹持导尿管对准尿道口轻轻插入尿道 4～6cm，见尿流出再插入 5～7cm(一次性导尿见尿流出再插入 1～2cm)，松开固定小阴唇的手，固定导尿管，将尿液引入治疗碗或弯盘内。如弯盘内盛满尿液，可夹住导尿管尾端，将尿液倒入便盆内。

(8) 留置导尿管。根据导尿管上注明的气囊容积向气囊注入等量(10～15ml)的无菌生理盐水，夹紧气囊末端，向内伸入少许，再轻拉导尿管有阻力感，即证实导尿管已固定于膀胱内。

(9) 留取标本。若需作尿培养，用无菌标本瓶接取中段尿 5ml，盖好瓶盖，放置合适处。

(10) 固定安置。将导尿管尾端与集尿袋的引流管接头连接，开放导尿管。再用橡皮圈、安全别针将集尿袋的引流管固定在床单上。安置患者于舒适的体位。

4. 导尿后。

(1) 拔管整理。导尿毕，夹住导尿管末端，用注射器接气囊导尿管抽出生理盐水，轻轻拔出，撤下孔巾，擦净外阴，脱去手套置弯盘内，取出患者臀下的垫巾置治疗车下层。协助患者穿好裤子。

(2) 整理记录。清理用物，整理床单位，洗手并记录。

【注意事项】

1. 用物必须严格消毒灭菌，按无菌操作进行。如导尿管污染或误入阴道，切不可再插，以防感染。更换导尿管后，重新插入。

2. 选择光滑、粗细适宜的导尿管，插管动作应轻巧，切勿损伤尿道黏膜。

3. 尊重患者，保护患者隐私，耐心解释，操作环境要有遮挡。

4. 为膀胱高度膨胀、病情又较重者放尿液时，第 1 次不应超过 1000ml，以防因腹压突然下降，大量血液进入腹腔而引起血压下降，产生虚脱；或因膀胱突然减压而引起膀胱黏膜充血，发生血尿。

5. 嘱患者在留置导尿管期间防止尿管折断、弯曲、受压、脱出等情况发生，保持通畅。

6. 嘱患者保持尿袋高度低于耻骨联合水平，防止逆行感染。

7. 指导长期留置尿管的患者进行膀胱功能训练及盆底肌训练，以增强控制排尿能力。患者留置尿管期间，尿管要夹闭。

女患者导尿(留置导尿管)技术评分标准

项　目	项目总分	操作要求	评分等级及分值				实际得分
			A	B	C	D	
仪　表	5	工作衣、帽、鞋穿戴整齐,符合规范	5	4	3	2—0	
操作准备	10	环境清洁、光线明亮	2	1.5	1	0	
		已修剪指甲、规范洗手,戴好口罩	2	1.5	1	0	
		备齐用物,放置合理	3	2	1	0	
		检查一次性物品质量	3	2	1	0	
操作过程	75	确认有效医嘱,核对床号、姓名	3	2	1	0	
		向患者解释,评估膀胱充盈度	3	2	1	0	
		注意遮挡,松开尾被	3	2	1	0	
		准备胶布	3	2	1	0	
		检查引流袋,打开外包装,挂于近侧床沿	3	2	1	0	
		安置体位,患者双手放于胸前,脱对侧裤腿覆盖在近侧腿上,暴露下身,对侧腿盖被保暖,双腿屈曲外展	5	4	3	2—0	
		垫入尿布	2	1.5	1	0	
		打开外阴消毒包,量杯内倒入适量 PVP 碘伏浸湿棉球,正确消毒会阴,顺序由外向内、自上而下	7	6	5	4—0	
		正确打开无菌导尿包	3	2	1	0	
		在两只量杯内分别倒入生理盐水 20～30ml 和适量 PVP 碘伏浸湿棉球	3	2	1	0	
		按无菌操作原则将气囊导尿管和无菌注射器放入导尿包内	5	4	3	2—0	
		戴无菌手套,铺洞巾	5	4	3	2—0	
		分离两弯盘,导尿管试气并润滑	5	4	3	2—0	
		再次消毒会阴,顺序:由内向外、由上而下	7	6	5	4—0	
		正确手法插入导尿管(左手分开尿道口,右手拿血管钳持导尿管插入尿道口 4～6cm,见尿后再插入 5～7cm)	8	7—5	4	3—0	
		气囊内注水 15～20ml,做尿培养	5	4	3	2—0	
		脱手套,接引流袋,妥善固定导尿管	5	4	3	2—0	
操作后	5	整理床单位,妥善安置患者,分类处理污物用物	2	1.5	1	0	
		拔导尿管方法正确	3	2	1	0	
质量控制	5	态度、与患者沟通、关心患者、操作熟练程度	5	4	3	2—0	
总计	100						

二十一、口腔护理技术

【操作目的】

通过实验使学生掌握口腔护理的目的、意义及操作步骤和护理方法。

【用物准备】

治疗盘：内置治疗碗（内盛含有漱口溶液棉球、弯血管钳、镊子）、压舌板、弯盘、治疗巾、杯子（内盛漱口液）、吸水管、手电筒、石蜡油、棉签。根据需要备外用药等。

【操作步骤】

1．准备工作。

（1）自身准备。工作衣、帽、鞋穿戴整齐，戴好口罩、洗手。

（2）评估患者。根据病情准备用物、漱口液，携至床旁放妥。

（3）患者准备。核对解释，向患者说明口腔护理的意义，以取得合作。

2．实施。

（1）协助患者取合适体位，面向护士，取治疗巾围颌下及枕上，置弯盘于口角旁。

（2）润唇观察。湿润口唇，嘱患者张口，一手持压舌板轻轻撑开颊部，一手用手电筒观察口腔情况，协助患者用吸水管漱口。

（3）正确擦洗。嘱患者咬合上下齿，用压舌板轻轻撑开一侧颊部，以弯血管钳夹取含漱口液的棉球从内侧向门齿纵向擦洗。同法擦洗对侧。嘱患者张口，依次擦洗牙齿的上内侧面、上咬合面、下内侧面、下咬合面，弧形擦洗颊部。同法擦洗对侧。由内向外擦洗舌面、舌下，弧形擦洗硬腭。

（4）再次漱口观察。擦洗完毕，帮助患者漱口，再次观察口腔情况，拭去口角处水渍。

（5）酌情用药。根据口腔情况，酌情使用外用药，口唇干裂者涂液体石蜡。

（6）整理清洁。撤去治疗巾，协助患者取舒适卧位，整理用物及床单位。用物清洁消毒后备用。

3．洗手记录。

【注意事项】

1．动作轻柔，避免损伤患者口腔黏膜及牙龈，特别是对凝血功能差的患者。

2．昏迷患者禁忌漱口，以防误吸。张口器从臼齿处放入，牙关紧闭者不可使用暴力，以免造成损伤。擦洗时用血管钳夹紧棉球，每次一个，防止棉球遗留在口腔内。棉球不要过湿，防止水分过多造成误吸。

3．做好消毒隔离。传染病患者按传染病消毒隔离方式进行。

4．做好义齿护理。

口腔护理技术评分标准

项目	项目总分	操作要求	评分等级及分值				实际得分
			A	B	C	D	
仪表	5	工作衣、帽、鞋穿戴整齐，符合规范	5	4	3	2—0	
操作前准备	10	环境清洁、光线明亮	3	2	1	0	
		已修剪指甲、规范洗手，戴好口罩	3	2	1	0	
		备齐用物（按病情选择合适的口腔护理溶液），放置合理	4	3	2	1—0	
操作过程	75	推治疗车至床尾，核对床号、姓名	3	2	1	0	
		向患者解释口腔护理的目的、过程及合作方法	3	2	1	0	
		评估患者有无活动性义齿，如有应先取下义齿	3	2	1	0	
		协助患者头偏一侧，垫巾，置弯盘于口角旁	5	4	3	2—0	
		湿润口唇	5	4	3	2—0	
		正确使用压舌板及开口器，检查口腔，协助患者正确漱口	5	4	3	2—0	
		清洁口腔，擦洗方法顺序正确（依次由内向外擦洗对侧的上下牙列外侧面，上牙列的内侧面、咬合面，下牙列的内侧面、咬合面，再弧形擦洗颊部；同法擦洗近侧；擦洗硬腭部、舌面及舌下）	20	19—11	10—6	5—0	
		夹取棉球方法正确	5	4	3	2—0	
		棉球湿度适宜	5	4	3	2—0	
		擦洗完毕，再次协助患者漱口	5	4	3	2—0	
		再次检查口腔	3	2	1	0	
		用治疗巾拭去口角处的水渍	3	2	1	0	
		口腔疾患处理正确（如有溃疡，酌情涂药于溃疡处；口唇干裂者涂以液状石蜡）	3	2	1	0	
		撤巾和撤弯盘	3	2	1	0	
		清点棉球数	4	3	2	1—0	
操作后	5	整理床单位，妥善安置患者，分类处理污物用物	5	4	3	2—0	
质量控制	5	态度、与患者沟通、关心患者；操作轻巧、稳重、有条不紊	5	4	3	2—0	
总计	100						

二十二、卧有患者床更换床单技术

【操作目的】

通过实验使学生熟练掌握卧有患者床更换床单的目的、意义及操作步骤，并在操作过程中应用节力原则，尊重、关心患者。

【用物准备】

治疗车或治疗盘，内盛大单1条、被套1只、枕套1只、中单1条、带套床刷1只，必要时准备50%乙醇1瓶，清洁衣裤1套。

【操作步骤】

1. 准备工作。

(1) 自身准备。护士衣帽整洁，戴口罩，洗手，必要时戴手套。

(2) 用物准备。根据评估情况准备更换用物。

(3) 环境准备。停止一切无菌操作，注意遮盖食品，避免在同病房患者进食时进行，关门窗。

2. 实施。

(1) 核对解释。携用物至床旁，向患者解释，以取得合作。

(2) 移开桌椅。移开床旁桌椅，如病情许可，放平床头及床尾支架。清洁被服按顺序放椅上置床尾。

(3) 翻身侧卧。协助患者侧卧于床的对侧，枕头移向对侧置于患者头下，确保安全，观察患者情况。

(4) 松单扫垫。松开近侧各单，将污中单卷入患者身下，扫净橡胶中单后搭于患者身上。将污大单向上卷入患者身下，从床头至床尾扫净褥垫。

(5) 铺近侧单。中线与床中线对齐，正面向上，靠近侧的半幅大单展开，另一半塞于患者身下，自床头、床尾、中间先后展平拉紧，折成斜角或直角塞入床垫下，放平橡胶中单，铺清洁中单，连同橡胶中单一起塞入床垫下。

(6) 铺对侧单。移枕至近侧，协助患者翻身面向护士。转至对侧松开各层单，撤出污中单卷至床尾，扫净橡胶中单，搭于患者身上，将污大单由床头卷至床尾撤出与中单一起投入污物袋，扫净褥垫，依次将清洁大单、橡皮中单、中单逐层拉平铺好。

(7) 更换被套。协助患者仰卧，解开被套端带子，从开口处将棉胎一侧纵行向上折叠1/3，同法折叠对侧棉胎。将清洁被套正面向外铺在污被套上，尾端呈菱形展开。手持棉胎前端，呈“S”形折叠拉出套入清洁被套中，同备用床法套好被套，封口端与被头平齐，同时撤出污被套，系被尾带子，叠成被筒为患者盖好。

(8) 更换枕套。一手托起患者头部，另一手迅速取出枕头，取下污枕套，拍松枕芯，换清洁枕套，置于患者头下。

(9) 支架整理。根据需要支起床头、床尾支架，协助患者取舒适卧位，移回床旁桌椅，整理床单位。

3. 清理送洗。清理用物，污被单送洗。

【注意事项】

1. 动作敏捷轻稳，不宜过多翻动和暴露患者，以免疲劳及受凉。

2. 注意观察病情及患者的皮肤有无异常改变，导管和输液管应安置好，要防止管子扭曲受压或脱落。

3. 应运用人体力学原理，以省力省时，提高工作效率。

卧有患者床更换床单技术评分标准

项目		项目总分	操作要求	评分等级及分值 A	B	C	D	实际得分
仪表		6	衣帽整洁，戴好口罩，洗手	6	5	4	3—0	
操作前准备		6	备齐用物，放置合理 对患者做好解释	6	4	2	1—0	
操作过程	换大单及中单	35	移开床旁桌、椅	2	1	0.5	0	
			松被尾、移枕、移患者方法正确	2	1	0.5	0	
			观察患者皮肤	2	1.5	1	0	
			扫床褥(湿式)	2	1.5	1	0	
			大单、中单平整，无皱折	4	3	2	1—0	
			中线正(偏斜＞5cm 为 D)	3	2	1	0	
			床基四角紧，美观(每只角 2 分)	8	6	4	2—0	
			大单、中单上下距离合适	4	3	2	1—0	
			手法正确、方法步骤正确	8	6	4	2—0	
	套被套	22	手法正确、方法步骤正确	8	6	4	2—0	
			内外无皱折，头端无虚边(虚边＞3cm 为 D)	4	2	1	0	
			被筒对称，中线正，外观平整	2	1.5	1	0	
			两侧被筒齐床沿	2	1	0.5	0	
			被尾整齐	4	3	2	1—0	
			主动给患者拉平衣裤	2	1.5	1	0	
	套枕套	14	方法、步骤正确	2	1.5	1	0	
			两角拉出、充实，中线正	2	1	0.5	0	
			拍松枕芯	6	4	2	1—0	
			开口背门	4	3	2	1—0	
	保暖	2	注意患者保暖	2	1	0.5	0	
操作后		7	换下布单放置、处理正确	3	2	1	0	
			移回桌椅，动作轻稳	2	1.5	1	0	
			整理好床单位	2	1.5	1	0	
质量控制		8	动作轻、稳，有条不紊	4	3	2	1—0	
			注意节力原则，无虚假动作，12 分钟内完成	4	3	2	0	
总计		100						

二十三、大量不保留灌肠技术

【操作目的】

通过实验使学生熟练掌握大量不保留灌肠的目的、意义及操作步骤，并在操作过程中学会尊重、关心患者。

【用物准备】

1. 治疗盘内备一次性灌肠袋1套，量杯1个（内盛0.1%～0.2%肥皂液）、润滑剂1瓶、弯盘1只、卫生纸若干、一次性中单1条、水温计1支、棉签1包，手套。

2. 其他物品。便盆和便盆巾各1个、输液架1个、屏风1架、治疗车1辆。

【操作步骤】

1. 评估患者。

(1) 患者的意识状态、生命体征，是否能配合操作等。

(2) 患者有无腹胀、腹痛及部位，排便状况，肛周皮肤情况。

(3) 患者对疾病的认识、对灌肠的理解及合作程度。

2. 操作准备。

(1) 护士准备。衣帽整洁、洗手、戴口罩及手套，根据患者情况采取隔离措施。

(2) 用物准备。根据评估情况备齐用物，携至床旁，放置稳妥。

(3) 环境准备。根据季节调节室温，关门窗，拉床帘，必要时用屏风遮挡患者。

3. 实施。

(1) 核对解释。备齐用物，携至床旁，放置稳妥，核对患者，解释以取得合作。

(2) 安置体位。协助患者取左侧卧位，双膝屈曲，脱裤至膝部，臀部移至床边，一次性垫巾放于臀下，弯盘置臀边。

(3) 挂筒调压。灌肠筒或袋挂于输液架上，调节压力（筒内液面距肛门约40～60cm），戴一次性手套。

(4) 润管排气。打开灌肠包，润滑肛管前端，肛管连接灌肠筒，排气，夹紧肛管。

(5) 插管灌液。用手纸分开臀部，显露肛门，右手持止血钳夹住肛管前端轻轻插入7～10cm。

(6) 观察反应。当肛管插入适当深度后，左手固定肛管，松开血管钳，打开开关让溶液缓缓流入，观察液面下降情况和患者反应。

(7) 拔管整理。溶液将流完时夹紧橡胶管，用纱布包住肛管拔出，放入医用垃圾桶内。

(8) 协助排便。用手纸擦净肛门，弯盘移至护理车下，撤去一次性垫巾（可于患者排便后再撤）。

4. 洗手记录。清理用物，洗手，在体温单大便栏内记录灌肠结果。

【注意事项】

1. 尽量减少暴露，保护患者自尊，防止受凉。

2. 动作轻柔，以防损伤肠黏膜。

3. 根据医嘱准备灌肠溶液。肝昏迷患者禁用肥皂液灌肠，以减少氨的产生和吸收；充血性心力衰竭或钠潴留患者禁用生理盐水灌肠，以防钠吸收过多；伤寒患者灌肠液量不超过500ml，压力宜低(少于30cm)。

4. 灌肠时溶液流入受阻时，可稍移动肛管以冲开粪块，如患者感觉腹胀或有便意，嘱深呼吸，放松腹肌并适当降低灌肠筒高度，减慢流速。

5. 降温灌肠应保留30分钟，排便后30分钟测量体温并作记录。

6. 患者出现面色苍白、出冷汗、剧烈腹痛、心慌气急、脉速，应立即停止灌肠，与医生联系给予处理。

7. 急腹症、消化道出血、妊娠早期、严重心血管疾病等患者禁忌灌肠。

大量不保留灌肠技术评分标准

项目	项目总分	操作要求	评分等级及分值				实际得分
			A	B	C	D	
仪表	4	工作衣、帽、鞋穿戴整齐，戴好口罩	4	3	2	1—0	
操作前准备	11	备齐用物(检查一次性物品质量)放置合理	5	4	3	2—0	
		配制灌肠液(溶液、量、水温适宜)	6	4	2	0	
操作过程	60	核对解释，取得合作，评估患者	6	4	2	0	
		患者卧位正确	4	3	2	1—0	
		臀下铺巾，置弯盆，注意保护隐私	3	2	1	0	
		灌肠筒高度适宜	4	3	2	1—0	
		润滑肛管	3	2	1	0	
		溶液不沾湿床单	5	4	3	2—0	
		排气时排出液量适宜	3	2	1	0	
		插管动作轻、手法正确	6	4	2	0	
		肛管插入深度适宜	6	4	2	0	
		观察患者忍受程度并作指导	5	4	3	2—0	
		观察溶液流入情况，流入不畅的处理方法正确	6	4	2	0	
		拔管方法正确，无回流	5	4	3	2—0	
		肛管妥善放置，协助排便	4	3	2	1—0	
操作后	15	妥善安置患者，整理床单位，开窗通风	6	4	3	2—0	
		用物处理	5	4	3	2—0	
		洗手、记录	4	3	2	1—0	
质量控制	10	动作轻巧、稳重，有条不紊，操作态度认真，注意护患沟通	10	7	4	2—0	
总计	100						

二十四、气管切开吸痰技术

【操作目的】

通过实验使学生掌握气管切开吸痰的目的、意义、操作步骤和护理方法。

【用物准备】

1. 负压吸引器1台、护理模型(带气管切开)1个。

2. 治疗盘内包括有盖无菌罐1只、无菌敷料罐(内盛无菌纱布数块)、无菌手套、一次性吸痰管1～2根、无菌橡胶管1副、无菌弯盘1只、无菌生理盐水1瓶、碘酒、酒精、棉签、污物盒、消毒溶液1瓶、5ml注射器1副(内盛化痰液)、听诊器1副、塑料污物桶2只(内盛消毒液)、床栏上系1盛消毒液的试管1支(必要时备舌钳、压舌板、张口器、多用电插板)。

【操作步骤】

1. 操作准备。

(1) 自身准备。护士衣帽整洁、剪指甲、洗手、戴口罩。

(2) 物品准备。

1) 将盛有消毒液瓶挂于床头旁。

2) 接通电源。

3) 连接橡胶管(橡胶管末端插入消毒瓶内液面),检查性能,调节负压(成人<200mmHg)。

4) 2只塑料桶挂于床尾档下(浸泡污染手套、吸痰管用)。

2. 解释评估。

(1) 核对、解释,取仰卧位。

(2) 评估患者生命体征、病情、意识状态、合作程度、氧的情况、SpO_2、咳嗽能力,痰液的颜色、量和黏稠度,按需吸痰。

3. 吸痰前,按呼吸机纯氧键纯氧吸入1～2分钟,或用呼吸球囊加压给纯氧呼吸10～15次(或根据患者情况适当延长)。

4. 吸痰。

(1) 倒无菌生理盐水约100ml于无菌罐内。

(2) 撕开一次性吸痰管末端妥善放置。

(3) 右手戴无菌手套,取出吸痰管。

(4) 左手拿橡胶管与吸痰管末端连接。

(5) 右手持吸痰管试吸通畅后,将吸痰管插入气管套管内。

(6) 左手拇指按压侧孔。

(7) 右手旋转边吸边退,每次抽吸时间<15秒。

(8) 一次未吸净,隔3～5分钟再吸。

(9) 吸痰管每次退出后用生理盐水抽吸冲洗,同上法吸净口鼻痰液。

(10) 擦净口面部。

5. 黏痰处理。

(1) 沿内套管壁缓慢注入化痰液2～5ml(患者吸气时)。

(2) 深呼吸 3～4 次后再吸痰。

6. 观察。

(1) 患者的面色、呼吸、心率、SpO_2。

(2) 痰液的性质、量、颜色。

(3) 听诊肺部，评估吸痰效果。

7. 整理用物。

(1) 关闭吸引器。

(2) 吸痰器、手套分别浸泡塑料桶内。

(3) 橡胶管末端插入消毒液瓶中，患者取舒适体位。

8. 整理床单位。

(1) 患者取舒适体位。

(2) 气管切开口盖单层纱布，并用生理盐水湿润。

9. 洗手，记录。

【注意事项】

1. 严格执行无菌操作，治疗盘内吸痰用物应每天更换 1～2 次，吸痰导管每次更换，勤做口腔护理。

2. 定时吸痰，当发现喉头有痰鸣音或排痰不畅时，应及时抽吸。

3. 插导管时，如咳嗽剧烈，宜休息片刻。吸痰时，动作应轻柔，以免损伤呼吸道黏膜。为小儿吸痰时，吸痰管宜细，吸力要小。吸痰方法应正确，每次吸引时间＜15 秒，以免缺氧。必要时反复吸，但需间隔 3～5 分钟，期间应给予氧气吸入。

4. 气管切开患者吸痰，应戴无菌手套；吸引的负压不能过高，以免损伤气管黏膜；为预防缺氧，吸痰前可加大吸氧量或嘱患者深呼吸。

5. 一般患者自口腔吸痰有困难，可由鼻腔吸引；颅底损伤患者禁从鼻腔吸痰，以防吸出脑脊液。因颅底与副鼻窦相邻，骨折时硬脑膜常同时撕裂而出现脑脊液鼻漏。

6. 如吸痰过程中出现心率下降或 SPO_2 低于 90%时，立即停止吸痰，待心率和 SPO_2 恢复后再吸痰。

气管切开吸痰技术评分标准

项　目	项目总分	操作要求	评分等级及分值				实际得分
			A	B	C	D	
仪　表	4	工作衣、帽、鞋穿戴整齐，戴口罩，洗手	4	3	2	1—0	
操作前准备	14	备齐用物，放置合理	4	3	2	1—0	
		核对，解释，评估	6	4	2	1—0	
		检查吸引器，压力调节适宜	4	3	2	1—0	
吸痰操作过程	65	倒无菌生理盐水 吸痰前提高吸氧浓度	4	3	2	1—0	
		戴无菌手套	4	3	2	1—0	
		湿润吸痰管并试吸	4	3	2	1—0	

续 表

<table>
<tr><th rowspan="2">项　目</th><th rowspan="2">项目总分</th><th rowspan="2">操作要求</th><th colspan="4">评分等级及分值</th><th rowspan="2">实际得分</th></tr>
<tr><th>A</th><th>B</th><th>C</th><th>D</th></tr>
<tr><td rowspan="10">吸痰操作过程</td><td rowspan="10">65</td><td>手法正确，深浅适宜</td><td>10</td><td>8</td><td>6</td><td>4—0</td><td></td></tr>
<tr><td>吸痰方法正确，吸尽痰液</td><td rowspan="2">10</td><td rowspan="2">8</td><td rowspan="2">6</td><td rowspan="2">4—0</td><td rowspan="2"></td></tr>
<tr><td>吸痰顺序正确</td></tr>
<tr><td>吸痰时间及间隔时间正确</td><td>8</td><td>6</td><td>4</td><td>2—0</td><td></td></tr>
<tr><td>处理痰液黏稠的措施正确</td><td>8</td><td>6</td><td>4</td><td>2—0</td><td></td></tr>
<tr><td>擦净面部的分泌物</td><td rowspan="2">2</td><td rowspan="2">2</td><td rowspan="2">1</td><td rowspan="2">1—0</td><td rowspan="2"></td></tr>
<tr><td>正确方法调回氧流量</td></tr>
<tr><td>与患者或家属沟通有效，取得合作</td><td>7</td><td>5</td><td>3</td><td>0</td><td></td></tr>
<tr><td>动作轻巧、迅速、有条不紊</td><td>8</td><td>5</td><td>3</td><td>1</td><td></td></tr>
<tr><td></td><td></td><td></td><td></td><td></td><td></td></tr>
<tr><td rowspan="3">操作后</td><td rowspan="3">12</td><td>安置患者，整理床单位</td><td>3</td><td>2</td><td>1</td><td>1—0</td><td></td></tr>
<tr><td>吸痰管处理正确，及时清倒储液瓶</td><td>5</td><td>4</td><td>3</td><td>2—0</td><td></td></tr>
<tr><td>记录吸痰效果及痰量，性状</td><td>4</td><td>3</td><td>2</td><td>1—0</td><td></td></tr>
<tr><td>质量控制</td><td>5</td><td>操作规范，患者舒适</td><td>5</td><td>3</td><td>2</td><td>1</td><td></td></tr>
<tr><td>总　计</td><td>100</td><td></td><td></td><td></td><td></td><td></td><td></td></tr>
</table>

附 1　口鼻吸痰技术

【操作目的】

通过实验使学生掌握口鼻吸痰法的目的、意义及操作步骤，在操作过程中学会尊重、关心患者。

【用物准备】

吸氧装置一套、电动吸引器、电插板、装有消毒液玻璃瓶；治疗盘内置无菌盖罐 2 只（一只盛无菌生理盐水，另一只盛无菌吸痰导管数根或一次性吸痰导管数根）、无菌持物钳、镊（置于盛消毒液的容器内）、无菌纱布、弯盘、玻璃接管，必要时备压舌板、张口器、舌钳、牙垫。

【操作步骤】

1. 准备工作。

(1) 操作前自身准备。护士衣帽整洁、剪指甲、洗手、戴口罩。

(2) 评估患者。患者年龄、病情、意识状态，呼吸道状态（分泌物的量、黏稠度、部位深浅），生命体征，口腔、鼻腔黏膜情况，患者及家属的心理状态。

(3) 安装并检查吸痰装置。将盛有消毒液瓶挂于床头旁，连接橡胶管（橡胶管末端插入消毒瓶内液面）、检查性能，调节负压成人为<200mmHg，接通电源。

(4) 患者准备。核对解释，向患者说明口鼻吸痰的意义，以取得合作。

2. 吸痰。

(1) 安置卧位检查口腔。协助患者取舒适体位，头偏向操作者一侧，略向后仰；检查患者口、鼻腔,若口腔吸痰有困难,可鼻腔吸引;取下活动义齿;利用开口器、牙垫等,帮助昏迷患者张口。

(2) 吸痰。用玻璃接管将吸引器管与吸痰管连接,先试吸少量生理盐水,操作者一手将导管末端折叠(在玻璃接管处),另一手用无菌止血钳(镊)夹持导管前端插入患者口或鼻腔至咽喉部,放松吸痰管末端,先吸净口咽部分泌物,换管后,再吸深部气管分泌物。

(3) 冲洗。退出吸痰管,抽吸生理盐水冲洗导管,每一次抽吸痰液后均应冲洗,以免痰液阻塞吸痰管。

(4) 重复。休息片刻,再次吸引,反复至痰液吸净。

(5) 浸泡。吸痰完毕,分离吸痰管,将玻璃接管插入盛有消毒液的玻璃瓶中浸泡消毒;吸痰管重新清洗消毒或统一处理后丢弃。

3. 整理记录。

(1) 整理。帮助患者取舒适卧位,必要时做口腔护理,整理床单位,清理用物,分类浸泡。

(2) 记录。记录吸痰时间、次数与效果,痰液性状、颜色、量,呼吸改善情况等。

【注意事项】

1. 治疗盘内吸痰用物应每天更换 1～2 次,吸痰导管每次更换,勤做口腔护理。

2. 定时吸痰,当发现喉头有痰鸣音或排痰不畅时,应及时抽吸。

3. 为小儿吸痰时,吸痰管宜细,吸力要小,压力应$<$100mmHg。

4. 如患者自口腔吸痰有困难,可由鼻腔吸引;颅底损伤患者禁从鼻腔吸痰,以防吸出脑脊液。因颅底与副鼻窦相邻,骨折时硬脑膜常同时撕裂而出现脑脊液鼻漏。

5. 吸痰手法应正确,吸痰管应左右旋转,向上提拉。吸痰动作应轻柔,插管时不可有负压,以免损伤呼吸道黏膜。每次吸引时间不超过 15 秒,以免造成缺氧。必要时反复吸,但需间隔 3～5 分钟。痰液吸出不畅时可拍胸、叩背或超声雾化吸入,以振动或稀化痰液,提高吸痰效果。

6. 吸引器贮液瓶内吸出液应及时倾倒,瓶内液量应小于贮液瓶容积的 2/3,连续使用不超过 2 小时。

附 2　经气管插管吸痰技术

【操作目的】

通过实验使学生掌握经气管插管吸痰法的目的、意义及操作步骤,在操作过程中学会尊重、关心患者。

【用物准备】

1. 负压吸引器 1 台、护理模型(带气管插管)1 个。

2. 治疗盘内含有盖无菌罐 1 只、无菌敷料罐(内盛无菌纱布数块)、无菌手套、一次性吸痰管 1～2 根、无菌橡胶管 1 副、无菌弯盘 1 只、无菌生理盐水 1 瓶、碘酒、酒精、棉签、污物盒、消毒溶液 1 瓶、5ml 注射器 1 副(内盛化痰液)、听诊器 1 副、塑料污物桶 2 只(内盛消毒液)、床栏上系一盛消毒液的试管 1 支。

【操作步骤】

1. 准备工作。

(1) 操作前自身准备。护士衣帽整洁、剪指甲、洗手、戴口罩。

(2) 评估患者。患者病情、意识状态,呼吸机参数设置情况,呼吸道状态(分泌物的量、黏稠度、部位深浅),生命体征,患者及家属的心理状态。

(3) 安装并检查吸痰装置。将盛有消毒液瓶挂于床头旁,接负压吸引器电源或者中心负压吸引装置,连接橡胶管(橡胶管末端插入消毒瓶内液面)、检查性能,调节负压,成人为150～200mmHg,2只塑料桶挂于床尾档下(浸泡污染手套、吸痰管用)。

2. 吸痰。

(1) 核对解释。对清醒患者进行解释,以取得合作。

(2) 倒无菌生理盐水约100ml于无菌罐内。

(3) 撕开吸痰管外包装前端,右手戴无菌手套,将吸痰管抽出并盘绕在手中,根部与负压管相连。左手拿橡胶管与吸痰管末端连接,用戴无菌手套的右手持吸痰管试吸通畅。

(4) 左手断开呼吸机与气管导管,将呼吸机接头放在无菌纸巾上。用戴无菌手套的右手持吸痰管迅速并轻轻地沿气管导管送入吸痰管,吸痰管遇阻力略上提后加负压,左手拇指按压侧孔,右手边上提边旋转边吸引,避免在气管内上下提插。每次抽吸时间<15秒。

(5) 吸痰结束后立即接呼吸机通气,给予患者100%的纯氧2分钟,待血氧饱和度升至正常水平后,再将氧浓度调至原来水平。

(6) 吸痰管每次退出后用生理盐水冲洗吸痰管和负压吸引管,如需再次吸痰应重新更换吸痰管。隔3～5分钟再吸。

(7) 吸痰过程中应当观察患者痰液情况、血氧饱和度、生命体征变化情况。

(8) 擦净患者口面部。

3. 整理记录。

(1) 患者取安全、舒适体位。

(2) 洗手,记录。

【注意事项】

1. 操作动作应轻柔、准确、快速,每次吸痰时间不超过15秒,连续吸痰不得超过3次,吸痰间隔予以纯氧吸入。

2. 注意吸痰管插入是否顺利,遇到阻力时应分析原因,不可粗暴盲插。

3. 吸痰管最大外径不能超过气管导管内径的1/2,负压不可过大,进吸痰管时不可给予负压,以免损伤患者气道。

4. 注意保持呼吸机接头不被污染,戴无菌手套,持吸痰管的手不被污染。

5. 冲洗水瓶应分别注明吸引气管插管、口鼻腔之用,不能混用。

6. 吸痰过程中应当密切观察患者的病情变化,如有心率、血压、呼吸、血氧饱和度的明显改变时,应当立即停止吸痰,立即接呼吸机通气并给予纯氧吸入。

二十五、鼻饲技术

【操作目的】

使学生掌握鼻饲的方法及注意事项。

【用物准备】

治疗盘、治疗巾、弯盘、消毒胃管、压舌板、50ml 注射器、治疗碗 2 个(分别盛有鼻饲液,温度 38～40℃和温开水)、镊子、纱布、棉签、手套、石蜡油、胶布、别针、调节夹或橡皮圈、听诊器。

【操作步骤】

1. 插管。

(1) 洗手,戴口罩。

(2) 携用物至床旁,核对并向患者和家属做好解释。

(3) 协助患者取半坐卧位或坐位,铺治疗巾于颌下,取下义齿。

(4) 观察并用湿棉签清洁鼻腔,备胶布,戴手套。

(5) 打开一次性注射器,放于弯盘内,打开一次性胃管,用一次性注射器检查胃管的通畅性,用石蜡油润滑胃管。

(6) 用镊子夹取出胃管的一端,测量长度:① 前额发际至剑突;② 自鼻尖经耳垂至剑突,成人一般插入 45～55cm。

(7) 正确手法插胃管(插至咽喉部时嘱患者做吞咽动作,如有恶心,暂停并嘱深呼吸;如有呛咳、发绀立即拔出,休息片刻后重插)。

(8) 插入所需长度后,确定胃管是否在胃内(抽吸胃液;将胃管末端置于温水杯内观察有无气泡逸出;向胃内注空气听气过水声)。

(9) 胶布固定胃管。

(10) 先注入少量温开水,再慢慢灌入所需流质或药物,再以少量温开水冲洗胃管。

(11) 胃管末端加塞,用别针固定胃管在患者的肩部衣服上。

(12) 协助患者清洁口鼻部,取舒适体位,整理床单位,向患者告知注意事项。

(13) 整理用物,脱手套,洗手,记录。

2. 拔管。

(1) 携用物至床旁,核对并向患者和家属做好解释。

(2) 戴手套,置弯盘于颌下。

(3) 去除别针、胶布。

(4) 拔除胃管(指导患者深呼吸,在患者呼气时拔管,到咽喉处迅速拔出)。

(5) 清洁口鼻部。

(6) 安置患者,整理床单位,整理用物,记录。

【注意事项】

1. 插管动作要轻稳,以免损伤黏膜。插管过程中患者出现呛咳、呼吸困难、发绀等情况,表示误入气管,应立即拔出,休息片刻后重插。

2. 昏迷患者插管时,应将患者头向后仰,当插入会厌部约 15cm 时,左手托起头部,使下颌靠近胸骨柄,加大咽部通道的弧度,使管端沿后壁滑行,插至所需长度。

3. 每日给予患者口腔护理,检查胃管插入的深度,鼻饲前检查胃管是否在胃内,每次鼻饲前要确认胃内残余量,每次鼻饲量不应超过 200ml,间隔时间不小于 2 小时,注入速度不宜过快。

4. 鼻饲给药时应先研碎,溶解后注入,鼻饲前后均应用 20ml 温开水冲洗胃管,防止管道阻塞。

5. 长期鼻饲的患者，胃管应1个月更换一次，从另一鼻孔插入。

鼻饲技术评分标准

<table>
<tr><th colspan="2" rowspan="2">项　目</th><th rowspan="2">项目总分</th><th rowspan="2">操作要求</th><th colspan="4">评分等级及分值</th><th rowspan="2">实际得分</th></tr>
<tr><th>A</th><th>B</th><th>C</th><th>D</th></tr>
<tr><td colspan="2">仪　表</td><td>5</td><td>工作衣、帽、鞋穿戴整齐，符合规范</td><td>5</td><td>4</td><td>3</td><td>2—0</td><td></td></tr>
<tr><td colspan="2" rowspan="4">操作前准备</td><td rowspan="4">10</td><td>环境清洁、光线明亮</td><td>2</td><td>1.5</td><td>1</td><td>0</td><td></td></tr>
<tr><td>已修剪指甲、规范洗手，戴好口罩</td><td>2</td><td>1.5</td><td>1</td><td>0</td><td></td></tr>
<tr><td>备齐用物（鼻饲液测温），放置合理</td><td>4</td><td>3</td><td>2</td><td>1—0</td><td></td></tr>
<tr><td>检查一次性物品质量</td><td>2</td><td>1.5</td><td>1</td><td>0</td><td></td></tr>
<tr><td rowspan="18">操作过程</td><td rowspan="14">鼻饲</td><td rowspan="14">61</td><td>确认有效医嘱，认真核对床号、姓名</td><td>3</td><td>2</td><td>1</td><td>0</td><td></td></tr>
<tr><td>向患者、家属做好解释工作，询问有无鼻部疾患</td><td>3</td><td>2</td><td>1</td><td>0</td><td></td></tr>
<tr><td>取合适卧位，颌下铺巾</td><td>3</td><td>2</td><td>1</td><td>0</td><td></td></tr>
<tr><td>湿棉签清洁鼻腔，备胶布，戴手套</td><td>3</td><td>2</td><td>1</td><td>0</td><td></td></tr>
<tr><td>按要求打开一次性注射器，放于弯盘内</td><td>3</td><td>2</td><td>1</td><td>0</td><td></td></tr>
<tr><td>按要求打开一次性胃管</td><td>3</td><td>2</td><td>1</td><td>0</td><td></td></tr>
<tr><td>用镊子取出胃管，一次性注射器检查胃管的通畅性，石蜡纱布润滑胃管</td><td>5</td><td>4</td><td>3</td><td>2—0</td><td></td></tr>
<tr><td>测量所需长度</td><td>3</td><td>2</td><td>1</td><td>0</td><td></td></tr>
<tr><td>正确手法插胃管</td><td>10</td><td>9—6</td><td>5</td><td>4—0</td><td></td></tr>
<tr><td>插入所需长度后，确定胃管是否在胃内</td><td>5</td><td>4</td><td>3</td><td>2—0</td><td></td></tr>
<tr><td>胶布固定胃管</td><td>3</td><td>2</td><td>1</td><td>0</td><td></td></tr>
<tr><td>先注入少量温开水，再慢慢灌入所需流质或药物，再以少量温开水冲洗胃管</td><td>10</td><td>9—6</td><td>5</td><td>4—0</td><td></td></tr>
<tr><td>鼻饲毕，塞子塞住胃管末端，别针固定胃管在患者的肩部衣服上</td><td>5</td><td>4</td><td>3</td><td>2—0</td><td></td></tr>
<tr><td>撤去治疗巾，整理床单位，洗手，记录</td><td>2</td><td>1.5</td><td>1</td><td>0</td><td></td></tr>
<tr><td rowspan="4">拔管</td><td rowspan="4">14</td><td>评估患者，解释</td><td>3</td><td>2</td><td>1</td><td>0</td><td></td></tr>
<tr><td>戴手套，置弯盘于颌下，去除别针、胶布</td><td>3</td><td>2</td><td>1</td><td>0</td><td></td></tr>
<tr><td>拔除胃管（指导患者深呼吸，在患者呼气时拔管，到咽喉处迅速拔出）</td><td>5</td><td>4</td><td>3</td><td>2—0</td><td></td></tr>
<tr><td>清洁口鼻部</td><td>3</td><td>2</td><td>1</td><td>0</td><td></td></tr>
<tr><td colspan="2">操作后</td><td>5</td><td>安置患者，做好指导，整理用物，记录</td><td>5</td><td>4</td><td>3</td><td>2—0</td><td></td></tr>
<tr><td colspan="2">质量控制</td><td>5</td><td>态度，与患者沟通，关心患者，操作熟练程度</td><td>5</td><td>4</td><td>3</td><td>2—0</td><td></td></tr>
<tr><td colspan="2">总计</td><td>100</td><td></td><td></td><td></td><td></td><td></td><td></td></tr>
</table>

附1　胃肠减压技术

【操作目的】

使学生掌握胃肠减压方法及注意事项。

【用物准备】

治疗盘、治疗巾、弯盘、消毒胃管、压舌板、50ml注射器、治疗碗、镊子、纱布、棉签、手套、石蜡油、胶布、别针、听诊器。

【操作步骤】

1. 插管。

(1) 洗手，戴口罩。

(2) 携用物至床旁，核对并向患者和家属做好解释。

(3) 协助患者取半坐卧位或坐位，铺治疗巾于颌下，取下义齿。

(4) 观察并用湿棉签清洁鼻腔，备胶布。

(5) 戴手套。

(6) 打开一次性注射器，放于弯盘内，打开一次性胃管，用一次性注射器检查胃管的通畅性，石蜡油润滑胃管。

(7) 用镊子夹出胃管的一端，测量长度：① 前额发际至剑突；② 自鼻尖经耳垂至剑突)，成人一般插入45～55cm。

(8) 正确手法插胃管。(插至咽喉部时嘱患者做吞咽动作，如有恶心，暂停并嘱做深呼吸。如有呛咳、发绀立即拔出，休息片刻后重插)

(9) 插入所需长度后，确定胃管是否在胃内。(抽吸胃液；将胃管末端置于温水杯内观察有无气泡逸出；向胃内注空气听气过水声)

(10) 胶布、别针固定胃管。

(11) 使胃肠减压器形成负压，连接胃管。

(12) 注意观察胃肠引流液的颜色、性质、量。

(13) 协助患者取舒适体位，整理床单位，向患者告知注意事项。

(14) 整理用物，脱手套，洗手，记录。

2. 拔管。

(1) 携用物至床旁，核对并向患者和家属做好解释。

(2) 戴手套，置弯盘于颌下。

(3) 去除别针、胶布。

(4) 拔除胃管(指导患者深呼吸，在患者呼气时拔管，到咽喉处迅速拔出)。

(5) 清洁口鼻部，安置患者，整理用物，记录。

【注意事项】

1. 插管动作要轻稳，以免损伤黏膜，插管过程中患者出现呛咳、呼吸困难、发绀等，表示误入气管，应立即拔出，休息片刻后重插。

2. 昏迷患者插管时，应将患者头向后仰，当插入会厌部约15cm时，左手托起头部，使下颌靠近胸骨柄，加大咽部通道的弧度，使管端沿后壁滑行，插至所需长度。

3. 要经常检查减压装置，避免导管曲折、堵塞、漏气。

4. 胃管不通畅时，遵医嘱用生理盐水冲洗胃管，直至通畅。食管、胃手术后要在医生指导下进行，少量、低压，以防吻合口瘘或出血。

5. 胃肠减压期间，每日给予患者口腔护理。在胃肠减压过程中，如给予口服药物，应停止吸引 1 小时。

6. 胃肠减压期间，观察患者水、电解质情况及胃肠功能恢复情况。

二十六、静脉采血技术(注射器)

【操作目的】

使学生掌握静脉采血方法及注意事项。

【用物准备】

注射盘、消毒液、棉签、止血带、一次性注射器、标本容器(按需要备干燥试管、抗凝管或血培养瓶)、化验单、污物杯。

【操作步骤】

1. 洗手，戴口罩。

2. 备齐用物，放置合理。

3. 查对医嘱，贴化验单附联于标本容器上，注明床号、姓名、住院号。

4. 携用物至床旁，核对并向患者和家属做好解释。

5. 选择合适的静脉穿刺点，在穿刺点上方约 6cm 处扎止血带，嘱患者握拳。

6. 用消毒棉签消毒皮肤。以穿刺点为中心，直径 5cm 作环形消毒。

7. 正确手法行静脉穿刺。左手绷紧静脉下方皮肤，右手持针，使针尖斜面向上与皮肤呈 15°～30°角，在静脉上方或侧方刺入皮下，再沿静脉走向潜行刺入，见回血后抽取所需血量。

8. 松止血带，松拳，迅速拔出针头，用干棉签按压穿刺点 1～2 分钟。使用抗凝药物者延长按压时间。

9. 立即卸下针头，将血液沿管壁缓慢注入试管内。采集血培养标本时，应防止污染，消毒瓶盖，更换针头后将抽出的血液注入瓶内并摇匀。

10. 再次核对床号、姓名、住院号、化验内容。

11. 采血完毕，连同检验单及时送验。

12. 整理床单位，妥善安置患者，分类处理污物用物，操作后洗手。

【注意事项】

1. 抽血清标本须用干燥试管；采全血、血浆，将血液注入盛有抗凝剂的试管内，立即轻轻摇动，使血液和抗凝剂混匀，以防血液凝固；采集血培养标本时，应防止污染。

2. 若同时抽取不同种类的血标本，应先注入血培养瓶，再注入抗凝试管，最后注入干燥试管，动作应迅速准确。

3. 采集血标本应严格执行无菌技术操作，严禁在输液、输血肢体上抽取血标本。

4. 需空腹抽血时，应事先通知患者，避免因进食而影响检验结果。

5. 采血时应动作迅速，尽可能缩短止血带使用时间。用止血带压迫时间最好不超过半分钟，否则将影响生化检测结果。

静脉采血技术评分标准(注射器)

项　　目	项目总分	操作要求	评分等级及分值				实际得分
			A	B	C	D	
仪　表	5	工作衣、帽、鞋穿戴整齐，符合规范	5	4	3	2—0	
操作前准备	16	环境清洁、光线明亮	2	1.5	1	0	
		已修剪指甲、规范洗手，戴好口罩	2	1.5	1	0	
		备齐用物，放置合理	3	2	1	0	
		检查一次性物品质量	3	2	1	0	
		查对医嘱，选择合适的标本容器，贴化验单附联于标本容器上，注明床号、姓名、住院号	6	5	4	3—0	
操作过程	66	携用物至床旁，核对并向患者和家属做好解释	5	4	3	2—0	
		选择合适的静脉穿刺点，在穿刺点上方约6cm处扎止血带，嘱患者握拳	6	5	4	3—0	
		用消毒棉签消毒皮肤，以穿刺点为中心，直径5cm作环形消毒	6	5	4	3—0	
		正确手法静脉穿刺：左手蹦紧静脉下方皮肤，右手持针，使针尖斜面向上与皮肤呈15°～30°角，在静脉上方或侧方刺入皮下，再沿静脉走向潜行刺入	6	5	4	3—0	
		见回血后抽取正确的血量	5	4	3	2—0	
		松止血带，松拳，迅速拔出针头，用干棉签按压穿刺点1～2min，使用抗凝药物者延长按压时间	6	5	4	3—0	
		立即卸下针头，将血液沿管壁缓慢注入试管内	6	5	4	3—0	
		注入标本容器顺序：正确先注入血培养瓶，再注入抗凝试管，最后注入干燥试管	8	7—5	4	3—0	
		采集血培养标本时，应防止污染，将培养瓶铝盖剔去，消毒瓶盖，更换针头后将抽出的血液注入瓶内并摇匀	8	7—5	4	3—0	
		再次核对床号、姓名、住院号、化验内容	5	4	3	2—0	
		采血完毕，连同检验单及时送验	5	4	3	2—0	
操作后	8	整理床单位，妥善安置患者，分类处理污物用物	8	7—5	4	3—0	
质量控制	5	态度，与患者沟通，关心患者，操作熟练程度	5	4	3	2—0	
总　计	100						

附1 静脉采血技术(真空试管)

【操作目的】

使学生掌握真空试管静脉采血的方法及注意事项。

【用物准备】

注射盘、消毒液、棉签、止血带、真空采血针(直针或头皮式采血针)、持针器、真空采血管、化验单、污物杯。

【操作步骤】

1. 洗手,戴口罩。

2. 备齐用物,放置合理。

3. 查对医嘱,贴化验单附联于标本容器上,注明床号、姓名、住院号。

4. 携用物至床旁,核对并向患者和家属做好解释。

5. 选择合适的静脉穿刺点,在穿刺点上方约6cm处扎止血带,嘱患者握拳。

6. 用消毒棉签消毒皮肤。以穿刺点为中心,直径5cm作环形消毒。

7. 直针式采血针连接持针器,正确手法静脉穿刺。左手蹦紧静脉下方皮肤,右手持针,使针尖斜面向上与皮肤呈15°～30°角,在静脉上方或侧方刺入皮下,再沿静脉走向潜行刺入。

8. 见回血后,将采血针的试管侧针刺入采血管的胶塞,负压自动抽血,松止血带,待血量达到所需标示。如需采集多管血标本,可将连接真空采血器的穿刺针端拔出再刺入另一采血管。

9. 采血完毕松拳,先拔出针头,用干棉签按压穿刺点1～2分钟,使用抗凝药物者延长按压时间,待采血针管内血注入停止后再拔出试管端穿刺针。

10. 再次核对床号、姓名、住院号、化验内容。

11. 采血完毕,连同检验单及时送验。

12. 整理床单位,妥善安置患者,分类处理污物用物,洗手。

【注意事项】

1. 穿刺针需从真空管胶塞中心垂直穿刺。

2. 若同时抽取不同种类的血标本,应按以下顺序:血培养管、血清管(红、黄)、凝血管(蓝)、含添加剂的其他采血管(黑、绿、紫、灰),抗凝管采血后需及时上下颠倒5～8次,颠倒动作应轻缓。

3. 采集血标本应严格执行无菌技术操作,严禁在输液、输血肢体上抽取血标本。

4. 需空腹抽血时,应事先通知患者,避免因进食而影响检验结果。

5. 真空采血管类型及使用。

(1) 红色。无添加剂,用于血清生化(肝功能、肾功能、心肌酶、淀粉酶等)、电解质、甲状腺功能、药物检测、艾滋病检测、肿瘤标志物。

(2) 黄色。添加促凝剂+分离胶用于血清生化、电解质、肿瘤标志物、甲状腺功能、药物检测、艾滋病检测。

(3) 绿色。添加肝素锂/肝素钠用于血浆生化、血流变、急诊生化。

(4) 紫色。添加EDTA－K2/K3/Na2用于血常规。

(5) 灰色。添加氟化钠+草酸钾用于血糖、糖耐量检测。

(6) 黑色。添加3.2%柠檬酸钾，抗凝剂与血样体积为1∶4，用于血沉检测。

(7) 蓝色。添加3.2%柠檬酸钾缓冲液，抗凝剂与血样体积比为1∶9，用于血液凝固试验、PT、APTT、凝血因子试验。

二十七、密闭式静脉输血技术

【操作目的】

使学生掌握建立静脉通路及实施密闭式静脉输血的方法及操作注意事项。

【用物准备】

治疗盘、无菌输血器一套、同型血液及交叉配血单、无菌生理盐水、止血带、胶布、弯盘、皮肤消毒剂、棉签，必要时备手套。

【操作步骤】

1. 备血。

(1) 洗手，戴口罩。

(2) 确认有效医嘱，按医嘱正确备血，提取血液。

(3) 双人检查血袋有无破损、血液的性质及有效日期，核对血袋、血量、医嘱本、交叉配血单、血型化验单、住院病历首页上的各种信息。

(4) 检查生理盐水的有效期、澄清度。

(5) 消毒瓶塞及瓶颈，套网套，再次消毒瓶塞，插入输血器。

2. 输血。

(1) 携用物至床旁，向患者和家属做好解释，询问有无输血史、输血反应及血型，双人床边核对各项内容：血袋、血量、医嘱本、交叉配血单、血型化验单、住院病历首页，并与患者核对姓名、血型。

(2) 协助患者大小便，取舒适体位。按医嘱给患者输血前用药(核对科室、床号、姓名、性别、住院号、年龄)。

(3) 按静脉输液法行静脉穿刺，输入少量生理盐水。

(4) 正确连接输血器与血袋。

(5) 调节滴速在15～20滴/min。

(6) 再次核对。

(7) 在血袋、医嘱本、医嘱单、交叉配血单上双签名。

(8) 15分钟后患者无不良反应，调整滴速至40～60滴/min(小儿20～30滴/min)。

(9) 指导注意事项，观察有无输血反应。

(10) 血液输完，继续输生理盐水冲净输血器管内的血液。

(11) 整理床单位，妥善安置患者，分类处理污物及用物。

【注意事项】

1. 正确填写化验单，血标本试管标签，禁止同时采集两个患者的血标本，要严格查对制度。

2. 输血时须两人核对无误后方可输入。

3. 如为库血，必须认真检查库血质量。

4. 输入两瓶以上血液时，两瓶血之间须输入少量等渗盐水。

5. 输血时，血液内不得随意加入其他药品，如钙剂、酸性或碱性药品、高渗或低渗液，以防血液凝集或溶解。

6. 输血过程中，应密切观察有无局部疼痛，有无输血反应。如有严重反应，应立即通知医生，停止输血，并保留余血以备检查分析原因。

密闭式静脉输血技术评分标准

<table>
<tr><th colspan="2" rowspan="2">项　目</th><th rowspan="2">项目总分</th><th rowspan="2">操作要求</th><th colspan="4">评分等级及分值</th><th rowspan="2">实际得分</th></tr>
<tr><th>A</th><th>B</th><th>C</th><th>D</th></tr>
<tr><td colspan="2">仪　表</td><td>5</td><td>工作衣、帽、鞋穿戴整齐，符合规范</td><td>5</td><td>4</td><td>3</td><td>2—0</td><td></td></tr>
<tr><td colspan="2" rowspan="4">操作前准备</td><td rowspan="4">10</td><td>环境清洁、光线明亮</td><td>2</td><td>1.5</td><td>1</td><td>0</td><td></td></tr>
<tr><td>已修剪指甲、规范洗手，戴好口罩</td><td>2</td><td>1.5</td><td>1</td><td>0</td><td></td></tr>
<tr><td>备齐用物，放置合理</td><td>3</td><td>2</td><td>1</td><td>0</td><td></td></tr>
<tr><td>检查一次性物品质量</td><td>3</td><td>2</td><td>1</td><td>0</td><td></td></tr>
<tr><td rowspan="12">操作过程</td><td rowspan="4">备血</td><td rowspan="4">21</td><td>确认有效医嘱。按医嘱正确备血，提取血液</td><td>3</td><td>2</td><td>1</td><td>0</td><td></td></tr>
<tr><td>双人检查血袋有无破损、血液的性质及有效日期，核对血袋、血量、医嘱本、交叉配血单、血型化验单、住院病历首页上的各种信息</td><td>8</td><td>7—5</td><td>4</td><td>3—0</td><td></td></tr>
<tr><td>检查生理盐水的有效期、澄清度</td><td>5</td><td>4</td><td>3</td><td>2—0</td><td></td></tr>
<tr><td>消毒瓶塞及瓶颈，套网套，再次消毒瓶塞，插入输血器</td><td>5</td><td>4</td><td>3</td><td>2—0</td><td></td></tr>
<tr><td rowspan="8">输血</td><td rowspan="8">54</td><td>携用物至床旁，核对床号、姓名</td><td>3</td><td>2</td><td>1</td><td>0</td><td></td></tr>
<tr><td>向患者做好解释，询问有无输血史、输血反应及血型</td><td>3</td><td>2</td><td>1</td><td>0</td><td></td></tr>
<tr><td>双人床边核对各项内容：血袋、血量、医嘱本、交叉配血单、血型化验单、住院病历首页，并与患者核对姓名、血型</td><td>8</td><td>7—5</td><td>4</td><td>3—0</td><td></td></tr>
<tr><td>协助大小便，取舒适体位</td><td>3</td><td>2</td><td>1</td><td>0</td><td></td></tr>
<tr><td>按静脉输液法行静脉穿刺，输入少量生理盐水</td><td>10</td><td>9—6</td><td>5</td><td>4—0</td><td></td></tr>
<tr><td>正确连接输血器与血袋</td><td>5</td><td>4</td><td>3</td><td>2—0</td><td></td></tr>
<tr><td>调节滴速 15～20 滴/min</td><td>3</td><td>2</td><td>1</td><td>0</td><td></td></tr>
<tr><td>再次核对</td><td>3</td><td>2</td><td>1</td><td>0</td><td></td></tr>
</table>

续 表

项目		项目总分	操作要求	评分等级及分值				实际得分
				A	B	C	D	
操作过程	输血	54	在血袋、医嘱本、医嘱单、交叉配血单上双签名	3	2	1	0	
			15 分钟后患者无不良反应，调整滴速至 40～60 滴/min(小儿 20～30 滴/min)	3	2	1	0	
			指导注意事项，观察有无输血反应	5	4	3	2—0	
			血液输完，继续输生理盐水冲净输血器管内的血液	5	4	3	2—0	
操作后		5	整理床单位、妥善安置患者、分类处理污物用物	5	4	3	2—0	
质量控制		5	态度，与患者沟通，关心患者，操作熟练程度	5	4	3	2—0	
总 计		100						

二十八、生命体征测量技术

【操作目的】

使学生掌握测量生命体征的方法及注意事项。

【用物准备】

治疗盘、体温计、容器盒、纱布、记录本、笔、手表、污物杯、听诊器、血压计。

【操作步骤】

1. 洗手，戴口罩。

2. 备齐用物，放置合理。清点体温计。检查体温计有无破损，是否甩至 35℃以下；检查听诊器连接是否妥当，膜片有无破损；检查血压计水银柱有无破裂，袖袋是否完好，充气情况，水银柱能否上升至 240～260mmHg。

3. 携用物至床旁，核对并向患者和家属做好解释。

4. 评估病情，协助患者取合适的体位。

<u>测体温</u>

1. 再次检查体温计。

2. 正确测量体温。口温：体温计水银端放于舌下热窝处，闭口 3 分钟；腋温：擦干汗液，将体温计水银端放于腋窝中央紧贴皮肤，嘱患者屈肘置于胸前 5～10 分钟；肛温：患者俯卧或侧卧，体温计水银端涂润滑油插入肛门 3～4cm 3 分钟。

3. 测体温同时测量脉搏、呼吸各 30 秒，如不规则测 1 分钟。

4. 规定时间内取出并擦净体温计，读数后将体温计放入污物杯。

5. 记录体温。

测脉搏

1. 将患者手臂放于舒适位置。

2. 用无名指、食指、中指指端触及桡动脉搏动处测 30 秒，如有异常则测 1 分钟（脉搏短绌者需两人合作测 1 分钟）。

3. 记录 1 分钟脉搏数。

测呼吸

1. 测量脉搏的手不动，观察胸廓起伏，一起一伏为一次。

2. 测量 30 秒，如危重患者、呼吸困难、婴幼儿、呼吸不规则，则测 1 分钟。

3. 记录 1 分钟呼吸数。

测血压

1. 暴露上臂，使上臂、心脏、血压计零点处于同一水平。

2. 打开血压计开关，驱尽袖带内空气，缠于上臂，下缘距肘窝 2～3cm，松紧合适。

3. 置听诊器胸件于肱动脉搏动处，左手轻按。

4. 右手握输气球，关闭气门充气。

5. 充气至肱动脉搏动消失再上升 2～4kPa(16～32mmHg)，放开气门，使水银柱缓慢下降(4mmHg/s)，观察刻度，第一音响为收缩压，音响消失或变弱为舒张压。

6. 取下袖带，驱尽余气。

7. 关闭气门螺帽，将血压计倾斜 45°，关闭水银槽开关，并整理。

8. 协助患者恢复体位，整理床单位。

9. 记录结果。

10. 体温计、血压计按要求消毒处理。

【注意事项】

1. 测量体温。

(1) 测量前 30 分钟应避免剧烈运动、进食、进冷热饮料、做冷热敷、洗澡、坐浴、灌肠等。

(2) 婴幼儿，昏迷、精神异常、口腔疾病、口鼻手术、张口呼吸者禁用口腔测温法。

(3) 腹泻、直肠或肛门手术，心肌梗死患者不宜用直肠测温法。

(4) 发现体温与病情不相符合时，应作对照复测。

2. 测量脉搏。

(1) 评估测量脉搏部位皮肤情况，避免在偏瘫侧、形成动静脉瘘侧肢体、术肢等部位测量脉搏。

(2) 脉搏弱、难测时，用听诊器听心率 1 分钟。

(3) 不可用拇指诊脉。

(4) 脉搏出现短绌时，应由 2 人同时测量，记录方法为“心率/脉率”。

3. 测量呼吸。

(1) 由于呼吸在一定程度上受意识控制，所以测呼吸时不应让患者察觉。

(2) 小儿及呼吸异常者应测 1 分钟。

(3) 呼吸微弱或危重患者，可用少许棉花置于鼻孔前，观察棉花被吹动的次数，测 1 分钟。

4. 测量血压。

(1) 应做到四定：即定时间、定部位、定体位、定血压计。

（2）偏瘫患者应选择健肢测量。

（3）排除影响血压值的外界因素。① 袖带过窄需要较高的压力才能阻断动脉血流，故测得血压值偏高；② 袖带过宽使大段血管受压，以致搏动音在达到袖带下缘之前已消失，故测出血压值偏低；③ 袖带过松使橡胶袋充气后呈球状，以致有效的测量面积变窄，测得血压值偏高；④ 袖带过紧使血管在未充气前已受压，故测出血压值偏低。

（4）如发现血压听不清或异常时，应间隔 12 分钟后重测。先驱净袖带内空气，使汞柱降至“0”，休息片刻再测量，必要时作对照复查。

（5）防止血压计本身造成的误差，如水银不足、汞柱上端通气小孔被阻等。

生命体征测量技术评分标准

项　目		项目总分	操作要求	评分等级及分值				实际得分
				A	B	C	D	
仪　表		5	工作衣、帽、鞋穿戴整齐，符合规范	5	4	3	2—0	
操作前准备		15	环境清洁、光线明亮	2	1.5	1	0	
			已修剪指甲、规范洗手，戴好口罩	2	1.5	1	0	
			备齐用物，放置合理	2	1.5	1	0	
			清点体温计，检查体温计有无破损，是否甩至35℃以下	3	2	1	0	
			检查听诊器连接是否妥当，膜片有无破损	3	2	1	0	
			检查血压计水银柱有无破裂，袖袋是否完好，充气情况，水银柱能否上升至 240～260mmHg	3	2	1	0	
操作过程			核对床号、姓名，向患者解释，评估病情	3	2	1	0	
	测体温	24	再次检查体温计	3	2	1	0	
			体温计放置部位正确	5	4	3	2—0	
			测量时间正确	5	4	3	2—0	
			读表正确，手不接触水银端	5	4	3	2—0	
			体温表用后放置妥善	3	2	1	0	
	测脉搏	10	测量部位、方法正确	5	4	3	2—0	
			测量时间、结果正确	5	4	3	2—0	
	测呼吸	10	测量方法、时间正确	5	4	3	2—0	
			测量结果正确	5	4	3	2—0	
	测血压	26	患者体位正确	3	2	1	0	
			血压计放置合理，开水银开关	3	2	1	0	
			缠袖带符合要求	3	2	1	0	

续　表

<table>
<tr><th colspan="2" rowspan="2">项　　目</th><th rowspan="2">项目总分</th><th rowspan="2">操作要求</th><th colspan="4">评分等级及分值</th><th rowspan="2">实际得分</th></tr>
<tr><th>A</th><th>B</th><th>C</th><th>D</th></tr>
<tr><td rowspan="5">操作过程</td><td rowspan="5">测血压</td><td rowspan="5">26</td><td>听诊器使用方法正确，胸件放置部位正确</td><td>3</td><td>2</td><td>1</td><td>0</td><td></td></tr>
<tr><td>关气门，打气、放气平稳</td><td>5</td><td>4</td><td>3</td><td>2—0</td><td></td></tr>
<tr><td>测量结果正确</td><td>5</td><td>4</td><td>3</td><td>2—0</td><td></td></tr>
<tr><td>为患者整理衣袖</td><td>2</td><td>1.5</td><td>1</td><td>0</td><td></td></tr>
<tr><td>关水银开关，整理血压计</td><td>2</td><td>1.5</td><td>1</td><td>0</td><td></td></tr>
<tr><td colspan="2" rowspan="2">操作后</td><td rowspan="2">5</td><td>将结果告知患者，做好记录</td><td>2</td><td>1.5</td><td>1</td><td>0</td><td></td></tr>
<tr><td>整理床单位，妥善安置患者。整理用物，清点体温计，正确处理体温表</td><td>3</td><td>2</td><td>1</td><td>0</td><td></td></tr>
<tr><td colspan="2">质量控制</td><td>5</td><td>态度，与患者沟通，关心患者，操作熟练程度</td><td>5</td><td>4</td><td>3</td><td>2—0</td><td></td></tr>
<tr><td colspan="2">总　计</td><td>100</td><td></td><td></td><td></td><td></td><td></td><td></td></tr>
</table>

二十九、氧气吸入技术(氧气筒式)

【操作目的】

使学生掌握氧气筒式吸氧的操作方法和注意事项。

【用物准备】

推车、氧气筒、治疗盘、氧气表(筒式)、湿化瓶(装 1/3～1/2 的蒸馏水或冷开水)、弯盘、通气管、一次性吸氧管、小药杯内盛少量温开水、纱布、棉签、胶布、扳手、用氧记录卡、污物杯。

【操作步骤】

1. 吸氧。

(1) 洗手，戴口罩。

(2) 备齐用物，放置合理。

(3) 确认有效医嘱，携用物至床旁，核对并向患者和家属做好解释。

(4) 湿润鼻腔，备胶布。

(5) 向患者解释，吹尘，装氧气表、通气管、湿化瓶。

(6) 先关小开关，开大开关，再开小开关，调节氧气流量。

(7) 连接一次性吸氧管。

(8) 检查鼻塞是否通畅，将鼻塞置于鼻腔内。

(9) 用胶布固定鼻尖及面颊部。

(10) 协助患者取舒适卧位，记录吸氧时间及氧流量，签名。

(11) 再次核对，向患者交待注意事项，整理床单位，整理用物。

2. 停氧。

(1) 核对,向患者解释,取得配合。

(2) 取下胶布,用纱布包裹鼻塞,分离吸氧管,擦净面部。

(3) 关大开关,卸湿化瓶,关小开关,卸氧气表。

(4) 记录停止用氧时间,签名。

(5) 整理床单位,妥善安置患者,整理用物。

【注意事项】

1. 严格遵守操作规程,注意用氧安全,切实做好四防:防震、防火、防热、防油。搬运时避免倾倒撞击。氧气筒应置阴凉处,周围严禁烟火和易燃品,至少距火炉 5m,暖气 1m。氧气表及螺旋口上勿涂油,也不可用带油的手拧螺旋。

2. 使用氧气时应先调节流量而后用,停氧时应先拔出导管,再关闭氧气开关,以免一旦关错开关,大量氧气突然冲入呼吸道损伤肺部组织。

3. 在用氧中,经常观察缺氧状况有无改善,氧气装置有无漏气,是否通畅。持续用氧者应每日更换导管 1～2 次,交替选择两侧鼻腔。

4. 氧气筒内氧气不可用尽,压力表上指针降至 0.5MPa 时,即不可再用,以防止灰尘进入筒内,于再次充气时引起爆炸。

5. 对未用或已用完的氧气筒,应挂“满”或“空”的标志,以便于及时调换氧气筒。

氧气吸入技术评分标准(氧气筒式)

<table>
<tr><th colspan="2" rowspan="2">项　目</th><th rowspan="2">项目总分</th><th rowspan="2">操作要求</th><th colspan="4">评分等级及分值</th><th rowspan="2">实际得分</th></tr>
<tr><th>A</th><th>B</th><th>C</th><th>D</th></tr>
<tr><td colspan="2">仪　表</td><td>5</td><td>工作衣、帽、鞋穿戴整齐,符合规范</td><td>5</td><td>4</td><td>3</td><td>2—0</td><td></td></tr>
<tr><td colspan="2" rowspan="4">操作前准备</td><td rowspan="4">10</td><td>环境清洁、温湿度适宜</td><td>2</td><td>1.5</td><td>1</td><td>0</td><td></td></tr>
<tr><td>已修剪指甲、规范洗手,戴好口罩</td><td>2</td><td>1.5</td><td>1</td><td>0</td><td></td></tr>
<tr><td>备齐用物,放置合理</td><td>3</td><td>2</td><td>1</td><td>0</td><td></td></tr>
<tr><td>检查一次性物品质量</td><td>3</td><td>2</td><td>1</td><td>0</td><td></td></tr>
<tr><td rowspan="9">操作过程</td><td rowspan="9">吸氧</td><td rowspan="9">49</td><td>确认有效医嘱</td><td>3</td><td>2</td><td>1</td><td>0</td><td></td></tr>
<tr><td>携用物至床旁,核对床号、姓名,向患者解释</td><td>3</td><td>2</td><td>1</td><td>0</td><td></td></tr>
<tr><td>湿润鼻腔,备胶布</td><td>4</td><td>3</td><td>2</td><td>1—0</td><td></td></tr>
<tr><td>吹尘</td><td>3</td><td>2</td><td>1</td><td>0</td><td></td></tr>
<tr><td>拿表姿势正确,装好后氧气表直立</td><td>4</td><td>3</td><td>2</td><td>1—0</td><td></td></tr>
<tr><td>装表后,装置不漏气</td><td>4</td><td>3</td><td>2</td><td>1—0</td><td></td></tr>
<tr><td>连接湿化瓶及橡胶管</td><td>4</td><td>3</td><td>2</td><td>1—0</td><td></td></tr>
<tr><td>正确顺序打开大小开关</td><td>5</td><td>4</td><td>3</td><td>2—0</td><td></td></tr>
<tr><td>正确调节氧气流量(包括中途调节)</td><td>5</td><td>4</td><td>3</td><td>2—0</td><td></td></tr>
</table>

续　表

<table>
<tr><th colspan="2" rowspan="2">项　目</th><th rowspan="2">项目总分</th><th rowspan="2">操作要求</th><th colspan="4">评分等级及分值</th><th rowspan="2">实际得分</th></tr>
<tr><th>A</th><th>B</th><th>C</th><th>D</th></tr>
<tr><td rowspan="10">操作过程</td><td rowspan="4">吸氧</td><td rowspan="4">49</td><td>检查鼻塞是否通畅，插鼻塞的手法、方向正确，深度合适</td><td>4</td><td>3</td><td>2</td><td>1—0</td><td></td></tr>
<tr><td>固定导管正确、美观</td><td>3</td><td>2</td><td>1</td><td>0</td><td></td></tr>
<tr><td>协助患者取舒适卧位，记录吸氧时间及氧流量</td><td>4</td><td>3</td><td>2</td><td>1—0</td><td></td></tr>
<tr><td>再次核对，向患者交代注意事项</td><td>3</td><td>2</td><td>1</td><td>0</td><td></td></tr>
<tr><td rowspan="6">停氧</td><td rowspan="6">26</td><td>核对，向患者解释，取得配合</td><td>3</td><td>2</td><td>1</td><td>0</td><td></td></tr>
<tr><td>拔鼻塞方法正确，拔管后擦净患者面部</td><td>5</td><td>4</td><td>3</td><td>2—0</td><td></td></tr>
<tr><td>关闭氧气顺序正确</td><td>5</td><td>4</td><td>3</td><td>2—0</td><td></td></tr>
<tr><td>正确拆除吸氧装置</td><td>5</td><td>4</td><td>3</td><td>2—0</td><td></td></tr>
<tr><td>记录停止用氧时间</td><td>3</td><td>2</td><td>1</td><td>0</td><td></td></tr>
<tr><td>停用氧气全过程方法、步骤正确（先拔管，后关氧气表）</td><td>5</td><td>4</td><td>3</td><td>2—0</td><td></td></tr>
<tr><td colspan="2">操作后</td><td>2</td><td>整理床单位妥善安置患者</td><td>2</td><td>1.5</td><td>1</td><td>0</td><td></td></tr>
<tr><td colspan="2" rowspan="2">质量控制</td><td rowspan="2">8</td><td>态度、与患者沟通，关心患者</td><td>3</td><td>2</td><td>1</td><td>0</td><td></td></tr>
<tr><td>操作熟练程度，从装表到吸氧（作好记录为止）全部时间不超过3分钟，每超过1分钟扣2分</td><td>5</td><td>4</td><td>3</td><td>2—0</td><td></td></tr>
<tr><td colspan="2">总计</td><td>100</td><td></td><td colspan="4"></td><td></td></tr>
</table>

附1　氧气吸入技术（墙式）

【操作目的】

使学生掌握墙式氧气吸入的方法及注意事项。

【用物准备】

治疗盘、氧气表（墙式）、湿化瓶（装1/3～1/2的蒸馏水或冷开水）、通气管、弯盘、一次性吸氧管、小药杯内盛少量温开水、纱布、棉签、胶布、用氧记录卡、污物杯。

【操作步骤】

1. 吸氧。

（1）洗手，戴口罩。

（2）备齐用物，放置合理。

（3）确认有效医嘱，携用物至床旁，核对并向患者和家属做好解释。

（4）湿润鼻腔，备胶布。

（5）装氧气表、通气管、湿化瓶。

（6）打开开关，调节氧流量。

(7) 连接一次性吸氧管。

(8) 检查鼻塞是否通畅,将鼻塞置于鼻腔内。

(9) 用胶布固定鼻尖及面颊部。

(10) 协助患者取舒适卧位,记录吸氧时间及氧流量。

(11) 再次核对,向患者交代注意事项,整理床单位,整理用物。

2. 停氧。

(1) 核对,向患者解释,取得配合。

(2) 取下胶布,用纱布包裹鼻塞,分离吸氧管,擦净面部。

(3) 关流量开关,卸湿化瓶、氧气表。

(4) 记录停止用氧时间,签名。

(5) 整理床单位,妥善安置患者,整理用物。

【注意事项】

1. 严格遵守操作规程,注意用氧安全,切实做好四防:防震、防火、防热、防油。氧气装置周围严禁烟火和易燃品,至少距火炉 5m,暖气 1m,氧气表及螺旋口上勿涂油,也不可用带油的手拧螺旋。

2. 使用氧气时应先调节流量而后用,停氧时应先拔出导管,再关闭氧气开关,以免关错开关,大量氧气突然冲入呼吸道损伤肺部组织。

3. 在用氧中,经常观察缺氧状况有无改善,氧气装置有无漏气,是否通畅。持续用氧者应每日更换导管 1～2 次,交替选择两侧鼻腔。

参考文献

1. 李秋萍．内科护理学．北京：人民卫生出版社，2006
2. 叶任高，陆再英主编．内科学．第六版，北京：人民卫生出版社，2004
3. 陈灏珠主编．实用内科学．第11版，北京：人民卫生出版社，2001
4. 任德印主编．呼吸系统疾病影像诊断.济南：山东科学技术出版社，1996
5. 崔祥滨主编．实用肺脏病学.上海：上海科学技术出版社，2002
6. 洪昭光.天天健康方案.北京：时代文艺出版社，2007
7. 孔祥清．临床病例诊疗剖析内科学分册．北京：人民卫生出版社，2005
8. 黄象谦主编.胃肠道疾病治疗学．天津：天津科学技术出版社，1996
9. 李秋萍．内科护理学．北京：人民卫生出版社，2008
10. 尤黎明．内科护理学．北京：人民卫生出版社，2002
11. 吴在德，吴肇汉．外科学．北京：人民卫生出版社，2008
12. 熊云新．外科护理学．北京：人民卫生出版社，2006
13. 曹维新，李乐之．外科护理学．北京：人民卫生出版社，2006
14. 丰有吉，沈铿．妇产科学．北京：人民卫生出版社，2005
15. 范玲．儿科护理学．北京：人民卫生出版社，2006
16. 周秀华．急危重症护理学．北京：人民卫生出版社，2008
17. 梁涛，郭爱敏．临床护理学：氧合．北京：中国协和医科大学出版社，2002
18. 曹伟新．外科护理学．北京：人民卫生出版社，2002
19. 中华医学会结核病学分会.肺结核诊断和治疗指南.中华结核和呼吸杂志，2001：24(2)
20. 徐静．心脏再同步化治疗慢性心力衰竭患者的护理．护士进修杂志，2009，24(7)
21. 张菊英，邹瑞芳，叶家微．五指法在疼痛强度评估中的应用．中华护理杂志，2005(6)
22. 冯正芹．肝硬化并食管胃底静脉曲张破裂出血患者的健康教育．中国现代实用医学杂志，2007(2)
23. 金丽，果敢.血液透析患者插管固定方法的改进.护理研究，2003，17(1B)
24. 邱来招.中心静脉置管发生导管血栓性阻塞的紧急处理.护士进修杂志，2004，19(2)
25. 血液透析患者护理常规．中国绿色健康网，2008.02.10
26. 王筱慧，朱建英，王寿萍等．造血干细胞移植护理进展．中华护理杂志，2003：38(6)
27. 李春梅，李建菊．常见消化道传染病及护理．中华护理杂志．2007，42(9)
28. 韩秀杰，霍丽红等. 腰椎穿刺脑脊液引流术患者的观察与护理. 中国医学创新，2009，3(6)
29. 朱兰，王含必．持续性异位妊娠．现代妇产科进展，2008，17(6)
30. 杜菊梅，戴红艳．子宫肌瘤手术治疗的新进展．内蒙古民族大学学报，2008，23(5)

31. 肖霞．非药物性分娩镇痛的研究进展．护理研究,2009,23(1)

32. 陈丽晓,陈缓爱．急性有机磷农药中毒护理进展．临床医学工程,2008,15(10)

33. 徐秋玲,王莺,张蔼霞．胰岛素泵在糖尿病患者治疗中的应用与护理．中国实用医药,2009,4(3)

34. 中国高血压防治指南 2005 修订版。